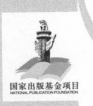
『十三五』国家重点出版物出版规划项目

国家出版基金资助项目

土单验方卷 9 （上）

新 中 国

地方中草药

文 献 研 究

（1949—1979年）

U0242863

张瑞贤 张 卫

刘更生 蒋力生

主编

SPN 南方出版传媒 广东科技出版社

北京科学技术出版社

图书在版编目（CIP）数据

新中国地方中草药文献研究：1949—1979年．土单验方
卷. 9：全2册 / 张瑞贤等主编. —广州：广东科技出版社；
北京：北京科学技术出版社，2020.10
　　ISBN 978-7-5359-7329-0

　　Ⅰ. ①新… Ⅱ. ①张… Ⅲ. ①中草药—地方文献—研
究—中国—现代 Ⅳ. ①R28

　　中国版本图书馆CIP数据核字（2019）第238214号

新中国地方中草药文献研究（1949—1979年）·土单验方卷9：全2册

Xinzhongguo Difang Zhongcaoyao Wenxian Yanjiu（1949—1979 Nian） Tudan Yanfang
Juan 9 Quan 2 Ce

出 版 人：朱文清
责任编辑：莫志坚　赵雅雅　侍　伟　尤竞爽
责任校对：贾　荣
责任印制：彭海波　张　良
封面设计：蒋宏工作室
出版发行：广东科技出版社　http://www.gdstp.com.cn
　　　　　（广州市环市东路水荫路11号　邮政编码：510075　电子信箱：gdkjzbb@gdstp.com.cn）
　　　　　北京科学技术出版社　http://www.bkydw.cn
　　　　　（北京市西直门南大街16号　邮政编码：100035　电子信箱：bjkj@bjkjpress.com）
销售热线：0086-10-66113227（发行部）　0086-10-66161952（发行部传真）
经　　销：新华书店
印　　刷：北京虎彩文化传播有限公司
　　　　　（河北省廊坊市固安县工业区南区通达道临7号　邮政编码：065500）
规　　格：787mm×1 092mm　1/16　印张98.75　字数790千
版　　次：2020年10月第1版
　　　　　2020年10月第1次印刷
定　　价：1780.00元（全2册）

如发现因印装质量问题影响阅读，请与广东科技出版社印制室联系调换（电话：020-37607272）。

目　录

中药临床应用

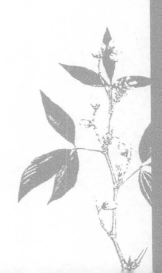

提　要

中山医学院《中药临床应用》编写组编。

1975 年 3 月第 1 版，1976 年 10 月第 3 次印刷。定价 1.38 元。32 开本。共 707 页，其中编写说明、目录、代序共 15 页，正文 595 页，附录（包含索引）96 页，插页 1 页。平装本。

该书是在《新医学》杂志连载的《中药临床应用》讲座内容基础上补充修订而成，可供中西医医务人员参考。

全书收载中药 522 种（包括附药 67 种）、处方 674 条。书中药物按功效排列，计有解表药、泻下药、清热药、利水渗湿药、祛风湿药、温里祛寒药、芳香化湿药、理气药、理血药、补养药、固涩药、安神药、芳香开窍药、熄风镇痉药、化痰止咳药、消导药、驱虫药、外用药和补遗共 19 类。每药包括处方名、来源、性味、主要成分、药理作用、临床应用、用量、处方举例等内容。其中以临床应用为重点，着重说明该药物的适应证、疗效、配伍、副作用、禁忌、用法、应用时注意事项及与近似药物的比较等。对于一些药物的性能、药理和临床应用，本书试图按中西医结合的方式，用现代的科学知识和方法进行整理分析。

书末附有随证用药参考、各章参考资料、中文药名索引、拉丁名索引、方剂索引。

书中药物计量单位采用旧市制，即 1 斤等于 16 两。

书中一些方剂名称，因有明显的"封建迷信"色彩，故编者对此进行了修改，如四君子汤改为益气汤、三子养亲汤改为三子汤、水陆二仙丹改为水陆二味丸等。这是这个时期的特点。

中药临床应用

中山医学院《中药临床应用》编写组编

目　录

1949
新中国
地方中草药
文献研究
(1949—1979年)
1979

2

3

1949

新 中 国
地 方 中 草 药
文 献 研 究
(1949—1979年)

1979

4

1949

新 中 国
地 方 中 草 药
文 献 研 究
(1949—1979年)

1979

6

1949
新 中 国
地 方 中 草 药
文 献 研 究
(1949—1979年)
1979

-8

· 白 页 ·

第一章　解表药

　　什么叫做"解表"？解表就是解散表邪或解除表证。当有风寒、风热、风湿、暑气等外邪（即外界致病因素）侵犯人体，因而出现表证（如恶寒、发热、头痛、项强、身痛、四肢痠软，有汗或无汗）时，用来解除表证的药物就叫做解表药。解表药一般都具有发汗、解肌的作用。

　　所谓发汗，就是使病人出汗或微似出汗而达到解除表证（退热，自觉头身轻快）的目的。常用于治疗侵犯肌表的外感疾病，也就是中医学所说的"其在皮者汗而发之"。

　　所谓解肌，从广义来说，和发汗解表的意思是相同的。但从严格的意义来说，解肌适用于病邪已向深入一层发展的表证，所谓"邪入肌肉"，临床表现发热、身痛、多汗。身热不因汗出而有所减退，同时伴有恶寒、恶风、脉浮等症状，也就是说，汗虽出而表证仍未解，此时须用桂枝等药物解肌，通过微微发汗使病邪从肌表而解。从现代医学观点看，仍属发汗解热的范畴。

　　某些解表药，除了有发汗解热作用外，还具有促使斑疹透发、止咳平喘、缓和疼痛等作用。

　　解表药按其药物性能　临床功效，又分为辛温解表药和辛凉解表药两类。辛温解表药能发散风寒，适用于外感发热轻、恶寒重，头痛、身痛和口不渴等风寒表证；辛凉解表药则能发散风热，适用于外感发热重、恶寒轻、头痛和口渴等

5

1949

新　中　国
地 方 中 草 药
文　献　研　究
(1949—1979年)

1979

风热表证。

一、辛温解表药

1. 麻　黄

处方名　麻黄。

来　源　为麻黄科植物草麻黄 (Ephedra sinica Stapf) 等的干燥绿色嫩枝。

性　味　味辛，微苦，性温。

主要成分　含麻黄碱 ($C_{10}H_{15}ON$)、伪麻黄碱 ($C_{10}H_{15}ON$)、挥发油（油中含1-α-松油醇）等。

药理作用　发汗、平喘、利水。

（1）发汗：仅在人加热时能增加其发汗量，动物实验尚未证实本品单独应用时有发汗效应[1]。

（2）解热：麻黄挥发油及其主要成分松油醇，对正常小白鼠均有降温作用[2]。

（3）解除支气管痉挛：麻黄碱和伪麻黄碱能松弛支气管平滑肌[3]，且作用较缓和而持久，故能使呼吸平顺而止喘，亦即所谓"宣通肺气而平喘"。

（4）利尿：伪麻黄碱有明显利尿作用[3]。

（5）升压：麻黄碱能收缩血管而升高血压[3]，其作用缓进而持久，可维持数小时。

（6）抗病毒：麻黄挥发油对流感病毒有抑制作用[4]。

临床应用　主要用于平喘和治疗外感风寒。

（1）用于平喘止咳。一般需配杏仁，以增强平喘作用。在肺热喘咳时（如肺炎、急性支气管炎），须加用石膏等清

6

热药，如麻杏石甘汤；在肺寒喘咳时（如支气管哮喘、慢性支气管炎等），须加用干姜、细辛、五味子，以加强散寒、祛痰‐镇咳的作用，方如温肺化饮汤（旧名小青龙汤）。

要注意的是，麻黄虽有治喘作用，但连续长时间使用后，效力会大减，所以，慢性喘嗽者一般不宜久服，可间歇使用。麻黄有兴奋大脑皮层的作用，如用量较大，往往会引起过度兴奋而致失眠，用时宜从小量开始，逐渐探索合适的分量。用蜜炙麻黄副作用较少。

（2）用于治疗外感风寒（如感冒和流感早期）。冬季外感，寒邪在表，脉浮紧，头、身肌肉紧张而疼痛者，用之最为合适。春夏秋的外感风寒也可以用，但伤风有汗则不宜用，所谓"有汗不得用麻黄"，以防发汗太过。

麻黄配桂枝，更能增强发汗作用以解散风寒，方如麻黄汤。

（3）用于治疗水肿。取其有发汗、利尿的作用以减轻水肿。一般与白术同用。治疗水肿而伴有表证者，偏寒的，配羌活、防风；偏热的，配石膏。

（4）用于治疗风湿关节痛。配薏苡仁或白术等，通过发汗去湿，缓解疼痛。

使用注意 有高血压者慎用麻黄，用于解表时可以紫苏叶代；用于风湿关节痛时可以鹿含草代。

用 量 常用量为5分～3钱，用1.5～2钱较普遍。虚弱者用8分～1.5钱便可。体质稍好者用于发汗、平喘时，有时须用至3～4钱；用于治疗风湿关节痛时，用量可较大。

处方举例

（1）麻黄汤（《伤寒论》）：麻黄2钱 桂枝2钱 杏

7

1949

新 中 国
地 方 中 草 药
文 献 研 究
(1949—1979年)

1979

仁2钱 炙甘草1钱 水煎服。

(2) 麻杏石甘汤 (《伤寒论》)：麻黄1.5钱 杏仁3钱 生石膏6钱 (先煎) 甘草1钱 水煎服。

(3) 温肺化饮汤 (旧名小青龙汤) (《伤寒论》)：麻黄2钱 桂枝2钱 白芍2钱 细辛1钱 干姜2钱 五味子1钱 制半夏2钱 炙甘草1钱 水煎服。

2. 桂 枝

处方名 桂枝、桂枝尖。

来 源 为樟科植物桂树 (Cinnamomum cassia Blume)的干燥嫩枝。取其嫩短枝条，为桂枝尖；桂枝尖气味色都较浓厚，温经通络的作用比桂枝更好。

性 味 味辛、甘，性温。

主要成分 桂皮油，其中主要含桂皮醛 (C_9H_8O)、桂皮乙酸酯等。

药理作用

(1) 解热：桂皮醛能解热[5]，能使皮肤血管扩张，调整血液循环，使血液流向体表，有利于散热和发汗，这种作用也就是所谓温经通络，透发热气。但是，桂枝的解热和发汗作用是很缓和的，所以，中医的经验认为：桂枝要配其他解表药才能发汗，而配收敛药又能止汗。

(2) 镇痛：作用于大脑感觉中枢，提高疼痛阈 (yù 读域)而收镇痛效果。在治疗因头部血管痉挛而引起的头痛时，可以使血管舒张而缓解头痛；还能解除内脏平滑肌痉挛，缓解腹痛。

(3) 健胃：能促进唾液和胃液分泌，帮助消化。

(4) 抗菌：体外试验桂枝乙醇浸液对金黄色葡萄球菌、

8

伤寒杆菌等有显著的抗菌作用[6]。

（5）抗病毒：体外试验桂枝煎剂对流感病毒有强力的抑制作用[7]。

（6）抗真菌：体外试验对许兰氏黄色癣菌等致病性真菌有抑制作用[8]。

临床应用

（1）用于治疗外感风寒。与麻黄比较，桂枝的发汗作用较和缓，往往要加生姜配伍，并在服药后喝热粥，才能助其发汗，方如桂枝汤。特别适宜于平素体质虚弱而新患感冒的患者。

由于桂枝能旺盛血行，属于温热药物，所以，在风温等热性传染病时，有高热、脉洪大而汗不出者，不宜用桂枝，如果错用了，即使只用上两、三分，也会引起鼻出血。至于原来已有口舌干燥、吐血、咯血等所谓内火的患者，更不宜用桂枝。

（2）用于治疗风湿痹痛，尤其肩臂肢节疼痛（风湿性关节炎、神经痛等），取其有温经止痛作用。对于平素体质虚弱又因外感风寒而引起的痹痛，更为合适，有时单用桂枝汤就能收效；风寒较重的，多与麻黄、附子等配用，方如桂枝附子汤。

（3）用于治疗水湿停留所致的水肿、痰饮（例如慢性支气管炎时呼吸道有大量分泌物积存）。传统经验认为：桂枝能通阳利水（或化气行水），故能治疗上述的水肿、痰饮。从现代医学观点看，"阳"和"气"都是代表功能的意思，通阳利水或行气化水实际上是促进血液循环的功能，加强发汗和利尿的作用，从而减轻局部体液的郁积。桂枝是具有这一作用的，但往往要配合利水、化湿的药物，如茯苓、白术

9

1949

新 中 国
地方中草药
文 献 研 究
(1949—1979年)

1979

等，才能收到明显的效果，方如苓桂术甘汤。

除上述三项用途外，桂枝在妇科和其他杂病中应用很广。例如与当归、白芍等合用可活血通经，治疗虚寒性月经不调、闭经等（注意：月经过多者忌用）；配甘草可治心悸；对有腹痛的虚寒下痢（如慢性结肠炎），在止泻方剂内加用桂枝可以止痛；在南方，当夏天觉身体湿困、肢体重坠时，用桂枝煎水洗澡后，可觉轻快。至于用桂枝汤加减治疗杂病，其用途就更广泛了。

用　量　常用量1～3钱。用于解表的；少者8分至1.5钱即可，一般用2钱较普遍。在治疗风湿关节痛时，有时要用较大剂量，甚至重用至1～1.5两，但要视具体情况和根据临床经验而定。

处方举例

（1）桂枝汤（《伤寒论》）：桂枝2钱　白芍3钱　炙甘草2钱　生姜3钱　大枣4枚　水煎服。

（2）桂枝附子汤（《金匮要略》）：桂枝3钱　白芍3钱　附子3钱　炙甘草2钱　大枣4枚　生姜3钱　水煎服。

（3）苓桂术甘汤（《伤寒论》）：桂枝3钱　茯苓5钱　白术4钱　炙甘草2钱　水煎服。

3. 紫苏叶（附：紫苏梗）

处方名　紫苏叶、苏叶。

来　源　为唇形科植物紫苏〔Perilla frutescens (L.) Britt. var. crispa Decne.〕干燥的叶。

性　味　味辛，性温。

主要成分　含挥发油，主要为紫苏醛（$C_{10}H_{14}O$）。

药理作用　（1）发汗解热；（2）利尿；（3）健胃，内服

10

能促进胃液分泌，增强胃肠蠕动；（4）祛痰，能减少支气管分泌物。

临床应用

（1）主要用于治疗外感风寒而兼有胸闷、恶心、呕吐者（相当于胃肠型感冒）。苏叶发汗的作用比麻黄、桂枝弱得多，单用效力不大，要与荆芥、防风或生姜等同用以助发汗。但它的特长是兼能理气宽中（调整胃肠功能、帮助消化），止呕（与枳壳同用更好）。有频频恶心呕吐或腹泻者，可用本品1.5钱加川连1钱，水煎服。至于老人和小儿较轻型的感冒，用麻黄、桂枝嫌发汗太甚时，可用苏叶代替，方如香苏饮。

（2）用于行气安胎，治疗妊娠呕吐，胸闷恶心。老苏梗作用较好（1.5～3钱即可），配陈皮、砂仁更能增强健胃作用。

（3）用于解鱼蟹中毒，要用至1～2两。

此外，还可以外用治疗阴囊湿疹。方法是用苏叶1两煎水，放温后浸洗患部，然后用生油在患处搽匀。

用　量　一般2～3钱。

处方举例　香苏饮（《局方》）：香附2钱　苏叶2钱　陈皮1钱　甘草1钱　生姜3片　红枣3枚　水煎服。

〔附〕紫苏梗　通称苏梗，为紫苏的干燥茎枝，专长顺气安胎（健胃、止妊娠恶心呕吐）。

4．荆　芥

处方名　荆芥、荆芥穗。

来　源　为唇形科植物荆芥(Schizonepeta tenuifolia Briq.)的带花穗的茎枝或花穗（荆芥穗）。炒黑后称为黑荆芥或荆芥炭。

11

1949

新 中 国
地 方 中 草 药
文 献 研 究
(1949—1979年)

1979

性　味　味辛，性微温。

主要成分　含挥发油，其中主要为右旋薄荷酮、消旋薄荷酮和少量右旋柠檬烯。

药理作用　（1）发汗解热，作用较和缓；（2）消炎；（3）止血，炒炭后有止血作用。实验证明荆芥炒黑成炭后，确能缩短出血和凝血的时间[9]。

临床应用　传统经验认为本品为风病、血病和产后的要药。

（1）用于治疗外感。风寒风热均可用：风寒的，配防风、生姜；风热的，配薄荷、柴胡等。在这里要特别指出的是，荆芥虽属辛温，但温而不燥，与辛凉解表药配伍，可增强疏散风热的作用，适用于有发热、头痛、鼻塞、咽疼、眼结膜炎等风热症状（感冒、流感早期）。方如荆防败毒散。

（2）用于治疗咽炎、扁桃体炎。前人的经验是"咽痛必用荆芥"，现代在治疗咽炎和扁桃体炎的方剂中，荆芥常不可少。配桔梗、生甘草尤能加强其消炎作用。

（3）用于治疗出血。用荆芥炭止血，要配其他止血药，例如配槐花炭治大便下血，配茅根治鼻出血。

（4）用于治疗产后血晕（因失血过多或血液循环功能障碍而引起的晕厥），可用荆芥穗。单味2钱研末冲服，或随证配其他药煎服。

（5）用于透疹止痒。在荨麻疹、风疹、麻疹时用之，起到加速病理过程消退和止痒的作用。常与薄荷、防风等配伍（内服或外洗均可）。

〔附〕荆芥穗功用与荆芥同，但作用较强，治血晕时尤为要药。

用　量　1～3钱。

12

处方举例 荆防败毒散（《摄生众妙方》）：荆芥、防风、羌活、独活、柴胡、前胡、枳壳、茯苓、桔梗各2钱，川芎、甘草各1钱，水煎服。

5. 防 风

处方名 防风。

来 源 为伞形科植物防风〔Ledebouriella seseloides (Hoffm.) Wolff〕的干燥根。

性 味 味辛、甘，性微温。

主要成分 含挥发油、甘露醇、酚性物质、苦味甙(dài 读带)、醣、有机酸等。

药理作用 （1）发汗解热，动物实验已证实有中等度解热作用[10]；（2）镇痛；（3）利尿；（4）抗病毒作用：动物实验对流感病毒有抑制作用[11]。

临床应用 本品为祛风的主药。主治外感风寒、风热、风湿等证。

（1）用于治疗外感风寒、风热、关节和肌肉风湿。主要作用是祛风（即通过解热、发汗、镇痛等作用解除风邪引起的症状）。防风的药性较和缓，发汗力量不如麻黄、桂枝，性味的辛燥不如羌活，故称为"风药中之润剂"。治感冒常与荆芥同用。防风与荆芥作用上的差别是：防风性较荆芥为温，且能胜湿（即治疗由湿引起的症状），故治疗风湿痹痛用防风而不用荆芥。

如外感寒邪，伤湿感冒，恶寒无汗，则配苍术，方如海藏神术汤。

（2）用于治偏头痛。配白芷、川芎，尤其是体质平素虚寒而又有头痛、头晕者，或头痛与风湿有关者更为适

13

1949
新 中 国
地 方 中 草 药
文 献 研 究
(1949—1979年)
1979

用。

（3）用于止痒。常与荆芥、薄荷配用，其作用仍属祛风范畴（中医学认为痒疹也属"风"证）。

（4）用于治疗痛泻（即肠鸣腹痛，泻时有痛）。中医认为这种痛泻由于肠内有"风"邪又有"湿滞"，故治疗上用防风配白术，达到祛风去湿目的，方如痛泻要方。

用　量　1～3钱。

处方举例

（1）神术汤（王海藏）：防风2钱　苍术2钱　炙甘草1钱　葱白3钱　生姜3钱　水煎服。

（2）痛泻要方（《景岳全书》）：防风3钱　白术3钱　白芍4钱　陈皮2钱　水煎服。

6. 羌　　活

处方名　羌活。

来　源　为伞形科植物羌活（Notopterygium incisium Ting Mss.）的干燥根或根茎。

性　味　味辛、苦，性温。

主要成分　含挥发油。

药理作用　（1）解热发汗；（2）镇痛；（3）抗菌；其酒精浸剂在1:50,000浓度下能抑制结核菌生长[12]。

临床应用：

（1）用于治疗外感风寒。对有寒热、骨痛、头痛等表证者，尤为适宜。散风之力比防风强。

（2）用于治疗风湿。凡有关节肌肉风湿，都可应用，尤其适宜于由寒湿较重而引起的上半身肌肉风湿痛，以及腰背正中部肌肉有冷感和挛缩感的患者。本品又可治与风湿有关

14

的面神经瘫。常配独活、防风等，方如羌活胜湿汤。

（3）羌活与独活各有所长，羌活性味雄烈，发汗解热的作用较强，擅长解表；独活性味较淡而和缓，除湿的作用较强；羌活、独活配伍使用，各发挥其所长，相得益彰，对治疗风湿痹痛，效果更佳。

用　量　常用量1～3钱。治感冒，用量宜轻，1～2钱便可；治风湿，用量稍重，可用至3钱。但羌活、独活同用时，两者的剂量都不宜过多，以免引起恶心等不适感。

处方举例　羌活胜湿汤（《内外伤辨惑论》）：羌活2钱　独活2钱　防风2钱　藁本2钱　川芎1钱　蔓荆子1.5钱　炙甘草1钱　水煎服。

7.　藁（gǎo　读稿）本

处方名　藁本、川藁本。

来　源　为伞形科植物藁本（Ligusticum sinense Oliv.）的干燥根茎。

性　味　味辛，性温。

主要成分　含挥发油，由藁本酚（$C_{11}H_{14}O_2$）、双甲氧丙烯苯等组成。并含软脂酸。

药理作用　镇痛。又实验证明其挥发油有抑制流感病毒的作用[4]。

临床应用　常用于治疗由外感风寒、寒湿而引起的头痛，即感冒头痛。尤其适用于巅顶头痛（即头顶痛），也可缓解偏头痛和身痛。由鼻炎、鼻窦炎引起的头痛用之也有疗效。常配川芎、白芷、苍耳子等同用。

用　量　8分～3钱。

处方举例　羌活芎藁汤加减：羌活　川芎　藁本　白芷

15

1949
新 中 国
地 方 中 草 药
文 献 研 究
(1949—1979年)
1979

防风各 1 钱　水煎服，治感冒头痛较剧者。

8. 白　芷

处方名　白芷、香白芷。

来　源　为伞形科植物兴安白芷 (Angelica dahurica Benth. et Hook.) 等的干燥根。

性　味　味辛，性温。

主要成分　含白芷素 ($C_{17}H_{18}O_7$)、白芷醚 ($C_{17}H_{16}O_8$) 及白芷毒素等。

药理作用　解表、祛风、止痛，其作用为：

(1) 镇痛；(2) 兴奋中枢：动物实验证明，少量白芷毒素可兴奋延脑的呼吸中枢、血管舒缩中枢，故可见呼吸增强，血压上升。可作为延脑兴奋药，对毒蛇咬伤后由于蛇毒引起的中枢神经系统抑制有治疗作用。前人对本品兴奋中枢的作用也有一定认识，认为"其气芳香，能通九窍"；(3) 抗菌：对痢疾杆菌、伤寒杆菌等有抑制作用[13]。又能抑制革兰氏阳性菌，且对人型结核杆菌有显著的抑制作用[14]。

临床应用

(1) 常用于治疗感冒头痛。前额部痛用之尤好，配羌活、防风同用，能加强效果。妇女胎前产后的感冒头痛用之亦佳，可配川芎。

(2) 用于治疗由风热引起的眉棱骨痛和压痛（即眼外角和眼眶上的骨痛，常由感冒、上呼吸道炎引起），配黄芩。

(3) 用于治疗由鼻渊（鼻窦炎）引起的头胀痛，作为辅助药，配辛夷、苍耳子等同用。

(4) 用于治疗毒蛇（如金环蛇等含神经毒的毒蛇）咬伤。在中草药蛇药方剂内往往加有白芷，可能是取其有兴奋

16

中枢作用。

此外，还用于治疗牙痛（由风火引起的牙痛，配石膏等清热药）、疖痈的肿痛（配蒲公英、银花等清热解毒药），取其有镇痛作用。抑菌方面可能也起作用。头部挫伤或脑震荡后的跌打肿痛，用白芷缓解症状也有一定效果。

一般认为白芷性燥烈，发散较甚，因此，血虚所致的头痛不宜应用。

用　量　1～3钱。

处方举例　驱风上清散（《审视瑶函》）：黄芩2钱　白芷1.5钱　羌活1钱　防风1钱　柴胡1钱　川芎1.2钱　荆芥8分　甘草5分　共研细末，每服4钱，水煎，食后服，治风热所致眉棱骨痛。

9. 细　辛

处方名　细辛、北细辛。

来　源　为马兜铃科植物辽细辛〔Asarum heterotropoides Fr. Schm. var. mandshuricum (Maxim.) Kitag.〕等的干燥带根全草。

性　味　味辛，性温。

主要成分　含挥发油，其中主要为甲基丁香酚、左旋细辛素（$C_{20}H_{18}O_6$）等。此外又含一种酚 $C_{10}H_{10}O_4$、优香芹酮（$C_{10}H_{14}O$）、中性结晶物 $C_{10}H_9O_3$[15]。

药理作用　散寒、祛痰、止痛，其原理为：

（1）解热：动物实验证实有一定的解热作用[16]。

（2）抗菌：其乙醇浸液在体外对革兰氏阳性菌和伤寒杆菌等有显著的抗菌作用[14]。

（3）镇痛：具有局部麻醉作用[17]。

17

1949

新 中 国
地 方 中 草 药
文 献 研 究
(1949—1979年)

1979

临床应用

（1）用于治疗痰饮咳嗽（如慢性支气管炎、支气管扩张等有大量清稀痰液的咳嗽）。有镇咳作用，常与干姜、五味子同用，前人的经验说："干姜细辛五味子为治疗痰饮咳嗽之良药"。但肺结核之咳嗽和其他干咳症，则不宜用。

（2）用于治疗外感风寒，尤其鼻塞多涕，咽部有涎（分泌物多）者用之更为合适。或配防风、荆芥，或配桂枝、生姜等药，都可加强发汗解表效果，方如细辛汤。

（3）用于治疗由风湿或流感引起的头痛、关节痛。

此外，传统经验常以作为热药的细辛，与寒药配伍治疗某些热症，这样--凉一热，互相配合，效果颇佳。例如配石膏治疗胃热引起的牙痛（牙周炎），配黄连治疗口舌生疮（口腔炎）。

在外用方面，据报道，以细辛敷脐部可治阿弗他性口炎，其法为以细辛3～5钱，研细末，和水成糊剂，加少量甘油或蜂蜜调匀置纱布贴脐部，至少贴三天，疼痛将会迅速减轻，溃疡面结疤愈合[18]。

使用注意　本品忌与藜芦同服。

用　量　3分～1钱。细辛的性味辛烈，用量宜少，一般多用5分～1钱；平日气血两虚的人，有时只用二、三分即能收效，多则四、五分便可，不宜多用。

处方举例　细辛汤（《本事方》）：细辛5分　桂枝1.5钱　制半夏2钱　茯苓3钱　桔梗1钱　生姜2钱　甘草1钱　水煎服。

10.　生　姜

处方名　生姜。

18

来　源　为姜科植物姜（Zingiber officinale Rosc.）的新鲜根茎。

性　味　味辛，性微温。

主要成分　含辛辣成分和芳香成分，前者主要为姜辣素，后者为挥发油（主要成分为姜烯 $C_{15}H_{24}$、姜醇 $C_{15}H_{26}O$ 等）。

药理作用

（1）发汗：主要由于其挥发油能促进外周血液循环，服后自觉全身温暖，并引起发汗。

（2）健胃：其挥发油能反射性地增加胃液分泌，增强胃肠蠕动，驱除秽气，并能通过调整胃肠功能而止呕吐。

临床应用

（1）用于治疗外感风寒。生姜与桂枝、苏叶、防风等解表药同用，能增强这些药物的发汗作用。若用于预防受寒、受湿后的感冒，用生姜煮红糖水热服即可。

（2）用于治疗胃寒呕吐（即由感冒或某些消化不良等引起的呕吐）。前人称生姜为"治呕要药"，常用生姜汁3～10滴冲服。与半夏、黄连同用，更能加强止呕效果，方如生姜泻心汤。

（3）用于增进食欲，加强消化功能。每于补剂中，加入生姜，并配大枣，可以健胃和中，如炙甘草汤、建中汤均用生姜、大枣。

（4）用于解天南星、半夏毒。遇有喉舌肿痛、灼热等中毒症状时，即用姜汁少许加醋1～2两，内服或含漱。

用　量　1～3钱，或3～5片。

处方举例　生姜泻心汤（《伤寒论》）：生姜3钱　制半夏3钱　黄连1钱　黄芩2钱　党参4钱　干姜2钱　甘

19

1949

新 中 国
地 方 中 草 药
文 献 研 究
(1949—1979年)

1979

草1钱　大枣4枚　水煎服。

11. 葱　白

处方名　葱白。

来　源　为百合科植物青葱 (Allium fistulosum L.) 近根部的白茎。

性　味　味辛，性温。

主要成分　含葱油、苹果酸等，又含维生素乙、丙、铁盐等。

药理作用　主要为发汗解热；另有利尿、健胃、祛痰作用(葱油由肺呼出的成分，能轻度刺激支气管分泌而祛痰)。

临床应用　通常作为发汗的辅助剂，与淡豆豉或其他解表药合用，治疗感冒初起、发热、头痛鼻塞而无汗的病例，方如葱豉汤。

用　量　3～5钱，或2～8根，连须用。入其他煎剂时最好后下。

处方举例　葱豉汤(《肘后方》)：葱白3钱　淡豆豉5钱　水煎服。

12. 香　薷 (rú 读如)

处方名　香薷、香茹、西香薷。

来　源　为唇形科植物海州香薷 (Elsholtzia haichowensis Sun) 的干燥全草。

性　味　味辛，性微温。

主要成分　含挥发油，其中主成分为香薷酮、倍半萜烯等。

药理作用　(1) 发汗解热；(2) 利尿。

20

临床应用 主要用作夏令的解表药，故前人有谓"夏月之用香薷，犹冬月之用麻黄"。

（1）用于治疗夏季因感寒或暑湿（例如受凉或饮食生冷不洁食物等因素影响）而出现的外感，表现有恶寒、发热、无汗、腹痛、吐泻者（相当于胃肠型感冒，或急性胃肠炎），治疗方剂中香薷为最常用之药，常配厚朴、炒扁豆，以加强去湿功能，方如香薷饮。但有"阳暑"证候者（汗多、大渴、高热）不宜用香薷。

（2）用于治疗脚气水肿和肾炎水肿，取其有利尿消肿作用，不过效力较小，且须配茯苓、白术等。

（3）用于辟除口臭，取其气味清香。可用香薷3钱，水煎含漱。

〔附〕（1）香薷煎汤热服，容易引起呕吐，故宜冷服，或配用杏仁、黄芩、黄连等药，也可免除呕吐的副作用。

（2）用于解表时，水煎宜较速，用于消肿时，宜久煎浓缩服用。

用量 1～3钱。

处方举例 香薷饮（《局方》）：香薷1.5钱 厚朴2钱 炒扁豆6钱 水煎服。

13. 芫荽（yánsuī 读研虽）

处方名 芫荽、芫荽草、香菜。

来源 为伞形科植物芫荽（Coriandrum sativum L.）的干燥全草。

性味 味辛，性温。

主要成分 含挥发油、苹果酸钾等。

1949

新　中　国
地 方 中 草 药
文　献　研　究
(1949—1979年)

1979

药理作用　主要作用为透疹。所谓透疹，就是患麻疹、风疹等病毒性、发疹性传染病时，为了使皮疹能够透发，以便减轻全身症状，须要应用药物促进外周血液循环，使病毒大量流至皮肤（真皮）的毛细血管，引起毛细血管的内皮细胞增生，血清渗出，形成皮疹。出疹后，内脏所受病毒的侵犯即相对减轻，抗体增加，全身症状明显好转。芫荽等解表药由于具有促进外周血液循环等作用，故能帮助皮疹透发。

临床应用　用于治疗麻疹，在疹色淡红而暗、隐而不透时应用，促进皮疹透发。外用或内服均可。

用　量　内服 2～3 钱，外用适量。

处方举例　鲜芫荽 1 斤（干品 4 两），水沸后放入，再煮一、二沸后用其热蒸汽熏手足，再用手巾浸热药汤后，贴近患孩手足和全身，使受到药汤的热气熏焗，促使微微出汗，疹即易透出。也可用药汤外洗（一般经验认为不要洗头面，以免头面出疹过多）。

14.　西　河　柳

处方名　西河柳、垂丝柳、柽柳。

来　源　为柽柳科植物柽柳 (Tamarix chinensis Lour.) 的干燥带叶嫩枝。

性　味　味辛、甘，性温。

主要成分　含柳甙，即水杨素 ($C_{13}H_{18}O_7$)，树脂、槲皮素等。

药理作用　发汗、解热、透疹、利尿；还可止咳（水提液腹腔注射对小白鼠有止咳作用）和抗菌（水提液对肺炎球菌、甲型链球菌、白色葡萄球菌、流感杆菌在体外有一定抑菌作用）[19]。

22

临床应用 主要用于麻疹初期的发热和疹出不透。配竹叶、牛蒡子、蝉蜕等，效力更好，方如竹叶柳蒡汤。外用熏洗亦可（方法同芫荽）。

使用注意 麻疹已透者不要使用，热病汗多，合并肺炎和全身衰弱者也不要使用。

此外，近年来西河柳还试用于治疗外感咳嗽和慢性气管炎。

用　量 内服1～5钱；外用3～5两。

处方举例 竹叶柳蒡汤（《先醒斋医学广笔记》）：竹叶3钱　西河柳5钱　葛根1.5钱　牛蒡子1.5钱　蝉蜕1钱　薄荷1钱（后下）　荆芥1钱　知母1钱　玄参2钱麦冬3钱　甘草1钱　水煎服。

15．辛　夷　花

处方名 辛夷、辛夷花。

来　源 为木兰科植物木笔 (Magnolia liliflora Desr.) 的干燥花蕾。

性　味 味辛，性平。

主要成分 含挥发油，其中主要为柠檬醛，丁香油酚、茴香油等，并含生物碱、油酸等。

药理作用 通鼻塞、治头痛，现知其原理为：

（1）局部收敛：以辛夷制剂外用滴鼻，可见鼻粘膜上产生蛋白凝固物，并使分泌物减少[20]。但内服对鼻粘膜的影响尚有待进一步研究。

（2）降压：动物实验有降血压作用，有效成分在非挥发油部分中[21]。

此外，辛夷煎剂、流浸膏对实验动物的子宫有兴奋作

23

1949
新 中 国
地 方 中 草 药
文 献 研 究
(1949—1979年)
1979

用[22]； 辛夷煎剂在试管内对常见致病性皮肤癣菌有较强的抗菌作用[23]。

临床应用 本品为治鼻渊（鼻窦炎）的常用药。可治疗由鼻窦炎、慢性鼻炎引起的头痛、鼻塞、鼻流浊涕。对急性鼻炎也有一定疗效。常配白芷、防风、细辛等同用，方如辛夷散；也可配苍耳子、荆芥、黄芩等。外用以乳剂和浓油最佳，油剂次之，煎剂又次之[24]。

注　意 本品不宜多服，否则易致头昏目赤。

用　量 1～2钱。

处方举例 辛夷散（《济生方》）：辛夷　白芷　防风　细辛　升麻　藁本　川芎　木通　甘草　各等分为末，每服2钱　清茶送下。

二、辛凉解表药

1.　薄　荷

处方名 薄荷。

来　源 为唇形科植物薄荷(Mentha arvensis L.) 的全草。

性　味 味辛，性凉。

主要成分 含挥发油，其中主要含薄荷醇($C_{10}H_{20}O$)、薄荷酮($C_{10}H_{18}O$)；此外，尚含樟烯、柠檬烯等。

药理作用 疏散风热。其作用为：(1) 消炎；(2) 镇痛；(3) 健胃祛风；(4) 止痒。

临床应用 作为辅助药，主要用于协助疏散风热。

(1) 用于治疗外感风热（感冒、上呼吸道炎等）。作为发汗解表的辅助药，特别适宜于有头痛、眼红、咽喉肿痛的

24

患者，除有解表作用外，还可使咽喉部发炎的粘膜局部血管收缩，减轻肿胀和疼痛。常配荆芥、防风，或桔梗、甘草等同用。

（2）协助其他解表药透疹。用于麻疹初期，疹透不快，配升麻、葛根、蝉蜕等。

（3）用于治疗夏季感暑的头昏、发热、口渴、小便短赤。可疏解风热，配石膏、甘草，方如鸡苏散。

使用注意 肺虚咳嗽、阴虚发热不宜用；哺乳妇女一般不宜多用，因本品有退乳的副作用。

用 量 8分～2钱。入煎剂要后下。

处方举例 鸡苏散（《伤寒标本》）：薄荷1钱（后下）生甘草1钱 滑石6钱 水煎服，或共研粗末焗服，但以水煎服较好。

2. 牛 蒡 子

处方名 牛蒡子、牛蒡、牛子、鼠粘子、大力子。

来 源 为菊科植物牛蒡（Arctium lappa L.）的干燥成熟果实。

性 味 味辛、苦，性寒。

主要成分 含牛蒡甙（$C_{27}H_{34}O_{11} \cdot H_2O$），又含脂肪油20～30％。

药理作用 （1）利尿解热；（2）抗菌：本品煎剂对肺炎双球菌等有较显著的抗菌作用[25]。

临床应用

本品具有疏散风热和解毒作用，尤其适宜于以下两种情况：

（1）风热而有咽喉肿痛（如咽炎、上呼吸道炎），配以

25

1949

新 中 国
地 方 中 草 药
文 献 研 究
(1949—1979年)

1979

荆芥、薄荷、桔梗、甘草等，有较好治疗作用，方如牛蒡汤。

（2）风热而有便秘，即既有表证，又有里证（如流行性腮腺炎而又大便干结），用牛蒡子表里双解，颇为合适，因牛蒡子除能解表外，又富含油质，服后可以通便，即一般所谓"滑肠"。

此外，还可用于透疹，治疗疮疡。

使用注意　凡泄泻、痘症虚寒、气血虚弱，都忌用牛蒡子；即使在风温表证需要辛凉疏散，但如表现有大便溏泄者（大便不成形，水分多，排便次数多），也不要用。应改用薄荷、蝉蜕较合适。

用　量　1.5～3钱。

处方举例　牛蒡汤（《证治准绳》）：牛蒡子2钱　荆芥穗2钱　薄荷1钱（后下）　防风2钱　大黄1钱　生甘草1钱　水煎服。治感冒、咽喉肿痛。

3.　蝉　蜕

处方名　蝉退、蝉蜕、蝉衣。

来　源　为蝉科黑蚱（Cryptotympana atrata Fabr.）的老熟若虫所脱下的壳皮。

性　味　味咸、甘，性寒。

主要成分　为甲壳质。含氮7.86%，灰分14.57%。

药理作用　解热、镇静、镇痉。动物实验初步证明了蝉蜕具有神经节阻断作用和镇静作用[26]。

临床应用　一般用于小儿科较多，内科杂病和眼科也经常使用。

（1）治疗肺热嘶哑（急性喉炎、急性支气管炎），配牛

26

旁子、生甘草等，如单纯外感风热所致的嘶哑，则配胖大海。

（2）用于治疗小儿感冒发热、烦躁、夜睡不安，配钩藤、灯芯草。

（3）治疗小儿夜啼。用薄荷汤调服蝉蜕的下半截（即去头足）7～9个。

（4）眼科方面，主要用于退翳（包括炎症性或外伤性角膜损害遗留的云翳、斑翳、白斑），古方即已用蝉蜕无比散治白翳遮睛，现代实践用蝉蜕无比散加减全蝎或蜈蚣、凤凰衣、犀角等治疗角膜白斑，根据对一些病例的初步观察，确有一定疗效，能提高视力。此外，蝉蜕配木贼、菊花等能清风热，治眼红肿痛（急性结膜炎等）。

（5）用于熄风定惊（如治破伤风）。单用效力不大，须配镇痉药如全蝎、僵蚕等，方如五虎追风汤[27]。

（6）最近有人试用蝉蜕于慢性肾炎中去尿蛋白，须配苏叶、益母草等，初步观察有一定疗效。处方：蝉蜕5钱　布渣叶1两　苏叶5钱　益母草1两　尖槟5钱　水煎服[28]。

用　量　常用量1～5钱。治慢性肾炎、破伤风，须用大量，甚至达5钱～1两。

处方举例

（1）蝉蜕无比散（《银海精微》）：蝉蜕（去头足）1钱　蛇蜕1钱　白蒺藜4钱　石决明5钱　防风3钱　苍术2钱　当归2钱　川芎1钱　赤芍3钱　炙甘草1钱　水煎服。

（2）五虎追风汤：蝉蜕1两　制南星2钱　明天麻2钱全蝎（连尾）7个　僵蚕（炒）7个　水煎，每日一剂，连服三日。

27

1949

新　中　国
地 方 中 草 药
文　献　研　究
(1949—1979年)

1979

4.　桑　叶

处方名　冬桑叶、桑叶、霜桑叶。

来　源　为菊科植物桑 (Morus alba L.) 的干燥老叶。

性　味　味苦、甘，性寒。

主要成分　含异槲皮甙 ($C_{21}H_{20}O_{12}$)、少量有机酸、腺嘌呤、胆碱等。

药理作用　解热、祛痰、镇咳。

临床应用

（1）多用于治疗外感风热引起的较轻的发热、咳嗽、眼赤（如感冒），常与菊花、连翘等配伍，如桑菊饮，为辛凉轻剂。

（2）用于治疗肺热和风热咳嗽，尤其适用于燥咳、干咳，常配枇杷叶、麦冬、沙参等。

（3）配黑芝麻用于治疗肝、肾阴虚的头眩、眼花、头痛，可明目醒脑。再加配丹皮、丹参，用于治疗偏头痛。多为制丸服食。

用　量　2～4钱。

处方举例　桑菊饮（《温病条辨》）：桑叶3钱　菊花3钱　苦杏仁3钱　连翘4钱　薄荷1钱（后下）　桔梗2钱　生甘草1钱　芦根6钱　水煎服。

5.　菊　花

处方名　菊花、甘菊花（即白菊花）；杭菊（即黄菊花，产于杭州）；滁菊花（为白菊花的一种，产于安徽滁县）。

来　源　为菊科植物菊 (Chrysanthemum morifolium Ramat.) 的干燥头状花序。

28

性　味　味甘、苦，性微寒。

主要成分　含腺嘌呤（$C_5H_5N_5$）、水苏碱（$C_7H_{13}NO_2$）、胆碱等，并含挥发油。

药理作用　疏风散热、解毒、明目，其原理为：

（1）消炎，利尿。

（2）抗菌：杭菊花在体外对金黄色葡萄球菌、β-溶血性链球菌、宋内氏痢疾杆菌、伤寒杆菌等有抑制作用[25、12]。

此外，白菊花在体外对堇色毛癣菌等多种皮肤真菌，有不同程度的抑制作用[29]。

临床应用

各种菊花都有不同程度的清散风热、解热、解毒（消炎）、明目等作用，但各有所长。

甘菊花（白菊花）养肝明目的功效较好，常用于肝肾阴虚引起的目暗。滁菊花为白菊花的一种，功用相同，但其品质较优，镇痛镇静的作用较好。

杭菊花（黄菊花）疏散风热的能力较好，常用于外感风热，头痛、目赤。

野菊花清热解毒的能力较强，擅长治疗疔疮肿毒（详见下条）。

具体用途如下：

（1）用于治外感风热。杭菊花配桑叶、薄荷等。

（2）用于治风热眼痛（结膜炎）。杭菊花配白蒺藜、木贼，水煎服，也可用其热蒸气熏眼。

（3）用于治肝阳上亢引起的头痛（相当于高血压病早期的头痛）。甘菊花配夏枯草、钩藤等。

（4）用于治肝肾不足（如慢性肝炎、视神经炎时）引起的头晕眼花。甘菊花配杞子，方如杞菊地黄丸（汤）。

1949
新中国
地方中草药
文献研究
(1949—1979年)
1979

用　　量　　1～6钱。

处方举例　杞菊地黄汤（《医级》）：杞子4钱　甘菊花3钱　熟地5钱　茯苓3钱　淮山4钱　泽泻3钱　山萸肉3钱　丹皮2钱　水煎服。

6.　野　菊　花

处方名　野菊花、野菊。

来　　源　为菊科植物野菊（Chrysanthemum indicum L.）的干燥头状花序。

性　　味　味苦、辛，性凉。

主要成分　含野菊黄酮甙（$C_{28}H_{32}O_{14} \cdot 2H_2O$）、野菊花甙（$C_{21}H_{20}O_{11}$）、野菊花内酯（$C_{15}H_{18}O_4$）[30、31]、菊酮甲、乙等。

药理作用　清热解毒、降压，其原理为：

（1）抗菌：对金黄色葡萄球菌、白喉杆菌等有抑制作用[32]。

（2）降压：动物实验证实有明显的降低血压作用，其原理为对抗肾上腺素、扩张外周血管和抑制血管运动中枢[33]。

临床应用

（1）用于治疗疔疮肿毒（疖肿）。以野菊花单味用，或配银花、蒲公英等，方如野菊汤。

（2）用于治疗高血压。野菊花一味开水冲泡代茶，或配草决明、夏枯草，水煎服。

用　　量　3～6钱，鲜品1两。

处方举例　野菊汤：野菊花1两　金银花2两　蒲公英1两　紫花地丁1两　水煎服。

30

7. 蔓 荆 子

处方名 蔓荆子、京子。

来 源 为马鞭草科植物单叶蔓荆（Vitex rotundifolia L. f.）的干燥成熟果实。

性 味 味苦、辛，性微寒。

主要成分 含挥发油（为樟烯等）、蔓荆子黄酮甙（$C_{18}H_5O_2(OH)_2 \cdot (OCH_3)_3$）、维生素A、生物碱等。

药理作用 疏散风热，有镇静、止痛作用。

临床应用

1. 主要用于治疗头痛，尤其适用于因外感风热（感冒）而引起的头痛、眼痛。对高血压引起的头痛也有效。

2. 用于治疗湿痹拘挛（由于感受风湿引起肢体痠麻，活动不便），尤其适用于老年体虚引起的手脚抽搐。

用 量 1～3钱。

处方举例

蔓荆子汤：蔓荆子3钱　菊花3钱　薄荷2钱（后下）白芷2钱　钩藤4钱　水煎服，治偏热型的高血压头痛。

8. 淡 豆 豉

处方名 淡豆豉、香豉。

来 源 为豆科植物大豆（Glycine max (L.) Merr.）的成熟种子加工制成。

性 味 味苦，性寒。

主要成分 酶。

药理作用 （1）发汗，但力量很弱，通常须加入其他辛凉解表药中；（2）健胃，助消化。

31

1949

新 中 国
地方中草药
文 献 研 究
（1949—1979年）

1979

临床应用

（1）用于治疗轻型感冒，发热无汗，胃脘（wǎn 读碗）饱满。配葱白（葱豉汤）；治疗阴虚感冒也十分合适，取其有轻度发汗作用而不伤阴（津液），可配生地、玉竹等。

（2）用于治疗热病后虚烦不眠（即因发热和病后新陈代谢变化等因素刺激神经系统，致心情烦乱，不能入睡）。配栀子，方如栀子豉汤，此方既用淡豆豉解表，又用栀子清里热，都有解烦作用。

（3）治疗血尿。在相应的方剂内加入淡豆豉，有助于止血尿。以本品1～1.5两配伍路路通1两，地骨皮5钱，水煎服，效果更好。

使用注意 淡豆豉有退乳作用，哺乳妇女不宜用。

用　量　2～4钱。

处方举例　栀子豉汤（《伤寒论》）：栀子3钱　淡豆豉3钱　水煎服。

9.　浮　　萍

处方名　浮萍、紫背浮萍。

来　源　为浮萍科植物紫萍（Spirodela polyrhiza Schleid.）的全草。

性　味　味辛，性寒。

主要成分　含醋酸钾、氯化钾、碘化物和溴化物等。

药理作用　发汗、祛风、行水，其原理为：

（1）解热：动物实验证实其煎剂和浸剂有微弱的解热作用[10]。

（2）利尿：有效成分为醋酸钾和氯化钾[34]。

临床应用　主要用于透疹。麻疹隐隐不出，或疹出不

32

透，发热而无汗，无其他合并症者可用。内服、外洗均可。有汗而体虚者不宜用。亦可用于荨麻疹止痒。

用　量　内服：干品1～2钱，鲜品3～6钱；外用：适量。

处方举例　浮萍2钱　煎水当茶，一日分数次服。

10. 木　贼

处方名　木贼、木贼草。

来　源　为木贼科植物木贼（Equisetum hiemale L.）的干燥全草。

性　味　味甘、微苦，性平。

主要成分　含木贼酸、二氧化硅等。

药理作用　消炎，收敛，利尿。

临床应用　主要用于眼科。通过消炎而能明目祛风，通窍止泪，有眼病而表现有表证者用之最适宜。主治由风热而引起的目赤、翳障（急性结膜炎），配菊花、白蒺藜、决明子等；也治眼花多泪（急性泪囊炎），配防风、苍术、夏枯直等。

用　量　1～3钱。

处方举例　*急结炎方：木贼1钱　菊花3钱　白蒺藜2钱　决明子1钱　水煎服，治急性结膜炎。

11. 谷　精　草

处方名　谷精草。

来　源　为谷精草科植物谷精草（Eriocaulon buergerianum Koern.）的带花茎的头状花序。

性　味　味辛、甘，性平。

1949
新 中 国
地 方 中 草 药
文 献 研 究
(1949—1979年)
1979

主要成分 未详。

药理作用 解热，利尿。又传统经验认为能明目。本外试验证实有抗菌作用（对绿脓杆菌）[25] 和抗真菌作用（对絮状表皮癣菌和铁锈色小芽胞癣菌等）[29、35]。

临床应用 为眼科常用药，专长除星翳（星翳就是点状角膜斑翳，常见于流行性角结膜炎），此外也治风热引起的眼病（特别是结膜炎），配菊花、夏枯草等清散风热；治痘后目翳（角膜软化症），则配猪肝、蛤粉。

本品常与菊花、木贼同用，都有祛风热而明目的作用，但各有专长。菊花能养目，但不能除翳，而谷精草"明目退翳之功在菊花之上"；又木贼去翳障（结膜炎所致），而谷精草则去星障（角膜炎所致点状斑翳），且有疏肝和胃的作用，疏中有补；三药配伍，适用于急性、慢性结膜、角膜炎症。

用　量 3～5钱。

处方举例 谷精草汤：谷精草3钱　荆芥穗2钱　玄参2钱　牛蒡子2钱　菊花3钱　连翘2钱　白芍2钱　桔梗1钱　青葙子2钱　水煎服。治角结膜炎造成的斑翳。

12. 葛　　根

处方名 葛根、干葛。

来　源 为豆科植物葛 (Pueraria pseudo-hirsuta Tang et Wang) 的干燥块根。

性　味 味甘、辛，性平。

主要成分 含黄酮类（包括葛根黄酮、葛根素、大豆黄酮等）、淀粉等。

药理作用 解肌退热、生津止渴、滋润筋脉，其原理

34

为：

(1) 解热：动物实验证实有强力的解热作用[10]。

(2) 扩张心冠脉：用葛根总黄酮在麻醉狗冠状动脉内注入，有较明显的扩张冠状动脉的作用，静脉注射也有一定作用。又实验证明，葛根对由垂体后叶素引起的急性心肌缺血反应有拮抗作用[36]。

(3) 增加脑血流量：葛根黄酮在实验动物颈动脉内注射，能引起脑血管扩张，脑血流量增加。又葛根黄酮能改善高血压病人的脑血流[36]。

此外，临床观察认为还可能有收敛消炎、缓解肌肉痉挛作用。

临床应用

(1) 用于解表。最适宜于有表证而又有颈、背部挛缩紧张感者（所谓"项背拘急"或"项背强"），如流行性感冒。因葛根能缓解颈、背部肌肉紧张，又有解热作用，常配麻黄、桂枝等，方如葛根汤。

(2) 用于生津。通过解热作用，使体内水分消耗减少，从而达到生津止渴目的，在风热温病而引起无汗口渴时，用之最适宜。

(3) 用于止泻。适宜于治疗热泻（约相当于急性肠炎、细菌性痢疾），取其有收敛消炎作用，常配黄芩、黄连等清热药，方如葛根黄芩黄连汤。

如属脾虚泄泻，可在补益脾胃的方剂内加入一味煨葛根，对增强止泻作用有一定效果。

(4) 用于透疹。须与升麻同用。

(5) 用于治疗高血压。对改善头痛、头晕、项强、耳鸣、肢体麻木等症状效果较好，但降压作用不明显，须与降

1949
新　中　国
地 方 中 草 药
文 献 研 究
(1949—1979年)
1979

压药配合同用。

（6）用于治疗冠心病。取其有扩张心冠脉的作用，用葛根片，对缓解心绞痛和改善心电图有一定疗效。

（7）用于治疗早期突发性耳聋。由内耳血管痉挛所引起的神经感觉性聋，用葛根片，有一定疗效[36]。

用　量　2～8 钱。葛根总黄酮每日量约 100～300 毫克，分 2～3 次服。

处方举例

（1）葛根汤（《伤寒论》）：葛根 2 钱　麻黄 1.5 钱　白芍 3 钱　桂枝 1.5 钱　生姜 3 钱　甘草 1 钱　大枣 4 枚　水煎服。

（2）葛根黄芩黄连汤（《伤寒论》）：葛根 3 钱　黄芩 3 钱　黄连 2 钱　甘草 1 钱　水煎服。

（3）葛根黄酮片（北京冠心病协作组）：每片含葛根总黄酮 100 毫克，每日口服 3 次，每次 1～2 片，疗程 4～12 周，治心绞痛。

13.　柴　胡

处方名　柴胡。

来　源　为伞形科植物狭叶柴胡 (Bupleurum scorzoneraefolium Willd.) 的根或全草。

性　味　味苦，性微寒。

主要成分　含柴胡酮 ($C_{37}H_{64}O_2$)、植物甾 (zāi 读灾) 醇 ($C_{30}H_{48}O_2$)，另含脂肪酸，茎叶含芦丁。

药理作用　疏气、解郁、散火，其原理为：

（1）解热：动物实验证实有解热作用[10]。临床观察其退热作用平稳可靠，但效力仍不及黄芩。

36

（2）镇静、镇痛：有解除胸闷胁痛、开郁调经的作用。

（3）抗菌：体外试验对结核杆菌的生长有抑制作用[37]。

（4）抗病毒：对流感病毒有强烈抑制作用[38]。此外，又具有抑制第Ⅰ型脊髓灰白质炎病毒引起细胞病变的作用[39]。

临床应用

（1）用于退热。特别适宜于解退弛张热（热度高低不一，早晚波动在1°C以上）、往来寒热（恶寒时不发热，发热时就不恶寒，二者交替出现），凡发热性、感染性疾病，有上述热型者均可用柴胡退热。临床较多用于感冒、流感、上呼吸道炎、急性支气管炎、淋巴腺炎、蜂窝织炎，热症轻时配葛根，发热重时配黄芩，方如小柴胡汤。

（2）治肝气郁滞所致的胁痛和月经痛。用柴胡治胁痛（如慢性肝炎），取其有镇痛作用。但如肝痛较甚，且有胃肠功能失调，即食后胀满、消化不良、恶心、胸膈满闷、腹痛等所谓"肝气横逆"的症状，单用柴胡力量不够，要配香附、郁金、青皮等。

治疗肝气郁滞所致的月经不调、肚腹作痛（与精神和体质因素有关的月经痛），也是取其镇痛、镇静作用，常配当归、白芍加强其作用，方如逍遥散。

（3）治疟疾，配常山。

使用注意 凡阴虚所致的咳嗽、潮热不宜用柴胡；由于"肝火上逆"（如高血压）所致的头胀、耳鸣、眩晕、胁痛，柴胡用量不宜过大，否则会引起症状加剧，甚至出血。

至于肺结核病，一般应慎用柴胡，但当兼有外感表证，需和解表里时，则可用；兼有肝郁，需解郁时，也可用，此时用量一般是1～1.5钱。

37

1949

新 中 国
地 方 中 草 药
文 献 研 究
(1949—1979年)

1979

[附] 柴胡、白芍常配伍同用，一方面能加强疏肝镇痛效能，另方面白芍可缓和柴胡对身体的刺激作用。

用 量 2～6钱。解肝郁，镇静、镇痛，用2～3钱；为了加强解热发汗作用，必要时可用至5～6钱，还要久煎浓煎。

处方举例

（1）逍遥散（《局方》）：柴胡3钱 当归3钱 白芍3钱 白术3钱 茯苓3钱 薄荷1钱（后下） 生姜1.5钱 炙甘草1钱 水煎服。

（2）小柴胡汤（《伤寒论》）：柴胡4钱 黄芩3钱 制半夏3钱 党参2钱 生姜2钱 甘草1钱 大枣4枚 水煎服。

14. 升 麻

处方名 升麻。

来 源 为毛茛科植物升麻(Cimicifuga foetida L.)的干燥根茎。

性 味 味甘、辛，性微寒。

主要成分 含升麻苦昧质 ($C_{20}H_{34}O_7$)、升麻碱等；还有水杨酸、脂肪酸等。

药理作用 解热、解毒，前人经验认为能"升提中气"，可能与兴奋平滑肌的作用有关。另临床观察认为本品还有较好的镇痛作用。

临床应用

（1）用于解表透疹。麻疹初起，透疹不快时用之，配葛根、牛蒡子等，方如升麻葛根汤。但要注意热盛过甚，或麻疹已透，或有呼吸迫促者均不宜用。

38

（2）用于升阳，与益气药同用。用于治疗脱肛、子宫脱垂、中气不足、脾虚泄泻等，作用原理尚未完全明了（前人谓能升提中气），配柴胡后，升提力量较显著。方如补中益气汤。

（3）用于止痛。尤其适用于头面部疼痛而偏于风热者，如治轻症头面部神经痛，配苍术、荷叶，方如清震汤。治疗胃火牙痛（牙龈炎），配葛根、石膏或黄连；又治咽喉疼痛，配玄参、桔梗、牛蒡子等。

用　量　常用量8分～3钱。用量不宜过大，因本药有一定刺激性，容易引起呕吐、头晕目眩等副作用。

处方举例

（1）升麻葛根汤（《阎氏小儿方论》）：升麻8分　葛根3钱　赤芍1.5钱　甘草8分　水煎服。

（2）清震汤（刘河间）：升麻3钱　苍术3钱　荷叶1张　水煎服。

1949

新 中 国
地 方 中 草 药
文 献 研 究
(1949—1979年)

1979

第二章 泻 下 药

泻下药能刺激肠道引起腹泻，或润滑肠道，促进排便，有些泻下药还具有利尿作用。

泻下药主要用于里实证。所谓里实，大概可以分为三类：

第一类是热积便秘。温热性疾病，病情向里发展，邪热进入肠胃，使肠胃津液耗失，热和燥屎积结在里，称为热积便秘。此时要用泻下药通便，以清热泻火。从现代医学观点看，这种里实证，是发热性疾病过程中出现的便秘及其伴随的症状。由于发热引起失水，肠道分泌减少，粪质干燥，排便困难而致便秘（一般认为肠内容物的液体量降到50％时，粪便在肠内就很难向前进行），而用中药通便所以能够清热泻火，主要是由于某些泻下药兼有泻下和抗菌的作用，在清除肠内积粪和有毒物质的同时，抑制了炎症的发展。

第二类是寒积便秘。寒邪影响肠胃，使排便不畅，粪便积结在里，即所谓阴寒结聚。从现代医学观点看，这类便秘是由于某些致病因素使胃肠道功能低下，肠管蠕动无力，排便困难，并往往兼有全身性虚寒证候，此时须用泻下药并配温里祛寒药，以解除便秘。

第三类是停饮（也称留饮），就是水液停留在胸膈或腹部，都属实邪在里，从现代医学观点看，属于胸腔积液（胸水）、腹腔积液（腹水），要用峻下逐水药以逐水退肿。

40

此外，泻下药也治一般习惯性便秘和某些器官的炎症。

泻下药按其作用不同，又分攻下药、润下药和峻下逐水药三类。

攻下药：气味多属苦寒，如大黄、芒硝。泻下清热作用较强，常用于热积便秘，配热药也可治寒积便秘。

润下药：多为植物果仁，如火麻仁、郁李仁，含有油脂，能润燥滑肠，泻下力较缓，适用于年老体虚、热病后或妇女胎前产后的便秘。

峻下逐水药：如大戟、芫花、甘遂等，作用峻猛，能引起剧烈腹泻，使大量水分从肠道排出。有些峻下逐水药兼有利尿作用，适用于消除胸水、腹水。本类药物药力既猛，又有毒性，用时须注意剂量、配伍和禁忌。

一、攻 下 药

1. 大 黄

处方名 大黄、生军、川军。

来 源 为蓼科植物唐古特大黄 (Rheum tanguticum Maxim. et Rgl.) 及本属其它种的干燥根茎。

性 味 味苦，性寒。

主要成分 (1) 蒽醌(ēnkūn 读恩昆)衍生物，含量 $2 \sim 4\%$，包括大黄素 ($C_{15}H_{10}O_5$)、大黄酚 ($C_{15}H_{10}O_4$)、大黄酸 ($C_{15}H_8O_6$)、芦荟大黄素 ($C_{15}H_{10}O_5$) 等；(2) 大黄鞣甙类，主要为葡萄糖没食子鞣甙 ($C_{13}H_{16}O_{10}$)。此外还含有游离没食子酸。

药理作用

(1) 泻下：大黄酸为泻下的主要有效成分，能刺激大

41

1949

新　中　国
地方中草药
文　献　研　究
(1949—1979年)

1979

肠，增加其推进性蠕动而促进排便，作用较缓和，服后 6 小时左右排出软泥状粪便或粥状稀便，缓下一次后即止。排便前后可无腹痛，或仅有轻微腹痛，与行气药（如厚朴）配用，能加强泻下和减少腹痛的副作用。

（2）抗菌：有效成分为蒽醌衍生物，其中以大黄酸、大黄素和芦荟大黄素抗菌作用较强。体外试验最敏感的细菌为葡萄球菌、链球菌，其次为白喉杆菌、伤寒杆菌、副伤寒杆菌、肺炎双球菌、痢疾杆菌等。抑菌的原理是：这些蒽醌衍生物对细菌的核酸和蛋白质的合成有明显抑制作用[1~3]。

（3）收敛：由于鞣酸所致，故大黄致泻后常出现便秘倾向。

（4）健胃：取其苦味健胃，服小量粉剂（2～3分）即起作用。

（5）利胆：实验证明能显著增加胆汁流量，适用于治疗胆石[4]。

（6）抗肿瘤：动物实验证明，大黄酸、大黄素对小鼠黑色素瘤有明显抑制作用；大黄素对小鼠乳腺癌，大黄酸对艾氏癌（腹水型）也有抑制作用[5]。但临床上尚未应用单味大黄作为抗癌药（某些抗癌的中药复方有用大黄）。

临床应用　主要用于通便、泻热、消炎。

（1）用于热积便秘。在许多热性感染性疾病（如大叶性肺炎、流行性脑膜炎）的中期或极期，出现便秘、胸腹满闷、高热、谵（zhān 读占）语、口渴、舌苔老黄等实热证候时，可用大黄荡涤积热，常配枳实、厚朴同用，如小承气汤，或与其他清热药同用，如凉膈散。如果失水严重，更须配滋阴药生地、麦冬等，方如增液承气汤。

患者服上述泻下剂通便后，往往收到退热和全身情况好

42

转的效果，其原理可能由于：①大黄本身和其他清热药有抗菌消炎作用；②便秘时，由于肠内腐败物产生的毒素吸收入血液，加重全身不适，通便后可免除这一不良作用；③通便后，能解除腹满胀闷等症状，使患者感到轻快。

（2）用于治疗湿热黄疸。如患急性传染性肝炎，甚至亚急性黄色肝萎缩，有黄疸、腹胀、便秘时，可用大黄，配栀子、茵陈、厚朴、枳实等，有消炎清热作用。

（3）用于热泻（如急性肠炎、细菌性痢疾等）早期。此时患者虽有腹泻，但泻而不清，便而不畅，肠内仍积存有腐败物质和有炎性病变，可用大黄把肠内有形的腐败积存物排出，有利于抑制细菌的繁殖和控制炎症。大黄的这种用法叫做"通因通用"，以泻止泻。例如治热痢早期的芍药汤就有大黄。但要注意在热泻的后期，只有炎性分泌物时，则不宜用大黄。

（4）用于寒积便秘。治疗便秘而有腹痛和全身虚寒证候，可用大黄，配温里祛寒药附子、细辛等，以散寒、通便、止痛，方如大黄附子汤。

（5）用于治疗急性眼结膜炎、上呼吸道炎等所谓"血热在上"的证候。此时有发热、头胀目赤、咽肿等症状，通过用大黄泻下，使腹腔充血，反射性地减轻头面部的充血，因而有助于减轻上述炎症。每与黄芩、黄连等清热药同用，较重者用凉膈散。

（6）用于凉血止血，治疗热性出血。如痔疮出血等由大便热结、肠有热滞而引起者，单用大黄4～5钱炒黑后水煎服；鼻出血兼有便秘者，可用生地3钱煎汤，冲服大黄（研末）1.5～3钱。

（7）用于治疗胆管结石。配金钱草、栀子、枳壳等（详

43

1949
新　中　国
地方中草药
文　献　研　究
(1949—1979年)
1979

见第四章金钱草项下）。

（8）用于治疗跌打损伤，取其有活血行瘀（调整血流分布）作用。例如腹部挫伤后，瘀血停滞、大便干结时，可在跌打方剂内加入大黄1～1.5钱，或单用生大黄研末用酒调服。又用大黄、甘草(10：2)的极细粉末，可治下肢溃疡[6]。

使用注意

（1）生大黄泻下力较强，适用于清泻实热，酒制后消炎活血之力较好；体虚者用制大黄也较适宜。

（2）胎前慎用（因有促进子宫收缩的作用）；产后和月经期间慎用（因能加重盆腔充血）；哺乳妇忌用（因大黄在肠道吸收后随血流分布到乳汁，影响胎儿。哺乳妇如多服大黄，乳汁也会变黄）。

（3）用于泻下，大黄不宜久煎，故须后下；用于清湿热，则煎煮时间可稍长些。

（4）习惯性便秘一般不宜用大黄，可用润下药。

用　量　常用量1～4钱。泻下往往要用3～4钱，如果配有行气药，有时也可只用2钱，如为加强其他攻下药作用，甚至要用到4钱以上。清湿热和消炎用量宜少，成人2钱，小孩1钱，幼婴3～4分。

处方举例

（1）小承气汤（《伤寒论》）：生大黄4钱（后下）厚朴2钱　枳实3钱　水煎服。

（2）凉膈散（《局方》）：生大黄3钱（后下）　芒硝3钱（冲）　栀子3钱　连翘3钱　黄芩2钱　薄荷1钱（后下）　竹叶2钱　甘草2钱　水煎服。

（3）增液承气汤（《温病条辨》）：玄参1两　生地8钱　麦冬8钱　生大黄3钱（后下）　芒硝1.5钱（冲）　水

44

煎服。

（4）大黄附子汤（《金匮要略》）：大黄3钱（后下）附子3钱　细辛1钱　水煎服。

2. 芒　硝

处方名　芒硝、元明粉、玄明粉。

来　源　为天然产品芒硝（Natrium Sulfuricum）经结晶精制而成。风化后失去结晶水，成白色粉末，即为元明粉。

性　味　味咸、苦，性寒。

主要成分　芒硝主要成分为硫酸钠（$Na_2SO_4 \cdot 10H_2O$），元明粉为纯硫酸钠。

药理作用　主要为泻下作用。由于硫酸钠不易被肠壁吸收，在肠内溶解于水后形成高渗的盐溶液，因而使肠道保持大量水分，扩张肠管，引起肠蠕动增强而排便，因此，芒硝属于机械刺激性泻药。一般于服药后4～6小时排便，无肠绞痛等副作用。

元明粉作用较芒硝缓和。

临床应用

（1）用于实热便秘，能润燥软坚，引起泻下，荡涤肠胃的实热积滞。常配伍大黄等药，例如当患者内热炽盛而且有痞（pǐ读匹，上腹硬闷）、满（腹部胀满）、燥（粪燥且坚）、实（热积便秘）等表现时，须配大黄、厚朴、枳实，方如大承气汤。

大承气汤为强有力的泻下剂，作用比小承气汤强。实验证明，大承气汤能明显增加消化道推进性蠕动，故能促进排便，且在家兔实验中，观察到大承气汤能明显地促进人工肠套叠的还纳[7~9]。近年来，我国革命医务工作者在对急性肠

45

1949

新 中 国
地 方 中 草 药
文 献 研 究
(1949—1979年)

1979

梗阻（主要是动力性肠梗阻）的中西医结合的非手术疗法中，应用加味大承气汤（大承气汤加炒莱菔子等），获得较好效果[10]。但要注意辨证准确，确属热结，有腹痛剧烈、便秘、发热、尿赤、腹部拒按、脉沉数、舌苔黄燥等证候者才用。

如患者内热和大便燥结均较轻时，用芒硝配大黄、甘草便可，方如调胃承气汤。

（2）用于小儿急性咽喉炎。有咽喉肿痛时，配冰片、硼砂等，研末吹喷患部。

此外，芒硝在引起泻下的同时，能促进子宫收缩，因此，也用于下死胎，可酌情用芒硝8钱加平胃散（苍术、厚朴、陈皮、甘草），促进死胎排出。

使用注意 （1）无实热者不宜用芒硝。年老体虚所致的便秘也不宜用芒硝、元明粉。如属一般慢性病身体虚弱所致的便秘，需要使用时，也只宜在滋补剂中配伍加用。

（2）治习惯性便秘一般不用芒硝、元明粉。但如须加强泻下作用时，可在使用麻仁、蒌仁、杏仁的基础上，酌加元明粉。

用　量　常用量8分～4钱。冲服。元明粉小剂量用8分～1.5钱，大剂用3～4钱，如欲加强泻下作用，必要时可用至5～8钱。

处方举例

（1）大承气汤（《伤寒论》）：生大黄4钱（后下）厚朴3钱　枳实3钱　元明粉3钱（冲）　水煎服。

（2）加味大承气汤（天津市南开医院）：川朴5钱～1两　炒莱菔子5钱～1两　枳壳5钱　桃仁3钱　赤芍5钱大黄5钱（后下）　芒硝3～5钱（冲）　水煎服。

46

（3）调胃承气汤（《伤寒论》）：生大黄3钱（后下）
生甘草1钱　元明粉2钱（冲）　水煎服。

3. 番 泻 叶

处方名　番泻叶、泻叶。

来　源　为豆科植物狭叶番泻树（Cassia angustifolia
Vahl.）或尖叶番泻树（C. acutifolia Delile）的干燥小叶片。

性　味　味甘、苦，性大寒。

主要成分　含蒽甙1～1.5%，主要为番泻甙A、B
（$C_{42}H_{38}O_{20}$）、大黄酚（$C_{15}H_{10}O_4$）、芦荟大黄素（$C_{15}H_{10}O_5$）、
大黄酸（$C_{15}H_{10}O_6$），又含黄酮类衍生物（山奈酚、异鼠李
素）等。

药理作用　泻下。有较强的刺激性，促进肠蠕动，服后
3小时泻下数次。

临床应用　适用于热积便秘，如胃肠积热而致的便秘、
食物积滞、胸腹胀满及腹水等症。

本品与大黄比较，泻下力较强，起效较速。但抗菌消
炎、清热消痞作用则不及大黄。又本品副作用较明显，可有
腹痛、呕吐，或使原有的肠部炎症加重（尤其在用量较大
时），配驱风药或理气药（如香附、藿香），可以减少或预
防以上的副作用；在治腹胀、腹水方面，本品作用近于甘
遂，效力和安全度较好。也用于术前清洁肠道。

使用注意　虚弱者、孕妇，经期、产后授乳期均忌用。
有痔疮者亦不宜用。又煎服宜后下，久煎则无力。

用　量　缓下用5分～1钱，攻下用1～3钱。

处方举例　番泻叶饮：单用番泻叶的泡出液（每次用番
泻叶2～3钱），可作为一次过泻下用。

1949
新 中 国
地 方 中 草 药
文 献 研 究
(1949—1979年)
1979

4. 芦 荟

处方名 芦荟。

来　源 为百合科植物芦荟 (Aloe ferox Mill.) 的植物液汁经浓缩干燥后而成。

性　味 味苦，性寒。

主要成分 芦荟素 ($C_{20}H_{20}O_9$)、树脂、芦荟大黄素 ($C_{15}H_{10}O_5$)。

药理作用 清热凉肝，泻下杀虫。其原理为：芦荟素有较强的刺激性，内服小量能刺激胆汁的分泌，促进肠管蠕动而排便。服大量则易发生腹痛、盆腔充血。另又有苦味健胃作用。

此外，实验证明用 50% 的芦荟水浸剂，对各种皮肤真菌，有不同程度的抑制作用[11]。

临床应用

(1) 泻下。适用于习惯性便秘和热积便秘，因本品通便后，并不会象大黄一样引起便秘，因此，可用于慢性便秘，方如更衣丸。

(2) 健胃。治小儿疳积，配尖槟、白芍、独脚金、萹蓄、甘草、厚朴、山楂、布渣叶。

(3) 泻肝。治肝经实火，证见右上腹疼痛、头晕、头痛、耳聋、耳鸣、神志不宁、易怒、大便秘结，甚则发热等等，取其能清热凉肝，如当归龙荟丸。现代根据此原理，以本品为主药，治胆道结石合并感染，有较好效果。

此外，以本品配龙胆草，治惊悸抽搐。

使用注意 本品为刺激性峻下药，能使肠壁和盆腔充血，因此，月经来潮、妊娠、腹痛、痔疮、便血和脾胃虚弱

48

者忌用。

用　量　缓下1分～2分；峻下3分～5分；只作丸散剂，少入煎剂。

处方举例

（1）更衣丸（《先醒斋医学广笔记》）：芦荟7钱　朱砂5钱　研细末，滴好酒少许为丸，每服1钱2分，治肠胃燥结兼有睡眠不安者。

（2）当归龙荟丸（《宣明论》）：当归、龙胆草、黄柏、黄连、黄芩、栀子各1两，大黄、青黛、芦荟各5钱，木香2钱，麝香5分，制丸如小豆大，每服二三十丸，以姜汤送服。

二、润　下　药

1. 火　麻　仁

处方名　火麻仁、麻仁。

来　源　为大麻科植物大麻（Cannabis sativa L.）的成熟干燥果仁。

性　味　味甘，性平。

主要成分　含有多量脂肪油（约31%）；并有挥发油、蛋白质、维生素、卵磷脂等。

药理作用　有缓泻作用，属于滑润性泻药。所含的脂肪油对肠壁和粪便起润滑作用，软化大便，使易于排出。作用缓和，无肠绞痛副作用，泻后也不会引起便秘。

临床应用

（1）用于治疗习惯性便秘。无论气虚便秘（胃肠运动功

49

1949
新中国
地方中草药
文献研究
(1949—1979年)
1979

能较弱所致的便秘），或是肠燥便秘（由于肠道水分减少所致的便秘）；都可用火麻仁通便。老人、体弱者和产后的便秘尤其适用。可用一味火麻仁，捣烂煮糊，加冰糖，煮成象芝麻糊一样服用。也可配其他有润肠作用的药物，如产后便秘配当归、柏子仁；妊娠期便秘配瓜蒌仁、杏仁；阴虚者可加玉竹。

如胃肠燥热较甚，腹部胀满而有便秘，单用火麻仁效力不够，须配大黄、枳实等，方如麻子仁丸，此方也适用于有痔疮而患便秘者，但老人和体虚者则不宜用。

（2）用于滋阴补血。配当归、白芍、生地等补益药。前人的经验说火麻仁"久服令人肥健"，服之"头发较乌润"。现代已很少把火麻仁当作补益药用，只是在某些补益剂中（如复脉汤）加入火麻仁一味，加强滋阴润燥作用。由于火麻仁含有蛋白质（约19％）、维生素 E，卵磷脂等营养物质，据此分析，也会有一定的滋补作用。

此外，火麻仁（捣烂）用于外敷治疗未成脓的疖肿；配银花、甘草煎服，可治胃热所致的口腔炎；妇女分娩子宫收缩力弱时，服火麻仁可助产。

使用注意　前人经验认为火麻仁不宜多食，否则容易引起滑精，这一说法的确实性和理论根据尚待进一步研究。但现代也不主张连续长期大量服用火麻仁，如用于慢性便秘时，火麻仁每月服三至四次也就够了。此外还有报道指出，一次食入火麻仁 2～4 两以上，可致中毒，出现呕吐、腹泻，甚至昏睡，值得注意[12]。

用　量　3～6钱，大剂可用至 1～1.5两。

处方举例　麻子仁丸（《伤寒论》）：火麻仁 5 钱（研）甜杏仁 3 钱　大黄 2 钱　枳实 2 钱　厚朴 1 钱　白芍 3 钱

50

水煎服或制丸用。

2. 郁 李 仁

处方名 郁李仁、郁李仁肉。

来 源 为蔷薇科植物郁李 (Prunus japonica Thunb.) 或欧李 (Prunus humilis Bge.) 的成熟干燥果仁。

性 味 味辛、苦、甘；性平。

主要成分 含苦杏仁贰、脂肪油。

药理作用 （1）缓泻通便，为滑润性泻药，泻下作用比火麻仁略强，（2）利尿。

临床应用

（1）用于治疗习惯性便秘。常配其他润肠药（火麻仁、杏仁、柏子仁等），方如五仁汤，老人或产后的肠燥便秘、气虚便秘均可用，但孕妇则慎用。

（2）用于治疗脚气水肿而大小便不畅者，配薏苡仁、赤茯苓、滑石等。

用 量 1～4钱。

处方举例 五仁汤：郁李仁3钱（打） 火麻仁4钱（研）瓜蒌仁3钱（打） 甜杏仁3钱 柏子仁3钱 水煎服。

三、峻下逐水药

1. 牵 牛 子

处方名 黑丑、黑牵牛、黑白丑、二丑、牵牛子。

来 源 为旋花科植物牵牛 (Ipomoea hederacea Jacq.) 的干燥成熟种子。黑色的叫黑丑，白色的叫白丑，一般用黑者

51

1949

新 中 国
地 方 中 草 药
文 献 研 究
(1949—1979年)

1979

较多，但现在许多药房配药已不分黑白丑。

性　味　味苦，性寒，有毒。

主要成分　含牵牛子甙（约2％），为树脂性状，又称牵牛子脂；此外还含有脂肪油约11％。

药理作用

（1）泻下：牵牛子脂在肠内遇胆汁和肠液分解出牵牛子素，对肠管有强烈刺激性，增加肠蠕动，引起肠粘膜充血，分泌增加，呈泻下作用。一般服后3小时即泻下，用量大时甚至可泻出水样大便。前人的经验说："凡用牵牛，少则动大便，多则泻下如水"。属峻泻药。泻时伴有腹痛。传统经验认为黑丑药力较速，白丑药力较缓，现代的实验初步说明，黑白丑的泻下作用没有什么差别（南京药学院学报，4：36，1959）。

（2）利尿。

（3）杀虫：体外试验对蛔虫和绦虫有一定杀灭效果[13]。

临床应用　主要用于逐水消肿，但只适宜于水肿实证，有胀满、便秘，病人体质尚可者。

（1）用于治疗肝硬化腹水。配大黄、芒硝、枳实，如消水方，此方去水较满意，泻三、四次后，腹水显著消退。

（2）用于治疗肾性水肿。慢性肾炎肾变性期的水肿，可用黑丑1～2两（成人量）与其他泻水、温肾药同用；或用舟车丸（黑丑、甘遂、芫花、大戟、大黄、青皮、陈皮、木香、槟榔、轻粉）逐水。

此外，也可用于治疗虫积（由蛔虫病所致的便秘等症状），舌上有碎米样红点，口苦苔黄，小便黄短，用黑丑3钱（炒）、槟榔5钱，研成细末，每服2钱，开水冲服，或在其他驱蛔方剂内酌加黑丑亦可，但要慎用。

52

使用注意 （1）逐水消肿时如使用牵牛子，要注意攻补兼施，或攻后即补。凡体质虚弱、老人或孕妇，均忌用牵牛子；腹不胀满，或无便秘者也不要轻易使用。

（2）牵牛子在常用量下不致中毒，但如过量（例如儿童用1两以上）可中毒，出现神经症状、血尿、大便有粘液血、剧烈腹痛、呕吐[14]。

用　量　常用量粉剂5分～1.5钱，大剂量酌情用至4～5钱。入汤剂量可稍大，用至8钱～1两。

处方举例　消水方：黑牵牛8钱（研末，冲）　大黄5钱（后下）　元明粉4钱（冲）　枳实3钱　水煎服。如体质虚弱，或服后泻下太厉害，可用枣汤调服（大枣1两煎汤）。又此方不可久服，得效便止。

2. 甘　遂

处方名　甘遂。

来　源　为大戟科植物甘遂（Euphorbia kansui Liou.）的干燥根。

性　味　味苦，性寒，有毒。

主要成分　含三萜成分，包括 α-大戟醇 ($C_{31}H_{52}O$)、γ-大戟醇 ($C_{30}H_{50}O$) 等[15]。

药理作用　（1）泻下：本品的致泻成分对肠粘膜有强烈刺激，引起炎症性充血和蠕动增加，造成峻泻。副作用大，有恶心、呕吐、腹痛、头晕、心悸、血压下降，有时令病人难以忍受，故应慎用。

（2）利尿。

临床应用　主要用于攻逐胸腹积水，见证与应用牵牛子时相同，只用于气壮邪实者。

1949
新 中 国
地 方 中 草 药
文 献 研 究
(1949—1979年)
1979

(1) 用于治疗肝硬化腹水。配人参（或党参）、虫笋尖、黑牵牛、沉香、肉桂等逐水药和益气行气药，消肿效果不错。

(2) 用于治疗渗出性胸膜炎所致胸水，急性期如兼有实热症状：潮热、胁痛、便秘、口燥而渴、心烦，属"结胸"证，单用甘遂效力不够，须配大黄、元明粉，方如大陷胸汤。

(3) 用于治疗肾炎水肿（急、慢性肾炎均可）。甘遂2钱研末，放入雄猪腰（肾）中，其外以竹纸包裹，用水沾湿竹纸，然后以火煨之，煨熟后把猪腰切成7片，每天服1片，往往服4～5片后便开始消肿。

使用注意

(1) 孕妇忌用，一般服后病愈即予停服；(2) 宜用煨甘遂，或用醋制过者，因煨过后可减少其呕吐等副作用。又经醋酸作用后，可减少甘遂的毒性刺激作用。生甘遂毒性和泻下作用均较强，不宜应用[16]；(3) 本品和芫花、大戟，传统经验忌与甘草配伍，但现代的初步实验结果还很不一致。有些报道指出，据家兔试验，甘遂（或芫花、大戟）配甘草，服后呼吸、心跳、体温、瞳孔反应、胃肠功能并没有产生特别的变化[17]，但另一些实验则证明了甘遂与甘草配伍随用量比例的不同而有不同的反应[18、19]。详见第十章甘草项下。

用　量　多作丸散用，粉剂每次1～2分，最多3～5分，装入胶囊内吞服，否则易发生恶心、呕吐。也可用水煎（常用量5分～1钱），但效果一般不理想，有时用到3～4钱也不一定有泻下作用。现代实验已证实甘遂的有效成分难溶于水[16]，故前人不以甘遂入汤剂是有科学根据的。

54

处方举例 大陷胸汤（《伤寒论》）：大黄3钱 元明粉5钱 煨甘遂3分（研末装入胶囊） 先煮大黄，后下元明粉，煮一二沸后，送服甘遂末。

3. 芫 花

处方名 芫花。

来 源 为瑞香科植物芫花（Daphne genkwa Sieb. et Zucc.）的干燥花蕾。以醋制和储藏数年者较佳（毒性减少）。

性 味 味辛，性温，有毒。

主要成分 含芫花素（$C_{16}H_{12}O_5$）、芹叶素（$C_{15}H_{10}O_5$）。又含谷甾醇（$C_{27}H_{46}O$）和刺激性油状物。

药理作用

(1) 泻下：芫花素能刺激肠粘膜，引起剧烈水泻和腹痛。

(2) 利尿：实验证明芫花煎剂确能利尿，但大剂量反能制尿，应用上，安全范围小[19]，除花蕾外，根皮也能利尿[20、21]。

临床应用 与甘遂同，但逐水效力比甘遂小（毒性亦较小）。

(1) 用于治疗胸腔积液（渗出性胸膜炎），有气喘上逆、呼吸困难、便秘、少尿、胸胁作痛、脉弦滑者，宜用芫花，配甘遂、大戟，方如十枣汤。适用于平素体质较好的青壮年病人。

(2) 用于治疗肝硬化腹水，而体质尚好者，可用十枣汤，但疗程要短，不宜久用。

用 量 每次2～3分，入散剂。

处方举例 十枣汤（《伤寒论》）：芫花、甘遂、大戟

55

1949

新 中 国
地方中草药
文 献 研 究
(1949—1979年)

1979

各等分，研末混和，装入胶囊，第一天服5分，以后每天加1分，渐加至1钱，用大枣5～10枚煎汤，清晨空腹送服，疗程不超过5～6天（治胸腔积液）。

4. 大 戟（附：红芽大戟）

处方名 大戟、京大戟。

来 源 为大戟科植物京大戟（Euphorbia pekinensis Rupr.）的干燥块根。

性 味 味苦，性寒，有毒。

主要成分 含三萜成分，有大戟甙（$C_{37}H_{58}O_{12}$）；又含三种色素，即大戟 A（$C_{16}H_{10}O_5$）、大戟 B（$C_{15}H_8O_5$）、大戟 C；此外，还有生物硷。

药理作用 与芫花相同，有峻泻和利尿作用，但效力比芫花弱，毒性也比芫花略小。

临床应用

（1）用于治疗胸、腹积水。适应症和用法与芫花相同，常与甘遂、芫花同用，如控涎丹，用于胸积水较轻者，有胁肋部隐痛，舌苔粘腻，呼吸迫促，痰涎多而粘稠。用大戟时同样须注意：①体虚者不要用，前人的经验是"弱者服之，或至吐血"；②孕妇忌用；③要照顾脾胃，用红枣和蜜糖缓和其对肠胃的刺激性。

（2）外用治疮毒，要配山慈姑等清热解毒药，如紫金锭（成药）。

用 量 多入丸散，每次3～4分，煎剂5分～1钱。

处方举例 控涎丹（三因方）：大戟、甘遂、白芥子等分，研末，装入胶囊，第一天服5分，以后每天加1分，渐加至1钱，用大枣5～10枚煎汤，清晨空腹送服，共用5～

56

6天。治胸腔积液（病情比十枣汤证轻者适用）。

〔附〕红芽大戟　为茜草科植物红大戟 (Knoxia corymbosa Willd.) 的干燥根。含游离的和泻下的蒽醌类。性味功能与京大戟同，本品作为大戟的品种之一，用于泻下和利尿以逐水。用法和注意事项与京大戟同。

5.　商　陆（附：广东商陆）

处方名　商陆。

来　源　为商陆科植物商陆 (Phytolacca esculenta Van Hout.) 的干燥根。

性　味　味苦，性寒，有毒。

主要成分　含商陆素 ($C_{24}H_{30}O_9$)、氧化肉豆蔻酸 ($C_{14}H_{28}O_3$)、皂甙和硝酸钾等。

药理作用　主要为利尿作用。由于刺激血管运动神经中枢，使肾区血流增进而利尿。此外，其所含的钾盐与利尿作用也有关。大剂量反而引起尿量减少。除利尿外，也有一定的峻泻作用，服后刺激肠粘膜，可引起水泻。

本品毒性较大，商陆素能引起中枢神经麻痹，呼吸和运动障碍，语言不清，躁动，肌肉抽搐，严重者出现心脏麻痹而死亡。中毒较轻者有发热、呼吸频数、血压升高、头痛、眩晕、剧泻[22]。

临床应用　商陆逐水消肿，效为次于芫花、甘遂、大戟，主要取其利尿作用，以治疗肾性水肿，但由于毒性较剧，内服须极慎重。有报道谓如用商陆1钱与五花肉（即半肥瘦猪肉）2两同煎汤（只饮汤），可减低商陆毒性[23]。又过去曾有用商陆合剂（商陆、泽泻、杜仲）治疗慢性肾炎水肿而体质尚好者，有一定疗效，可增加尿量，减轻浮肿，

57

1949

新中国
地方中草药
文献研究
(1949—1979年)

1979

但此方近年已较少用。总之，因商陆毒性较大，临床使用应取慎重态度。孕妇忌用。

用量　5分～1.5钱（一日量）。

处方举例　商陆合剂：商陆、泽泻、杜仲各1钱，水煎二次，一日内分二次空腹服完。

〔附〕广东商陆　通用名为樟柳头。为姜科植物闭鞘姜〔Costus speciosus (Koen.) Smith〕的干燥根茎。味酸辛，性微寒，有小毒。含皂甙、酚类和有机酸。功能利水消肿，拔毒、止痒。用于治小儿急性肾炎水肿，也治尿道感染。外用煎水洗患部治荨麻疹。用量1～5钱，入煎剂。外用适量。方如*急性肾炎方，处方：樟柳头5钱　鹰不泊3钱白茅根5钱　粟米须5钱　仙鹤草3钱　车前草3钱　水煎服。据报道，此方对小儿急性肾炎疗效较好[24]。

6. 续 随 子

处方名　千金子、续随子。

来源　为大戟科植物续随子 (Euphorbia lathyris L.) 的干燥成熟种子。

性味　味辛，性温，有毒。

主要成分　含马粟树皮素 $(C_9H_6O_4)$、七叶灵、脂肪油（占40～46%）、树胶质等。

药理作用　利尿和峻泻，功效不比大戟、甘遂差，但毒性也较大，故前人的经验说："续随子下水最速，然有毒损人，不可过服"，中毒时可出现剧烈呕吐、腹泻、头晕、躁狂、体温增高、出汗等症状。本药不宜大量或长期服用，体虚者也不要服。

临床应用　主要用于治疗肝硬化腹水和晚期血吸虫病，

58

属水肿实证、体质尚好、大小便不通畅者，可取白色子仁，捣成泥状，装入胶囊，每次服2钱，清晨空腹服，服后三小时内可见唾液分泌增加、头晕、恶心、腹泻，三小时后恢复。病情轻者单服一次便见效。一般要每隔5天服药1次，共服2～3次。传统经验认为服续随子忌食碱盐和难消化的食物。

另一用法为服千金霜，可用续随子去壳，并研压弃油，然后再研末成"千金霜"，每次服1分～1.5分。

用　量　每次5分～1.5钱。多入丸散用。霜用则1～1.5分便可。

处方举例　千金霜1.5分，空腹开水送服，每天1次，连续二天。

7. 葶苈子

处方名　葶苈子、甜葶苈、葶苈。

来　源　为十字花科植物独行菜 (Lepidium apetalum Willd.) 或蔊菜〔Rorippa montana (Wall.) Small〕或葶苈 (Draba nemorosa L.) 的干燥成熟种子。

性　味　味辛、苦，性寒。

主要成分　葶苈含芥子甙，蔊菜全植物含蔊菜素。

药理作用

（1）利尿和强心：药理实验证实，葶苈子的有效成分具有强心甙作用的特点，能加强心肌收缩力[25]。其利尿作用也可能与此有关，由于心肌收缩力加强，循环改善，肾区血流增加而利尿。

（2）祛痰：适宜于治热痰。

临床应用　主要用于泻肺，即泻肺中水气。按中医理

59

1949
新　中　国
地 方 中 草 药
文 献 研 究
(1949—1979年)
1979

论，如果肺中水气壅塞，就会出现喘满肿胀。从现代医学观点看，属于肺内或胸膜腔内有大量分泌物或水液积存，影响心肺功能，出现呼吸迫促、喘息，甚至心力衰竭而造成水肿，引起上述病变的常见疾病如肺原性心脏病、胸积液等。葶苈子治疗这两种病甚为适宜。其泻肺作用即利尿消肿和祛痰平喘作用。常用方有葶苈大枣泻肺汤，在此基础上，[16]或加党参益气、桑白皮清肺利水，或加配麻黄、杏仁，都能加强消肿平喘的作用。

使用注意　葶苈子只适用于实证水肿和喘咳。如喘咳由肾虚所致，或水肿由脾虚所致，均不适用。

用　量　1～3钱。

处方举例　葶苈大枣泻肺汤加味：葶苈子3钱　大枣5枚（或2钱）　桑白皮4钱　党参3钱　水煎服。

8.　乌　柏（jiù读旧）根　皮

处方名　乌柏根皮。

来　源　为大戟科植物乌柏〔Sapium sebiferum(L.) Roxb.〕的干燥根白皮。

性　味　味苦，微温，有毒。

主要成分　含少量花椒灵（$C_{10}H_{12}O_4$）[26]。

药理作用　(1)利尿及泻下，(2)解毒消肿。副作用可有呕吐。

临床应用　主要用于治疗水肿（包括晚期血吸虫病的水肿和肝硬化水肿）而有大小便不畅者。也治毒蛇咬伤。单味应用即可。

用　量　4钱～1两（鲜品），3～4钱（干品）。

处方举例　乌柏根皮（干）4钱　水煎一小时，内服。

60

第三章　清热药

在开始谈清热药的应用之前，先要明确两个概念。

第一，中医所讲的"热"，从症状来说，不但指发热（体温升高），而且也指没有发热（体温不升高）的一些"热象"，凡有口干咽燥、面红、眼赤、大便干结、小便黄赤、舌红苔黄、脉数、五心烦热（所谓"五心"，包括两手心、两足心和心前区），都算是热证。

第二，中医所讲的"热"，从发病的部位、性质和病情轻重来说，分表热和里热。表热的特点是发热、恶风、头痛、口渴、汗出不多、脉浮数，治疗宜用解表退热法（详见第一章）。至于里热，它的特点是发热、口干渴、烦躁，小便黄短、苔黄、大便干结或兼有便秘、腹胀。本章介绍的清热药，就是主要用来清里热的。由于清热药性属寒凉，具有解热、消炎、抗菌等作用，故能治疗温热病、热痢、痈肿、疮毒等所表现的里热。

由于发病因素不同，以及病情所处的阶段不同，里热有各种类型的临床表现。因此，治疗时要根据病因和病情，有针对性地使用不同类型的清热药：

一、清热泻火药：主要清气分实热。

二、清热凉血药：主要清血分实热。其中一部分药与养阴药配合，可治疗阴虚发热。

三、清热燥湿药：主要治疗湿热病。

1949

新 中 国
地 方 中 草 药
文 献 研 究
(1949—1979年)

1979

四、清热解毒药：主要治疗热毒发斑、热痢、痈肿、疮毒。

五、清热解暑药：用于治疗暑热、暑湿病。

"不同质的矛盾，只有用不同质的方法才能解决。"应用清热药时，应该辨明热证属气分还是血分，属虚证还是实证，恰当投药。

"不但要看到事物的正面，也要看到它的反面。"清热药多属苦寒，服用时间过长和分量过多，对身体会产生不良影响，故"热象"消退后即不宜使用。

一、清热泻火药

本类药物具有"寒凉折火"的性能（从现代医学观点看，大致相当于消炎、抗菌、解热、镇静等作用），故能治疗下列几种热证：

1. 温热病引起的高热、烦渴、神昏谵语。

2. 由肝热、肺热、胃热引起的各种症状。

3. 由风热、风火等引起的眼病。

1. 石　膏

处方名　石膏。

来　源　为含水硫酸钙矿石 (Gypsum)。

性　味　味甘、辛，性大寒。

主要成分　生石膏为含水硫酸钙 ($CaSO_4 \cdot 2H_2O$)，煅石膏为无水硫酸钙 ($CaSO_4$)。

药理作用　清热泻火、解渴除烦。

（1）解热：经动物实验证实有解热作用[1]。可能通过抑制产热中枢而起解热作用。而且，可能由于发汗中枢同时被

62

抑制，故本品解热而不发汗，尤其适用于高热。解热作用较持久。

（2）镇静：石膏所含的钙质对神经肌肉有抑制作用，故烦躁用之合适；作为辅助治疗药物，对高热引起的抽搐也有一定的镇痉作用。

（3）消炎：因钙质能降低血管通透性，故有消炎作用。

临床应用 主要用于治疗里热证候，为治疗温热病的要药。

（1）用于治疗温热病中期和极期的气分实热。凡肺炎、流行性脑膜炎、乙型脑炎等热性感染性疾病，有高热、烦躁、大渴、大汗、口干、苔黄、脉洪大，均可用石膏解热镇静，常配知母，方如石膏知母汤（旧名白虎汤）。如属营分、血分证候，有神昏、谵语、发斑（皮下出血），石膏要加重用，并要加配生地、犀角等，方如清瘟败毒饮。

在这里特别要指出，石膏对温热病过程中日晡（下午4～6时）发热较甚者，更为适用；又温病之烦渴（属细胞内脱水），虽饮水也不能止，但用石膏后能解渴（作用原理还未明了）；此外，对脑膜炎的高热头痛，用石膏后常可收到一定的缓解效果。

（2）用于治疗温热病后期，余热未退，心胸烦闷，口干喜饮，舌红少苔、脉虚数。可用石膏清其余热，并配竹叶、麦冬等，如竹叶石膏汤。

（3）用于治疗较严重的外感病（如流行性感冒）发展至有里热症状（如烦躁）。此时单用解表药效力已不够，要加入石膏，方如解表除烦汤（旧名大青龙汤）（用麻黄解表寒，石膏清里热）。

至于年长儿童患麻疹反应较剧烈，有高热烦躁时，在应

63

1949
新 中 国
地方中草药
文 献 研 究
(1949—1979年)
1979

用透疹药(如升麻、西河柳)基础上，加入石膏，亦属必要。

（4）用于治疗胃火牙痛（牙周病、牙龈炎等）、口腔炎等，以石膏配熟地、知母，方如石膏熟地煎（旧名玉女煎）。

（5）用于产后某些热象，如产妇自觉有热，性情焦躁、恶心、呕吐、无乳或少乳，可用生石膏配竹茹、白薇、甘草等。过去认为产后宜温，石膏慎用，但实际上只要辨证准确，配伍得当，也可适当应用。

（6）外用治疗火油烫伤，以生石膏粉铺创面，有凉感，并能止痛。

此外，石膏还可用于治疗高血压，但只适于体质壮硕，表里俱实，有头痛、便秘、心烦、脉有力者，石膏可用1～2两，配牛膝5～8钱，赤芍3钱，甘草1钱。

对轻症水肿患者，如外有表证，内有里热，表现为恶寒、头痛、口渴、心烦、尿赤者，也可用石膏配麻黄，表里双解，利水退肿，方如越婢汤。

又煅石膏粉外敷湿疹创面，可减少分泌。

使用注意

（1）石膏只用于实证。如体质素虚，或有慢性、消耗性疾病者，一般不宜应用，必须使用时，应加参（人参或党参）调补。

（2）石膏用时须打碎，先煎20分钟。

（3）内服均用生石膏，外用煅石膏。

用　量　石膏质重，须用重量，量小无效，内服量起码6钱～1两。在治温热病去实热时，用量尤大，成人用2～4两，幼儿也要用1两左右。一般清热消炎用量较小。

处方举例

（1）石膏知母汤（旧名白虎汤）（《伤寒论》）：生石膏2

64

两（打碎先煎） 知母5钱 甘草2钱 粳米4钱 水煎服。

（2）清瘟败毒饮（《疫疹一得》）：生石膏2两（打碎先煎） 知母3钱 生地8钱 犀角2分（研末冲） 黄连2钱 栀子2钱 黄芩2钱 连翘3钱 丹皮2钱 桔梗2钱 玄参3钱 甘草1钱 水煎服。

（3）竹叶石膏汤（《伤寒论》）：竹叶5钱 生石膏1两（打碎先煎） 麦冬3钱 孩儿参（或党参）4钱 法夏3钱 炙甘草1.5钱 粳米3钱 水煎服。

（4）解表除烦汤（旧名大青龙汤）（《伤寒论》）：麻黄3钱 桂枝2钱 杏仁3钱 炙甘草2钱 生石膏6钱（打碎先煎） 生姜2钱 大枣5枚 水煎服。

（5）石膏熟地煎（旧名玉女煎）（《景岳全书》）：生石膏8钱（打碎先煎） 熟地8钱 麦冬4钱 知母4钱 牛膝3钱 水煎服。

（6）越婢汤（《伤寒论》）：麻黄3钱 生石膏8钱（打碎先煎） 生姜3钱 大枣4枚 甘草2钱 水煎服。

2. 知 母

处方名 知母。

来 源 为百合科植物知母（Anemarrhena asphodeloides Bge）的干燥根茎。

性 味 味苦，性寒。

主要成分 含多种甾体皂甙，水解后生成萨洒皂甙元等，并含有烟酸，每克生药约含烟酸200微克[3]。

药理作用

（1）解热 前人的经验说知母能退实证、虚证之热。现代动物实验证实本品确有显著退热作用[4]。知母与石膏不

65

1949

新　中　国
地 方 中 草 药
文 献 研 究
(1949—1979年)

1979

同，无论对高热或低热，均有一定清解作用。

（2）抗菌：体外实验对伤寒杆菌、大肠杆菌、葡萄球菌抑制作用较强[5]。

（3）镇静：能降低神经系统的兴奋性。例如配黄柏能降低性神经兴奋（所谓泻肾火）；配酸枣仁可降低大脑皮层过度兴奋，治虚烦失眠；配桂枝可加强对风湿关节炎的镇痛作用；配白芍可治由于神经肌肉兴奋性增高而引起的筋惕（即肌肉纤维的搐搦）。知母对神经系统的镇静作用可能与其所含的烟酸有关。

（4）祛痰。

临床应用

（1）用于治疗温热病时的气分实热（证见上节石膏所述），辅助石膏，发挥解热和镇静作用。对于夏季出现的久热不退（中医名暑疟，西医称夏季热），可配石膏、青蒿、麦冬、鳖甲、牛膝、橘红等，如再加小环钗、银花、南豆花，效果更好。

（2）用于治疗虚热（慢性、消耗性疾病的发热），尤其下午低热。自觉热从骨内蒸发而出（前人称为"骨蒸"）、盗汗、脉沉细而数，可配鳖甲、地骨皮。妇女产后的劳热，也可按此原则治疗。

（3）用于治疗肾火亢盛（表现为遗精、梦泄、性神经兴奋性增高等症状，并有喉痛、咽干、腰膝痠软）。此时用知母，取其有镇静作用，但须配黄柏，如知柏八味丸。知母、黄柏合用能增强滋阴降火，从而能更好地起到镇静神经和消除炎症的作用。

（4）用于治疗泌尿系感染。尤其适用于慢性肾盂肾炎而有阴虚阳亢"热象"的患者，可服知柏八味丸，以茅根汤送

66

服，或以金银花煎汤送服。此方对尿有脓细胞而又不能用抗菌素的患者，更为适用。

（5）用于治疗口腔炎、口腔溃疡、咽喉炎，辨证属阴虚火旺者。配玄参、生地或加露蜂房、甘草。

（6）用于治疗消渴。例如糖尿病患者有口渴、烦热等肺胃燥热征象时，宜用知母配瓜蒌根（天花粉）、麦冬等生津药治疗。

此外，知母外用可以治紫斑和过敏性皮疹，其法以知母加醋磨汁，搽患处，可促进退疹。

使用注意　（1）知母有"滑肠"作用，脾虚便溏者不宜用；（2）以前有人认为孕妇宜慎用知母，其实只要辨证准确（如怀孕期间有高热、烦躁、舌赤苔黄），仍可适当使用知母，配其他清热药，以清热、除烦、安胎。

用　量　常用量2～4钱，大剂用到5～8钱。

处方举例　知柏八味丸（《医宗金鉴》）：成药，也可作汤剂，知母3钱　黄柏2钱　熟地8钱　山萸肉4钱　淮山4钱　茯苓3钱　泽泻3钱　丹皮3钱　水煎服。

3.　栀（zhī 读枝）子

处方名　栀子、山栀、山枝子。

来　源　为茜草科植物栀子（Gardenia jasminoides Ellis）的干燥成熟果实。

性　味　味苦，性寒。

主要成分　含藏花素、藏花酸、栀子黄色素，并含D—甘露醇、β谷甾醇等[6]。

药理作用

（1）解热：抑制发热中枢，作用略似黄芩、黄连，但效

67

1949
新　中　国
地方中草药
文　献　研　究
(1949—1979年)
1979

力稍弱。

（2）去黄疸：有利胆作用，能增进胆汁分泌。又实验证明，对结扎输胆管后的动物，栀子可抑制其胆红素在血中升高，作用的有效成分为藏花素、藏花酸[6、7]。栀子液能引起胆囊收缩[8]。

（3）止血：炒黑成炭（山栀炭）后，有止血作用。

（4）抗菌：体外试验对痢疾杆菌、金黄色葡萄球菌、绿脓杆菌等有抑制作用[9]。

（5）镇静：对于由热性病引起的脑部充血和神经兴奋而造成的心烦、失眠有治疗作用。

又实验证明，栀子流浸膏对小白鼠有镇静作用[10]。

（6）降压：动物实验能降低血压[11]。

此外，动物实验证实本品对腹水瘤细胞，有抑制作用[12]。

临床应用

（1）用于治疗湿热黄疸（急性传染性肝炎、血清性肝炎等）。历代中医均以栀子为治疗发黄的主药。现代实验证实其主要作用为去黄疸。常配以茵陈蒿；配熊胆退黄更快。

（2）用于治疗烧伤感染，有发热、烦渴、烦躁等热毒症状，可用栀子清火解毒，但须配黄柏、生地、连翘等，并重用黄芪托毒，减少毒素吸收。方如加味四顺清凉饮。

（3）用于治疗咳血、鼻衄兼有湿热证候者。用山栀炭（黑山栀），须与其他凉血止血药同用，方如咳血方。

（4）用于治疗多种炎症。有肝热证候者（目赤肿痛、多泪、口苦口干、心中烦热、夜睡不安）更适宜，用栀子可以清肝热（消炎、镇静）。如流行性角结膜炎（红眼病），用栀子3钱、菊花3钱、甘草1钱，水煎服。治肾盂肾炎、尿

68

道炎之小便不利，用栀子3钱、甘草梢3钱，可利小便。

（5）用于治疗跌打扭伤、挫伤。以生栀子研末，用面粉、鸡蛋清（蛋白）调匀，湿敷肿处。

此外，栀子还有其他用途。如治痔疮热痛，用黑山栀研末，以凡士林调匀后，局部涂抹，可以止痛。

〔附〕（1）栀子豉汤（方见第一章）可治热病后心烦失眠。前人的经验有谓生栀子服后容易涌吐（炒栀子则无此弊），其实如果患者原来已觉胸闷有痰，服后确能涌吐，吐后反觉舒畅；但原来无胸闷胸翳者，服栀子豉汤后一般不会吐。

（2）虚寒便溏者忌用栀子。

用　量　1～3钱。

处方举例

（1）加味四顺清凉饮：生栀子3钱　连翘5钱　防风3钱　当归6钱　赤芍3钱　羌活2钱　生甘草3钱　生黄芪1.5两　生地5钱　黄柏3钱　水煎服，治烧伤后感染发热。

（2）咳血方（《丹溪心法》）：黑山栀3钱　青黛粉1钱（冲）　瓜蒌仁4钱　海浮石3钱　诃子8分　水煎服，治肺热咳血。

4. 淡竹叶（附：竹叶卷心）

处方名　竹叶、淡竹叶。

来　源　为禾本科植物淡竹叶 (Lophatherum gracile Brongn) 的干燥茎叶。

性　味　味甘淡，性寒。

主要成分　含涩味质。

药理作用　解热、利尿。实验证明，本品确有解热和利

69

1949
新 中 国
地方中草药
文 献 研 究
(1949—1979年)
1979

尿作用[8,14]，但效力很轻微。

临床应用 传统经验认为本品善清心火（烦热、小便黄赤、面赤口渴、口舌生疮、衄血），从现代医学观点看，所谓"心火"，可能属于身体对炎症感染和代谢因素改变的反应，常见于发热、失水、身体局部充血、神经兴奋性增高等情况。前人经验认为夏季感受暑热而出现心火症状者，用淡竹叶清解之最适宜。常用方为导赤散。

此外，淡竹叶又能辅助石膏清除热病后期的余热，方如竹叶石膏汤。

用 量 2～6钱。

处方举例 导赤散（《小儿药证直诀》）：淡竹叶4钱 木通4钱 生地6钱 甘草梢2钱 水煎服。

〔附〕 竹叶卷心 功效与淡竹叶同，但清心火作用较强，常配莲心等同用。用量2～5钱，不宜久煎。

5. 夏 枯 草

处方名 夏枯草。

来 源 为唇形科植物夏枯草 (Prunella vulgaris L.) 的干燥花序和果穗。

性 味 味苦、辛，性寒。

主要成分 含水溶性无机盐，其中68%为氯化钾，又含夏枯草甙，水解后产生熊果酸($C_{30}H_{48}O_3$)。

药理作用

(1) 利尿：作用明显[15]。有效成分为无机盐及熊果酸。

(2) 抗菌：体外实验对痢疾杆菌、绿脓杆菌、葡萄球菌、溶血性链球菌等有抑制作用[5,16]。

(3) 降压：动物实验注射夏枯草煎剂的总无机盐，引起

70

家兔血压下降^[15]。临床观察夏枯草对高血压患者能降低血压和减轻伴随症状。

（4）抗肿瘤：初步试验证实能抑制动物某些移植性肿瘤（如小白鼠子宫颈癌）生长^[17]。

临床应用 主要用于清热（尤其清肝热）、散结（治疗淋巴结炎等）。

（1）用于治疗瘰疬（主要为颈部慢性淋巴结炎、淋巴结核）和瘿瘤（例如单纯性甲状腺肿），为常用要药。用单味夏枯草1两，或配何首乌3钱，或配玄参1两、生牡蛎2两，水煎服。对淋巴结核，宜制膏常服（夏枯草8斤加何首乌2斤熬膏，早晚各服一匙）。

（2）用于治疗肝火引起的眼赤肿痛（急性结膜炎、流行性角结膜炎）。用夏枯草5钱，配菊花5钱、蒲公英1两，水煎服。

如有眼痛而又常流冷泪者，可用夏枯草、香附各1两研末，早晚各服1钱。

用于治疗肝虚引起的眼珠疼痛，夜间尤剧者，须配当归、白芍、甘草、玄参等，方如夏枯草散。

（3）用于治疗肝阳上亢的高血压病，有头痛、耳鸣、眼花、烦热汗出、性情急躁、失眠等，可单用夏枯草1两，或配决明子1两，水煎服，取其有降压作用。兼治高血压性眼病。

此外，夏枯草配木蝴蝶还可治疗慢性咽喉炎、舌炎；夏季常用夏枯草泡茶喝，可祛暑散热。又小儿夏季常患疖疮（暑疖）者，可用夏枯草、生地、瘦猪肉煮汤服。

使用注意 （1）本品久服对胃有刺激，长期服用时宜酌加党参、白术。

71

1949

新 中 国
地 方 中 草 药
文 献 研 究
(1949—1979年)

1979

（2）近年来，在治疗肿瘤的中药方剂中，常加入夏枯草一味，尤其在治疗甲状腺肿瘤和纵膈肿瘤时，夏枯草为主要药物之一，但疗效有待进一步观察。

用　量　5钱～1两。

处方举例　夏枯草散（《张氏医通》）：夏枯草5钱　当归4钱　白芍3钱　炙甘草1钱　玄参3钱　水煎服。

6. 寒 水 石

处方名　寒水石。

来　源　为一种含碳酸钙类的矿石 方解石（Calcitum）。

性　味　味辛、咸，性寒。

主要成分　含碳酸钙、硫酸镁等。

药理作用

（1）解热、消炎：作用与石膏类似。

（2）泻下：因含硫酸镁，故可泻下而治便秘。

临床应用　主治与石膏同，但较少用。

（1）治暑温病（夏季急性热性传染病），有高热、烦渴、苔黄等证候者，配石膏、滑石等，方如三石汤。

（2）外用治水火烫伤。配炉甘石、石膏等，如烫伤散。用其粉末洒于创面，可止痛和减少创面渗出。

用　量　3钱～1两。

处方举例

（1）三石汤：寒水石3钱（打碎先煎）　滑石3钱　生石膏6钱（打碎先煎）　杏仁3钱　竹茹2钱　银花3钱　通草2钱　水煎服。

（2）烫伤散（南京）：寒水石1两　石膏1两　炉甘石1两（以上三种水飞成细末），加冰片1钱，成极细粉，局

72

部喷洒于创面。

7. 莲　心

处方名　莲心、莲子心。

来　源　为睡莲科植物莲（Nelumbo nucifera Gaertn.）果实中的青嫩胚芽。

性　味　味苦，性寒。

主要成分　含莲心生物硷、莲甲素等。

药理作用　（1）利尿；（2）镇静、除烦（清心热作用较好）；（3）降压；临床观察和动物实验都证实本品有降压作用，有效成分为莲心生物硷。主要作用是通过释放组织胺，使外周血管扩张，从而降低血压[18]。

临床应用　主要用于温热病极期的高热、神昏谵语、汗出过多，口干渴。常配玄参、麦冬等，如清宫汤。此外，也用于治疗高血压病。

用　量　5分～2钱。

处方举例　清宫汤（《温病条辨》）：莲子心5分　竹叶卷心2钱　连翘心2钱　玄参心3钱　带心麦冬3钱　犀角2钱（磨冲）　水煎服。

8. 芦　根

处方名　芦根、苇茎、苇根。

来　源　为禾本科植物芦苇〔Phragmites communis(L.) Trin.〕的干燥根茎或鲜根。古方有用其茎者称苇茎，但现代多以根代之。在处方中，芦根与苇茎二名都通用，都是指芦根。

性　味　味甘，性寒。

73

1949
新中国
地方中草药
文献研究
(1949—1979年)
1979

主要成分 含天冬碱、醣类等。

药理作用 清热、生津，主要为清肺热、胃热。体外试验对β-溶血性链球菌有抗菌作用[19]。

临床应用

（1）用于清肺热（咳吐稠痰、咽疼，身热烦躁或有鼻衄）。在治疗上呼吸道炎、急性支气管炎、肺炎、肺脓疡的方剂中，芦根很常用。桑菊饮、银翘散都用芦根，取其清热、甘润作用。至于苇茎汤，更是治疗肺痈（肺脓疡）的常用方剂，如再加鱼腥草、桔梗、川贝等，效力更显著。

（2）用于清胃热。热病极期或后期，只要有身热烦渴、舌燥少津、心烦、大便干结等，就可在清热方剂内加入芦根（鲜芦根更好）。至于治疗由胃热而致的呕吐、反胃、呃逆、口臭口渴、舌红而干等证候（大概相当于急性胃炎），可用芦根配竹茹、生姜等，方如芦根清胃饮。

（3）用于解河豚毒。鲜芦根1斤，捣汁服，或水煎频服。

使用注意 有胃寒或便溏者不宜用。

用　量 5钱～2两。

处方举例

（1）苇茎汤（《千金方》）：苇茎1.5两　生苡仁1两冬瓜仁8钱　桃仁2钱　水煎服。

（2）芦根清胃饮：芦根1两　茅根1两　竹茹2钱　半夏2钱　生姜2钱　枇杷叶3钱　水煎服。

9. 决 明 子

处方名 决明子、草决明。

来　源 为豆科植物决明 (Cassia tora L.)的干燥成熟种

子。

性　味　味甘、苦、咸，性微寒。

主要成分　含大黄甙（$C_{15}H_{10}O_5$）、胡萝卜素等。

药理作用　由于有消炎和泻下作用，故能祛风热、明目、通便。其明目作用还可能与所含的胡萝卜素（甲种维生素类物质）有关。现代实验还发现决明子有降血压作用[20]。

临床应用　本品广泛用于眼科。无论内眼或外眼炎症，只要无禁忌证（如泄泻、低血压等），在方剂内加入决明子一味，都属有益。但现代临床上主要用于急性外眼炎症。

（1）用于治疗由风热所致的目赤涩痛、羞明、多泪（急性结膜炎、流行性角结膜炎）。一般配菊花、木贼、黄芩等，如急结炎方（方见第一章）；症状较剧烈者则须配柴胡、黄连、防风等，方如决明子汤。

（2）用于治疗由肝阳上亢所致的高血压头痛。单用决明子5钱，或配夏枯草5钱，或配钩藤、白蒺藜各3钱，水煎服。

（3）用于治疗便秘（兼有目赤、口臭、小便短赤等热象者较适宜）。可配淡竹叶、瓜蒌仁各3钱，水煎服。

此外，传统经验认为决明子在清热当中，又略带补性（可能与含有甲种维生素类物质有关），能滋益肾水，故亦用于肾虚所致的头痛目暗（属某些内眼病），但须配杞子、甘菊花等。

使用注意　有泄泻和低血压者忌用。

用　量　1.5～8钱，常用量3～5钱。

处方举例　决明子汤：决明子（炒黄）3钱　柴胡3钱　黄连2钱　淡竹叶3钱　防风2钱　升麻1钱　细辛5分　菊花3钱　甘草1钱　水煎服。

75

1949

新 中 国
地 方 中 草 药
文 献 研 究
(1949—1979年)

1979

10. 青 葙 子

处方名 青葙子。

来 源 为苋科植物青葙(Celosia argentea L.)的干燥成熟种子。

性 味 味苦，性微寒。

主要成分 含脂肪油，其中主要为青葙子油脂。

药理作用 中医经验认为有祛风热、清肝火和明目等作用，其原理大概与消炎作用有关。

临床应用 用途与决明子基本相同，且两者常配伍同用，但总的来说，青葙子不如决明子常用。两者的微细区别是：决明子以治疗由风热引起的目赤肿痛为主（表证较明显）；青葙子以治疗由肝火引起的目赤肿痛为主（兼有口苦咽干、头胀面热、烦躁易怒等"肝火"症状）。从现代医学观点看，上述两种症状都属急性结膜炎。又决明子略带补性，而青葙子则无补性。

（1）用于治疗肝火所致目赤肿痛（急性结膜炎）。配菊花3钱、龙胆草1钱，水煎服。

（2）用于治疗视物不清。古方即以本品配元明粉、羌活、枣仁等治疗视物模糊，眼前有暗影飘动。现代在古方基础上加减，制成青葙汤（慢性葡萄膜炎方），试用于治疗慢性葡萄膜炎，据初步观察，效果尚好，可控制炎症和提高视力。

使用注意 肝虚者不宜用；又用酒制过者较好。

用 量 1～5钱。

处方举例 青葙汤（慢性葡萄膜炎方）；青葙子5钱 元明粉1.5钱（冲） 酸枣仁4钱 密蒙花3钱 决明子3

76

钱 茯苓 4 钱 白扁豆 5 钱 水煎服。

11. 密 蒙 花

处方名 密蒙花、蒙花、老蒙花。

来 源 为马钱科植物密蒙树 (Buddleia officinalis Maxim.) 的干燥花序或花蕾。

性 味 味甘，性微寒。

主要成分 含蒙花甙($C_{28}H_{32}O_{14}$)[21]。

药理作用 除风热，明目（可能以消炎作用为主）。

临床应用 用于眼科，对于急、慢性结膜炎，凡有目中赤脉（结膜充血）、眵（chī 读吃）泪（多泪和有粘液样分泌物）、目昏（视物不清）、羞明（怕光）者，不论属实证或虚证，均可应用。属实者配菊花、木贼等；属虚者配杞子、菟丝子。但总的来说，本品以治疗慢性结膜炎，表现有肝肾阴虚而有热者更适宜，方如密蒙花散。

用 量 1～3 钱。

处方举例 密蒙花散（《局方》）：密蒙花、杞子、白蒺藜、石决明、羌活、蔓荆子、菊花、木贼、青葙子，等分研末，每服 3 钱，饭后以清茶或开水送下，脾胃虚者可加白术末 5 分。

12. 夜 明 砂

处方名 夜明砂。

来 源 为蝙蝠科动物蝙蝠 (Vespertilios murinus L.) 的干燥粪便。

性 味 味辛，性寒。

主要成分 含甲种维生素类物质。

77

1949
新中国
地方中草药
文献研究
(1949—1979年)
1979

药理作用 清热、明目、消疳。其作用可能主要与所含的甲种维生素类物质有关。

临床应用

(1) 用于治疗夜盲症和小儿麻疹后角膜软化。须配猪肝、苍术等富含甲种维生素物质。在初起夜盲时，可配猪肝、蛤壳粉等，方如退翳散。

(2) 用于治疗小儿疳积（主要为虫积腹胀）。须与其他治疳药（如胡黄连、干蟾蜍）、驱虫药（如使君子、苦楝根皮）、行气药（如木香、陈皮）同用，制丸服食，能加强消疳效果。

用　量 8分～3钱。

处方举例 退翳散：夜明砂2钱　蛤壳粉2钱　谷精草2钱　猪肝2两　水煎，连肝同服。

13.　熊　胆

处方名 熊胆。

来　源 为熊科动物黑熊 (Selenarctos thibetanus Cuvier) 或棕熊 (Ursus arctos L.) 的干燥胆囊。

性　味 味苦，性寒。

主要成分 含熊脱氧胆酸。此外并含胆甾醇和胆色素等。

药理作用 清热、消炎、镇痛、镇静。

临床应用

(1) 用于清热止痉、镇静。凡因传染病所致的高热抽搐，或烧伤、枪伤后热盛、谵语，可用熊胆2～3分内服。小儿急惊风，服熊胆5厘也有助于止抽搐。

(2) 用于消炎解毒。近年来在治疗重症肝炎、包括急性

78

黄疸型肝炎和肝昏迷时，用熊胆1～2分，用茵陈煎汤冲服。

此外，熊胆还可外用治痈肿。例如外搽疮疖可消肿痛；急性咽炎、口腔溃疡，用熊胆外搽可以消炎。

（3）用于眼科，作用仍为消炎。眼结膜炎，或肿痛，或有翳膜，用熊胆配冰片（熊胆散），水化后点痛处可止痛并帮助退翳。又如新生儿生后有结膜炎症，流眼水，眼不能睁开，可用熊胆2～3厘煎水洗眼，或用熊胆少许开水溶化点眼，一日数次，眼即开。

（4）用于止痛。熊胆外搽带状疱疹，可以止痛；胃、十二指肠溃疡病的剧烈疼痛、外伤肿痛和胆绞痛，可内服熊胆以助镇痛。

近年来，熊胆也试用于治疗小儿急性肾炎引起的高血压，初步观察有一定降压作用[22]。

使用注意 熊胆虽有上述作用，但价值昂贵，不要轻易使用，只在必不得已时才用。治痈肿和眼病，一般不必用熊胆。

用　量 内服消炎、镇痛，2～8分；只作散剂或入丸剂用，不入汤剂。外用消炎退肿，2～3厘。

处方举例 熊胆散（寿域方）：熊胆2厘　冰片2厘　水化后点痛处（眼部发炎、痔疮发炎所致肿痛均可用）。

14. 青天葵

处方名 青天葵。

来　源 为兰科植物青天葵〔Nervilia fordii(Hce.)Schltr.〕的干燥全草。

性　味 味微苦，性凉。

79

1949

新 中 国
地 方 中 草 药
文 献 研 究
(1949—1979年)

1979

主要成分 未详。

药理作用 清热解毒、化痰、明目。体外试验对福氏痢疾杆菌Ⅱ型有较强的抗菌作用[8]。

临床应用 多用于高热患者，尤其有抽搐倾向的痰热患孩，以及久热持续未退的患者，常配黄芩协助清热，胆南星、天竹黄等清化热痰，方如青天葵散。

用量 2～4钱。

处方举例 *青天葵散：青天葵3钱 小环钗（石斛）4钱 天竹黄3钱 胆南星2钱 僵蚕2钱 黄芩3钱 川贝3钱 丹皮2钱 制末，每用5钱，水煎服。

二、 清热凉血药

清热凉血药主要是用来治疗"血热"证候的。所谓血热，是指在温热病热入血分（相当于感染性疾病的极期和晚期或败血症期），出现皮肤斑疹、吐血、鼻血、便血等并发症，以及由"血热妄行"而引起的其他急性出血。

从现代医学观点看，"血热妄行"的实质是由于器官发炎、充血，加上体温增高使血流加速、血管通透性增加，毛细血管易于破裂出血（也包括热性病时其他原因所致的出血）。一般以鼻出血和吐血较常见。清热凉血药能通过解热等作用，清热而凉血（即减轻炎症充血，降低体温，从而降低血管通透性，此外也包括降低血压、减低血流速度、促进血液凝固等作用），达到止血目的。

清热凉血药也用于治疗热入营分而引起的夜热早凉、舌绛神昏等证候。有些清热凉血药具有养阴滋液的作用。部分清热凉血药也用于治疗阴虚内热（表现有潮热、盗汗、咽干

80

痛、舌绛红等证候）。

1. 犀 角（附：牛角）

处方名 犀角、犀角尖、犀角片。

来 源 为犀科动物印度犀（Rhinoceros unicornis L.）、爪哇犀（Rhinoceros sondaicus Desmarest）或苏门犀（Rhinoceros sumatrensis Cuvier）的角。

性 味 味苦、酸、咸，性寒。

主要成分 含碳酸钙、磷酸钙等。犀角的水解产物含酪氨酸、胱氨酸和硫代乳酸等。

药理作用

（1）强心：动物实验证明对衰弱的心脏有明显的强心作用；

（2）扩张血管：使血管先短暂收缩然后显著扩张；

（3）升压：用药后血压先上升而后下降，然后持续上升[23]；

（4）降白细胞：犀角煎剂能降低家兔末梢血液的白细胞数[24]；

（5）解热：一般印象认为犀角有解热作用，但实验方面尚未能证实[25]；

（6）镇静：作用明显。

临床应用 用于清热泻火，定惊止血。

（1）用于热性传染病极期的高热、出血等情况。如属乙型脑炎、流行性脑膜炎等引起的高热不退、神昏谵语、夜睡不安，或有抽搐、斑疹，属邪入营分，配石膏、寒水石等，方如紫雪丹。如为邪入血分，出现斑疹、出血（吐血、鼻衄等）等证候，配生地、丹皮，方如犀角地黄汤。

81

1949

新 中 国
地 方 中 草 药
文 献 研 究
(1949—1979年)

1979

（2）用于治疗出血性疾病，如血小板减少性紫癜，有鼻衄、牙龈出血、吐血或便血等情况时，也用犀角地黄汤。

用　量　5分～3钱，宜剉末和药冲服，或磨汁冲服。

处方举例　犀角地黄汤（《千金方》）：犀角1钱（剉末冲服）（或牛角2两代）　生地1两　丹皮3钱　赤芍3钱　水煎服。

〔附〕牛角　由于犀角价值昂贵，药源困难，现已少用，一般用牛角（水牛角或黄牛角均可）代替。据动物实验，牛角的药理作用与犀角类似。牛角的提取物能降低末梢血液白细胞总数，促使淋巴组织增生，牛角煎剂和牛角提取物对离体动物的心脏有增强作用[26]。临床应用牛角代替犀角治疗温热病[27]，效果也较好，但用量要大，应为犀角的八倍至十倍，内服量需1～4两，剉碎先煎。

2. 生 地 黄

处方名　生地、生地黄、干地黄。

来　源　为玄参科植物地黄〔Rehmannia glutinosa (Gaertn.) Libosch.〕的干燥块根（未经蒸煮）。其鲜者则为鲜地黄。

性　味　味甘、苦，性寒。

主要成分　含地黄素、木蜜醇、甲种维生素类物质。

药理作用

（1）止血：动物实验证实，生地的提取物有促进血液凝固的作用[28]，可见中医在止血方剂内应用生地是有根据的。

（2）强心、利尿：对衰弱的心脏，其强心作用较显著，主要作用于心肌[29]。由于有强心、利尿作用，故有助于解热。

82

（3）降血糖：作用显著，能抑制实验性高血糖，也能使正常家兔的血糖量下降[30、31]。

临床应用

（1）用于温热性疾病。有舌绛、口渴、便秘、睡眠不安证候的，可用生地配玄参、麦冬等清热，方如增液汤。所谓增液，并不是真正能够增加体液，只不过是通过清热而使体内水分消耗减少，譬如釜底抽薪，去掉了热原，水分蒸发自然减少。

（2）用于治疗血热而致的出血。治吐血、衄血，可配茅根、芦根；治尿血，则配木通、车前子；治痔疮出血，可配槐角、地榆，方如凉血地黄汤。但如血证因阳虚、气虚引起，或因出血而致阳虚、气虚，则不宜用生地。

（3）用于治疗阴虚内热。在养阴清热方剂内，生地常不可少。一般配鳖甲、地骨皮、知母等。治疗阴虚所致喉痛（慢性咽炎），可用生地配甘草、薄荷、山豆根等。治疗阴虚火旺所致的大便干结、习惯性便秘，可用生地2两煎水饮，或加瘦猪肉2～4两同煮汤服。

（4）用于治疗"血热"所致的皮肤病（荨麻疹、湿疹、皮癣等）。配蒺藜、白藓皮、防风等，方如生地消风饮，或单用生地，每日3两，煎成300毫升，分1～2次服完[32]。如为"血热"所致的疮疖，则用生地1两、夏枯草5钱，水煎服。

（5）用于治疗糖尿病。以生地配天冬、杞子等为基本药，再随证加减。

（6）用于治疗风湿性、类风湿性关节炎。用干生地每日3两，加水600～800毫升，煮沸约1小时，滤出药液约300毫升，分1～2次服完。可使疼痛减轻、肿胀消退[33]。

83

1949

新 中 国
地 方 中 草 药
文 献 研 究
(1949—1979年)

1979

使用注意 （1）生地性凉，用于清热凉血；熟地性温，用于补血滋阴；故虚寒者用熟地不用生地，有热者用生地不用熟地。当清热而又要照顾体虚时，可生、熟地并用，如方如百合固金汤（治肺痨咳血）、当归六黄汤（滋阴清热、固表止汗，治阴虚发热盗汗，唇燥心烦）。

（2）生地多服会影响消化功能，为防其腻滞，可酌加枳壳或砂仁。对少数有胃肠道反应（如腹痛、腹泻、恶心）的患者，要用间歇用药法，以减少副反应。

（3）气血虚弱的孕妇，或胃肠虚弱、大便稀烂者，不要用生地。

用　量　3钱～1两。

处方举例

（1）增液汤（《温病条辨》）：生地8钱　玄参1两麦冬8钱　水煎服。

（2）凉血地黄汤（《外科大成》）：生地6钱　当归3钱　赤芍3钱　黄连1钱　枳壳1钱　黄芩1.5钱　槐角3钱　地榆4钱　荆芥2钱　升麻1钱　天花粉4钱　生甘草1钱　水煎服。

（3）生地消风饮：生地6钱　川芎1钱　大风艾3钱白藓皮4钱　蒺藜4钱　防风3钱　水煎服。

（4）百合固金汤（《医方集解》）：生地3钱　熟地3钱　玄参5钱　麦冬3钱　当归3钱　白芍3钱　川贝3钱桔梗2钱　百合8钱　甘草2钱　水煎服。

（5）当归六黄汤（《兰室秘藏》）：生地5钱　熟地5钱　黄连2钱　黄芩3钱　黄柏2钱　黄芪6钱　当归2钱水煎服。

84

3. 玄 参

处方名 玄参、元参。

来 源 为玄参科植物玄参 (Scrophularia ningpoensis Hemsl.) 的干燥根。

性 味 味苦、咸，性寒。

主要成分 含玄参甙、植物甾醇、亚麻油酸、生物碱等。

药理作用 中医传统经验认为有滋阴降火作用，现代药理实验还未能完全解释玄参多方面的临床疗效，需进一步研究。

（1）强心：玄参有轻度的强心作用。

（2）扩张血管：对促进局部血液循环从而消除炎症，可能有一定作用[34]。

（3）降压：动物实验证实有降低血压作用。对肾型高血压降压作用更明显[40、35]。

此外，玄参还具有在体外中和白喉毒素的作用[38]。

临床应用 为滋阴降火常用药。从现代医学观点看，降火大致相当于解热、利尿、消炎，与滋养作用也有一定关系。

玄参用于热证，有滋阴增液、消炎解毒的作用；虚热、实热均可应用，但以滋阴为特长。

（1）用于治疗温热病。实热伤津、烦渴、发斑，与生地同用，方如增液汤。

（2）用于治虚火上炎所致的咽喉肿痛，有虚热并有其他阴虚症候者（慢性咽炎、扁桃体炎）。前人的经验说"虚火上炎必用玄参"，现代实践用玄参配生地、沙参、四叶参等

1949
新 中 国
地 方 中 草 药
文 献 研 究
(1949—1979年)
1979

治阴虚喉痛确有良好效果，方如玄参治咽汤、养阴清肺汤。

（3）用于治瘰疬（颈淋巴结核、颈淋巴结炎）。可重用玄参，并配牡蛎、贝母，方如玄参牡贝汤。

（4）用于治血栓闭塞性脉管炎。可重用玄参（其作用可能与扩张血管、改善局部血液循环有关），并配银花、当归，方如四妙勇安汤，对晚期患者，有患趾青紫，开始溃烂的尤为适宜。

（5）用于治疗肺热咳嗽和肺结核，取其能清肺之燥热。在润肺方剂内，可加用玄参，并配党参、杞子等补益药。

使用注意　（1）脾虚便溏，或寒湿而无火者，忌用玄参；（2）产后需用凉药时，如嫌知母太寒，可用玄参代替。

用　　量　常用量3～4钱。虚热、烦躁者，可用至6钱～1两。治瘰疬、脉管炎，要重用至1～3两。

处方举例

（1）*玄参治咽汤：玄参4钱　生地6钱　沙参3钱　玉竹3钱　四叶参1两　水煎服。

（2）养阴清肺汤（《重楼玉钥》）：玄参4钱　生地6钱　麦冬3钱　白芍3钱　丹皮2钱　川贝2钱　薄荷1钱（后下）　甘草1钱　水煎服。

（3）玄参牡贝汤：玄参1两　牡蛎4两（先煎）　浙贝1两　以四碗半水先煎牡蛎至二碗半，然后下玄参、浙贝，再煎至一碗，温服。

（4）四妙勇安汤：玄参3两　当归2两　金银花3两　甘草1两　水煎，日分三次服。本方玄参、当归剂量大，多数患者服后会有腹泻的副反应，出现此情况时，应配黄芪、白术等补气健脾药调节。

86

4. 牡 丹 皮

处方名 丹皮、粉丹皮。

来 源 为毛茛科植物牡丹 (Paeonia suffruticosa Andr.) 的干燥根皮。剥去外层栓皮者为粉丹皮。

性 味 味苦、辛，性微寒。

主要成分 含丹皮酚（即芍药醇）($C_9H_{10}O_3$)、苯甲酸、植物甾醇、鞣质等。

药理作用

（1）抗菌：体外试验丹皮对伤寒杆菌、大肠杆菌、金黄色葡萄球菌、溶血性链球菌、肺炎球菌等有较强的抗菌作用[5]。对白喉杆菌也有抑制作用[36]。

（2）降压：丹皮水煎剂有降血压作用，与所含的丹皮酚及其糖甙有关[37]。

此外，还观察到本品有活血通经作用。

临床应用 主要用于清泻肝火和凉血消瘀（消炎、降压）。

（1）用于治疗肝郁火旺而致的发热（下午较甚）、盗汗或自汗、头痛目涩、颊赤口干、月经不调（包括某些类型的慢性肝炎、月经不调）。常配栀子、柴胡等，方如丹栀逍遥散（丹皮与栀子配合，能增强清肝热的作用）。

（2）用于治疗肠痈（急性阑尾炎）。取其有泻热消瘀（消炎）的作用，须配大黄、金银花等，方如大黄牡丹汤加减，治单纯性阑尾炎。

（3）用于治疗高血压和动脉硬化而有肝郁积热症状者，包括眼底动脉硬化、血管痉挛、眼底出血等。可用丹皮配野菊花、石决明等降压，方如丹皮野菊汤。

（4）用于治疗阴虚发热。可配青蒿、鳖甲（青蒿鳖甲

87

1949

新 中 国
地 方 中 草 药
文 献 研 究
(1949—1979年)

1979

汤）；或配地黄、山萸肉（如六味地黄汤），或配四物汤（如丹栀四物汤，治妇女虚热尤好）。

（5）用于治疗热证出血。在温热病时，助犀角、生地以凉血止血。一般血热所致的衄血、吐血，也常用丹皮。丹皮煅炭，止血作用更好，故十灰散用之。

（6）用于治疗跌打瘀血。胸、腹部挫伤后有瘀血停留作痛者，在理血方剂内常加丹皮、赤芍等以凉血去瘀。

使用注意 （1）丹皮与桂枝都能通血脉中之壅滞（即改善局部血液循环），但丹皮性寒，适于热证；**桂枝性温**，适于寒证。在妇科杂病中，两者有时也配合应用，可加强活血去瘀，如桂枝茯苓丸（桂枝、茯苓、丹皮、桃仁、赤芍）治盆腔炎；温经汤（桂枝、丹皮、当归、白芍、川芎、党参、半夏、麦冬、吴茱萸、阿胶、生姜、甘草、红枣）治月经不调。

（2）脾胃虚寒而有泄泻者，以及月经过多者都不宜用。

用　量　2～3钱。

处方举例

（1）丹栀逍遥散（《内科摘要》）：丹皮2钱　山栀2钱　柴胡3钱　当归4钱　白芍3钱　白术3钱　茯苓3钱　炙甘草1钱　薄荷1钱（后下）　生姜1片　水煎服。

（2）大黄牡丹汤加减：大黄3钱（后下）　丹皮5钱　冬瓜仁1两　桃仁3钱　银花1两　连翘5钱　生苡仁1两　生甘草2钱　水煎服。

（3）*丹皮野菊汤：丹皮2钱　野菊花3钱　银花藤6钱　鸡血藤6钱　石决明1两　佩兰3钱　水煎服。

（4）丹栀四物汤：丹皮2钱　栀子2钱　当归3钱　熟地4钱　白芍3钱　川芎2钱　水煎服。

88

5. 紫　草

处方名　紫草、紫草根、红条紫草。

来　源　为紫草科植物紫草 (Lithospermum erythrorhizon Sieb. et Zucc.) 的干燥根。

性　味　味甘、咸，性寒。

主要成分　含乙酰紫草素 ($C_{18}H_{18}O_6$)，水解后得紫草素，结构似维生素 K，为萘醌衍生物。

药理作用　解毒、透疹。据现代实验，其效能与其强心、解热作用有关[38]。

(1) 强心：动物实验证实紫草根对心脏有明显的兴奋作用。这一作用有利于促进外周血液循环，促使毒素较快排泄，因而可能就是紫草能透发痘疹的理论根据。

(2) 解热：有缓和的解热作用。

(3) 抗真菌：10%生理盐水紫草浸液对羊毛状小芽孢癣菌等有抗菌作用[39]。

(4) 抗病毒：紫草素对流感病毒有抑制作用[40]。

(5) 抗垂体促性腺激素和抗绒毛膜促性腺激素：经动物实验，初步证实有明显作用[41、42]。

现代还观察到紫草有预防麻疹和治疗湿疹性皮炎、女阴炎等作用，但原理尚未明了，值得进一步研究。

临床应用　为痘疹要药。

(1) 用于透发痘疹。婴儿麻疹、痘疹三、四日，如疹隐稳色红，将出面未出，大便秘结，用紫草能帮助透疹而使病势减轻。方如紫草红花饮。但如有腹泻便溏，疹已出而红活者不要使用。用于预防麻疹，可用紫草 3 钱、甘草 1 钱，水煎服。隔天一次，共服三次。

89

1949

新 中 国
地 方 中 草 药
文 献 研 究
(1949—1979年)

1979

（2）外用紫草油（将紫草溶于植物油中而得），治湿疹和女阴炎[43]。

［附］ 在广东通用的中药名称中，包含有"紫草"二字的有三种不同的药物，要加以鉴别：（1）红条紫草，即本项所述的紫草科植物紫草（紫草根）；（2）北紫草，即白头翁的其中一个品种、毛茛科植物委陵菜；（3）紫草茸。

用　量　1～3钱。

处方举例　紫草红花饮：紫草2钱　西红花3分（泡）垂丝柳2钱　连翘3钱　金银花3钱　大青叶3钱　紫花地丁3钱　淡竹叶3钱　浙贝3钱　甘草1钱　水煎服。

6. 地 骨 皮

处方名　地骨皮。

来　源　为茄科植物枸杞 (Lycium chinense Mill.) 的干燥根皮。

性　味　味甘、淡，性寒。

主要成分　含甜菜硷、鞣酸等。

药理作用　主要为解热。

（1）解热：长于清解潮热；（2）降压：通过直接扩张血管，有中等度降压作用[44]；（3）抗菌：体外试验对金黄色葡萄球菌有抑制作用[9]。

临床应用　以去痨热、虚热为主。

（1）用于治疗一般虚热和痨热（如肺结核的消耗热）。治有汗的骨蒸，配鳖甲、知母等，方如地骨皮汤。治小儿疳积的发热，也可在此方基础上加减。

（2）用于治疗肺热喘咳，间有午后发热（午后四、五时尤甚），舌红苔黄，脉细数，包括急性支气管炎、肺炎等的

90

肺热咳嗽，取其有泻肺清热作用，配桑白皮、甘草等，方如泻白散，此方尤其适用于小孩。

使用注意 外感风寒所引起的发热不要用本品，有脾虚便溏者也不要用。

用 量 2～4钱。

处方举例

（1）地骨皮汤（《小儿药证直诀》）：地骨皮3钱 鳖甲6钱（先煎） 知母3钱 银柴胡3钱 孩儿参3钱 黄芩3钱 赤茯苓4钱 水煎服。

（2）泻白散（《小儿药证直诀》）：地骨皮3钱 桑白皮4钱 甘草1钱 粳米2钱 水煎服。

7. 白 薇

处方名 白薇。

来 源 为萝藦科植物白薇（Cynanchum atratum Bge.）等的干燥根。（在广东是用白薇草的全草去花晒干入药）

性 味 味苦、咸，性寒。

主要成分 含白薇油（$C_{15}H_{24}O$）。

药理作用 解热、利尿。白薇油有强心甙反应。

临床应用 妇科应用较多。

（1）用于产后体虚发热，汗出过多而致头昏者，常配其他滋阴药，方如白薇汤。

（2）用于温热病后期，有潮热，下午为甚，但热度不高，可于清热方剂内加入本品以助退热，配生地、青蒿等。

（3）用于胎前产后小便失禁，配白芍等分为末，以酒冲服。

用 量 1～3钱。

91

1949
新中国
地方中草药
文献研究
(1949—1979年)
1979

处方举例　白薇汤（《本事方》）。白薇3钱　当归5钱　党参3钱　甘草2钱　水煎服。

8. 银 柴 胡

处方名　银柴胡、银胡。

来　源　为石竹科植物银柴胡 (Stellaria dichotoma L. var. lanceolata Bge.) 的干燥根。

性　味　味甘，性微寒。

主要成分　含皂草甙类物质，例如丝石竹甙质 ($C_{20}H_{40}O_9$)。

药理作用　解热。

临床应用　为治虚热和疳热的常用药，因能退热而不苦泄，被认为是"虚热之良药"。

（1）用于治疗阴虚发热、痨热、骨蒸盗汗。可配青蒿、鳖甲、地骨皮，方如清骨散。

（2）用于治疗疳热。因肠道寄生虫病而致营养不良、低热、眼结膜炎等所谓"肝疳"证候，可配栀子、黄芩、连翘。

用　量　1～3钱。

处方举例　清骨散（《证治准绳》），银柴胡3钱　胡黄连1钱　鳖甲5钱（先煎）　青蒿2钱　秦艽2钱　地骨皮3钱　知母3钱　甘草1钱　水煎服。

三、清热燥湿药

本类药物主要治疗湿热证，如下痢泄泻、尿涩(sè 读色)尿痛、黄疸、疮疖痛肿等。作用主要为抗菌、解热、消炎。

92

1. 黄 芩

处方名 黄芩、嫩黄芩、条芩；枯芩、枯黄芩、片芩。

来 源 为唇形科植物黄芩 (Scutellaria baicalensis Georgi.) 的干燥根。其嫩根里外皆实，黄色而带微绿者，称为嫩黄芩、条黄芩；老根中心空而发黑者为枯芩，也称片芩。

性 味 味苦，性寒。

主要成分 含黄芩武 (baicalin, $C_{21}H_{18}O_{11}$)、黄芩素 (baicalein, $C_{15}H_{10}O_5$)、汉黄芩素 (woogonin, $C_{16}H_{12}O_5$)、β-谷甾醇、汉黄芩武 (wogonoside, $C_{22}H_{20}O_{11} \cdot H_2O$)、黄芩新素 ($C_{19}H_{18}O_8$)[45]。

药理作用

(1) 解热：动物实验证实有解热作用[46]，但另一些实验则未能证实此项作用[47]。

(2) 利尿：作用明显，有效成分主要为黄芩素。煎剂也有利尿作用[48]。

(3) 抗菌：体外试验黄芩对痢疾杆菌、伤寒杆菌、绿脓杆菌、葡萄球菌、溶血性链球菌、肺炎双球菌等有较强的抗菌作用[5]，有效成分为黄芩素[49]。

(4) 抗病毒：黄芩对甲型流行性感冒病毒 PR₈ 有抑制作用[50]。又发现动物（鼠）感染流感后，黄芩可有一定治疗作用[51]。

(5) 抗真菌：体外试验黄芩煎剂对多种皮肤真菌（如腹股沟表皮癣菌）有不同程度的抑制作用[52]。

(6) 镇静和降压：通过加强皮层抑制过程而镇静，通过轻度扩张血管而降压，其作用已经动物实验和临床观察而证实[53~56]。

1949

新 中 国
地方中草药
文 献 研 究
(1949—1979年)

1979

此外，黄芩能使血糖上升[57]，并有利胆[58]、抑制肠管运动[59]和抗过敏的作用[60]。

临床应用 主要为清泻肺火。

（1）用于治疗肺热咳嗽（上呼吸道炎、急性支气管炎、肺炎所致的咳嗽）。配桑白皮、浙贝母、麦冬等。

（2）用于治疗急性炎症性热病。在清热方剂内，黄芩广泛应用。

（3）用于治疗湿热下痢。有里急后重而属菌痢或肠炎者，配白芍，方如黄芩汤，或配葛根、黄连。

（4）用于治疗因有热而致胎动不安。用黄芩配白术以清热安胎，如当归汤；偏血虚的或与四物汤同服。

（5）用于治疗动脉硬化、高血压、植物神经官能症。属肝阳亢盛，有头痛、目赤、口苦、面红、心烦等症状者，可用黄芩清热降压，有助于消除头痛、失眠等症状，并可降压，即使长期服用也没有什么毒性。常配菊花等同用，方如黄芩夏菊汤。

（6）治疗小腹绞痛而属热痛者，配川朴、黄连。

此外，在治疗由湿热所致的便血、血淋（尿血）时，在去湿清热的方剂内，可加入黄芩。

使用注意 （1）一般用嫩黄芩较多。嫩黄芩与枯芩（片芩）功效大同小异。一般治热痢，清内热多用嫩黄芩；泻肺热，清肌表之热可用枯芩。

（2）小儿平日脾胃较弱者，服苦寒之黄芩要防其对胃肠刺激过甚，可酌量配党参同服。

用 量 2～5钱。二岁以下小儿可用5分至钱半。

处方举例

（1）黄芩汤（《伤寒论》）：黄芩3钱 白芍2钱 甘

94

草2钱　大枣5枚　水煎服。

（2）当归汤（《金匮要略》）：黄芩2钱　当归3钱
白芍2钱　白术3钱　川芎5分　水煎服。

（3）*黄芩夏菊汤：黄芩3钱　夏枯草5钱　菊花3钱
水煎服。

2. 黄　　连

处方名　川连、黄连。

来　源　为毛茛科植物黄连（Coptis chinensis Franch.）的
干燥根茎。

性　味　味苦，性寒。

主要成分　含黄连素（小蘖碱）（$C_{20}H_{19}O_5N$）、黄连碱
（$C_{19}H_{15}O_5N$）、巴马亭（$C_{21}H_{23}O_5N$）、黄连宁（$C_{20}H_{17}O_5N$）。

药理作用

（1）抗菌：抗菌谱较广，对痢疾杆菌的抗菌作用最强，
优于磺胺。对金黄色葡萄球菌、肺炎双球菌、脑膜炎球
菌、白喉杆菌、链球菌、人型结核杆菌也有较显著的抑菌作
用[5]、[61~63]。此外，体外试验黄连素和黄连煎剂对钩端螺旋
体也有较强的抗菌作用[64]。

（2）抗病毒：对多种流感病毒，以及新城病毒有抑制作
用[65、66]。

（3）抗原虫：黄连煎剂、黄连素在体外和体内均有抗阿
米巴原虫的作用，故也可治疗阿米巴痢疾[67]。

（4）抗真菌：作用与黄芩相似，但黄连效力较强[68]。

此外，并有缓和的解热作用和降血压作用[69、70]。

临床应用

（1）用于治疗湿热下痢（细菌性痢疾）。单味即有效，

1949

新 中 国
地方中草药
文 献 研 究
(1949—1979年)

1979

但用复方较好，可减少抗药性产生。一般配木香，如香连丸（成药）。兼有发热者配葛根、黄芩。

（2）用于治疗湿热呕吐。如为胃部满实、吞酸嗳气、口臭、口苦、舌红（相当于急性胃炎），配吴茱萸，如左金丸。如兼有由胃寒引起的腹痛、由胸有积热引起的胸中烦闷，可配桂枝、干姜、党参等，方如黄连汤。

（3）用于治疗热病而致烦躁、精神恍惚、谵语、口干脉实（由于炎症高热引起），则配黄芩、栀子等，方如黄连解毒汤。

（4）用于治疗疮疖痈肿，包括口舌生疮，皮肤疮疖，目赤脸肿，配银花、蒲公英等。

（5）用于治疗小儿消化不良，口臭，嗳出腐败气味。取其健胃、助消化，故生姜泻心汤、半夏泻心汤都用黄连。

使用注意　如无黄连，可用穿心莲或胡黄连代。黄连苦寒较甚，不宜久服，否则易损脾胃。

用　量　5分～3钱。

处方举例

（1）左金丸（《丹溪心法》）：黄连6两　吴茱萸1两　共研细末，制丸，每服5分～1钱，每日1～3次。

（2）黄连汤（《伤寒论》）：黄连1钱　半夏3钱　干姜1钱　桂枝1钱　党参3钱　甘草1钱　大枣5枚　水煎服。

（3）黄连解毒汤（《外台秘要》）：黄连1.5钱　黄芩2钱　黄柏2钱　栀子3钱　水煎服。

3.　黄　柏

处方名　黄柏、川柏。

96

来　源　为芸香科植物黄檗（Phellodendron amurense Rupr.）或黄皮树（P. Chinense Schneid.）除去栓皮的干燥树皮。

性　味　味苦，性寒。

主要成分　含小蘗碱、黄柏酮（$C_{26}H_{30}O_7$）、黄柏内酯（$C_{26}H_{30}O_8$）、白藓脑交酯（$C_{26}H_{30}O_9$）。

药理作用

（1）抗菌：体外试验对葡萄球菌抑制作用最强，对痢疾杆菌、白喉杆菌、肺炎球菌、脑膜炎球菌和链球菌也有较强的杀菌作用[71、72]。

（2）抗真菌：作用类似黄连，但效力较弱[68、73]。

（3）收敛消炎：动物实验证实黄柏可减轻局部充血。

此外，还有利尿、健胃，外用促进皮下溢血吸收等作用。

临床应用

（1）用于治疗"湿热"下注而成的足痿（大致相当于感染性周围神经炎、脊髓神经根炎等），下肢痿痹麻木，有心胸烦热，口燥咽干，大便燥结等症状者，以黄柏配苍术清湿热（作用原理未完全明了），即二妙散，再加牛膝名三妙散，效果更好，可以此为基本方，再随证加用适当药物。

（2）用于治疗热痢。可单用，或配白头翁、秦皮。

（3）用于治疗湿热黄疸（全身发黄，发热，有头汗）。可配栀子，方如栀子柏皮汤，但常要加配其他清热燥湿药。

（4）用于治疗阴虚火旺，潮热骨蒸。可配知母以泻肾火，方如知柏八味丸、大补阴丸。

（5）用于治疗湿热所致的黄浊白带。可配芡实、白果等，方如易黄汤。

97

1949

新　中　国
地 方 中 草 药
文 献 研 究
(1949—1979年)

1979

　　(6) 用于治疗皮肤湿热（疮疖、湿疹等）。可配苦参、荆芥、苏叶等内服兼外洗，或湿敷。也可用黄柏粉1钱，配青黛粉1钱、石膏粉1两，用麻油调搽湿疹。

　　用　量　内服1～4钱；外用适量。

　　〔附〕　黄柏、黄芩、黄连三者功用大同小异，且常互相配合同用。其区别是：黄芩善泻肺火（治肺热咳嗽），黄连善泻胃火（消痞止呕），黄柏善治下部湿热（治脚气足痿）。

　　处方举例

　　(1) 三妙散（《医学正宗》）：黄柏3钱　苍术3钱　牛膝3钱　研末内服，或入汤剂配合其他药。

　　(2) 栀子柏皮汤（《伤寒论》）：栀子2钱　黄柏2钱　甘草1钱　水煎服。

　　(3) 大补阴丸（《丹溪心法》）：黄柏4钱　知母4钱　熟地6钱　龟板6钱　水煎服（如能加用猪脊髓更好）。

　　(4) 易黄汤（《衷中参西录》）：黄柏2钱　白果4钱（打）　芡实5钱　淮山5钱　车前子2钱（布包）　水煎服。

4. 龙 胆 草

　　处方名　龙胆草、胆草。

　　来　源　为龙胆科植物龙胆 (Gentiana scabra Bge.) 的干燥带根茎的根。

　　性　味　味苦，性寒。

　　主要成分　含龙胆苦甙 ($C_{16}H_{10}O_9$)、龙胆甙 ($C_{23}H_{28}O_{14}$)、龙胆色素 ($C_{14}H_{10}O_5$)、龙胆三糖。

　　药理作用

　　(1) 健胃：促进胃液分泌，使游离酸增加，有效成分为

98

龙胆苦甙[74]，但过量则反致恶心呕吐。

（2）消炎、解热。

临床应用

（1）用于泻肝胆实火。凡有口苦、胁痛、目赤肿痛、耳聋耳肿、尿血尿涩尿痛、性情暴躁（大致包括急性肝炎，膀胱、尿道炎，急性眼结膜炎等），都可用龙胆草，常配栀子、柴胡、黄芩等，方如龙胆泻肝汤。如属胆囊炎，则可以龙胆草1钱煎水，送服左金丸1钱，每日二至三次，更能加强清泄肝胆实热的作用。

（2）用于健胃。有胃粘膜脱垂、慢性胃炎，出现口干、舌光剥无苔、食欲减退、食后腹胀等症状时，可用龙胆草1钱，配合清养胃阴的药物（如沙参、麦冬、石斛、天花粉等），水煎服，效果颇好。宜于饭前10～30分钟服。

（3）用于解痉。治小儿高热抽搐，可配合平肝清热药（如石决明、羚羊角、钩藤等），加入龙胆草1钱，疗效更速。

使用注意 前人经验认为龙胆草有泻无补，脾胃虚弱者易致呕吐，久用更易伤胃气，对胃有刺激作用，不要多用久用。无实火者不要用。

用 量 1～3钱。

处方举例 龙胆泻肝汤（《医宗金鉴》）：龙胆草3钱 柴胡2钱 栀子3钱 黄芩3钱 生地6钱 泽泻3钱 当归2钱 车前子2钱（布包） 木通3钱 甘草1钱 水煎服。

5. 苦 参

处方名 苦参。

来 源 为豆科植物苦参 (Sophora flavescens Ait.) 的干

1949
新 中 国
地 方 中 草 药
文 献 研 究
(1949—1979年)
1979

燥根。

性　味　味苦，性寒。

主要成分　含苦参碱 ($C_{15}H_{24}ON_2$)。

药理作用

（1）利尿、解热：实验证实有利尿作用。

（2）抗真菌：体外试验对多种皮肤真菌有不同程度抑制作用[52]。

（3）抗滴虫。

临床应用　主要用于治疗湿疹、疮疖、女阴瘙痒等皮肤病，以外用为主。可单用苦参1两煎汤外洗，或配合其他药，如皮肤止痒方。又可用于治疗菌痢、肠炎，以苦参3钱、配木香3钱、甘草8分，水煎服。

据报道，近年来，苦参治疗蓝氏贾第鞭毛虫病有一定疗效[75]。但总的来说，本品用于洗方或丸方中较适宜，不可多用于汤剂。最近，国内有用苦参注射液治疗痢疾、肠炎等，又用苦参配枯矾等制成软膏，配樟脑等制成酊剂治皮癣，均有一定疗效。

本品大苦大寒，肝肾虚而无热者不宜服。

用　量　1～5钱。

处方举例　*皮肤止痒方：苦参3钱　百部5钱　川椒3钱　雄黄2钱　硼砂2钱　煎水外洗。

6．秦　皮

处方名　秦皮。

来　源　为木犀科植物苦枥白蜡树（辽秦皮）(Fraxinus rhynchophylla Hance) 的干皮枝皮或胡桃科植物核桃楸(Juglans mandshurica Maxim.) 的枝皮。

100

性　味　味苦、辛，性微寒。

主要成分　辽秦皮含两种结晶物质，即6，7一二羟基香豆素及其6—β—D葡萄糖甙[76]。

药理作用　止痢、收敛、清热。现已证实有利尿、解热和止痛（特别对肌肉风湿痛）作用。并能抑制痢疾杆菌，有效成分为上述两种结晶。

临床应用　主要用于治疗菌痢，疗效较好，接近于合霉素。配白头翁、黄柏，或配苦参、木香，方如秦皮苦参汤。

其次，可用于治目赤肿痛、麦粒肿，配淡竹叶、川连。又可试用于风湿肌痛，作为止痛药。前人经验说本品可治风寒湿痹，近代实验也初步观察到本品可减轻肌肉风湿疼痛[77]。

用　量　1～5钱。

〔附〕　治菌痢时如无秦皮，在广东可用土银花、鸡蛋花或木棉花代之。

处方举例　秦皮苦参汤：秦皮4钱　苦参4钱　木香2钱　水煎服。

7. 胡　黄　连

处方名　胡黄连、胡连。

来　源　为玄参科植物胡黄连(Picrorrhiza kurrooa Benth.)的干燥根茎。

性　味　味苦，性寒。

主要成分　含胡黄连素(kutkin, $C_{28}H_{28}O_2$)，为香荚兰酸的葡萄糖甙[78]。另含泻酸。

药理作用　与黄连大致相同。

(1) 健胃，为苦味健胃药，改善消化功能，治疗疳积有

101

1949

新中国
地方中草药
文献研究
(1949—1979年)

1979

效可能与此有关。

（2）**抑菌和抗病毒（对流感病毒）。**

（3）**抗皮肤真菌**；水浸液能抑制堇色毛癣菌等。

（4）**轻泻。**

临床应用　为小儿疳积要药。

（1）用于治疗小儿疳积。有虫积腹胀、午后潮热者较合适，因胡黄连能解除疳积所致的低热，且能增进食欲，改善消化功能。配芜荑、干蛤蟆等，如小儿疳积丸。有疳眼（角膜软化）者，配鸡肝蒸服。属里积者，配干姜。

（2）用于治疗阴虚发热、骨蒸劳热，配银柴胡、地骨皮等，方如清骨散。

（3）代替川连。凡需用川连而药房暂缺时，可用胡黄连代，因为胡黄连与川连的性味、功用比较接近。

用　　量　1～3钱。

处方举例　疳积丸：胡黄连2两　芜荑2两　使君子肉1两　麝香5分　干蛤蟆5只　川连2两　共研细末，面糊为丸，每服1钱，每日二次，开水送服。

四、清热解毒药

在中医学里，"毒"的含义范围较广。本节所讲的"毒"，泛指感染性疾病所致的发热和伴随的病理改变（包括各种毒性反应）。各种化脓性感染（疮疡、疖肿、肺痈、乳痈、肠痈）、痢疾和一部分病毒性传染病（流行性腮腺炎、乙型脑炎）均属热毒范畴。清热解毒药具有不同程度的消炎、利尿和抗感染作用，主要用来治疗上述疾病。至于抗感染的原理，部分药物（如金银花、连翘等）经试验证实是由于具有

102

减毒、抗菌和抗病毒的作用，但有些药物（如穿心莲）临床抗感染效果良好，但实验未能证实有显著的抑菌作用，其抗感染原理尚须进一步研究。

1. 金银花（附：银花藤）

处方名 银花、金银花、忍冬、双花、二花、土银花（广东）。

来　源 为忍冬科植物忍冬（Lonicera japonica Thunb.）的干燥花蕾。广东以土银花（Lonicera confusa DC.）入药。

性　味 味甘，性寒。

主要成分 含肌醇（$C_6H_{12}O_6$）、木犀草素（$C_{16}H_{10}O_6$）、鞣质等。

药理作用 清热解毒，其原理为：

（1）抗菌：体外试验对金黄色葡萄球菌、溶血性链球菌、痢疾杆菌、伤寒杆菌、脑膜炎双球菌、肺炎双球菌等有抑菌作用[79、19]，其酒精浸剂在1:100,000浓度下对结核菌有抑菌作用[68]；单味银花对小白鼠实验结核病有疗效[80]。总的来说，金银花为作用较强的广谱抗菌中药。

（2）抗病毒：用鸡胚法以体外直接试验和体内预防作用方法筛选，发现金银花有抗流感病毒的作用[40]。

（3）抗真菌：体外试验，金银花的水浸剂对铁锈色小芽胞癣菌等皮肤真菌有抑制作用[52]。

（4）收敛：鞣质起收敛作用，故急性肠炎也可用银花。

（5）利尿。

此外，动物实验初步发现，金银花的有效成分能在体外与胆固醇结合，能减少家兔肠道胆固醇的吸收[81]。

临床应用 为治疗疮疡、泻痢和外感、热病的常用药。

103

1949

新 中 国
地 方 中 草 药
文 献 研 究
(1949—1979年)

1979

（1）用于治疗疮疡、痈疖而有红肿热痛者（即属于"阳证"）；银花常不可少，取其有强力抗菌作用。轻者配连翘、紫花地丁等，方如银花解毒汤；稍重者，例如痈初起，疼痛较显著而未溃破，则须配炙山甲、皂角刺等，促进脓肿消散或溃破，方如消疮饮。痈疽愈后口渴，也可用银花煎水代茶。对皮肤湿疹、疥癞等，银花也有一定的治疗作用。

（2）用于治疗湿热泻痢（菌痢、急性肠炎等），可配黄芩、茵陈、白芍等，或用金银花单味浓煎服。如为血痢，则须用银花炭。

（3）用于治疗外感风热或感染性疾病早期，其证在表，具有发热、微恶风寒、头痛咽痛等证候，配连翘、淡豆豉、荆芥等，在清热解毒的同时，疏风解表，方如银翘散。

用　量　常用量3钱～1两。治热痢要浓煎，治疮痈用量较大，一般用1两，症重时，有时用到每剂2～3两，也有人用到4两。

处方举例

（1）银花解毒汤（《疡科心得集》）：银花1两　紫花地丁1两　赤茯苓3钱　连翘3钱　丹皮2钱　川连1.5钱　夏枯草3钱　水煎服。

（2）消疮饮（旧名仙方活命饮）（《外科发挥》）：银花1两　炙山甲3钱　皂角刺3钱　赤芍3钱　浙贝3钱　防风2钱　白芷1.5钱　当归尾4钱　乳香1钱　没药1钱　陈皮2钱　天花粉4钱　甘草2钱　水煎服。服本方后偶有恶心呕吐反应，但无妨碍。

（3）银翘散（《温病条辨》）：银花4钱　连翘3钱　荆芥3钱　淡豆豉3钱　牛蒡子3钱　桔梗2钱　薄荷1钱（后下）　淡竹叶3钱　芦根6钱　甘草1钱　水煎服。

104

〔附〕银花藤（又名忍冬藤）．清热解毒的效力不及银花．但祛风活络的作用较强。除用于清热解表治疗感冒外，更常用于治疗风湿痹痛，常用量 4 钱～1 两。

2. 连 翘（附：连翘心）

处方名 连翘。

来 源 为木犀科植物连翘（Forsythia suspensa Vahl.）的干燥果实。

性 味 味苦，性微寒。

主要成分 含连翘酚（$C_{15}H_{18}O_7$）、齐墩果酸，以及一种甾醇化合物（$C_{49}H_{74-80}O_6$），并含有大量维生素 P。

药理作用

（1）抗菌：有效成分为连翘酚。对金黄色葡萄球菌和志贺氏痢疾杆菌的抗菌效力最大[82]。对溶血性链球菌、肺炎双球菌、伤寒杆菌等亦有较强的抗菌作用[5]。对结核杆菌的生长也有显著的抑制作用[83]。对小白鼠实验性结核病有疗效[80]。

（2）抗病毒：对流感病毒有抑制作用[84]。

（3）强心、利尿：有效成分为齐墩果酸。

临床应用 为治疗热病和疮痈的重要药物。

（1）用于外感或热病初起，症状较轻者。常配银花等，以协助解表清热，方如银翘散。对较严重的温热病，在清热泻火或解毒方剂内，连翘也常用，但只起辅助作用。

（2）用于治疗疖疮、痈肿，兼有发热等表实证者，最为合适。常配牛蒡子、栀子等，可疏风清热，消肿排脓，方如牛蒡解肌汤。又可配黄柏等研末制膏外用。

使用注意 在痈疽穿溃后不要用连翘，因此时病证属虚者较多，处理上一般多用托里法以增强身体抵抗力，而连翘苦

1949

新 中 国
地方中草药
文 献 研 究
(1949—1979年)

1979

寒，过服易伤正气，故不宜用。

银花、连翘常合用，以加强清热解毒的作用。两者的微细区别是：银花味甘不伤胃，连翘则苦寒，少量服用虽可清热健胃（故保和丸用之），但过多仍会影响食欲；银花偏于解表，而连翘偏于清解胸膈里热。

用　量　3～5钱。

处方举例

（1）牛蒡解肌汤（《疡科心得集》）：牛蒡子3钱　连翘3钱　荆芥3钱　薄荷1钱（后下）　栀子2钱　丹皮2钱　石斛3钱　玄参3钱　夏枯草4钱　水煎服，治因风热而引起的颈项部痈肿，有咽喉肿痛者尤为适用。

（2）连翘双黄膏：连翘、黄柏、黄芩、五味子各5钱，冰片5分，共研细末，加凡士林100克调匀，制成软膏，外用治疖肿初起。

［附］连翘心　为连翘的种子，味苦，含挥发油，研碎后发出芳香气味。连翘心具有中枢兴奋作用，温热病神昏谵语时用之，配莲子心等，方如清宫汤（见本章第一节竹叶卷心项下）。由于连翘心有兴奋中枢的作用，当连翘壳沾有连翘心成分时，服后有时会引起失眠。此外，连翘心还有健胃、止吐的作用。用量1～2钱。注意：处方要写清楚，用连翘壳时写"连翘"，用其种子时写"连翘心"，壳和种子都用时写"带心连翘"。

3. 大青叶（附：青黛）

处方名　大青、大青叶。

来　源　为爵床科植物马蓝（Baphicacanthes cusia Bremek.）或十字花科植物菘蓝（Isatis tinctoria L.）的干燥

106

叶。

性　味　味苦、咸，性大寒。

主要成分　马蓝含靛甙 (indican)，在空气中氧化后产生靛蓝。菘蓝含甙类物质 Indoxyl-5-ketogluconate。

药理作用　(1) 解热：对解退感染性疾患的高热效果较好。

(2) 抗菌：对金黄色葡萄球菌有较强的抑菌 作用[85]。对白喉杆菌有较好的抗菌作用[38]。

临床应用

(1) 用于解毒。主要治疗病毒性感染，如流 行 性 腮 腺炎、乙型脑炎、病毒性肺炎；也治细菌性感染如流行性脑脊髓膜炎、扁桃体炎。可单味用，或配板蓝根、荆芥，或配生石膏、黄芩等，如乙脑方。

一些出疹性病毒感染在热毒炽盛时，可用大青叶，例如麻疹出疹期高热、毒性症状明显者，也可用大青叶配黄连、黄芩、生石膏等。

重症肝炎有高热神昏、皮下出血者，也可用大青叶配入相应方剂中。

(2) 用于退热。尤其适用于解退上呼吸道炎、扁桃体炎引起的高热，常配金沙藤，方如青沙汤。

用　量　常用量2～5钱，大剂可用1～2两。

处方举例

(1) 乙脑方：大青叶1两　生石膏4两（先煎）　黄芩4钱　焦山栀3钱　紫草3钱　丹皮3钱　鲜生地2两　元明粉2钱（冲）　黄连1钱　水煎服。

(2) 青沙汤：大青叶5钱　海金沙草1两　水煎服。

〔附〕青黛　为大青叶加工制成。含靛蓝残质。体外试

107

1949
新 中 国
地 方 中 草 药
文 献 研 究
(1949—1979年)
1979

验对金黄色葡萄球菌有抑制作用[71]。 难溶于水，一般作散剂外用，局部外涂治腮腺炎，也治慢性湿疹、接触性皮炎，如青黛散，处方：青黛2两，滑石1两，黄柏2两，煅石膏4两，研成细末，用冷开水调成糊状外敷。

4. 板 蓝 根

处方名 板蓝根。

来 源 为爵床科植物马蓝 (Baphicacanthes cusia Bremek.) 或十字花科植物菘蓝 (Isatis tinctoria L.) 的干燥根。

性 味 味苦，性寒。

主要成分 含吲哚甙 ($C_{14}H_{17}O_6N$)、针状结晶物（即板蓝根结晶甲、乙、丙、丁)[86]、硫酸钾。

药理作用 (1) 抗菌：抗菌谱较广，对多种革兰氏阴性和阳性细菌均有抗菌作用[87]。

(2) 抗病毒：对多种病毒性感染疗效良好。体外试验对流感病毒有抑制作用[84]。

临床应用 主要用于治疗病毒性传染病。

(1) 用于治疗乙型脑炎（属轻型或中型者），配大青叶、生石膏、黄芩等，方如板蓝大青汤；或配草药狗肝菜、金盏银盘等，临床观察效果较好。

(2) 用于治疗流行性腮腺炎（即"痄腮"），头面红肿、咽喉肿痛、口渴烦躁，配黄芩、黄连等，方如消毒饮。此方治头面部丹毒（"大头瘟"）也好。

(3) 用于治疗急性传染性肝炎，最近多制成注射剂应用（肌注）。也可用板蓝根1两，配茵陈1两、栀子3钱，水煎服，对消除症状有一定帮助。

(4) 试用于病毒性脊髓炎，初步观察有一定疗效，单味

108

用5钱～2两，水煎服。

用　量　3钱～1两，大剂量可用至2两。

处方举例

（1）板蓝大青汤：板蓝根1两　大青叶5钱　银花5钱　连翘5钱　生地1两　玄参5钱　生石膏1两（先煎）　黄芩4钱　干地龙3钱　水煎服。

（2）消毒饮（旧称普济消毒饮）（《医方集解》）：板蓝根4钱　黄芩3钱　黄连2钱　连翘3钱　升麻1钱　柴胡3钱　牛蒡子3钱　玄参3钱　马勃1.5钱　僵蚕2钱　薄荷1.5钱（后下）　桔梗2钱　陈皮2钱　甘草1钱　水煎服。

5. 蒲 公 英

处方名　蒲公英、公英。

来　源　为菊科植物蒲公英（Taraxacum mongolicum Hand.-Mazz.）干燥的带根全草。

性　味　味苦、甘，性寒。

主要成分　根含结晶性苦味质蒲公英苦素（taraxacin，$C_{40}H_{40}O_5$）、蒲公英固醇（$C_{30}H_{50}O$）、天门冬素等。

药理作用　（1）抗菌：对金黄色葡萄球菌和皮肤真菌有抑菌作用[85、52]；

（2）健胃；

（3）轻泻。

临床应用　为治疗乳痈（急性乳房炎）、肠痈（急性阑尾炎）的重要药物。

（1）治乳痈，适宜于早期局部红肿坚实，脓肿尚未形成，配银花、连翘、炒山甲等，方如乳痈汤。外用以鲜蒲公

109

1949
新 中 国
地 方 中 草 药
文 献 研 究
(1949—1979年)
1979

英捣烂，加入少许片糖后局部外敷。

（2）治肠痈，适用于气滞血瘀，热毒较盛的急性阑尾炎，在中西医结合治疗中（不动手术），以蒲公英配大黄、丹皮、银花等，方如阑尾清化汤。

（3）治急性黄疸型肝炎，转氨酶高，可配茵陈、土茯苓、白茅根等，方如蒲茵汤，初步观察对降低转氨酶有一定作用。

（4）作为一般消炎解毒药，蒲公英可用于疖疮、上呼吸道炎、扁桃体炎、轻度化脓性感染，可单味用1～2两煎水，临服时加十匙姜白酒冲服，消肿去毒更速，或配紫花地丁等。

（5）治急性结膜炎、睑缘炎等，可用单味蒲公英煎汤熏眼（配菊花、夏枯草更好）。

用　量　常用5钱～1两，大剂可用到2两。

处方举例

（1）*乳痈汤：蒲公英1两　银花1两　炒山甲3钱连翘4钱　天花粉4钱　青皮2钱　柴胡3钱　生甘草2钱水煎服。

（2）阑尾清化汤（天津市南开医院）：蒲公英1两　银花1两　大黄5钱　丹皮5钱　川楝子3钱　赤芍4钱　桃仁3钱　生甘草3钱　水煎服。

（3）蒲茵汤：蒲公英5钱　茵陈5钱　土茯苓5钱　白茅根5钱　田基黄5钱　水煎服。

6. 紫花地丁

处方名　紫花地丁、地丁、紫地丁。

来　源　为堇菜科植物辽堇菜（地丁草）(Viola yedoensis

110

Makino）或犁头草（Viola japonica Langsd.）的干燥带根全草。

性　味　味苦、辛，性寒。

主要成分　含虫蜡酸、甙类、黄酮类等。

药理作用　清热、消肿、消炎。体外试验对痢疾杆菌、金黄色葡萄球菌、肺炎球菌[9]、皮肤真菌[52]有抑制作用。

临床应用　为治疗疮疖、痈肿常用药，尤其适用于头面部和背部的疖肿，配蒲公英、菊花、银花等，方如五味消毒饮。

用　量　复方中用3～5钱；单味用1～2两。

处方举例　五味消毒饮（《医宗金鉴》）：紫花地丁5钱　蒲公英5钱　银花5钱　野菊花3钱　紫背天葵3钱　水煎服，如能加一匙姜白酒冲服更好。

7. 败　酱　草

处方名　败酱草。

来　源　为菊科植物苣荬菜（Sonchus arvensis L.）或败酱科植物黄花败酱（Patrinia scabriosaefolia Fisch.）的干燥带根全草。

性　味　味苦、辛，性微寒。

主要成分　苣荬菜含蒲公英固醇、liguifloren、脂肪油。黄花败酱含多种皂甙。

药理作用　清热去瘀。体外试验对金黄色葡萄球菌有抑菌作用[88]。

临床应用　主要用于治疗急性阑尾炎。古方早已用薏苡附子败酱散（《金匮要略》方）治疗肠痈。现代在此方基础上加减，配用清热凉血药等，加强消炎作用，治疗阑尾周围

111

1949
新 中 国
地方中草药
文 献 研 究
(1949—1979年)
1979

炎和阑尾脓肿，效果较好，方如肠痈方。

此外，也治痈肿（配紫花地丁）、热泻（配金银花、黄芩等）。

使用注意　过量服用败酱草有时会引起头昏、恶心和白细胞数暂时性减少等反应。

用　量　3钱～1两。

处方举例　肠痈方：败酱草5钱　生苡仁5钱　冬瓜仁5钱　桃仁2钱　丹皮3钱　银花5钱　连翘3钱　秦皮2钱　紫花地丁5钱　延胡索2钱　水煎，每天一剂，分二次服。

8.　鱼　腥　草

处方名　鱼腥草、蕺菜。

来　源　为三白草科植物蕺菜（Houttuynia cordata Thunb.）的干燥全草。

性　味　味辛，性凉。

主要成分　含挥发油，其中主要成分为甲基正壬酮（$C_{11}H_{22}O$）、月桂油烯（$C_{10}H_{16}$）、月桂醛等，又含槲皮甙（$C_{21}H_{20}O_{11}$）；并含氯化钾和硫酸钾。

药理作用　清湿热、消痈肿。现已证实其原理为抗菌和利尿。

（1）抗菌：对金黄色葡萄球菌有十分强烈的抑制作用，在稀释至1:40000浓度下仍能抑菌[89]。

（2）抗病毒：其药液有抑制流感病毒致细胞病变作用，延缓$ECHO_{11}$病毒致细胞病变作用[90]。

（3）利尿：有效成分为槲皮甙和钾盐。

此外，槲皮甙能使血管扩张，对于消炎、消肿有一定作

112

用。

临床应用　为治疗肺痈的常用药。也用于治疗肺炎和试用于肺癌。

（1）用于治疗肺痈（肺脓疡）和大叶性肺炎。有发热咳嗽，咳吐腐臭脓痰者，常配桔梗，加强祛痰作用，方如鱼腥草桔梗汤。病情较重者再加配苇茎汤（方见本章第二节），日中还可用鱼腥草煎汤代茶，加强消炎利尿作用。

（2）试用于治疗肺癌，配冬葵子、土茯苓等，方如鱼腥草冬葵子汤，效果待进一步观察。又治疗肾炎水肿、小便不利，也可试用此方。

此外，治湿热下泻（急性肠炎、痢疾）也可用鱼腥草。

用　量　5钱～1两。不宜久煎。

处方举例

（1）鱼腥草桔梗汤，鱼腥草1两　桔梗5钱　水煎服，或研末冲服。

（2）鱼腥草冬葵子汤：鱼腥草6钱　冬葵子1两　土茯苓1两　旱莲草6钱　飞天蠄蟧6钱　甘草1.5钱　水煎服（按：飞天蠄蟧为广东草药）。

9. 金沙藤（附：海金沙）

处方名　金沙藤、海金沙藤、海金沙草。

来　源　为海金沙科植物海金沙〔Lygodium japonicum (Thunb.) Sw.〕的干燥藤叶或全草。

性　味　味甘，性寒。

主要成分　叶含多种黄酮类物质。

药理作用　清热解毒，主要为抗菌作用。体外试验其煎剂对金黄色葡萄球菌、溶血性链球菌、伤寒杆菌均有较强的

113

1949
新 中 国
地 方 中 草 药
文 献 研 究
(1949—1979年)
1979

抑菌作用[91]，此外又能利尿。

临床应用

（1）用于解热。治上呼吸道炎、扁桃体炎之高热，配大青叶，方如青沙汤（见大青叶项下）。

（2）用于治疗流行性腮腺炎。单用，或配板蓝根。

（3）用于治疗急性尿道炎，有小便刺痛，配甘草梢，方如沙草汤。

用　量　5钱～2两。

处方举例　沙草汤：金沙藤1两　甘草梢2钱　水煎服。

〔附〕　海金沙　为海金沙的成熟孢子，味甘，性寒。含脂肪油，功能清热通淋，有利尿作用。主治热淋（如急性尿道炎）、石淋（如泌尿系结石）、小便不利、涩痛，常配其他利水渗湿药，用量2～4钱。方如海金散：海金沙3钱　肉桂1钱　赤茯苓5钱　白术3钱　泽泻3钱　白芍3钱　滑石3钱　石苇3钱　研为细末，用灯芯草煎汤空腹送服。

10. 穿 心 莲

处方名　穿心莲、榄核莲、一见喜。

来　源　为爵床科植物榄核莲即穿心莲〔Andrographis paniculata (Burm. f.) Nees〕的干燥全草或叶。

性　味　味苦，性寒。

主要成分　含穿心莲内酯（又名雄茸交酯，Andrographolide）和新穿心莲内酯（又名新雄茸交酯，Neo-andrographolide）、穿心莲甲素（理化常数与新穿心莲内酯相似）、乙素（理化常数与穿心莲内酯一致）、丙素[92]。

114

药理作用 清热解毒，抗感染作用较强，但体外试验抑菌结果不一致，其抗感染原理有待进一步研究。

临床应用 广泛用于抗感染，包括呼吸道感染（上呼吸道炎、扁桃体炎、支气管炎、肺炎）、消化道感染（急性肠炎、痢疾）、泌尿系感染（尿道炎、肾盂肾炎）、皮肤化脓性感染（如疖疮等）和钩端螺旋体病。现多用片剂和注射剂，因其味极苦，如用粉剂，须装入胶囊吞下，或糖水送服。又用其滴剂可治化脓性中耳炎。

穿心莲入煎剂可代黄连，例如配十大功劳叶治支气管肺炎。

用　量 干品3～5钱；粉剂2～4分；片剂每次3～4片，每日三次；注射剂每次2毫升（含生药5克）肌注，每日1～2次。

处方举例 莲劳汤：穿心莲5钱　十大功劳叶5钱　陈皮2钱　水煎，一日分二次服。治支气管肺炎。

11. 白花蛇舌草

处方名 白花蛇舌草。

来　源 为茜草科植物白花蛇舌草〔Oldenlandia diffusa (Willd.) Roxb.〕的干燥全草。

性　味 味甘、淡，性凉。

主要成分 含七种结晶物质，即三十一烷、豆甾醇、乌苏酸、土当归酸、β-固甾醇等[93]。

药理作用 清热散瘀，消痈解毒，但体外试验抗菌作用不甚显著，只对金黄色葡萄球菌、痢疾杆菌有微弱的抗菌作用[94]。另方面，有动物实验证明，白花蛇舌草能提高吞噬细胞的功能。其抗感染的作用可能与此有关[95]。

115

1949

新 中 国
地 方 中 草 药
文 献 研 究
(1949—1979年)

1979

临床应用

（1）治急性阑尾炎（单纯性），用单味白花蛇舌草2两，水煎服，每日2～3次，疗效较好。

（2）治急性肾炎，有浮肿，小便有蛋白，配车前草、栀子、茅根等，方如白车汤，此方尤其适用于治小儿肾炎，对消肿效果较好。

（3）治尿道炎、膀胱炎，配车前草、银花、黄柏等。

（4）治盆腔炎，配入地金牛、穿破石，方如盆炎汤，效果良好。

（5）治蛇咬伤。青竹蛇咬伤后，以白花蛇舌草5钱～1两（鲜、干品均可），白酒半斤煎服，煮沸3～5分钟，分2～3次服完。

（6）试用于癌症治疗。可于治癌方剂内加入白花蛇舌草1～2两，疗效待进一步观察。

用　量　5钱～2两，治癌可用至2.5～5两。

处方举例

（1）白车汤：白花蛇舌草5钱　车前草5钱　山栀子3钱　茅根1两　苏叶2钱　水煎服。

（2）盆炎汤：白花蛇舌草1.5两　入地金牛3钱　穿破石5钱　水煎服。

12. 地 胆 头

处方名　地胆头。

来　源　为菊科植物红花地胆草（Elephantopus scaber L.）的干燥全草。

性　味　味苦、辛，性微寒。

主要成分　含黄酮类、生物碱等。

116

药理作用　有消炎、利尿、抗菌作用。体外试验对金黄色葡萄球菌、溶血性链球菌、痢疾杆菌、伤寒杆菌有不同程度的抑制作用[84]。

临床应用　广泛用作急性感染性炎症的消炎剂，在轻症病例可代替抗菌素。

（1）治疗急性传染性肝炎。用地胆头注射液，对转氨酶增高的病例，有一定程度的降酶作用，效果比板蓝根注射液好。

（2）治疗肠伤寒。用地胆头注射液，或配穿心莲、崩大碗入煎剂，方如地莲汤（本方治其他急性感染也有一定效果）。

（3）治疗上呼吸道炎、支气管炎、肺炎。有发热、咳嗽等，用地胆头注射液或地莲汤。

用　量　干品5钱～1两，鲜品2～4两。注射液：每次2毫升（含生药6克），每日肌注2～3次。

〔附〕　口服地胆头煎剂有时会引起胃肠不适，故许多单位已改用其注射液。

处方举例　地莲汤：地胆头1两　穿心莲1两　崩大碗3两　水煎服。

〔附〕　白花地胆头　为白花地胆草（Elephantopus tomentosus L.）的干燥全草，清热解毒力较差，但祛风止痛作用较好，对实验性关节炎的抗炎作用，比防风好[86]，可试用于风湿性关节炎。

13.　白　头　翁

处方名　白头翁、北紫草（广州）。

来　源　为毛茛科植物白头翁〔Pulsatilla chinensis（Bge.）

117

1949
新 中 国
地方中草药
文献研究
(1949—1979年)
1979

Rgl.〕、蔷薇科植物委陵菜 (Potentilla chinensis Ser.) 等的干燥根。后者广州地区称为北紫草。

性 味 味苦，性寒。

主要成分 含白头翁素 ($C_{10}H_{10}O_4$)。滁州白头翁含皂甙，水解后得结晶皂甙元 ($C_{27}H_{44}O_4$)[97]。

药理作用 止痢解毒，现已证实其作用为：

（1）抗阿米巴原虫：白头翁煎剂能抑制阿米巴原虫生长，有效成分为皂甙[98]。委陵菜对阿米巴滋养体有杀灭作用[99]。

（2）抗滴虫：粉剂在试管内能杀灭阴道滴虫[100]。

此外，还有抗真菌[52]和抗细菌（对绿脓杆菌、金黄色葡萄球菌）[88]的作用。

临床应用 主要用于治疗阿米巴痢疾，即湿热毒痢，大便有脓血或纯血，腹痛，肛门灼热，里急后重，兼有发热。治细菌性痢疾也有效。可单用，更常是配秦皮、黄连、黄柏同用，方如白头翁汤。对产后血虚下痢，可再加甘草、阿胶，即白头翁加甘草阿胶汤。

使用注意 白头翁虽然对急性、慢性阿米巴痢疾都有良好效果，但如下痢已久，元气已衰，脾胃欠佳者，不要用白头翁，必需用时也要在白头翁汤基础上，再加党参、白术。

用 量 1～4钱。

处方举例 白头翁汤（《伤寒论》）：白头翁3钱 黄连2钱 黄柏1钱 秦皮2钱 水煎服。

14. 鸦 胆 子

处方名 鸦胆子。

来 源 为苦木科植物鸦胆子〔Brucea javanica (L.)

118

Merr.〕的干燥成熟果实。

性　味　味苦，性寒。

主要成分　含鸦胆子结晶 I ($C_{12}H_{16}O_5$)、结晶 II ($C_{10}H_{16}O_5$)、结晶 III ($C_{17}H_{34}O_2$)，另含鸦胆子甙 ($C_{20}H_{32}O_9$)[101]、鸦胆子油。

药理作用

（1）抗阿米巴原虫：体外和体内（动物）实验，均证实有杀灭或抑制阿米巴原虫的作用，有效成分为其葡萄糖甙[102]。

（2）抗疟：动物实验能抑制鸡疟原虫繁殖[103]。

（3）对赘疣细胞有毒性作用，能使细胞破坏，细胞核固缩，最后细胞坏死脱落，故外用可治皮肤疣[104]。

（4）抗病毒：对甲型流行性感冒病毒 PR_8 有抑制作用[50]。

临床应用

（1）治疗阿米巴痢疾。对急性患者效果良好，优于白头翁，能使症状迅速消失，治愈率约80％。对慢性阿米巴痢疾和带阿米巴的病人，也有较好治疗效果。服鸦胆子兼服白头翁汤，或口服鸦胆子兼用鸦胆子仁的水浸液灌肠，效果更佳。

（2）曾试用于治疗疟疾，但疗效不高，现已少用。

（3）外用治鸡眼、皮肤寻常疣。用鸦胆子油或用碎仁数粒捣烂后，涂敷于患处，可使赘疣脱下，如能先将皮肤患处稍擦损然后再敷药，效果更好。鸦胆子油能刺激正常皮肤引起皮炎，用时不要使油触及正常皮肤。

使用注意　鸦胆子对胃肠有刺激，可引起呕吐、腹痛、轻泻或腹部坠胀等副反应，要装入胶囊服用，或用桂圆肉包

119

1949

新 中 国
地方中草药
文 献 研 究
(1949—1979年)

1979

裹服用，以减少刺激性。又孕妇和幼儿不宜用。

用　量　内服每次10～15粒（小儿每岁1粒），一日三次。

处方举例　鸦胆子仁15粒，用桂圆肉包裹（或装入胶囊，每囊5粒），饭后用沙糖水送服，每日三次，连服7～10天。

15. 马 齿 苋

处方名　马齿苋。

来　源　为马齿苋科植物马齿苋（Portulaca oleracea L.）的全草。

性　味　味酸，性寒。

主要成分　茎叶含烟酸、皂甙、鞣质、尿素等，并含硝酸钾、氯化钾、硫酸钾及其他钾盐。又其提取物经检定，含左旋去甲肾上腺素（$C_8H_{11}O_3N$）等。

药理作用　止痢解毒，现已证实其作用为：

(1) 抗菌：体外试验对痢疾杆菌有抑制作用；对大肠杆菌、伤寒杆菌等也有显著抗菌作用[105]。

(2) 利尿：有效成分可能为钾盐。

此外，还有收缩血管和收缩子宫的作用[106]。

临床应用　主要用于治痢。

(1) 治疗细菌性痢疾。单味1～2两水煎服，或用粉剂，每日3次，每次1.5～2钱，或用鲜品半斤捣烂绞汁服，均有良好效果，能止痢和增进食欲。治急性菌痢效果优于慢性菌痢。

(2) 治疗痈、疖和湿疹、水田皮炎。除内服马齿苋外（方法同上），更可用其煎液局部湿敷，有消炎、止痒、消

120

132

肿作用。

（3）治毒虫咬伤、蜂刺伤而致局部肿痛，可用鲜马齿苋捣烂成泥外敷。

（4）治产后流血、电吸后子宫出血、不全流产、功能性子宫出血效果较好（取其可收缩子宫而止血）[108]。

用　量　内服干品1～2两，鲜品2～4两。

处方举例　马齿苋煎液：鲜马齿苋半斤，水煎，局部湿敷。

16．白鲜皮

处方名　白鲜皮。

来　源　为芸香科植物白鲜（Dictamnus dasycarpus Turcz.）的干燥根皮。

性　味　味苦，性寒。

主要成分　含白鲜碱（$C_{12}H_9O_2N$）、白鲜脑内酯、固甾醇、粗皂甙等。

药理作用　祛风胜湿、清热解毒。现已证实其作用主要为：（1）解热，多用于与皮肤病有关的发热，（2）抗真菌：对多种表皮癣菌有抑制作用[52]。

临床应用　主要治疗由"风热湿毒"所致的皮肤病，如湿疹、荨麻疹等。

（1）治慢性湿疹、荨麻疹，配防风、白蒺藜、乌梢蛇等加强祛风作用，方如双白祛风汤。又可用白鲜皮配地肤子、蛇床子等煎水洗患处。

（2）治风湿痹痛，两足屈伸不利，行走不便（风湿性关节炎等），配银花藤、威灵仙等水煎服。

用　量　内服1～3钱，外用适量。

121

1949

新中国
地方中草药
文献研究
(1949—1979年)

1979

处方举例 双白祛风汤：白鲜皮3钱 白蒺藜4钱 乌梢蛇3钱 生地4钱 防风3钱 当归3钱 甘草2钱 水煎服。

17. 土茯苓（附：菝葜）

处方名 土茯苓。

来　源 为百合科植物土茯苓 (Smilax glabra Roxb.) 的干燥根茎。

性　味 味甘、淡，性平。

主要成分 含生物碱、微量脂肪油、植物甾醇、甾体皂甙、鞣质等。

药理作用 有解毒、利尿等作用。

临床应用 现主要用于治疗反复发作的慢性疮疡，配银花、连翘、蒲公英等；也用于治疗慢性湿疹和其他慢性皮肤病，如牛皮癣等，有一定效果，常配生地、赤芍、地肤子等。治急性肝炎有时也用土茯苓辅助其他药（见蒲公英项下）。

又土茯苓与菝葜为同属植物，两者功用颇为近似。近年来，据报道菝葜已试用于治疗多种癌病，主要是消化道癌（食管癌、胃癌、直肠癌），对一些病例改善症状有所帮助。在实验研究方面，也发现菝葜能抑制动物的一些移植性肿瘤的生长[17]。至于土茯苓，对于治疗肿瘤是否也有一定帮助，还有待今后研究。本节在鱼腥草项下曾介绍以土茯苓配鱼腥草、冬葵子等试用于肺癌，但效果尚待进一步观察。

此外，还有一点要注意的，作为菝葜入药的同科同属的植物有许多种，常见的有金刚头（也叫做金刚藤）(Smilax china L.)、小菝葜 (S. mairei Lévl.)、刺菝葜 (S. ferox Wall.)、草

122

菝葜 (S. herbacea L.) 等。

用　量　土茯苓5钱~1两。菝葜常用量1~2两，大剂1~1.5斤（用于抗癌）。

处方举例　菝葜1斤（药用其干燥根茎），先浸于6~7斤水中一小时，然后连同浸液文火煎三小时，去渣，加肥肉2两，再煎一小时，煎得浓缩药液二小碗（约500毫升），一天内分数次饮用药汁，治胃癌、食管癌等（福州市第一医院）。

18. 贯　　众

处方名　贯众。

来　源　在广东，以乌毛蕨科植物乌毛蕨 (Blechnum orientale L.) 之根茎晒干入药。

性　味　味苦涩，性微寒。

主要成分　含鞣质和挥发油。

药理作用　清热、散瘀、止血，其原理为：

（1）抗病毒：主要对流感病毒有强烈抑制作用[107]；

（2）收缩子宫：动物实验和临床观察都证明贯众煎液和注射液有收缩子宫的作用[108]。

临床应用

（1）预防流感，单用贯众三钱，水煎服，每天一剂，一次服完。

（2）治疗流感、乙型脑炎、病毒性肺炎、流行性腮腺炎等病毒性疾患，用贯众，配大青叶、板蓝根等，有一定疗效，方如抗毒汤。

（3）治疗因子宫收缩无力而致的产后出血。前人已观察到本品能治"崩中带下，产后血气胀痛"，配旱莲草、生

123

1949

新　中　国
地 方 中 草 药
文　献　研　究
(1949—1979年)

1979

地、阿胶等治崩漏不止。现代实验已证明本品确有收缩子宫而止血的作用。近年来，临床试用贯众注射液肌注治疗人工流产和产后出现的流血，效果良好，肌注 3～5 分钟后原来收缩无力的子宫呈现收缩增强，从而达到止血目的，且无副作用[108]。故贯众可视为中药中的有效宫缩剂。

用　量　内服1.5～3钱；肌注每次 2 毫升（含生药 5 克）～4 毫升。

处方举例　抗毒汤：贯众 3 钱　大青叶 5 钱　板蓝根 5 钱　紫草根 5 钱　山豆根 3 钱　茵陈 3 钱　桔梗 2 钱　甘草 2 钱　水煎，每日分 2～3 次服。

19. 马　勃

处方名　马勃。

来　源　为马勃科植物马勃菌〔Lasiosphaera nipponica (Kawam.) Y. Kobayashi〕的干燥子实体及孢子。

性　味　味辛，性平。

主要成分　含马勃素、尿素、麦角甾醇、亮氨酸、酪氨酸，并含大量磷酸钠。

药理作用　清肺利咽，解热止血，与其收敛消炎作用有关。局部止血可能为机械性作用。

临床应用

（1）内服主治咽喉肿痛、项肿咽痛（上呼吸道炎、扁桃体炎、急性咽喉炎均可用之），配山豆根、玄参等，方如马豆汤。或用马勃 1 钱配白矾 5 分并研末吹治喉炎。同时，也可制丸服食治肺热久咳。

（2）外用局部止血，治冻疮，以马勃块或马勃粉外敷。

用　量　5分～2钱。内服须包煎。外用适量，用于止

124

血须经高压蒸气消毒。

处方举例

（1）*马豆汤：马勃1钱　山豆根3钱　玄参3钱　生甘草2钱　水煎服。

（2）马勃丸：马勃5钱　为末，用蜜糖制丸如梧桐子大，每次服20丸，一日服三次，治肺热久咳不止，有一定效果。

20. 山 豆 根

处方名　山豆根。

来　源　为豆科植物广豆根(Sophora subprostrata Chun et T. Chen) 的干燥根。

性　味　味苦，性寒。

主要成分　含苦参碱、氧化苦参碱、臭豆碱、甲基金雀花碱[109]；又含染料木素及另一酚性物 $C_{31}H_{52}O_4$[110]。

药理作用　(1)清热利咽，有消炎作用；(2)动物实验对恶性肿瘤有一定抑制作用[17]。

临床应用

（1）治咽喉肿痛、牙龈肿痛，属实热证者，配玄参、桔梗等，或射干、牛蒡子，方如喉痛方，可消肿止痛，但虚火所致咽喉肿痛，则不适用。

（2）作为癌瘤治疗的辅助药（尤其在肺癌、喉癌的早期），山豆根常配白花蛇舌草、鱼腥草等同用，但疗效尚有待进一步观察。

（3）山豆根粉局部外用（涂抹或喷洒），对宫颈炎、口腔炎有消炎作用。

用　量　内服2～3钱，粉剂6分～2钱；外用适量。

125

1949

新 中 国
地 方 中 草 药
文 献 研 究
(1949—1979年)

1979

处方举例 ＊喉痛方：山豆根3钱 射干3钱 桔梗2钱 牛蒡子2钱 生甘草1钱 水煎服。

21. 射 干

处方名 射干。

来 源 为鸢(yuān 读渊)尾科植物射干〔Belamcanda chinensis (L.) DC.〕的干燥根茎。

性 味 味苦，性寒。

主要成分 含射干甙(Tectoridin, $C_{22}H_{22}O_{11}$)、鸢尾甙(Iridin, $C_{24}H_{26}O_{13}$)、芒果素(Mangiferin)、异射干英($C_{22}H_{22}O_{11}$)等。

药理作用 (1)清热、泻肺、利咽，其原理与消炎、利尿、祛痰等作用有关；(2)抗真菌：对致病性皮肤癣菌有较强的抗菌作用[111]。

临床应用

(1)治外感咳嗽多痰，如为风热咳嗽，痰涎壅塞，可配前胡、杏仁、贝母；如为风寒咳嗽而多痰，呼吸不畅或有喘息，呼吸时喉中有哮鸣音，相当于慢性喘息性支气管炎，或支气管哮喘，可配麻黄、生姜、细辛、五味子以温化寒痰，方如射干麻黄汤。

(2)治热证的咽喉肿痛，配山豆根、桔梗等。

(3)治水田皮炎，用射干煎水(1：20)，加适量食盐，乘热温擦患部，可消炎止痒，使丘疹消退。

用 量 2～3钱。

处方举例 射干麻黄汤(《金匮要略》)：射干2钱 麻黄1钱 生姜1钱 细辛5分 五味子5分 紫菀3钱 款冬花2钱 制半夏3钱 大枣4枚 水煎服。

126

22. 土 牛 膝

处方名 土牛膝、土牛膝根。

来 源 为菊科植物土牛膝 (Eupatorium chinense L.) 的干燥根。本品又名六月雪、大泽兰，但并非苋科植物倒扣草 (Achyranthes aspera L.)。

性 味 味甘、苦，性凉。

主要成分 含黄酮甙，酚类，有机酸和氨基酸。

药理作用 清咽利喉，清热解毒，动物实验证明，土牛膝根在体内有中和白喉杆菌毒素的作用[112]。 体外试验其酊剂和煎剂对白喉杆菌有抗菌作用[36]。

临床应用

（1）为喉科常用药，治急性咽炎、喉炎、扁桃体炎等，常配岗梅根、无患子根，方如三根汤。

预防白喉，每天 1 两，水煎服。治疗白喉用单味水煎服即可，5 岁用 1.5 两，4 岁用 1 两，1 岁以下用 5 钱，疗程 12 天，也可用土牛膝浸液局部喷射喉部[113]。

（2）治疗由感冒、麻疹、肺炎等所致的高热，常与清热解毒药如银花、连翘等同用。

（3）痈疽疮疖，毒蛇咬伤。用干根 5 钱至 1 两水煎服。

用 量 5 钱～1 两，鲜品 1～4 两。

处方举例

（1）三根汤：土牛膝根、岗梅根、无患子根各 2 两，水煎服，治喉痛。

（2）土牛膝饮：干净土牛膝根适量，捣烂，加入等量的温开水，浸24小时，滤过，将浸出液用咽喉喷雾器喷射患者喉头，每半小时一次，同时每隔二小时内服浸出液20毫升治

127

1949

新 中 国
地 方 中 草 药
文 献 研 究
(1949—1979年)

1979

白喉有良效。

23. 草 河 车

处方名 草河车、蚤休、重楼、七叶一枝花。

来　源 为百合科植物七叶一枝花 (Paris polyphylla Sm.) 和蓼科植物拳参 (Polygonum bistorta L.) 的干燥根茎。

性　味 味苦，性微寒，有毒。

主要成分 七叶一枝花含甾体皂甙，其甙元为薯蓣皂甙元；拳参含黄酮甙、鞣质、没食子酸、氧化蒽醌葡萄糖甙、β-固甾醇类化合物。

药理作用 清热解毒、化痰散结，其原理为：

（1）抗菌：对痢疾杆菌、伤寒杆菌、肠炎杆菌、金黄色葡萄球菌、溶血性链球菌和脑膜炎双球菌有抗菌作用[114]。

（2）平喘：七叶一枝花水煎剂有一定平喘作用，其有效成分对组织胺引起的豚鼠支气管痉挛有明显保护作用[115]。

（3）抗肿瘤：拳参水渗液对动物移植子宫颈癌有抑制作用[17]。

临床应用

（1）治疮疖痈肿，外用以醋磨，局部涂抹。

（2）治毒蛇咬伤，如有一些蛇药，即以七叶一枝花为主药；或用七叶一枝花、半边莲、两面针根等水煎服。外用本品醋磨，取浓汁敷患处。

（3）治慢性支气管炎、肺结核的久咳，常配养阴化痰药，如沙参、百合等，有较好的治疗价值，有人认为：甚至可代冬虫草。

（4）治流行性脑炎、乙型脑炎、流行性腮腺炎、疟疾、小儿高热、中暑、昏迷抽搐等，常配清热解毒药同用，方如

128

七叶一枝花汤。

（5）治过敏性鼻炎、痈疖、蜂窝织炎、急性淋巴结炎，用其注射液效果更好。

（6）试用于治疗癌症，例如治肺癌，用本品配铁破紫虎汤，或配夏枯草、山豆根等，方如七夏豆根汤，但疗效尚有待进一步观察。

此外还可用于哮喘、肝炎、肝郁气盛，用七叶一枝花配补肾药如杜仲、巴戟、菟丝子、旱莲草之类。

用　量　2～5钱，治癌用5钱～1两。

处方举例

（1）*七叶一枝花汤：七叶一枝花3钱　银花3钱　白菊3钱　麦冬2钱　青木香1钱（后下）　水煎服。

（2）*七夏豆根汤：七叶一枝花根头1两　夏枯草1两　山豆根1两　水煎服，每日一剂，分3次服完。

24. 金 果 榄

处方名　金果榄。

来　源　为防己科植物金果榄（金牛胆、金甘榄）〔Tinospora capilipes Gagnep (Oliv.)〕或青牛胆（金古榄）(Tinospora sagittata Gagnep) 的干燥块根，或藤叶。

性　味　味苦、微辛，性寒。

主要成分　生物碱——为金果榄碱（即巴马亭）($C_{25}H_{23}O_6N$)，及中性物质 ($C_{20}H_{22}O_6$)[116、117]。

药理作用　清热解毒，利咽止痛。其作用为消炎。

临床应用

（1）治急性咽炎、扁桃体炎、咽喉肿痛有吞咽困难者，用本品磨汁，饮服，或配银花、岗梅根，方如二金汤；对咽

129

1949
新 中 国
地 方 中 草 药
文 献 研 究
(1949—1979年)
1979

部化脓性炎症，还可用金果榄2钱研末，加入冰片1分，吹入局部，效果亦好。

用　　量　1～3钱，外用适量。

处方举例　二金汤：金果榄5钱　金银花5钱　岗梅根1两　崩大碗4钱　山薄荷1钱　水煎服。

五、清热解暑药

本类药物主要用于清解暑热。

暑热常见于夏季，表现有发热、出汗、烦渴等症状。本类药物由于具有利尿散热、止渴生津等作用，故能治疗暑热证。

1. 荷　　叶

处方名　荷叶。

来　　源　为睡莲科植物莲 (Nelumbo nucifera Gaertn.) 的干燥或新鲜叶。

性　　味　味苦，性平。

主要成分　含荷叶硷。

药理作用　清热解暑，散瘀止血。荷叶的浸剂和煎剂，在动物实验中能直接扩张血管，引起中等度降压[44]。此外荷叶又有杀灭伤寒杆菌和痢疾杆菌的作用[118]。

临床应用

（1）清暑散热，常配扁豆、冬瓜皮等，方如荷叶煎。

（2）治慢性结肠炎，胃肠机能紊乱所致之泄泻，可佐入和中健脾剂中。

（3）治便血、尿血，产后恶露不尽，常配活血祛瘀药同

130

用。

用　量　5钱～1两。

处方举例　荷叶煎：鲜荷叶4钱　香薷3钱　扁豆　冬瓜皮各2钱，水煎服。

2. 绿　豆

处方名　绿豆。

来　源　为豆科植物绿豆 (Phaseolus radiatus L.) 的干燥果实（种子）。

性　味　味甘，性寒。

主要成分　蛋白质，脂肪等。

药理作用　清热解毒，消暑止渴，利尿（要连皮即绿豆衣应用，前人经验认为："其凉在衣"）。

临床应用

（1）夏天单味煎汤代茶，可预防中暑，如果已有火盛、口干渴、烦躁，也可用本品煎汤煮至半熟，清汤冷饮，或配川连、干葛等，方如绿豆饮，可解暑、除烦、止渴。

（2）能解附子、巴豆毒，民间常用本品煎汤冷饮。

用　量　1～2两。

处方举例　绿豆饮（《证治准绳》）：绿豆2两　黄连3钱　干葛5钱　甘草钱半　水煎服。

3. 西　瓜（附：西瓜皮）

处方名　西瓜。

来　源　为葫芦科植物西瓜 (Citrullus vulgaris Schrad.) 的果实。

性　味　味甘、淡，性寒。

131

1949
新中国
地方中草药
文献研究
(1949—1979年)
1979

主要成分 果汁含果糖、蔗糖、葡萄糖、磷酸、苹果酸、无机盐（主要为钾盐）、丙种维生素、瓜氨酸 (Citrullin)、番茄红素 (Lycopene, $C_{40}H_{56}$) 等。

药理作用 解暑除烦，止渴利水，其原理为利尿。

临床应用 用于暑热引起的小便短赤、小便不利、口渴、干呕，取其性寒利尿而能解热，前人以本品比喻为"天生白虎汤"。可单用或配梨汁、蔗汁等，方如四汁饮。

用 量 口啖西瓜适量，或捣汁饮，每次1至数杯，不宜多吃。

处方举例 四汁饮：西瓜汁、梨汁（或银花露）、鲜生地汁、蔗汁各适量，混和饮用，治暑热伤津。

〔附〕 西瓜皮 又名西瓜翠衣，性味功用与西瓜同，含蜡质、糖分和灰分，用量3钱～1两，配伍其他清解暑热药，方如清络饮（见本节扁豆项下）。

4. 扁 豆（附：扁豆花、扁豆衣、南豆花）

处方名 白扁豆、扁豆。

来 源 为豆科植物扁豆 (Dolichos lablab L.) 的干燥种子。

性 味 味甘，性微温。

主要成分 富含淀粉，并含甲、乙、丙种维生素和烟酸。

药理作用 消暑化湿，和中健脾，利尿。

临床应用

（1）用于解暑，治夏天胃肠型感冒、急性胃肠炎、消化不良，证见暑热头痛、恶寒烦躁、口渴欲饮、心腹疼痛、吐泻、饮食不节等暑湿症状，一般用生扁豆，配芳香化湿药等，方如香薷饮。

132

（2）用于健脾，治慢性腹泻，炒用较好。

用　量　2～6钱。

处方举例　香薷饮：（见第一章，香薷项下）。

〔附〕　扁豆花　扁豆衣　功用与扁豆大致相同，扁豆花尤以清热治痢为佳，扁豆衣则以化湿较胜，方如清络饮（《温病条辨》）：鲜扁豆花1枝，西瓜翠衣（西瓜皮）2钱，鲜银花2钱，鲜荷叶边2钱，丝瓜皮2钱，鲜竹叶2钱，水煎服，治暑热引起的身热、头目昏眩。

南豆花　为豆科植物蚕豆（南豆）(Vicia faba L.) 的干燥花。性味和功用与扁豆花略同，为南方清热解暑的常用药，通过轻宣、透表而解散暑邪，可与其他发汗解表药同用，治感暑咳嗽或感冒初起，方如﹡南豆花汤：南豆花3钱　葛根4钱　佩兰3钱　薄荷1.5钱（后下）　北杏3钱　桔梗3钱　野菊花3钱　金银花3钱　甘草1.5钱　水煎服。

5. 豆　卷

处方名　大豆黄卷、大豆卷、豆卷。

来　源　为豆科植物大豆〔Glycine max (L.) Mer.〕的种子加工而成的干燥品。

性　味　味甘，性平。

主要成分　含黄嘌呤、次黄嘌呤、天门冬酰胺，并有钙、钾和硅等。

药理作用　利湿、清热、发表。

临床应用　用于治疗湿热内蕴，发热汗少，小便不利，水肿，湿痹筋挛，骨节烦痛以及清大肠湿热。为夏天常用药，常与滑石、通草等配伍，方如豆卷汤。如属暑天感冒发热，胸闷不舒，则配苏叶。

133

1949

新　中　国
地方中草药
文　献　研　究
(1949—1979年)

1979

〔附〕　本品与淡豆豉比较，功力大致相近，但豆豉长于解表发汗，而豆卷善于清解湿热。

用　量　3～5钱。

处方举例　*豆卷汤：豆卷5钱　晚蚕砂4钱　通草2钱　南豆花3钱　香薷1.5钱　川朴3钱　银花4钱　滑石6钱　甘草1钱　水煎服，治暑湿外感。

6. 青　蒿

处方名　青蒿。

来　源　为菊科植物青蒿 (Artemisia apiacea Hance) 的全草。

性　味　味苦，性寒。

主要成分　含青蒿碱 ($C_{21}H_{22}ON_2$)、挥发油和苦味质等。

药理作用　（1）解热发汗：尤其适宜于清解暑热以及解退弛张热和原因不明的久热，但在高热和热病进展期，解热效果不甚显著。

（2）止血：对鼻出血和紫斑，有一定治疗效果。

临床应用　主要用于清解虚热和暑热。前人的经验说："青蒿为清热凉血退蒸之良药"，现代实践也主要是用于血虚而有热者。

（1）治疗血虚发热（多属慢性消耗性疾病所致的阴虚发热）、潮热盗汗，配地骨皮、白薇等。又可在滋补药中，加入青蒿一味，帮助解热。

（2）治疗温病后期，夜热早凉，热退无汗。配生地、知母、地骨皮等清热凉血药，方如青蒿鳖甲汤。

（3）用于清解暑热（即夏令感冒，或中暑、低热）。发

134

热无汗、胸闷头晕者用之最宜，可配薄荷或甘草、滑石等。

（4）治疗紫斑、鼻出血等，取其有清热凉血作用，有一定效果。治鼻出血用鲜青蒿捣汁加冷开水冲服。治紫斑须配升麻、鳖甲、当归、生地等同用。

（5）治皮肤瘙痒，煎水熏洗。

使用注意 （1）青蒿气味芳香，对胃肠刺激不大，与一般苦寒药有伤脾胃者不同，但有泄泻者仍不宜用。出汗多者也要慎用。

（2）青蒿虽可用全草，但主要靠其叶，清透解肌。青蒿子无解热功能，但可治便秘。

用　量　常用量1～3钱，为加强解热作用，有时须用5～8钱。

处方举例　青蒿鳖甲汤（《温病条辨》）：青蒿2钱 鳖甲5钱　细生地4钱　知母2钱　丹皮3钱　水煎服。

1949
新 中 国
地 方 中 草 药
文 献 研 究
(1949—1979年)
1979

第四章　利水渗湿药

本章所指的"湿"，包括两方面的含义：

第一、指有形的水分在体内潴留，又分：

1.水肿：凡属里证，肿在腰以下，尤其下肢水肿明显者，适宜用利水渗湿药以利尿消肿。

2.痰饮："痰"指稠浊的液体，"饮"指清稀的液体。"痰饮"是指由于病理原因而积留在呼吸道、消化道和体腔内的液体（包括分泌物、渗出液和饮食进去的液体），例如因支气管扩张、某些类型的慢性支气管炎，就有大量痰液积存在呼吸道；因胃炎、胃扩张等就会引起水分或分泌物在胃内积留；再如体腔内的异常积液（胸水、腹水）等，都属于痰饮，可适当配合使用利水渗湿药治疗。

第二、指"湿"与"热"相结合而成的各种"湿热证"：淋浊（例如泌尿系感染或结石）、湿温（例如肠伤寒、乙型脑炎等）、发黄（黄疸）、疮疹等，也适宜用利水渗湿药治疗。

所谓利水渗湿，主要是使小便通畅、尿量增加，从而使湿和热（毒素）从小便中解除。药理作用主要是利尿。因此，利水渗湿药大体上也可称为利尿药（但不完全等于利尿药）。

1.　茯　苓（附：赤茯苓、茯神、茯苓皮）

处方名　茯苓、云苓、白茯苓。

来　源　为多孔菌科植物茯苓菌〔Poria cocos (Schw.)

136

Wolf)的干燥菌核，多依附松树根生长。傍松根而生的为茯苓，其白色部分为白茯苓，淡红色部分为赤茯苓，围绕松根而生的为茯神。一般所称的茯苓，概指白茯苓。茯苓的表皮为茯苓皮。

性　味　味甘，性平。

主要成分　含 β—茯苓糖$(C_8H_{10}O_5)n$、茯苓酸$(C_{33}H_{52}O_5)$、蛋白质、脂肪、卵磷脂、组胺酸、胆硷、麦角甾醇和钾盐等。

药理作用

（1）利尿：动物实验证实有利尿作用，但不及木通、猪苓[1]。

（2）滋养：中医认为茯苓有补性，能健脾补中，可能与其所含营养物质的作用有关。

（3）镇静：茯苓的镇静作用虽不及茯神，但仍可用于镇静安神。

临床应用　用于治疗水肿、痰饮和健脾。

（1）用于治疗水肿、小便不利，取其有利尿作用。治疗一般的水肿胀满，对偏于寒或兼有脾胃虚弱的较适宜，可配泽泻、猪苓加强利尿作用。兼有阳虚表现者，再加配桂枝或肉桂以通阳（即旺盛血液循环功能。凡在利水剂中加入桂枝或肉桂，都是为了促进血液循环而加强利尿，也就是所谓"行气化水"、"气行水行"的意思），方如五苓散，适宜于程度较轻的水肿。实验证明五苓散有较强的利尿作用，能使排出的尿量增加112%[2,3]。

（2）用于治疗痰饮。前人的经验是："痰饮必用茯苓"。取其有利尿和补益脾胃作用。一般可用苓桂术甘汤为主方（方见第一章桂枝项下）。痰饮在胃（上腹胀满、胃部有振

137

1949

新 中 国
地 方 中 草 药
文 献 研 究
(1949—1979年)

1979

水音、呕吐清水痰涎，如慢性胃炎），则加配半夏、生姜，或用茯苓饮；痰饮在肺（咳嗽、痰多沫、呼吸不畅，如慢性支气管炎、支气管扩张），则加配陈皮、半夏、川贝。

（3）用于健脾化湿，治疗脾胃虚弱引起的消化不良、上腹胀满、食欲减少，以及脾虚泄泻等。其作用一是滋养调中；二是利尿渗湿，肠道水分因而减少，使稀溏的大便变稠。凡胃阳虚（约相当于消化功能不足）者，都可用茯苓，但需配党参，也就是前人经验所说的"茯苓能通胃阳"、"胃阳虚者，参苓必进"。总之，平素有食欲不振，消化不良，食后或吐或泻，都可用参、苓，并配其他健脾理气药，方如参苓白术散。如属急性消化不良所致的腹泻，则配苍术、银花。

（4）用于镇静安神。凡有惊悸、失眠，可用茯苓配酸枣仁、远志、柏子仁、五味子等，如补心丹（成药）。

用　量　用于健脾益胃或一般利尿渗湿者，3～6钱；如湿重有显著浮肿，用量可加大至1～1.5两。最大量偶用至2～3两，但不宜长期大量服用。

处方举例

（1）五苓散（《伤寒论》）：茯苓6钱　猪苓3钱　泽泻2钱　白术3钱　桂枝2钱　水煎服。

（2）茯苓饮（《外台秘要》）：茯苓3钱　白术3钱　党参2钱　生姜1.5钱　枳实2钱　陈皮1.5钱　水煎服。

（3）参苓白术散（《局方》）：党参4钱　茯苓3钱　白术3钱　陈皮1.5钱　莲肉3钱　淮山药4钱　苡米3钱　扁豆3钱　春砂仁1钱　桔梗1钱　甘草1钱　水煎服。

［附］赤茯苓　性味与白茯苓相同，但补性较差，故补剂中一般不用赤茯苓而用白茯苓。赤茯苓主要作用为清利湿

138

热，故五淋汤用之配赤芍、栀子等治热淋、血淋（例如表现有热象和血尿的急性尿道炎、膀胱炎、泌尿系结石）。处方：赤茯苓6钱，栀子3钱，草薢2钱，甘草梢2钱，当归3钱，白芍4钱，水煎服。

　　茯神　性味与茯苓同，但长于镇静安神。动物实验已证实茯神有中等度镇静作用，但不及酸枣仁[4]，临床两者常配伍同用，方如养心汤。处方：茯神3钱，茯苓3钱，黄芪5钱，当归3钱，川芎1.5钱，法半夏2钱，柏子仁2钱，酸枣仁3钱，远志1钱，党参3钱，肉桂末1钱（冲），炙甘草2钱，水煎服。

　　茯苓皮　性味与茯苓同，但专于利尿，无补性。常用于治疗轻症水肿（如病后体弱所见的面目和四肢肿满），代表方为五皮散（《中藏经》）。处方：茯苓皮5钱，大腹皮3钱，桑白皮3钱，生姜皮2钱，陈皮2钱，水煎服。注意：如用带皮茯苓，处方上应写"带皮苓"。带皮苓以利水作用为主，健脾作用较次，用于治一般水肿而稍重者。

2. 猪　　苓

　　处方名　猪苓。

　　来　源　为多孔菌科植物猪苓菌〔Grifola umbellata (Pers.) Pilat〕的干燥菌核。

　　性　味　味甘、淡，性平。

　　主要成分　含麦角甾醇、无晶形多糖类，以及微量生物素。

　　药理作用　利尿。作用显著，比茯苓、木通等更强。给药后6小时内，尿量增加62%，尿中氯化物增加45%。可能是由于抑制肾小管重吸收机能而引起利尿（因其对肾小球滤

139

1949

新 中 国
地 方 中 草 药
文 献 研 究
(1949—1979年)

1979

过率无明显影响）[5、6]。

临床应用

（1）用于治疗水肿。由于其药性比茯苓稍凉些，故适用于有水肿而稍偏于热的患者。例如肾炎浮肿而有热者，可用猪苓利尿而清热，并配茯苓、泽泻、滑石等加强去湿泻热作用，方如猪苓汤。如浮肿严重，可再加车前子、牛膝。

（2）用于治疗小便不利、尿痛、尿血、小腹胀满（如急性尿道炎）。可配木通、滑石等，水煎服。

使用注意 猪苓没有补性。服用过多易致利尿过甚而伤阴（有口干、烦躁等症状），因此，如平时小便量多者不宜服。又凡须利尿但不宜过于疏泄者，用茯苓而不用猪苓。

用　量　2～5钱。

处方举例　猪苓汤（《伤寒论》）：猪苓3钱　茯苓3钱　滑石3钱　泽泻3钱　阿胶珠1.5钱（溶化）　水煎服。

3. 泽　　泻

处方名　泽泻。

来　源　为泽泻科植物泽泻(Alisma plantago-aquatica L. var. orientale Sam.) 的干燥块茎。

性　味　味甘，性寒。

主要成分　（1）挥发油，内含糠醛；（2）其乙醇提液含生物碱、植物甾醇及天门冬素；（3）其水及苯提取物有抗脂肝成分[7]。

药理作用

（1）利尿：作用显著，能增加尿量、尿素与氯化物的排泄[8]。

（2）降胆固醇：动物实验发现，泽泻对家兔血中胆固醇

140

含量有轻度抑制作用，能减轻动脉粥样硬化的发展，但临床尚未用于治疗动脉硬化[8]。

临床应用

（1）用于肾炎水肿或脚气水肿，取其有利尿消肿作用。常配茯苓、白术，方如四苓散。可以此方为基础，随证加减。

（2）用于治疗由肾阴不足（肾阴虚）、肾火亢盛而引起的遗精、滑精、眩晕等证候，取其有泻肾火的作用（可能与利尿清热有关），但须配合其他滋补肾阴的药物，如熟地、山萸肉等，方如六味地黄丸。六味地黄丸既有熟地、萸肉、山药之补，又有泽泻之泻，泻去肾火，使补药更能发挥作用，这样一泻一补、一开一合，相反而相成，共奏补肾阴之效。但要注意，由肾阳虚而引起的滑精以及无湿热者，则不宜用泽泻。

〔附〕 前人曾说泽泻能治消渴（糖尿病属消渴范畴），现代实验也初步证实泽泻有降血糖作用[8]，但现代临床实践极少用泽泻为主药治糖尿病。至于六味地黄丸虽可用于治糖尿病，但主要作用不在泽泻。

用　量　2～5钱。分量不宜过大。

处方举例　四苓散（《明医指掌》）：茯苓4钱　泽泻2钱　猪苓3钱　白术3钱　水煎服。

4. 茵 陈 蒿

处方名　茵陈、绵茵陈、绵陈。

来　源　为菊科植物茵陈 (Artemisia capillaris Thunb.) 的干燥幼苗。

性　味　味苦，性平，微寒。

141

1949

新 中 国
地 方 中 草 药
文 献 研 究
(1949—1979年)

1979

主要成分　含茵陈烯 ($C_{12}H_{12}$)、茵陈酮 ($C_{12}H_{12}O$)、茵陈素、叶酸、绿原酸 ($C_{16}H_{18}O_9$)、咖啡酸 ($C_9H_8O_4$)[9]。

药理作用

（1）解热：茵陈浸剂有强力的解热作用，但煎剂解热的作用则较弱[10]。

（2）利胆：能促进胆汁的分泌，有效成分为绿原酸及咖啡酸等[11~13]。

（3）抗菌：体外试验对金黄色葡萄球菌等有抑菌作用[14]。

（4）抗病毒：对流感病毒（PR_8株）有强力的抑制作用[15]。

（5）抗真菌：稀释 400 万倍，仍能抑制猩红色毛癣菌发育，有效成分为茵陈素[16]。

（6）降脂：能降低血清胆固醇和 β 脂蛋白，防止血管壁脂质堆积[17]。

临床应用　为治疗黄疸的主要药物。

（1）治湿热黄疸，用于阳黄（黄色鲜明如橘子色，多见于急性黄疸型传染性肝炎、胆囊炎等），取其有促进胆汁分泌和排泄的作用。黄疸初起时，热重于湿，有发热、小便不利、大便秘结、腹微胀满、脉弦数者，则配栀子、大黄以加强清热泻火作用，方如茵陈蒿汤。如果湿重于热，有胸脘满闷、头重身困，大便并不秘结，而小便不利的证候较显著，脉濡缓，则须配五苓散，方如茵陈五苓散。

（2）治寒湿黄疸，用于阴黄（黄色暗晦如烟熏，多见于慢性黄疸型传染性肝炎、肝硬变等病），有全身虚寒而夹湿的证候，此时须配温里祛寒药如附子、干姜等，以温化寒湿，方如茵陈四逆散。

142

（3）作为柴胡的代用品用作清热。茵陈和柴胡都有解热作用，中医经验认为两药都入肝胆经，能去肝胆实火。但茵陈的药性较柴胡稍柔和，故凡平素阴虚而新有实热，须用柴胡清热，但又不能耐受柴胡之刚燥者，可用茵陈代柴胡。

使用注意 虚黄是黄而带淡白色，小便如常，口淡，脉弱，是由贫血、寄生虫病所致，不是由湿热引起，因此不宜用茵陈，宜用补中益气药物治疗。

用　量 5钱～1两。

处方举例

（1）茵陈蒿汤（《金匮要略》）：绵茵陈1两　大黄3钱（后下）　栀子4钱　水煎服。

（2）茵陈五苓散（《金匮要略》）：绵茵陈1两　云苓5钱　猪苓4钱　白术4钱　泽泻3钱　桂枝2钱　水煎服。

（3）茵陈四逆汤（《张氏医通》）：绵茵陈6钱　熟附子3钱　干姜3钱　炙甘草1钱　水煎服。

5.　广　防　己

处方名 木防己、广防己、防己。

来　源 为马兜铃科藤本植物广防己（Aristolochia westlandi Hemsl.）的干燥根。

性　味 味苦、辛，性寒。

主要成分 含木防己素甲（$C_{20}H_{14}O_9$）、木防己素乙（$C_{14}H_{21}O_{14}N_{14}$）、木防己素丙（$C_{18}H_{21}O_{10}$）[18]。

药理作用 祛风利湿清热，现已证实其作用为镇痛和利尿。

临床应用

（1）用于治疗水肿、脉浮、身重、呼吸迫促或喘息（如

143

1949
新 中 国
地 方 中 草 药
文 献 研 究
(1949—1979年)
1979

心力衰竭引起的水肿和喘息）。也可治疗胸积液，常配党参、桂枝等同用；方如木防己汤。

（2）用于治疗风湿性关节炎，取其有镇痛作用。对于表现有湿热身痛（口渴、心烦、舌苔黄腻、脉滑数）者尤为适宜，配蚕沙、威灵仙、秦艽、薏苡仁等加强祛风清热利湿作用。

如属风湿性关节炎急性发作，既有表虚（汗出、恶风、脉浮），又有里虚（食欲不振、心悸、头昏、易倦、苔淡白）者，须配黄芪、白术等补益药，方如防己黄芪汤。如属热痹（关节红肿痛热较明显，发热、口渴亦较甚），可配知母、黄柏、牛膝。

使用注意 如有阴虚自汗、口苦咽干和盗汗者，慎用防己，因过多服用可能会伤阴。

用 量 1.5～5钱。

处方举例

（1）木防己汤（《千金方》）：木防己4钱 党参4钱 桂枝2钱 生石膏6钱（先煎） 水煎服。

（2）防己黄芪汤（《金匮要略》）：防己4钱 黄芪4钱 白术2钱 生姜3片 大枣4枚 水煎服。

6. 汉 防 己

处方名 汉防己。

来 源 为防己科藤本植物粉防己 (Stephania tetrandra S. Moore) 的干燥根。

性 味 味苦、辛，性寒。

主要成分 含多种生物碱，主要为汉防己碱 (Tetrandrine, $C_{38}H_{42}O_6N_2$)、去甲基汉防己碱 (Demethyl tetrandrine, $C_{37}H_{40}O_6N_2$)、防己诺林，另含挥发油。

144

药理作用 利水渗湿止痛，其原理为：

(1) 镇痛：其煎剂和流浸膏具有一定镇痛作用，但剂量增大后镇痛作用反而减弱[19]。

(2) 解热：作用较缓弱。

(3) 消炎：对大白鼠实验性关节炎，有一定程度的消炎作用[20]。

(4) 肌肉松弛：动物实验证实有一定的肌肉松弛作用[21]。可作为辅助麻醉的肌肉松弛剂用。

(5) 利尿：作用明显，可使尿量增加47%[22]。

此外，动物实验还观察到有抗过敏性休克[20] 和降低血压[23]的作用。又体外试验对痢疾杆菌有抗菌作用[24]。

临床应用 与广防己基本上相同，但习惯上认为广防己功用以祛风利湿为主，而汉防己以利水渗湿为主，故治风用广防己，治水用汉防己。汉防己配茯苓、桂枝等可治一般体弱水肿、脚气浮肿，方如防己茯苓汤。治风湿，广防己和汉防己都可以用。

近年来，汉防己总生物碱还用于手术麻醉时作肌肉松弛剂用。

又汉防己碱（亦称汉防己甲素）已提纯生产，有片剂和针剂供应，用作镇痛消炎药，以治疗关节风湿痛、神经痛等，用于治疗高血压病，也有一定疗效[25]。

〔附〕 关于防己这类药材，我国最常用的是广防己和汉防己。但要注意的是，日本把防己科植物青藤〔Sinomenium acutum (Thunb.) Rehd. et Wils.〕也称为汉防己，实际上与我国所称的汉防己（即本条所述者）不同，应加以区别。

用　量 2～5钱。

处方举例 防己茯苓汤（《金匮要略》）：汉防己5钱　茯

145

1949
新 中 国
地 方 中 草 药
文 献 研 究
(1949—1979年)
1979

苓5钱　黄芪5钱　桂枝2钱　炙甘草1钱　水煎服。

7. 滑　石

处方名　滑石、生滑石。

来　源　为矿石中硅酸盐类的滑石 (Talcum depuratum)，研成细粉后生用。

性　味　味甘，性寒。

主要成分　为含水硅酸镁 ($3MgO \cdot 3SiO_2 \cdot H_2O$)，并含粘土、石灰等。

药理作用　利尿、渗湿、清热，作用较和缓；所含的硅酸镁有吸附和收敛作用，能保护肠管，止泻而不引起鼓肠，对治疗水泻尤为适宜。又体外试验其煎剂对伤寒杆菌、脑膜炎球菌和金黄色葡萄球菌有抑制作用[26]。

临床应用　为去湿清热常用药，凡小便不利而属于热证者，常用滑石。

（1）用于治疗热淋（例如急性尿道炎、膀胱炎等）、石淋（泌尿系结石）。取其有利尿清热作用，在治疗泌尿系结石和急性尿路感染的方剂中，滑石广泛应用。

（2）用于治疗暑热。夏季受暑，发高热，小便不畅，烦躁口渴，或有水泻，可用滑石配甘草，方如六一散，再加辰砂，即为益元散，对治疗小儿夏季感暑腹泻，效果更好。

（3）作为辅助药，用于温热病热在气分而夹湿者（感染性疾病中期和极期，持续发热、身重、口渴、舌苔黄），配合其他清热利湿药，使湿热随小便解除，方如黄芩滑石汤。

此外，在温热病恢复期，津少阴亏，余热未退尽，也可在滋阴药中稍加滑石，促使余热随小便解除。

（4）外用治疗皮肤湿疹、皮炎，常配黄柏末等。

146

用　量　内服3～5钱，治疗泌尿系结石可重用至8钱～1两。外用适量。

处方举例

（1）六一散（《伤寒标本》）：（成药，生滑石末六份、甘草末一份），成人每服2～3钱（小儿量为8分～1钱），每日2～3次，冷开水或温开水送服，或用其他汤药送服。如与其他药同煎，则需用3～5钱（大剂可达8钱）包煎。

（2）益元散：六一散6钱　辰砂5分，分2～3次温开水送服。用于中暑腹泻者，以藿香或香薷3钱轻煎送服更好。如与其他药同煎，益元散可用至3～5钱。

（3）黄芩滑石汤（《温病条辨》）：黄芩3钱　滑石3钱　通草1钱　茯苓5钱　猪苓3钱　大腹皮3钱　白蔻仁1钱　水煎服。

8.　薏　苡　仁

处方名　苡仁、生苡仁、苡米、生苡米、薏苡仁。

来　源　为禾本科植物薏苡（Coix lachryma-jobi L.）的干燥成熟种仁。

性　味　味甘、淡，性微寒。

主要成分　含脂肪油、薏苡素（Coixol, $C_8H_7O_3N$）、甾醇、氨基酸、维生素 B_1 等。又其同种植物薏苡（Coix lachryma-jobi L. var. ma-yuen Stapf）含薏苡内酯（Coixenolide, $C_{38}H_{70}O_4$)[27]。

药理作用　能利水渗湿，有助于清热排脓和治肌肉风湿。关于后者，现代医学已证实，以薏仁油作用于蛙肌，确能使肌肉挛缩减少，这就为前人的经验"薏苡仁治湿痹拘挛"提供了初步的科学根据。

本品又能健脾止泻，可能与其所含维生素 B_1 有关。

147

1949

新　中　国
地 方 中 草 药
文 献 研 究
(1949—1979年)

1979

临床应用　作为辅助药，用于利尿消炎、去湿止痛、健脾止泻。

（1）用于治疗轻症水肿，尤以脚气水肿较适宜。慢性肾炎而水肿较轻者，可用薏苡仁和鱼腥草等利尿退肿，并可根据患者脾肾阳虚的情况酌加杜仲、菟丝子、黄芪等补益药，方如薏苡杜仲汤。

（2）用于治疗内痈。例如治肺痈的苇茎汤，治肠痈的肠痈方（见第三章），均用本品配合。

（3）用于治疗湿热痹痛（例如风湿性肌炎、多发性神经炎），可缓解肌肉挛缩疼痛，无论热证寒证都可用。偏热的，配络石藤、豨莶草；偏寒的，配麻黄，方如麻杏薏苡甘草汤；湿重的，再加配苍术，方如薏苡仁汤。

（4）用于健脾止泻。薏苡仁的效力虽不及淮山药，但仍能增进食欲，帮助消化，治脚气病和脾虚泄泻。在健脾方剂内也常采用，如参苓白术散。

此外，本品又可治皮肤扁平疣。可用1两，水煎服，或以2两煮粥，服用一个月左右，有一定效果。其治疗原理尚待研究。

〔附〕　（1）本品生用为主，炒用只用于健脾；（2）本品效力较缓，故用量宜较大；（3）据报道，实验研究发现薏苡内酯对癌细胞有抑制作用。临床上也曾试用薏苡仁配白花蛇舌草、全蝎、生甘草等治乳癌，但疗效尚有待进一步观察。又薏苡仁的丙酮提取物的抗肿瘤作用还不能肯定[28]。

用　量　5钱～1两，大剂量可用到2～3两。

处方举例

（1）*薏苡杜仲汤：生苡仁8钱　杜仲4钱　土茯苓1两菟丝子3钱　金狗脊6钱　黄芪1两　鱼腥草6钱　四叶参

148

1两　水煎服。

(2) 麻杏薏苡甘草汤（《金匮要略》）：麻黄1.5钱　杏仁2钱　生薏仁5钱　甘草1钱　水煎服。

(3) 薏苡仁汤（《张氏医通》）：生薏仁8钱　苍术3钱　麻黄2钱　桂枝2钱　当归3钱　白芍3钱　生姜3钱　甘草1钱　水煎服。

9.　冬瓜仁（附：冬瓜皮）

处方名　冬瓜仁、冬瓜子。

来　源　为葫芦科植物冬瓜 (Benincasa hispida Cogn.) 的干燥成熟种子。

性　味　味甘，性寒。

主要成分　含葫芦巴碱、腺嘌呤、脂肪油。

药理作用　(1) 利尿、消炎，故能清热除湿，散热毒痈肿；(2) 祛痰。

临床应用　作为治疗内痈和痰热咳嗽的辅助药。治内痈用法与薏苡仁同；治痰热咳嗽虽然效力不及栝蒌仁，但仍有一定作用，常配前胡、川贝、杏仁，方如前贝杏瓜汤。

用　量　2～4钱。大剂可用至1两。

处方举例　前贝杏瓜汤：前胡2钱　川贝2钱　杏仁3钱　冬瓜仁3钱　水煎服。

〔附〕冬瓜皮　味甘，性微寒。能清热利尿，但效力较弱，治一般体弱或脚气引起的轻症浮肿、小便不利。用量1～2两，常配赤小豆、生薏仁、红糖等水煎服。

10.　木　通

处方名　木通。

149

1949

新　中　国
地 方 中 草 药
文 献 研 究
(1949—1979年)

1979

来　源　常用者为木通科植物木通〔Akebia quinata (Thunb.) Decne.〕或马兜铃科植物木通 (Aristolochia manshuriensis Kom.) 的干燥木质茎。

性　味　味苦，性寒。

主要成分　木通科木通含木通甙 $(C_{35}H_{56}O_{20})_3$、常青藤甙元 $(C_{30}H_{48}O_4)$、齐墩果酸。马兜铃科木通含马兜铃酸 $(C_{17}H_{11}O_7N)$，其煎剂又含钙和鞣酸。

药理作用

（1）利尿：实验证明，其利尿作用强于淡竹叶，但弱于猪苓[5]。

（2）抗菌和抗真菌：体外试验，对革兰氏阳性杆菌、痢疾杆菌、致病性皮肤癣菌，均有抑制作用[29、30]。

临床应用

（1）用于治疗心火盛（口舌生疮、咽灼喉痛、心情烦躁、睡眠不佳），取其有利尿消炎作用，可清热除烦，配淡竹叶、生地等同用，方如导赤散（见第三章淡竹叶）。

（2）用于治疗小便滞涩、尿痛、尿频（如急性尿道炎），取其有利尿和抗菌作用，可用导赤散，或配车前子、萹蓄、茯苓等。

（3）用于治疗水肿（脚气水肿、肾炎水肿均可），作为辅助药。配猪苓、茯苓，方如木通散。

使用注意　木通性极苦寒，前人曾谓其能大泄心肾之气，不可妄投。现代对木通的使用虽已较普遍，但仍应掌握用量，不宜过大。临床上也观察到，一次服木通 2 两以上时，能引起肾功能衰竭[31]，因此，必须引起警惕。孕妇慎用；老人和体弱者要使用木通时，应酌加党参、白术。

用　量　8分～3钱。

150

处方举例　木通散（《证治准绳》）：木通1.5钱　苏叶3钱　桑白皮2钱　猪苓2钱　赤茯苓3钱　槟榔3钱研末，加生姜、葱白，水煎服。

11. 通　草

处方名　通草。

来　源　为五加科植物通 脱 木 〔Tetrapanax papyrifera (Hook.) K. Koch.〕 的干燥茎髓。

性　味　味甘、淡，性寒。

主要成分　含肌醇 ($C_6H_{12}O_6$)。

药理作用　（1）利尿；（2）促进乳汁分泌。

临床应用

（1）用于产妇乳少，为下乳常用药。常配王不留行和穿山甲，如下乳方。

（2）用于湿温证，有烦渴、小便不利，配滑石、生地、淡竹叶等。

使用注意　孕妇慎用。

用　量　1～2钱。

处方举例　下乳方：通草2钱　炙山甲3钱　王不留行3钱　水煎服。如能加猪蹄3两同煎服则更佳。

12. 灯　心　草

处方名　灯芯、灯草、灯芯草、灯心草、灯心花。

来　源　为灯心草科植物灯心草〔Juncus decipiens (Buch.) Nakai〕的干燥茎髓。

性　味　味甘、淡，性微寒。

主要成分　含阿拉伯树胶和木胶。

151

1949

新 中 国
地 方 中 草 药
文 献 研 究
(1949—1979年)

1979

药理作用　清热利湿，有利尿作用。

临床应用　主要用于清心火，但力量较单薄，只适宜于病情轻浅者，或辅助其他清热利尿药用。小儿因心热而烦躁、夜啼，可用灯芯一扎，水煎服（用朱砂拌制过的朱灯芯更好）。成人因心肾不交（心火过盛，肾阴不足而引起的兴奋型神经官能症）而致夜睡不宁或失眠，可用一味灯芯（或配淡竹叶）煎汤临睡前服。

用　量　5分～1钱，或小儿1扎，成人3扎。

处方举例　灯芯竹叶汤：灯芯3扎　淡竹叶3钱　水煎服。

13. 瞿　麦

处方名　瞿麦。

来　源　为石竹科植物瞿麦 (Dianthus superbus L.) 或石竹 (Dianthus chinensis L.) 的干燥带花地上部分，但其药力主要在穗部。

性　味　味苦，性寒。

主要成分　瞿麦含少量生物碱。石竹含芳香油，主要为丁香酚 ($C_{10}H_{12}O_2$)、苯乙醇 ($C_8H_{10}O$) 等。

药理作用　(1) 利尿：其煎剂有显著利尿作用[32]；(2) 兴奋肠管，使肠蠕动增加[33]。

临床应用　最适宜于治热淋而有血尿者（如急性尿道炎、膀胱炎），常配赤芍、茅根、生地，方如瞿麦散。如果热证更盛，再加配栀子、滑石；对产后泌尿系感染而致的血淋，宜配蒲黄。

此外，瞿麦也可治便秘，因其能使肠蠕动增加而促进排便，常配栝蒌仁。

152

用　量　1～4钱，大剂可用至6～8钱。

处方举例　瞿麦散：瞿麦3钱　赤芍3钱　茅根1两
生地6钱　阿胶1.5钱（溶化）　地骨皮2钱　水煎服。

14. 地 肤 子

处方名　地肤子。

来　源　为藜科植物地肤〔Kochia scoparia (L.) Schrad.〕
的干燥成熟果实。

性　味　味甘、苦，性寒。

主要成分　含皂甙和维生素A类物质。

药理作用　清湿热（利尿、抗皮肤真菌）。

临床应用

（1）作为利尿的辅助剂，可加强其他利尿药的作用，即
前人所称能作为利水的"响导"，治热淋或水肿，常配瞿
麦、猪苓、通草等同用。

（2）较常用于治疗皮肤湿热或风热，例如各种湿疹、痒
疹。内服或外用均可。内服配生地、野菊花、白藓皮，方如
除湿消疹汤。外用配蛇床子等煎洗患部。

用　量　内服1～5钱，外用适量。

处方举例　除湿消疹汤：地肤子5钱　白藓皮3钱　川
萆薢4钱　苦参3钱　野菊花3钱　生地4钱　赤芍3钱
当归3钱　水煎服。

15. 萹 蓄

处方名　萹蓄、萹蓄草。

来　源　为蓼科植物萹蓄 (Polygonum aviculare L.) 的
干燥全草。

153

1949

新 中 国
地 方 中 草 药
文 献 研 究
(1949—1979年)

1979

性　味　味苦，性平。

主要成分　叶含萹蓄甙（$C_{20}H_{18}O_{11}$）、大黄素和钾盐。

药理作用　（1）利尿：作用显著，且能增加尿内钠的排出。连续给药也不会产生耐受性，应用上安全范围较大，用量可稍大，过小则无利尿作用。有效成分为钾盐[34、35]。（2）抗菌：对福氏痢疾杆菌Ⅲ型有较强的抑菌作用[14]。（3）驱虫：临床观察对驱除蛲虫等有一定作用。

临床应用

（1）治疗热淋、石淋（如尿道炎、尿道结石、输尿管结石等），尤其适宜于有小便涩痛兼有大便秘结者，配木通、瞿麦、车前子等，方如八正散。

（2）治疗乳糜尿，配萆薢、石苇、海金沙等，如乳糜尿方。

（3）治疗蛲虫病，单用萹蓄1两，水煎，早、晚各服一次；或配榧子肉、尖槟等，如萹榧驱蛲汤。

使用注意　瞿麦、萆薢、萹蓄都能去湿热利小便而治淋症。但三者的适应症各有重点。凡热重于湿，小便时尿道有灼热感和疼痛者用瞿麦；如湿重于热，小便如米汤样，则宜用萆薢；如湿热相当，小便一般滞涩不畅者用萹蓄，遇有兼证时，三者可彼此配伍同用。

用　量　3～6钱。单味偶用至1两。

处方举例

（1）八正散（《局方》）：萹蓄3钱　木通2钱　瞿麦3钱　栀子3钱　滑石4钱　车前子3钱（包煎）　大黄1钱（后下）　甘草梢2钱　灯芯1钱　水煎服。

（2）乳糜尿方：萹蓄6钱　石苇5钱　川草薢1两　海金沙5钱（包煎）　木通3钱　茅根1两　小蓟5钱　六一

154

散 8 钱（冲）　水煎服。

（3）*萹榧驱蛲汤：萹蓄 3 钱　榧子肉 4 钱　尖槟 4 钱
槐花米 4 钱　十大功劳 1 两　水煎服。

16. 石　苇

处方名　石苇、石韦。

来　源　为水龙骨科植物石苇〔Pyrrosia lingua (Thunb.)
Farw.〕的干燥地上部分。

性　味　味甘、苦，性平。

主要成分　含皂甙、蒽醌类、黄酮类等。

药理作用　（1）利尿；（2）清热止血；（3）抗菌：对金
黄色葡萄球菌、变形杆菌、大肠杆菌有不同程度的抑制作
用[36]；（4）抗流感病毒[37]。

临床应用　实际应用不如萹蓄、草薢普遍。但在利尿清
热和止血方面，仍有其特长。

（1）用于治疗热淋。有小便不利、涩痛，配车前子、滑
石等。

（2）用于清热止血。如血淋或石淋而有血尿，可配当
归、赤芍、紫珠草等，方如石苇散加减。如为热证吐血，可
用石苇 1 两，浓煎顿服。

（3）近年来试用于治白细胞减少，配红枣，方如石苇红
枣汤[38]：石苇 1 两　红枣 5 钱　水煎服，每日一剂。

用　量　2 钱～1 两。

处方举例　石苇散加减（《普济方》）：石苇 1 两　旱
莲草 6 钱　紫珠草 4 钱　白芍 4 钱　瞿麦 4 钱　冬葵子 1 两
白术 4 钱　滑石 6 钱　当归 3 钱　炙甘草 1.5 钱　水煎服，
治肾结石血尿。

1949
新 中 国
地方中草药
文 献 研 究
(1949—1979年)
1979

17. 车前子（附：车前草）

处方名 车前子。

来　源 为车前草科植物车前 (Plantago asiatica L.) 的干燥成熟种子。

性　味 味甘，性寒。

主要成分 含车前子酸 ($C_5H_8O_3$)、 琥珀酸， 粘液质。并含少量维生素 A 类物质。

药理作用

（1）利尿：能增加水分的排泄，同时，尿素、氯化钠和尿酸等的排泄也增多[39]。但也有些实验[35]未能证实此项作用。

（2）滋补：略有补性，可利可补，即所谓"利小便而不走气"，能益阴明目，可能与其所含的维生素 A 类物质的作用有关。

临床应用

（1）用于治疗热淋（急性尿道炎、膀胱炎），取其利尿和清热作用，常与萹蓄、石苇等配伍。八正散和石苇散都用车前子。

（2）用于治疗肾炎水肿。如小便不利并有肾虚症状者，须配牛膝、熟地、萸肉、肉桂等，方如牛车肾气丸。

（3）用于眼科疾患。入滋补药可以补虚，入解表清热药可以泻实。例如，配当归、熟地、杞子、菟丝子等可补益气血而治圆翳内障（老年性白内障），方如加减驻景丸。配黄芩、龙胆草、羌活、菊花等可清肝经积热而治眼中生翳、血灌瞳神、羞明多眵（相当于疱性角膜炎），方如车前子散。

156

用　量　1～5钱。作汤剂要布包入煎，又利水宜炒用，补虚宜酒制。

处方举例

（1）牛车肾气丸（《济生方》）（旧称"济生肾气丸"）：成药，每服3～4钱，每日1～2次，温开水送服，如能以黄芪、党参煎汤送服更佳。如作汤剂可按下方：怀牛膝3钱　车前子4钱（包煎）　淮山药4钱　云苓4钱　熟地8钱　山萸肉3钱　丹皮2钱　泽泻3钱　附子3钱　肉桂1钱（焗）　水煎服。

（2）加减驻景丸（《局方》）：车前子2两　当归　熟地各5钱　五味子　杞子　楮实子　川椒各1两　菟丝子半斤　共为细末，蜜水煮糊丸，如梧桐子大，每服30丸，空腹盐汤送下。

（3）车前子散（《审视瑶函》）：车前子　密蒙花　羌活　白蒺藜　黄芩　菊花　龙胆草　草决明　甘草　各等分为末，每服2钱，食后饭汤送下。

〔附〕车前草　为车前的干燥全草。味甘，性寒。含车前草素和甙类物质$C_{15}H_{24}O_9$。对金黄色葡萄球菌、痢疾杆菌有轻度抑制作用。其功用与车前子基本相同，利尿作用不及车前子，但清热解毒、消炎止血、止泻作用则较强，还有一定的镇咳祛痰作用。主要用途：（1）治血淋；（2）治湿热下痢；（3）治慢性气管炎。用量：干品3钱～1两；鲜品2～4两。处方举例：鲜车前草3～4两，水煎，调蜜糖1两冲服，治湿热下痢（急性肠炎、细菌性痢疾）。

18．冬　葵　子

处方名　冬葵子。

1949

新 中 国
地 方 中 草 药
文 献 研 究
(1949—1979年)

1979

来 源 为锦葵科植物苘（qǐng 读请）麻(Abutilon avicennae Gaertn.) 的干燥成熟种子。

性 味 味甘，性寒而滑。

主要成分 含脂肪油、蛋白质。

药理作用 利尿、催乳、通便。

临床应用

（1）治小便不利。如属水肿而有小便不利、便秘者，配车前草、茯苓等。如为夏季感受暑热而出现 小 便 不 利、尿痛，则配滑石、香薷等，方如冬葵子汤。

（2）治产后乳汁稀少或排乳困难、乳房胀痛，或乳痈初起，可用本品2两，酒、水各半煎服。

（3）治泌尿系结石，起辅助作用，取其性滑而利尿，常用之协助金钱草、车前子等。

使用注意 本品性"滑"，脾虚便溏者忌用，孕妇慎用。

用 量 2～5钱。

处方举例 冬葵子汤：冬葵子4钱 滑石3钱 香薷1钱 藿香1.5钱 水煎服。

19. 草 薢 (音 Bìxiè 读臂械)

处方名 草薢、川草薢、川薢片。

来 源 为薯蓣科植物粉草薢 (Dioscorea sativa L.) 的干燥地下根状茎。

性 味 味苦，性平。

主要成分 含薯蓣皂甙等多种甾体皂甙。总皂甙水解后生成薯蓣甙元。

药理作用 祛风去湿，其原理尚待研究。

158

临床应用

（1）用于治疗小便频数、小便失禁（尤其小儿）。配益智仁、乌药。

（2）用于治疗膏淋（尿液混浊如膏，或如米汤，小便短涩，欲出未尽）。有湿热证候者（可见于急性尿道炎、膀胱炎），配车前子、黄柏等以加强去湿清热作用，方如程氏萆薢分清饮；有阳虚肾虚证候者（可见于慢性前列腺炎、各种原因引起的乳糜尿等），配乌药、益智仁等，方如萆薢分清饮。

（3）用于治疗湿热痹痛，尤其腰背冷痛、下肢活动不利、麻木（可见于周围神经炎、类风湿性关节炎）。前人的经验说萆薢"治湿最长，治风次之，治寒则尤其次"。对于湿热和风湿所致的肌痛，本品确有缓解功效，常配桑枝、络石藤、牛膝等药。

（4）用于治疗皮肤湿疹、慢性皮炎，或脓疱疮等属湿热证者，配黄柏、苡仁等，方如萆薢去湿汤。

用　量　1.5～4钱。大剂量偶用至8钱～1两。

处方举例

（1）程氏萆薢分清饮（《医学心悟》）：川萆薢3钱　黄柏3钱　石菖蒲1.5钱　云苓4钱　白术3钱　莲子心2钱　丹参1.5钱　车前子4钱（包煎）　水煎服。

（2）萆薢分清饮（杨氏方）：川萆薢3钱　益智仁2钱　乌药3钱　石菖蒲1.5钱　茯苓3钱　生甘草1钱　水煎服。

（3）萆薢去湿汤：川萆薢3钱　黄柏3钱　生苡仁5钱　赤芍3钱　丹皮3钱　泽泻3钱　生滑石4钱　通草1钱　水煎服。

159

1949

新 中 国
地 方 中 草 药
文 献 研 究
(1949—1979年)

1979

20. 金 钱 草

处方名 金钱草。

来 源 常用的有下列几个品种：

（1）广东金钱草：为豆科植物金钱草〔Desmodium styra-cifolium (Osb.) Merr.〕。

（2）四川大金钱草：为报春花科植物金钱草(Lysimachia christinae Hance)。

（3）四川小金钱草：为旋花科植物金钱草 (Dichondra repens Forst.)。

（4）江苏金钱草：为唇形科植物活血丹 (Glechoma hederacea L.)。

性 味 味甘，性凉。

主要成分 含挥发油、鞣质、钾盐等。

药理作用 （1）利尿：可能与其所含钾盐有关[40]；（2）排石：可能通过化石作用，把结石碎化为砂，或通过利尿作用，把细结石冲出，（3）利胆：其煎剂能促进胆汁从胆管排出[41]。

临床应用 主要用于治疗泌尿系结石，对胆道结石的治疗也有一定作用。

（1）用于治疗膀胱、输尿管结石。可用金钱草2两煎汤代茶，另用金钱草配海金沙等煎服，方如输尿管结石方，治疗效果良好，确能使不少病例的结石排出或消失。

（2）用于治疗肾结石，要配石苇、鱼首石等以加强利水通淋作用，并配杜仲、合桃肉等补益药以补肾，方如肾石一方。

（3）用于治疗胆道结石，四川大金钱草作用较好，且需

160

配茵陈、柴胡、栀子等药，方如胆道排石汤，适宜于没有明显梗阻和感染的胆道结石。

使用注意 用金钱草治结石，时间须较长，要长期坚持服药，一般需一个月以上。

又长期或大量服用金钱草，会产生头晕、心悸等反应，这可能与利尿排钾有关，除适当补充钾盐外，中药可配用固肾药如金樱子、芡实之类。

用 量 常用量1～2两，单味最大用量4～5两。

处方举例

(1) *输尿管结石方：金钱草2两 木通3钱 瞿麦8钱 车前子3钱（包煎） 生滑石5钱 炒山栀3钱 海金沙5钱（包煎） 金锁匙5钱（广东草药，如无，可用萹蓄6钱代） 水煎服。如能加琥珀末2～3分冲服更好。

(2) *肾石一方：金钱草2两 瞿麦6钱 生滑石1两 海金沙7钱（包煎） 杜仲8钱 木通3钱 怀牛膝4钱 党参3钱 鸡内金3钱 鱼首石4钱 合桃肉1两 石苇4钱 两头尖4钱（如无，可用郁金3钱代） 水煎服。

(3) 胆道排石汤：茵陈1两 金钱草1两 黑山栀4钱 柴胡2钱 丹参4钱 枳壳2钱 赤芍2钱 白芍2钱 广木香3钱 水煎服。

(4) 排石汤（遵义医学院方）：金钱草1两 黄芩3钱 大黄2钱 枳壳3钱 川楝子3钱 木香3钱 水煎服。

21. 赤 小 豆

处方名 赤小豆。

来 源 为豆科植物赤小豆 (Phaseolus calcaratus Roxb.) 或赤豆 (P. angularis Wight) 的干燥成熟种子。

161

1949

新　中　国
地方中草药
文　献　研　究
(1949—1979年)

1979

性　味　味甘、酸，性平。

主要成分　含三种结晶性皂甙，又含棕榈酸、硬脂酸、花生酸等[42]。

药理作用　利尿、解毒、消炎、缓下。

临床应用

（1）治疗肾炎水肿或脚气水肿。配鲤鱼，如赤小豆鲤鱼汤。按鲤鱼味甘，性平，能利尿，配赤小豆后更能加强利水消肿作用，不但能治脚气，而且在慢性肾炎稳定阶段经常服用，还可巩固疗效（附：如无鲤鱼，可用鲫鱼，但利尿效果稍差）。

（2）治一般虚肿（如营养性水肿、脚气水肿）。配花生、红枣等煎汤，长期服用。

（3）治轻症湿热黄疸。如身发黄、发热、无汗（轻症的急性黄疸型传染性肝炎），配麻黄、连翘、桑白皮等以发汗、清热、利尿、解毒，方如麻黄连翘赤小豆汤。此方的适应证与茵陈蒿汤有时不易区别清楚，退黄效力不及茵陈蒿汤，但有时也能收到良好的疗效。

（4）试用于治疗糖尿病。以赤小豆（发芽）4两，煮猪的脾脏（广州俗名猪横脷）一个，经常服食，有一定疗效。

又赤小豆研末调醋外敷，可治初起痈肿。

用　量　1～4两。外用适量。

处方举例

（1）赤小豆鲤鱼汤：赤小豆3两　鲤鱼1条（约1斤重）　醋、水各半，煎煮一小时，先吃鱼，后服药。

（2）麻黄连翘赤小豆汤（《伤寒论》）：麻黄2钱　连翘2钱　赤小豆1两　桑白皮2钱　杏仁3钱　生姜3片　甘草1钱　大枣3枚　水煎服，或以赤小豆煎汤代水，煎其

162

他药。

22. 半 边 莲

处方名 半边莲。

来 源 为桔梗科植物半边莲 (Lobelia chinensis Lour.) 的干燥带根全草。

性 味 味甘、辛，性平。

主要成分 含半边莲素，为类似生物硷的黄色结晶体[43]。另含山梗菜硷等。

药理作用 (1)利尿：作用显著而持久，能增加尿量和氯的排出，有效成分为半边莲素[44]；(2)解毒消肿。

临床应用

(1)治疗毒蛇咬伤，可能通过利尿和轻泻加速毒素排泄。适宜于治眼镜蛇、青竹蛇、蝰蛇咬伤，可用鲜半边莲4两，捣烂取汁，热酒送服；或干品1～2两，水煎服。也可与其他清热解毒药同用，方如三黄半边莲汤。外用则以鲜半边莲一把，加盐捣烂成泥状，围敷伤口部。

(2)治晚期血吸虫病，通过利尿，使腹水减轻，症状改善。每日1两2钱水煎，分二次服。

用 量 利水用干品5钱～1两2钱，鲜品3两；治蛇咬伤用干品1～2两，鲜品3～4两。

处方举例 三黄半边莲汤：黄芩3钱 黄连2钱 田基黄5钱 半边莲1两 银花5钱 野菊花5钱 水煎服。

23. 玉 米 须

处方名 玉米须。

来 源 为禾本科植物玉蜀黍 (Zea mays L.) 的柱头。

163

1949
新 中 国
地 方 中 草 药
文 献 研 究
（1949—1979年）
1979

性　味　味甘，性平。

主要成分　含有维生素类、糖类、β-固甾醇、苹果酸、柠檬酸、无机盐（钾盐较多）。

药理作用　利水通淋，降血压。其原理为：

（1）利尿：实验证明，有中等的利尿作用[5]，氯化钠排出增多。

（2）降压：动物实验，有降低血压作用[45,46]，可能是通过利尿，减少血容量而致降压。

临床应用

（1）治泌尿系结石。如小便淋沥，痛不可忍者，常与利水渗湿药同用，方如肾石二方。

（2）治疗慢性肾炎，初步观察有一定效果，主要表现在利尿，肾功能改善，浮肿消退或减轻，尿蛋白消失或减轻等。配牛车肾气丸，效果更好。

用　量　3～4钱。

处方举例　肾石二方：玉米须4钱　金钱草1两　通草2钱　木香3钱（后下）　枳壳3钱　琥珀末1钱（冲）冬葵子1两　甘草梢2钱　水煎服。

164

第五章　祛风湿药

　　祛风湿药具有祛除肌肉和筋骨的风湿、解除痹痛、舒筋活络的作用，其中部分药物并有不同程度的补肝肾、壮筋骨的功效。从现代医学观点看，它们分别具有镇痛、消炎、促进血液循环（散寒）、解热等作用。

　　祛风湿药主要用于治疗由风、寒、湿所致的痹证（其中有些也可用于治疗外感表证）。所谓痹证，主要症状是关节肌肉疼痛或麻木，大致又可分为四类：

　　一、行痹：风气偏胜，又称风痹。表现为痛无定处，呈游走性，多见于风湿性关节炎。

　　二、痛痹：寒气偏胜，又称寒痹。表现为疼痛剧烈，痛有定处，遇寒则痛加剧，且有关节屈伸不利，多见于风湿性和类风湿性关节炎。

　　三、着痹：湿气偏胜，又称湿痹。表现为疼痛固定，且肢体沉重，肌肤麻木，多见于类风湿性关节炎、肌肉风湿，以及变性性关节炎。

　　以上"三痹"，病程以慢性经过为主。

　　另外还有"热痹"，发病急骤，关节红肿热痛，伴有全身发热、口渴、苔黄、脉数，属急性风湿性关节炎或慢性的急性发作。

　　应用祛风湿药治疗痹证时，应根据病证性质、疼痛部位、患者年龄、体质和病程等选择适当药物，并作必要的配伍。

165

1949
新 中 国
地方中草药
文 献 研 究
(1949—1979年)
1979

从病证性质来说，偏于寒的，多选独活、威灵仙、千年健、五加皮、木瓜、虎骨等温性药；偏于热的，多选豨莶草、络石藤、丝瓜络等凉药。

从疼痛部位来说，痛在上肢的，习惯上多选用羌活（见第一章）、桑枝等；痛在下肢的，多选用独活、木瓜、蚕砂；至于络石藤、海风藤、威灵仙等药，上下肢都可通用。虽然，这样区分不一定有很大意义，因为许多病人是上下肢都有疼痛，常用多种祛风湿药配伍，同时，凡有镇痛作用的药物，不论对上肢或下肢都能缓解疼痛，因此，似乎不必拘泥于分上下肢用药，但前人的这些用药经验仍然值得我们今后在临床上加以研究。

从患者年龄、体质、病程来说，小孩、少年的痹证一般病程较短，体质尚好，发病常与咽炎、扁桃体炎、外感表证有关，故用药时多选气味较淡薄的、兼有一定解表、清热作用的祛风湿药，如银花藤、桑枝、丝瓜络、络石藤等。但如体质较弱和病程较长则应配补益药。老人的痹证一般病程较长，体质较差，气血虚弱，要用味厚兼有一定强壮作用的祛风湿药，如千年健、鹿衔草、五加皮、独活等，并注意配黄芪、杜仲、续断、桑寄生、当归、鸡血藤等调补肝肾和补益气血的药物，以增强体质和加强镇痛作用。

配伍方面，治行痹以祛风为主，应加配解表祛风药，如防风、羌活之类；治痛痹以散寒为主，应加配温里祛寒药，如附子、干姜之类；治着痹以去湿为主，应加配利水化湿药，如薏苡仁、苍术之类；治热痹以清热为主，应加配清热药，如石膏、知母之类。

最后，还要特别指出，治痹证往往不能单靠服药，常需配合各种外治法（如药物热熨、药酒外擦、推拿按摩等），

166

才能收到更好效果。

下面介绍常用的祛风湿药。

1. 独　活

处方名　独活。

来　源　为伞形科植物毛独活（Angelica pubescens Maxim.）或五加科植物九眼独活（Aralia atropurpurea Franch.）的干燥根及根茎。

性　味　味辛、苦，性微温。

主要成分　含少量挥发油、植物甾醇等。

药理作用　祛风湿，通经络。药理试验证实有镇痛、镇静、收缩血管的作用[1]。

临床应用

（1）用于风湿，尤其项背肌肉风湿和下半身关节风湿，腰背或髋膝痠痛，两足麻木。常配防风、秦艽等加强祛风，配杜仲、桑寄生调补身体，方如独活寄生汤。

（2）用于头痛，治感冒风寒而夹湿所致的头痛较适宜，临床表现为：痛时有如布巾紧扎头部，昏沉而胀重、舌苔白腻、脉濡缓，可配羌活、藁本、蔓荆子同用，方如羌活胜湿汤（见第一章）。

使用注意　独活性较温，盛夏时要慎用。高热而不恶寒，或阴虚有热者，亦忌用。

用　量　1～3钱。

处方举例　独活寄生汤（《千金方》）：独活2钱　桑寄生4钱　防风2钱　秦艽3钱　杜仲3钱　细辛1钱　当归3钱　党参4钱　熟地5钱　茯苓3钱　白芍4钱　牛膝3钱　川芎2钱　肉桂末5分（冲）　甘草1钱　水煎服。

167

1949
新 中 国
地 方 中 草 药
文 献 研 究
(1949—1979年)
1979

（附：本方可简化，只取独活、桑寄生、秦艽、牛膝、杜仲、当归、甘草七味便可）

2. 秦 艽（Jiāo 读交）

处方名 秦艽。

来 源 为龙胆科植物秦艽 (Gentiana macrophylla Pall.) 的干燥根。

性 味 味苦、辛，性平。

主要成分 含三种生物碱，即秦艽甲素($C_{10}H_9O_2N$)、秦艽乙素($C_8H_9O_2N$)、秦艽丙素[2]。

药理作用

（1）抗炎：能抑制实验性关节炎，有效成分为秦艽甲素。抗炎原理是通过神经系统间接刺激垂体，使促皮质素分泌增加，肾上腺皮质功能亢进，从而有助于消炎退肿[3]。

（2）解热：前人说秦艽能治潮热，现代实验证明，秦艽确有解热作用[4]。

（3）镇痛和镇静：动物实验证明，本品有一定镇痛和镇静作用[5]。

（4）抗过敏：有一定的抗组织胺和抗过敏性休克的作用[5]。

（5）升血糖：有效成分为秦艽甲素，可能是通过释放肾上腺素而起作用[6]。

（6）降压：其水浸液等有降低麻醉动物血压的作用[7]。

（7）抗菌：对痢疾杆菌、伤寒杆菌、金黄色葡萄球菌等有抑菌作用[8]。

临床应用

（1）用于治疗痹证。前人认为本品是"三痹必用之药"，

168

现代广泛用于治疗风湿性和类风湿性关节炎，常配桑枝、威灵仙；如为行痹，痛无定处，则配防风、羌活，方如防风汤。

（2）用于治疗中风后半身不遂（脑血管意外后遗的偏瘫），尤其有上肢拘挛者。如表现有血虚，可配当归、白芍、首乌等养血药，方如秦艽当归汤。

（3）用于治疗阴虚内热、骨蒸潮热。用秦艽配其他滋阴药（如鳖甲、当归）和清热药（知母、柴胡）等，有助于解退虚热，方如秦艽鳖甲散。

（4）用于治疗湿热黄疸，尤其小儿急性黄疸型传染性肝炎，配黄芩、苍术等，治疗效果较好[8]。

用　量　1～4钱。大剂5～6钱。

处方举例

（1）防风汤：防风3钱　秦艽3钱　羌活3钱　桂枝2钱　当归3钱　茯苓4钱　杏仁3钱　生姜4钱　甘草1钱水煎服。

（2）秦艽当归汤：秦艽3钱　当归3钱　白芍3钱　首乌4钱　白蒺藜2钱　钩藤3钱　桑枝5钱　丝瓜络2钱水煎服。

（3）秦艽鳖甲散（《卫生宝鉴》）：秦艽5钱　鳖甲1两　知母5钱　当归5钱　柴胡1两　地骨皮1两　共研粗末，每服5钱，入乌梅一个，青蒿叶2钱，同煎服。

3. 威 灵 仙

处方名　威灵仙、灵仙。

来　源　一般用毛茛科植物威灵仙 (Clematis chinensis Osbeck) 的干燥根。亦可用其枝、茎。

169

1949
新　中　国
地 方 中 草 药
文 献 研 究
(1949—1979年)
1979

性　味　味辛，性温。

主要成分　含白头翁脑 ($C_{10}H_8O_4$)、白头翁醇。

药理作用　祛风湿，通经络，其作用为镇痛。动物实验初步发现本品还具有一定麻醉作用。又本品的醋浸液对鱼骨刺似有一定的软化作用。体外试验对伤寒杆菌、肠炎杆菌、宋内氏痢疾杆菌等有抑菌作用[10]。

临床应用

（1）用于治疗痹证而偏于寒者。对慢性风湿性关节炎，有四肢关节痛，屈伸不利，手足发麻等症状者较合适，配桑芄、桑枝或木瓜、牛膝等。

（2）用于治疗鱼骨刺梗阻咽喉部或食道上段。配醋和砂糖水煎慢咽，方如去骨汤。有效者在服药后数小时梗阻感觉和疼痛开始减轻，以后逐渐消失，少数病例须服第二剂[11、12]。至于比较粗大的鱼骨、鸡骨梗阻，或骨刺虽小，但梗阻较深者，威灵仙治疗一般无效，不宜应用，应从速手术取出，以免贻误病情。

使用注意　本品作用较强烈，身体太虚弱者慎用。服时忌茶。

用　量　常用量2～4钱。

处方举例　去骨汤：威灵仙1两　醋1两　砂糖2钱　先用两大碗水煎威灵仙，经数沸后去渣，然后加醋和砂糖，候沸后放温，于二十分钟内缓缓含服咽下。

〔附〕　又可用以下处方：威灵仙（枝、茎干品）半斤，野菊花1两。加水1300毫升，慢火煎成约450～470毫升，加10％醋酸10毫升，再加苯甲酸钠1.2克作防腐，每用60毫升，于20分钟内慢慢饮完。

170

4. 海 桐 皮

处方名 海桐皮。

来 源 为蝶形花科植物海桐（刺桐）(Erythrina indica Lam.) 的干燥树皮。

性 味 味苦，性平。

主要成分 含海桐皮生物碱。

药理作用 （1）镇静和镇痛：可能与对横纹肌的松弛作用有关[13]；（2）抗菌：对金黄色葡萄球菌和皮肤癣菌有一定抑制作用[14]。

临床应用

（1）治疗风湿性关节炎，慢性而偏于寒者较适宜，治腰腿风湿疼痛尤好。多为浸酒用，配牛膝、羌活、川芎等，如海桐皮酒。也可入煎剂，配续断、杜仲、当归、五加皮等。

（2）治疗皮癣。可用海桐皮、蛇床子各等分，研末，以生油调搽患处。

（3）外用配宽筋藤、桂枝等，可作为关节热洗剂，治疗跌打骨折后或类风湿性关节炎所致的关节肿痛、肌肉挛缩、运动障碍，对消肿止痛和改善活动能力有一定帮助，但需较长时间（例如一个月以上）坚持熏洗。

用 量 内服3钱～1两，外用适量。

处方举例

（1）海桐皮酒：海桐皮、薏苡仁各2两，牛膝、川芎、羌活、地骨皮、五加皮各1两，生地10两，酒2斤浸一个月左右，每日饮用1～2次，每次1两（饭前服）。

（2）关节热洗一方：海桐皮 桂枝 宽筋藤 海风藤 两面针 路路通各1两，水煎，乘热熏洗关节，每日1～2

171

1949

新 中 国
地 方 中 草 药
文 献 研 究
(1949—1979年)

1979

次，每次20～30分钟。

5. 木 瓜

处方名 木瓜、宣木瓜。

来 源 为蔷薇科植物贴梗海棠 (Chaenomeles lagenaria Koidz.) 的干燥成熟果实（注意：本品并非华南食用的水果木瓜）。

性 味 味酸，性温。

主要成分 含皂甙、苹果酸、酒石酸、柠檬酸、丙种维生素和鞣质等。

药理作用 （1）祛湿、舒筋，似有缓和胃肠平滑肌痉挛和四肢肌肉痉挛的作用；（2）抗利尿：临床观察认为有较明显的抗利尿作用。

临床应用 为治疗由湿引起的筋病的常用药。

（1）用于治疗由暑湿引起的筋病。例如夏季因饮食不慎，感受暑湿（主要为致病微生物起作用），发生剧烈呕吐、腹泻，并有小腿腓肠肌痉挛（前人称为霍乱转筋），可用木瓜配藿香、木香、砂仁等，既止吐泻，又可缓解小腿腓肠肌痉挛。从现代医学观点看，所谓霍乱转筋，是由于患急性胃肠炎时，呕吐过甚，氯化物排出过多，引起体内电解质平衡失调，产生碱中毒，因而出现手足肌肉抽搐、痉挛。同时，由于剧烈腹泻，肠道内含钙的分泌液排出过多，造成低血钙，也是引起抽搐的原因，而木瓜能治疗转筋（肌肉痉挛），可能是由于具有缓和肌肉痉挛的作用。

由贫血、血虚引起的肌肉抽搐，也可用木瓜，但须配当归、白芍等。

（2）用于治疗因风湿而引起的下肢肌肉无力、腰膝萎

172

弱、关节疼痛，可配虎骨、独活等，如虎骨木瓜酒，适宜于慢性风湿性关节炎用，但急性期不宜用。凡用风湿药酒，都是为了借助酒的温通（活跃血循环）的作用，加强镇痛、消炎、去肿的效能，患关节炎而有关节红肿、血循环较差者（但无心脏疾患），可以略饮药酒，但如合并有心脏病、肝病、高血压、发热，或体质素有阴虚火盛，或平日不惯喝酒的，都不要饮用药酒。

（3）用于治疗寒湿引起的腹痛、腹泻，配吴茱萸、小茴香、生姜等，方如木瓜汤。

使用注意 内有郁热、小便短赤者不宜用木瓜，因木瓜有抗利尿作用，服后小便减少。

用　量 1.5～3钱。

处方举例 木瓜汤（《直指方》）：木瓜3钱　吴萸2钱　小茴香3钱　生姜3钱　炙草2钱　水煎服。

6. 蚕　砂

处方名 蚕砂、晚蚕砂。

来　源 为蚕蛾科家蚕 (Bombyx mori L.) 的干燥粪便。

性　味 味甘、辛，性温。

主要成分 含甲、乙种维生素、叶绿素等。

药理作用 祛风湿，并可能有止血作用。

临床应用

（1）治腰膝痹痛、手足活动不便。如属风湿痛，可配独活、牛膝等水煎服，也可炒黄后配其他药浸酒。如属中风后半身不遂，可用蚕砂二袋，每袋1两，蒸热，轮流熨患肢。

（2）治湿邪所致腹痛、呕吐、腹泻、小腿腓肠肌痉挛

173

1949

新 中 国
地 方 中 草 药
文 献 研 究
(1949—1979年)

1979

（如急性胃肠炎），配吴茱萸、木瓜等，方如蚕矢汤。

（3）治跌打损伤，配绿豆粉等为末，醋调敷患处，如蚕砂散。

此外，用蚕砂（炒黄为末）3～5钱，以酒送服，治妇女崩漏；用蚕砂3～5钱（焙焦研成极细末），以米醋适量调成糊状，局部外涂治眼睑糜烂（睑缘炎），都有一定帮助。

用　量　内服3～5钱，布包入煎。外用适量。

处方举例

（1）蚕矢汤（《霍乱论》）：晚蚕砂3钱（包煎）　宣木瓜2钱　吴茱萸1钱　通草1钱　制半夏2钱　栀子3钱　黄芩2钱　水煎服。

（2）*蚕砂散：炒蚕砂4两　炒绿豆粉4两　枯矾2两4钱　为末，醋调敷患处，治跌打损伤。

7. 五　加　皮

处方名　五加皮。

来　源　南五加皮为五加科植物细柱五加(Acanthopanax gracilistylus W. W. Smith) 的干燥根皮（在广东，常以五加科植物红毛五加 Acanthopanax giraldii Harms 的干燥根皮入药）；北五加皮为萝藦科植物杠柳(Periploca sepium Bunge) 的干燥根皮（又称杠柳皮）。入药以南五加皮为佳。

性　味　味辛，性温。北五加皮有小毒。

主要成分　南五加皮含挥发油，甲、乙种维生素；北五加皮含杠柳毒甙等，为强心甙。

药理作用　祛风湿，补肝肾而强筋骨，可视为一种兼有强壮作用的镇痛剂。南五加皮药性较温和。北五加皮作用强

174

烈，具有一般强心甙作用的特点，可视为强心剂，对心脏的作用与毒毛旋花甙相似，有毒性，应慎用。

临床应用

（1）治慢性风湿性关节炎、风湿性肌炎。功力偏于下半身，以祛湿为主。凡风湿腰痛、手足冷痛均可用，多配其他祛风湿药和补益药浸酒，即五加皮酒，有镇痛和强壮作用，不仅治风湿痛，而且对脚气病足膝萎弱、肾虚、小便遗溺等也有一定治疗价值。制五加皮酒最好用南五加皮，因北五加皮有毒性，过量饮用北五加皮酿制的酒，有时会引起中毒。广东酿制的五加皮酒药性较和缓，常以红毛五加皮配黄芪、当归、川芎、牛膝、续断、海桐皮、千年健等酿制。

（2）治疗轻症水肿、小便不利，常与其他利尿药如茯苓皮、大腹皮等配伍，方如五皮饮。

（3）治小儿发育迟缓、筋骨萎弱、行迟。用五加皮5钱，配牛膝、桑寄生、续断各2.5钱，研末，每服5分，开水送服。

注意： 阴虚火旺、口苦口渴者不宜用。

用　量　2～5钱。

处方举例　五皮饮（《麻科活人全书》）：五加皮4钱　茯苓皮5钱　大腹皮3钱　生姜皮2钱　陈皮2钱　水煎服。

8．苍耳子

处方名　苍耳子。

来　源　为菊科植物苍耳 (Xanthium strumarium L.) 的干燥成熟果实。

性　味　味甘、苦，性温。有小毒。

1949
新中国
地方中草药
文献研究
(1949—1979年)
1979

主要成分　含苍耳甙、苍耳油（其中有大量亚油酸）、苍耳蛋白、丙种维生素等。

药理作用　祛风散湿，其作用为发汗、镇痛、抗菌、消炎。体外试验对金黄色葡萄球菌有抑菌作用[15]。副作用可有口渴、便秘。

临床应用

（1）常用于治鼻窦炎（鼻渊）、过敏性鼻炎，配辛夷更能加强通窍作用。如属急性鼻窦炎，热势较盛，发热、头痛、鼻流浊涕，须配清热药如石膏、黄芩等，方如苍耳散。如属慢性，则配辛夷、茜草等，方如复方苍耳子汤，对减轻炎症、减少流涕有一定帮助。如属过敏性鼻炎，则配益气汤再加五味子、金樱子，方如苍耳益气汤。对调补体质，改变过敏状态有一定帮助。

（2）治风湿痹痛，关节活动不灵、痛处不定，呈游走性，配威灵仙、肉桂、苍术、川芎。

（3）治外感风邪所致的头痛，即所谓"头风"，头痛如劈如锥，牵及颈后，遇风更甚，可用苍耳子（兼有鼻塞者更合适），取其能发汗镇痛，常与防风、藁本、白芷等解表药同用。

（4）治荨麻疹可用本品水煎外洗（连茎、叶同用较好）。

用　量　1～3钱。不可过服，否则易致中毒，中毒症状为恶心、呕吐、低血压、腹痛。

处方举例

（1）苍耳散（《济生方》）：苍耳子2钱　辛夷2钱白芷2钱　薄荷1.5钱（后下）　生石膏1两（打碎先煎）黄芩2钱　水煎服。

（2）复方苍耳子汤：苍耳子5钱　辛夷3钱　银花3钱

176

茜草2钱　菊花3钱　水煎，加少许蜜糖或砂糖送服。

（3）*苍耳益气汤：苍耳子3钱　辛夷3钱　党参4钱
白术3钱　茯苓4钱　金樱子2钱　五味子1.5钱　甘草2
钱　水煎服。

9. 桑　枝

处方名　桑枝、老桑枝。

来　源　为桑科植物桑树 (Morus alba L.) 的干燥嫩枝
（在广东则习惯以老桑枝入药）。

性·味　味苦，性平。

主要成分　含鞣质、甲种维生素。灰分含钙、钠盐类和
二氧化硅。

药理作用　祛风、通络、镇痛、解热。

临床应用　广泛用于治疗风湿痹痛，无论急、慢性风湿
性关节炎，或肌肉风湿，只要有关节疼痛和活动障碍，都可
用桑枝，可以单用，也可与其他养血通络或祛风除湿的药物
配伍，代表方为桑尖汤。

用　量　3钱～2两。单味用量宜较大。

处方举例　桑尖汤，桑枝1两　怀牛膝3钱　汉防己2
钱　丝瓜络1钱　水煎服。

10. 豨莶（xīxiān 读希仙）草

处方名　豨莶草、豨莶、希仙。

来　源　为菊科植物豨莶 (Siegesbeckia orientalis L.) 等
的全草。在广东，常以唇形科植物防风草（豨莶草）〔Aniso-
meles indica (L.) O. Ktze.〕的干燥茎、叶入药。

性　味　味苦，性寒。有小毒。

1949
新 中 国
地方中草药
文 献 研 究
(1949—1979年)
1979

主要成分 含豨莶苦味质、生物硷。

药理作用 祛风湿，降血压。动物实验证实本品与臭梧桐组成的复方(豨桐丸)对实验性关节炎有明显抗炎作用[16]。又前人说本品能益气明目，实际上只是燥血祛湿之品，并没有什么补性。

临床应用 主要用于治疗四肢风湿痹痛，尤其腰膝冷痛，代表方为豨莶丸和豨桐丸。据临床观察，豨莶丸治慢性风湿性关节炎、类风湿性关节炎效果较好，急性发作合并呼吸道感染、呼吸气粗、咳嗽、舌苔厚白、唇干有热者用之亦可。但较重的风湿性关节炎用之则收效不大。豨桐丸主治一般风湿引起的筋骨痰痛[17]。

此外，动物实验发现豨莶的浸液能降低血压。临床上近年来也已试用豨莶治高血压，对兼有四肢麻木、腰膝无力者较适宜，可单用豨莶2～5钱，煎汤代茶，或配夏枯草等制丸服食，方如豨夏丸，此方对肝阳上亢，有头痛、头晕、目眩、脚麻的高血压患者更合适。

用　量 2钱～1两。

处方举例

(1)豨莶丸（张詠方）：豨莶叶和嫩枝经数次蒸晒后，微焙为末，炼蜜丸，每服3钱，早、晚用温开水或米汤送服（能饮酒者可用少量酒送）。

(2)豨桐丸（成药）：每日服2次，每次2～3钱，或按以下配方：豨莶草8两，臭梧桐1斤，共研细末，炼蜜为丸如梧桐子大，早晚各2钱用米汤（或温开水）送服。

(3)豨夏丸：豨莶草3两　夏枯草3两　龙胆草5钱共研细末，炼蜜为丸，早晚各3钱，开水送服。

178

11. 络 石 藤

处方名 络石藤、络石。

来 源 为夹竹桃科植物络石〔Trachelospermum jasminoides (Lindl.) Lem.〕的干燥枝、叶，但在广东，习惯上以茜草科植物穿根藤（络石藤）(Psychotria serpens L.) 的干燥枝、叶入药。

性 味 味苦，性微寒，有小毒。

主要成分 含络石甙 ($C_{36}H_{50}O_{18}$) 等[18]。

药理作用 （1）祛风通络，可能由于所含的微量强心甙能促进血循环而起作用；（2）凉血消痈：现已证实有抗菌作用，能抑制金黄色葡萄球菌[19]。

临床应用

（1）用于治疗风湿关节、肌肉痛，特别是伴有四肢拘挛，屈伸不便者。常配千年健、桂枝、桑寄生、独活等，浸酒用较好，也可水煎服。

（2）用于治疗痈疽和咽喉疼痛，尤其扁桃体炎、咽炎，取其有抗菌作用，常配射干、桔梗等，方如络石汤。

使用注意 阳虚畏寒、大便溏泄者不宜服，孕妇慎用。

用 量 2～5钱，不宜多服。

处方举例 *络石汤：络石藤5钱 射干3钱 紫菀3钱 木通2钱 赤茯苓4钱 桔梗2钱 水煎服。

12. 石 楠 藤

处方名 石楠藤。

来 源 为蔷薇科植物石楠 (Photinia serrulata Lindl.) 的干燥茎叶，在广东则常以胡椒科植物山蒟 (Piper hancei

179

1949
新中国
地方中草药
文献研究
(1949—1979年)
1979

Maxim.) 的干燥茎、叶作石楠藤用。

性　味　味苦、辛，性平，有毒。

主要成分　叶含玫红毒 ($C_{31}H_{50}O_{10}$)，为结晶性苦味 质。并含 β—乌索酸等[20]。

药理作用　(1) 祛风、舒筋活络。从临床观察，有利尿作用，(2) 健胃。

临床应用

(1) 用于治风湿性关节炎，以慢性而偏于寒、有腰膝疼痛、下肢无力者较适宜，常配其他祛风湿药和补益药，方如石楠藤汤。

(2) 用于治风寒感冒所致的头痛，配白芷、藁本等。

(3) 用于治小儿疳积腹胀，取其有健胃 作用，常配黄连、鸡内金、陈皮等同服。

用　量　3～5钱，大剂偶用至1两。

处方举例　石楠藤汤：石楠藤5钱　海桐皮1两　五加皮3钱　骨碎补4钱　续断5钱　当归3钱　杜仲4钱　水煎服。

13.　海　风　藤

处方名　海风藤。

来　源　为胡椒科植物海风藤（山蒟）(Piper hancei Maxim.) 的干燥全草。在广东，常以木兰科植物大叶风沙藤〔Kadsura heteroclita (Roxb.) Craib〕（异形南五味子）的干燥藤茎入药。

性　味　味辛、苦，性微温。

主要成分　含挥发油、鞣质和醣类。

药理作用　(1) 除湿；(2) 镇痛；温中散寒，行气止

180

痛。

临床应用

（1）用于风湿关节痛、脚气浮肿、有腰膝无力而偏于寒者，常配独活、秦艽、桑枝等，方如蠲痹汤。中风后遗的手足不遂，也可在祛风活络剂中加入海风藤。

（2）用于治疗胃脘寒痛（胃和十二指肠溃疡）、腹痛泄泻（胃肠炎），用海风藤5钱，配救必应3钱，水煎服。

用　量　3～5钱。

处方举例　蠲(juān 读圈)痹汤（《医学心悟》）：海风藤4钱　独活1钱　羌活1钱　桂心5分　当归3钱　川芎8分　桑枝3钱　乳香8分　木香8分　炙甘草5分　水煎服。

14. 清 风 藤

处方名　清风藤。

来　源　常用的为防己科植物青藤即清风藤〔Sinomenium acutum (Thunb.) Rehd. et Wils.〕的干燥根茎。

此外，清风藤科植物清风藤 (Sabia japonica Maxim.) 的干燥茎也可入药。

性　味　味辛、苦，性温。

主要成分　青藤含多种生物碱，包括：青藤碱 (Sinomenine, $C_{19}H_{23}O_4N$)、双青藤碱 (Disinomenine, $C_{38}H_{44}O_2N_2$)、土杜拉宁 (Tuduranine $C_{18}H_{19}O_3N$)[21]、清风藤碱 (Sinoacutine)，其示性式为：$C_{16}H_{11}(OCH_3)_2(OH)(O)(N-CH_3)$[22]。

清风藤 (Sabia japonica Maxim.) 含清风藤碱甲 (Sabianine A, $C_{20}H_{27}O_5N$)[23]。

药理作用　实验证明清风藤碱甲具有镇痛、消炎作

181

1949

新　中　国
地 方 中 草 药
文　献　研　究
(1949—1979年)

1979

用[23]：

（1）镇痛：能提高痛阈。

（2）消炎：对实验性关节炎能减轻肿胀。

临床应用　作为消炎镇痛药用。

（1）治急性风湿性关节炎（热痹），关节有红肿热痛，配其他祛风湿药浸酒或水煎，方如清防饮，或用青藤碱的提纯物 Sinomenine 注射液肌注，对镇痛消炎都有一定帮助。

（2）治跌打瘀肿，内服或外敷，有助于散瘀退肿。

使用注意　青藤在日本称为汉防己，但实际上与我国所称的正品汉防己（粉防己）并不相同（见第四章汉防己项下），应加以鉴别。

用　量　3～5钱。

处方举例　清防饮：清风藤5钱　汉防己3钱　水煎服。

15.　千　年　健

处方名　千年健。

来　源　为天南星科植物千年健（Homalomena tonkinensis Engler）的干燥根茎。

性　味　味辛、微甘，性温。

主要成分　含挥发油。

药理作用　祛风湿，通经络。

临床应用　主要用于老人风湿关节痛、手足拘挛；也可用于跌打肿痛。内服或外洗均可，常配狗脊、鸡血藤等水煎或研末服，或配虎骨、牛膝、五加皮等浸酒。

用　量　1.5～3钱。外用适量。

处方举例　*千年健散：千年健、金狗脊、鸡血藤各1

182

两，研末，每服1钱，开水送服。

16. 鹿 衔 草

处方名 鹿含草、鹿衔草。

来 源 为鹿蹄草科植物鹿蹄草 (Pyrola rotundifolia L.) 和日本鹿蹄草（鹿寿草）(P. japonica Sieb.) 的干燥全草。

性 味 味微甘，性温。

主要成分 含鹿蹄草亭 ($C_{23}H_{34}O_7 \cdot H_2O$)、槲皮甙 ($C_{15}H_{10}O_7$)、β-食物甾醇 ($C_{29}H_{50}O$)、土当归酸 ($C_{30}H_{48}O_3$)、熊果酚甙 ($C_{12}H_{16}O_7$)。

药理作用 祛风湿，强筋骨。现代实验初步证明有抗菌和强心作用：(1) 抗菌：对金黄色葡萄球菌、变形杆菌、大肠杆菌有抑制作用；(2) 强心：动物实验对衰弱蛙心能增强心搏，调整心率，但对正常蛙心则无明显作用；(3) 降压：动物实验证实能通过扩张血管而使血压下降，叶的降压作用较根、茎强[24]。

临床应用

(1) 治风湿关节痛，较适用于老年人慢性风湿性关节炎，平日体质较虚，恶风，自汗，腰膝无力，配白术、泽泻。如在风湿基础上，又有肌肉劳损，引起全身关节、肌肉痛，则须加配羌活、防风等，方如风湿身痛方。

(2) 治细菌性痢疾，用鹿衔草5钱（鲜品1两）、蜜糖1两，水煎服。

(3) 治慢性咳嗽或咳喘，稍偏于寒者，鹿衔草5钱，配百部3钱，水煎服；或配瘦猪肉1两同煮服。

(4) 试用于治高血压病，尤其适用于兼有风湿的高血压病人。

183

1949
新 中 国
地 方 中 草 药
文 献 研 究
(1949—1979年)
1979

用　量　3～6钱。须文火煎煮，以保存有效成分，若火力过猛，就会失去药效。

处方举例　风湿身痛方：鹿含草5钱　羌活2钱　防风2钱　合欢皮4钱　木瓜2钱　苍术2钱　红枣3枚　水煎服。

17. 寮刁竹

处方名　寮刁竹、徐长卿。

来　源　为萝藦科植物徐长卿〔Pycnostelma paniculatum (Bge.) Schum.〕的干燥全草。

性　味　味辛，性温。

主要成分　含丹皮酚（结晶性物质）[25]。

药理作用　祛风湿、解毒、镇痛、抗菌（对金黄色葡萄球菌、伤寒杆菌、宋氏痢疾杆菌）[15]。

临床应用

（1）治风湿性关节炎和类风湿性关节炎，以偏于寒者较适宜。通常浸酒服，以其全草1两，浸白酒1斤，一星期后可服，每天1～2次，每次服5钱左右。或配千年健、防己、半枫荷等水煎服或浸酒服，对减轻疼痛有帮助。

（2）治胃脘寒痛（如胃、十二指肠溃疡）或虚寒腹痛，用全草或根研末（或配延胡索、木香等分研末），每次5分，开水送服。如服汤剂，则以寮刁竹根3钱，香附2钱，陈皮2钱，水煎服。

（3）治毒蛇咬伤，对银环蛇（即"过基峡"）、眼镜蛇（即"饭铲头"）等含神经毒的毒蛇咬伤有一定治疗作用，常配半边莲、两面针等，方如寮蛇半剑汤。

（4）治跌打损伤，多作外用，用适量鲜品配鹅不食草，

184

捣烂，加黄酒炒热后，用布或塑料纸包好外敷，也可配其他跌打药浸酒外搽。

（5）治晕车、晕船、呕吐，研末，每次5分，开水送服。

用　量　内服入煎剂2～5钱（干品），研末冲服5～8分。外用适量。

处方举例　寮蛇半剑汤：寮刁竹5钱　蛇王藤5钱　半边莲5钱　七星剑5钱　水三碗煎至一碗，冲白酒适量，趁热服下。

18. 虎　　骨

处方名　虎骨、虎胫骨、虎骨胶。

来　源　为猫科动物虎（Ponthera tigris L.）的骨骼，习惯上认为虎胫骨较好。用虎骨熬胶称虎骨胶。

性　味　味辛、甘，性温。

主要成分　含磷酸钙、碳酸钙等。

药理作用

（1）祛风止痛：现代实验证实虎骨胶对实验性关节炎有明显抑制作用，能消肿，又有较持久的镇痛作用[26]。

（2）强健筋骨：可能与补充钙质有关，虎骨胶作用较好。

临床应用

（1）治筋骨萎弱、骨质发育不良，或病后骨质缺钙、腰痛脚弱，常配其他滋阴补肾药制丸，方如健步虎潜丸（成药，含虎骨、锁阳、牛膝、熟地、当归、白芍、桑寄生、黄柏、龟板），治小儿麻痹后遗症、脊髓神经根炎恢复期两下肢软弱无力，对增强肌肉力量有一定帮助。每服2～3钱，

185

1949

新 中 国
地 方 中 草 药
文 献 研 究
(1949—1979年)

1979

每日1～2次，食前淡盐汤送服。

（2）治风湿关节痛，痛无定处，关节活动障碍。多配其他祛风湿药和补益药浸酒，较著名者为虎骨酒和虎骨木瓜酒。

使用注意 阴虚火盛者忌用。

虎骨因价值昂贵而难得，故除成药外，现在一般已较少配方使用，可以用豹骨或狗骨代。据初步药理实验，狗骨胶对实验性关节炎也有消炎和镇痛作用，效力类似虎骨[20]。但狗骨性大热，如无明显风寒者不宜用。豹骨或狗骨入煎剂要先煎一小时。

用　量 1～3钱。

处方举例 虎骨酒（按旧称"史国公药酒"的配方，此方疗效较好）：虎胫骨4两　当归2两　杜仲（姜汁炒）2两　牛膝（酒洗）2两　白术（土炒）2两　枸杞子4两　鳖甲（酥炙）2两　防风2两　羌活2两　松节2两　晚蚕砂（炒）2两　川萆薢2两　苍耳子4两　秦艽4两　干茄根（蒸熟）4两　共为粗末，用纱布袋盛之，浸于30斤白酒中，封10天，滤清加冰糖1斤，可服，每日2～3次，每次半两至1两。

19. 白 花 蛇

处方名 蕲（qí 读奇）蛇、白花蛇。

来　源 为蝰蛇科动物五步蛇（Agkistrodon acutus Guenther）除去内脏的干燥品，在广东也常以金钱白花蛇〔为眼镜蛇科动物银环蛇（Bungarus multicinctus Blyth）的幼蛇〕入药。

性　味 味甘、咸，性温。有毒。

186

主要成分 含皂甙、蛋白质、脂肪。

药理作用 祛风湿、通经络。实验证明，白花蛇的提出物有镇静、镇痛作用，并能直接扩张血管而降血压[27]。

临床应用

（1）治风湿关节痛（不论新久），手足萎弱、屈伸不便，常配羌活、防风、秦艽等浸酒，方如白花蛇酒。

（2）治中风后口眼歪斜、半身不遂，配全蝎、天麻、当归等浸酒。

使用注意 阴虚内热者不宜服，类中风而属虚者也不宜服。

用 量 1～1.5钱。或研末吞服，或制丸，亦可入煎剂。

处方举例 白花蛇酒：蕲蛇（干）3两，羌活、防风、秦艽、当归、五加皮各1两，天麻8钱，浸入3～5斤烧酒内，浸一个月左右可服，每晚饭后服半两至二两。

20. 乌 梢 蛇

处方名 乌梢蛇、乌蛇。

来 源 为游蛇科动物乌风蛇 (Zaocys dhumnades Cantor) 去内脏后的干燥全体，宜用其幼蛇。

性 味 味甘，性平。

主要成分 未详。

药理作用 与白花蛇大致相同；但无毒；祛风湿（镇痛）效力不及白花蛇。

临床应用

（1）用于治疗慢性湿疹、荨麻疹等"风热"留于皮肤的疾患，配蝉蜕、荆芥、赤芍等，方如乌蛇消风饮。

（2）用于治疗破伤风惊痛、抽搐，用白花蛇、乌梢蛇各

187

1949

新　中　国
地方中草药
文献研究
(1949—1979年)

1979

1 钱（研末）、炙蜈蚣 2 条（研末），开水送服。

（3）用于治疗风湿关节痛，以偏于风寒、游走不定者较适宜，可配羌活、秦艽等。

〔附〕　据报道，最近有人试用乌梢蛇（焙黄研末）治疗骨结核，有一定疗效。

用　量　研粉吞服用 1 钱，入煎剂用 3 钱。也可浸酒服。

处方举例　乌蛇消风饮：乌蛇 1 钱（研粉吞）　蝉蜕 4 钱　当归 5 钱　赤芍 4 钱　防风 3 钱　荆芥 3 钱　地肤子 6 钱　柴胡 2 钱　白蒺藜 3 钱　甘草 1 钱　水煎服。

21.　蛇　蜕

处方名　蛇蜕、蛇退、龙衣。

来　源　为游蛇科动物黑眉锦蛇 (Elaphe taeniurus Cope)、锦蛇 (Elaphe carinata Guent.) 或乌风蛇 (Eaocys dhumnades Cantor) 脱下的干燥皮膜。

性　味　味甘、咸，性平。

主要成分　含骨胶原。

药理作用　祛风、去翳、解毒，作用原理尚未明了。

临床应用

（1）眼科用于去角膜斑翳，须配蝉蜕、白蒺藜等，方如蝉蜕无比散（详见第一章蝉蜕项下）。

（2）治荨麻疹等皮肤风热疾患，配蝉蜕、生地、当归等，方如抗荨汤。

最近，有人用蛇蜕细粉 1 钱内服，每日 2 次，治脑囊虫病，可单用，或随证配其他药，长期坚持服用，对减少结节有一定帮助。

188

用　量　1条，或5分～2钱。

处方举例　抗荨汤：蛇蜕1钱　蝉蜕2钱　生地3钱　当归3钱　丹皮3钱　赤芍3钱　荆芥穗（炭）2钱　白术3钱　地肤子5钱　紫草3钱　苍耳子3钱　水煎服。

22. 半 枫 荷

处方名　半枫荷。

来　源　为梧桐科植物半枫荷（Pterospermum heterophyllum Hance）的干燥根。

性　味　味甘、淡，性微温。

主要成分　未详。

药理作用　祛风除湿，活血消肿。

临床应用

(1) 治风湿痹痛、慢性关节炎、坐骨神经痛、腰肌劳损、产后风瘫，常配当归、桑寄生、独活、熟地、鸡血藤等，如风湿一方。或单味浸酒服，如半枫荷酒。

(2) 跌打肿痛、扭挫伤，常配丹参、红花、归尾、赤芍等活血通经之品。

半枫荷与五加皮比较，疗效较五加皮稍佳。

用　量　1～2两（干品），入煎剂或浸酒。

处方举例　*风湿一方：半枫荷1两　当归4钱　熟地5钱　独活4钱　桑寄生8钱　鸡血藤8钱　水煎服。

23. 宽 筋 藤

处方名　宽筋藤、舒筋藤。

来　源　为防己科植物宽筋藤〔Tinospora sinensis (Lour.) Merr.〕的干燥藤茎。

189

1949
新中国
地方中草药
文献研究
(1949—1979年)
1979

性　味　味微苦、性凉。

主要成分　含氨基酸、醣类。

药理作用　舒筋活络，清热利湿。

临床应用

（1）治风湿痹痛、风湿关节炎、腰腿痛，常配鸡血藤、络石藤等，方如五藤饮。

（2）治跌打、扭挫伤，局部见红、肿、热、痛者，常配赤芍、生地、丹皮、乳香、没药等。

用　量　5钱～1两（干品）。

处方举例　五藤饮：宽筋藤5钱　络石藤5钱　鸡血藤5钱　银花藤5钱　海风藤5钱　水煎服。

24.　松　节

处方名　松节，油松节。

来　源　为松科植物油松树（Pinus tabulaeformis Carr.）的节。

性　味　味苦，性温。

主要成分　含树胶、挥发油。

药理作用　祛风燥湿。其作用可能为镇痛。

临床应用　适用于筋骨、关节风湿痹痛，配入复方或单用浸酒服，方如风湿二方。

与桑枝比较，两者都能祛风湿，但松节祛风湿偏于寒者，桑枝祛风湿偏于热者，各有所长。

用　量　3～5钱。

处方举例　*风湿二方：松节4钱　半枫荷1两　鸡骨香4钱　豆豉姜3钱　当归4钱　熟地5钱　水煎或浸酒服，治风湿骨痛。

190

第六章 温里祛寒药

温里祛寒药主要用于治疗里寒证。所谓里寒，大概包括两方面情况：

第一是阴寒自里而生，表现出显著的寒象。程度稍轻的有手足冷、畏寒、面色苍白、口不渴、喜热饮、小便清长、大便稀溏、苔薄白、脉迟等阳虚表现，多见于患慢性病而全身功能衰弱、能量代谢降低的患者；程度严重的则为亡阳证，临床表现四肢冰冷、畏寒、自汗、口鼻气冷、大便清稀、脉沉微，多见于休克、虚脱等循环衰竭的患者。

第二是寒邪入侵脏腑，又称脏寒，主要是脾胃虚寒。表现有呕吐、呃逆、泄泻、胸腹冷痛等胃肠功能障碍的症状。从现代医学观点看，一般多属于受寒后或饮食生冷后引起的急性胃炎、急性胃肠炎。

温里祛寒药有的是由于具有强心、反射性兴奋血管运动中枢的作用，促进全身或局部的血液循环，故能回阳救逆，温经散寒；有的温里祛寒药具有健胃作用，能加强胃肠道消化吸收功能，改善能量代谢，并有抗菌等作用，故能温中"暖胃"而止呕止泻。

1. 附 子（附：乌头）

处方名 附子、熟附片、附片、熟附。

来　源 为毛茛科植物乌头(Aconitum carmichaeli Debx.)

191

1949

新 中 国
地 方 中 草 药
文 献 研 究
(1949—1979年)

1979

的侧根。

性　味　味大辛，性大热，有毒。

主要成分　含生物硷，为乌头硷 ($C_{34}H_{47}O_{11}N$)、新乌头硷 ($C_{33}H_{45}O_{11}N$) 及次乌头硷 ($C_{33}H_{45}O_{10}N$) 等。此外，还含有非生物硷成分。

药理作用　本品历来认为具有回阳救逆、散寒止痛的作用。现已证实，其药理作用为：

（1）强心：能增强心收缩力。在厥逆（休克、心功能不全）时，通过附子的强心作用，改善全身循环功能，从而救治心血管功能不全。有效成分为非生物硷部分，煎煮后一般不破坏，仍保留强心作用。

（2）镇痛：实验证明，乌头硷的分解产物有一定镇痛作用。

（3）抗炎：对实验性关节炎（甲醛性和蛋清性）有明显的消炎作用[1]。

（4）兴奋垂体—肾上腺皮质系统：熟附片的煎剂能显著降低大鼠肾上腺内抗坏血酸的含量，增加尿中17—酮类固醇的排泄，减少末梢血液中嗜酸性白细胞数。此外，对某些肾上腺皮质功能不全的患者，附子具有肾上腺皮质激素样的作用[2]。

临床应用　附子只适宜于阳虚阴盛、全身功能衰退之证。应用附子的参考指征是：（1）脉沉迟无力或细弱；（2）畏寒、四肢不温、腰膝痠冷；（3）小便清长，大便稀烂，次数增多属于阳虚泄泻者；（4）面色苍白、唇淡、多涎、舌白腻而质胖。此外，还可参考下列条件：下肢浮肿、嗜睡、自汗。根据以上基本症状，再结合其他证候，适当配伍。

（1）治阴症水肿（阴水）。凡水肿而伴有全身功能衰退

192

或衰竭的症状者，属于阴水，常见于慢性肾炎和心力衰竭所致的水肿。此时患者有显著的脾肾阳虚症状，单用一般利水剂已不能解决问题，必须加用附子、干姜等药以温肾祛寒，温脾利水，活跃全身功能（主要是血循环功能）。一般可在五苓散基础上加干姜、附子，或用温阳利水汤。如需加强健脾行气作用，则用干姜、附子配白术、甘草、厚朴、木香等，方如实脾饮（此方为治阴水的代表方剂）。此方对寒湿型的肝硬化腹水也适用，用附子温肾后，不但能够利水，而且能显著增进食欲。

（2）治亡阳厥逆，即休克虚脱，表现为肌肤冰冷、呼吸气微、四肢厥逆（厥逆是冷而不温的意思）、脉微细或沉伏，是由于循环衰竭所致，须用附子、干姜、人参等温阳救逆（强心而抗休克），程度较轻者用附子汤，重者用四逆汤，更重者用参附汤，如冷汗淋漓较严重则再加龙骨、牡蛎、五味子。

（3）治阳虚体衰，尤其肾阳虚弱（所谓命门火不足），下半身常觉冷，腰膝痠软冷痛，小腹冷而有牵扯痛，小便次数多，脉细弱。常见于久患慢性病者，或老人体弱。此时在补剂中宜加附子，收效可更速。配山萸肉、熟地，如附桂八味丸，或配杜仲、杞子、淮山等，如右归饮。

（4）治风寒湿痹，尤其寒气偏胜的风湿性关节炎，疼痛显著，遇寒即发，得温则解，并常伴畏寒、肢冷、苔白、脉弦细等证候，可用附子配桂枝，如桂枝加附子汤。

（5）治寒证腹痛。由于脾肾虚寒所致的肠鸣腹痛、胃脘痛、口吐清水或粘痰、大便稀烂或泄泻、手足欠温、脉弦细（可见于溃疡病、胃肠神经官能症、慢性结肠炎等），可用附子配干姜、党参、白术等，方如附子理中汤。

此外，附子还可用于温化寒饮。如痰饮在肺而寒象较严

1949
新 中 国
地 方 中 草 药
文 献 研 究
(1949—1979年)
1979

重者，常觉背寒，并有虚寒喘咳（如支气管哮喘、某些类型的慢性支气管炎），除用麻黄、五味子、半夏外，有时还要加附子温肾。

使用注意

（1）阴虚和热证忌用。凡有下列情况之一者，均不宜用附子：①脉实数或洪大；②大便热结；③发高热；④内热外寒、真热假寒；以上四种情况属热证，如妄投附子，恰如火上添油，越烧越烈，会出现口鼻出血，甚至抽搐等反应；⑤心脏病而见房室传导阻滞，也不宜用附子。至于有一般心肌疾患和肝功能障碍者，则应慎用附子。孕妇一般禁用。

（2）附子宜熟用。生附子易中毒不宜用。附子经煮沸一小时以上，其对心脏的毒性作用即已降低，但强心作用仍保存。因此，含有附子的汤药最低限度须久煎至一小时以上。

（3）附子中毒的症状为四肢麻木（从手指开始）、眩晕和衰弱感、出汗、流涎、恶心，更严重者有心悸、心律不齐、血压下降、抽搐、昏迷。救治方法轻者作一般处理，如洗胃、保暖等，较重者需注射阿托品。中药用生姜4两，甘草5钱，水煎服，或用绿豆3～4两浓煎服用，对轻症中毒患者，有一定解毒作用。

（4）实验证明，甘草或干姜与熟附片同煎煮，可使熟附片的毒性降低[3]。因此，前人在祛寒剂中往往用甘草、干姜配附子，是有其科学根据的，不仅能加强温里作用，且可减少附子毒性。

（5）习惯上附子忌与贝母、瓜蒌、白芨、半夏、白蔹等同用。

（6）附子药一般以温服较好，也有人主张极度阳虚者宜热服（取其有助阳之意），而下部虚寒、上部假热，有面

194

红、狂躁等证候者宜冷服。

用　量　熟附片用量不宜过重，以免中毒。如作药引加强补药作用时，用5分～1.5钱便可，用作强心、温中散寒止痛，用1.5～3钱。救治虚脱休克时，大剂有时用至6～8钱，甚至1两，但须由有经验医生用药。又有些地区惯服附子的人，药用至1～3两（但务须制透），这可能与个体对附子的耐受性不同有关，不过万万不能作为常规用量。总之，熟附片的常用量为1～3钱。

处方举例

（1）温阳利水汤（旧名真武汤）（《伤寒论》）：熟附片3钱　白术4钱　白芍3钱　茯苓4钱　生姜3钱　水煎服。

（2）实脾饮（《济生方》）：熟附片3钱　白术4钱　茯苓3钱　厚朴2钱　大腹皮2钱　木瓜2钱　草豆蔻1钱　广木香1钱　干姜2钱　炙甘草1钱　水煎服。

（3）四逆汤（《伤寒论》）：熟附片5钱　干姜2钱　炙甘草2钱　水煎服。

（4）附子汤（《伤寒论》）：熟附片4钱　白术3钱　党参4钱　白芍2钱　茯苓3钱　水煎服。

（5）参附汤（《正体类要》）：人参5钱　熟附片4钱　水煎服。

（6）附桂八味丸（即肾气丸）（《金匮要略》）：成药（含附子、肉桂、熟地、山药、山萸肉、泽泻、茯苓、丹皮），每日3钱，一次服或分早晚二次开水送服，也可用其他汤药送服。

（7）右归饮（《景岳全书》）：熟附片1.5钱　肉桂1钱（焗服）　熟地6钱　山萸肉3钱　淮山4钱　杜仲3钱

1949
新中国
地方中草药
文献研究
(1949—1979年)
1979

杞子2钱　炙甘草1钱　水煎服。

（8）桂枝附子汤（《金匮要略》）：桂枝3钱　熟附片3钱　白芍3钱　生姜3钱　炙甘草2钱　大枣4枚　水煎服。

（9）附子理中汤（《阎氏小儿方论》）：熟附片4钱　干姜2钱　党参5钱　白术3钱　炙甘草1钱　水煎服。

〔附〕乌头（处方名：川乌、草乌）　为植物乌头的主根。味辛，性温，有大毒。主要成分为乌头碱，含量比附子多，故其镇痛作用较附子强，但强心和祛寒作用不及附子。附子可以逐寒救急，而乌头则以祛风止痛较胜；又附子可以入补药中，而乌头则不能。乌头常用于治风寒痹痛，用量5分～2钱，代表方为乌头汤。处方：制川乌2钱，麻黄2钱，白芍3钱，黄芪3钱，甘草1.5钱，水煎服。

又乌头分川乌和草乌两种。川乌属卡氏乌头 (Aconitum carmichaeli Debx.)，主要在四川栽培。草乌属北乌头 (A. kusnezoffii Reich.) 等，在各地野生。川乌和草乌的成分、用途大致相同，但草乌的毒性和功效较强。

2. 干　姜（附：炮姜）

处方名　干姜、淡干姜。

来　源　为姜科植物姜 (Zingiber officinale Rosc.) 的干燥根茎（宜用未发芽的老姜）。

性　味　味大辛，性大热。

主要成分　同生姜，含挥发油及姜辣素等。

药理作用　（1）促进血液循环，服后胃肠有温暖感，即所谓"温中散寒"；（2）健胃止呕；（3）反射性兴奋血管运动中枢，通过交感神经兴奋，使血压上升。辛辣刺激确能使健

196

康人的血压升高[4]。

临床应用

（1）用于治疗中焦虚寒（即脾胃虚寒）。凡有恶心、呕吐或呃逆、口泛清涎，或腹痛、腹泻，舌淡苔白，脉迟缓者（多见于慢性胃炎、慢性结肠炎、消化不良），可配党参、白术，方如理中汤。

（2）用于温化痰饮。凡寒咳多痰，呼吸短促（如慢性支气管炎等），多用干姜，并配细辛、五味子等，更可加桂枝，方如温肺化饮汤（见第一章）和苓桂五味姜辛汤，或在理中汤基础上，再加陈皮、茯苓、半夏。

（3）用于温经止血，治崩漏、吐血、便血而证属虚寒者。在妇科尤为多用。治妇女虚寒崩漏、子宫出血（病程较长，血出瘀黑成块，脉象沉迟者适用），常配附子和其他补气止血药，方如姜附固冲汤。又可用于经后期血色黑而有小腹痛（由血气虚寒所致），方如姜附四物汤（干姜、附子、川芎、当归、白芍、熟地）。

（4）用于回阳救逆，治疗亡阳证。辅助附子，加强祛寒作用，方如四逆汤（见附子项下）。

使用注意

（1）孕妇慎用。阴虚内热而咽喉疼痛，或多汗者，均不宜用干姜。

（2）干姜与生姜比较：干姜善于温中而祛里寒，生姜长于发汗而散外寒。

（3）干姜与附子比较：干姜温中散寒，主要作用于肠胃（但亦能促进全身血循环），其效力较强劲而持久，附子大热回阳，强心作用较显著，作用于全身，其力较迅速而不久留。前人的经验说：附子走而不守，干姜能走能守（按：

197

1949
新 中 国
地方中草药
文 献 研 究
(1949—1979年)
1979

"走"即作用部位广泛的意思，"守"即作用部位较局限但较持久）。干姜、附子配合能加强回阳救逆、温中散寒止痛的作用，相得益彰，故前人说："干姜无附子不热"，而附子得干姜其毒性亦稍减。

（4）干姜对胃有刺激性，故入补剂时常须配甘草、大枣以缓和其刺激性。

（5）淡干姜是由原药泡淡后切片晒干而成，气味没有那么峻热，散寒力稍弱些，但长于止呕、行气。

用　量　1～3钱，稍大量可用至4～5钱。

处方举例

（1）理中汤（《伤寒论》）：党参4钱　干姜3钱　白术4钱　炙甘草2钱　水煎服。

（2）苓桂五味姜辛汤：茯苓5钱　桂枝1.5钱　五味子3钱　干姜1钱　细辛5分　水煎服。

（3）姜附固冲汤：干姜2钱　熟附片2钱　白术4钱　黄芪4钱　山萸肉5钱　生龙骨4钱　生牡蛎4钱　茜草3钱　陈棕炭3钱　水煎服。

〔附〕炮姜　为干姜炮炙至焦黑（存性）而成，味辛、苦，性大热。功效与干姜相似，但温里和止血作用更好。常用量5分～3钱。多用于阳虚血证，如吐血、崩漏等属于虚寒者。又如产后血虚里寒、瘀血腹痛，可用炮姜配川芎、当归、桃仁等。方如生化汤（傅青主），处方：当归4钱，川芎2钱，桃仁2钱，炮姜1钱，炙甘草2钱，水煎服。注意：阴虚内热或血热妄行均禁用炮姜。

3. 肉　桂

处方名　肉桂、官桂（旧名）、桂心。

198

来　源　为樟科植物肉桂即桂皮（Cinnamomum carsia Bl.）的干燥枝皮或干皮；刮去栓皮者为"桂心"。

性　味　味甘、辛，性大热。

主要成分　含挥发油，其中主要为桂皮醛，另含乙酸桂皮酯、苯丙酸乙酯。

药理作用

（1）温中散寒，主要是扩张血管而使血液循环旺盛，并有一定的发汗作用。由于能促进血液循环，故有助于增强其他药的效力，前人的经验说肉桂能"疏通血脉"、"宣导百药"，又说："诸药不能透达之处，有肉桂引之，莫不透达"，都是这个意思。

（2）健胃：促进胃液分泌。

临床应用

（1）用于治疗阳虚内寒、肾气虚弱。凡患慢性病或体质衰弱而有大便溏泄、虚喘、腰痛脚软、尺脉虚细者，可配附子入补益肝肾药，方如附桂八味丸（见附子项下）。

（2）用于治疗虚寒腹痛、食欲不振、上腹胀满、或吐或泻，取其有健胃作用，方如安中散。

（3）用于妇科，治小腹冷痛、经来后期（月经稀发），有活血通经镇痛作用，故前人的经验说："下腹冷痛，非用肉桂不止"。如小腹痛与月经关系不大，可配延胡索、当归、川芎等；如为经前痛，可配赤芍、桃仁、当归等，方如少腹逐瘀汤；如为经来后期，兼有小腹冷痛，可配干姜、祈艾、补骨脂等再加四物汤。孕妇则慎用肉桂。

（4）用于血虚气弱患者。在峻补血气的方剂中常配用肉桂，可活跃血循环和改善消化吸收功能，使补药能更好地发挥作用，故十全大补汤（黄芪、肉桂、当归、川芎、白芍、

1949

新　中　国
地方中草药
文献研究
(1949—1979年)

1979

熟地、党参、白术、茯苓、炙草）和保元汤（黄芪、党参、甘草、肉桂）均用肉桂。

此外，因肉桂能活跃血循环，故入利水剂中能加强利尿作用；入痈疡剂中可加强对阴疽（寒性脓疡）的消散作用。

使用注意　（1）肉桂与附子均能温中散寒，但肉桂强心和兴奋身体机能的作用不及附子，且有一定的发散（发汗）作用，故救治休克虚脱时用附子而不用肉桂。

（2）肉桂的有效成分易挥发，故不入煎，一般宜焗服。但也有人主张用于改善血循环和入补剂时宜焗服，用于温中散寒而健胃时则研末冲服较好。

（3）桂枝与肉桂比较：桂枝长于温经通络，而肉桂长于温肾祛寒。

用　量　焗服3分～1钱。研末冲服2～8分。

处方举例

（1）安中散：肉桂8分（焗服）　延胡索3钱　小茴香3钱　良姜3钱　煅牡蛎6钱（先煎）　砂仁2钱　茯苓5钱　白芍（酒炒）3钱　甘草2钱　水煎服。

（2）少腹逐瘀汤（《医林改错》）：肉桂1钱（焗服）小茴香（炒）7粒　干姜2分　延胡索1钱　没药1钱　当归3钱　川芎1钱　赤芍2钱　蒲黄3钱　五灵脂2钱　水煎服。

4. 吴　茱　萸

处方名　吴萸、吴茱萸。

来　源　为芸香科植物吴茱萸(Evodia rutaecarpa Benth.)的干燥成熟果实。

性　味　味辛、苦，性大热，有小毒。

200

主要成分 含挥发油，主要为吴茱萸内酯 (Evodin, C_{26} $H_{30}O_8$)、吴茱萸烯(Evodene, $C_{10}H_{16}$)等。又含生物碱，主要为吴茱萸碱 (Evodiamine, $C_{19}H_{17}ON_3$)、吴萸次碱 (Rutaecarpine, $C_{18}H_{13}ON_3$)等[5]。

药理作用 温中散寒、下气止痛。临床观察有健胃、镇痛、止干呕和止嗳酸等功效。实验方面对本品的药理研究还很不充分，初步发现吴茱萸有利尿作用，服后尿量增加 30%[6]。吴茱萸汤对大肠杆菌有强力的抑制作用（但煎煮过浓则失效）[7]，并对猪蛔虫有显著杀虫效力[8]。

又动物实验还发现本品有收缩子宫的作用[9]；吴茱萸汤对麻醉犬有升压作用[10]。

临床应用 为治疗虚寒胃痛、腹痛、胁痛、疝痛的常用药。

（1）用于治疗虚寒胃痛。嗳酸、干呕吐涎、手足冷而苔白脉迟（如慢性胃炎，或溃疡病），常配干姜祛寒，党参益胃阳，方如吴茱萸汤。如虚寒更甚，干呕不止者，须用吴萸（炮炒）和炮姜等分研末冲服或水煎温服。

（2）用于治疗胁痛以及肝胃不和。如偏于热，有右胁疼痛、呕吐吞酸、口苦舌红、脉弦数，甚或食后即痛（以上情况常见于胃及十二指肠溃疡病合并溃疡周围炎、胃炎等），可用吴萸配苦寒药，如川连（即左金丸），再随证加减。

此外，吴萸又常用以配橘核治疝痛，佐补骨脂等治脾肾虚寒所致的"五更泻"，佐四物汤等治虚寒经痛（月经不调，并有小腹冷痛）。又吴茱萸汤配当归、肉桂可治虚寒头痛。外用以吴萸炒盐热敷腹部可治腹部气胀；以吴萸末醋调敷足心治小儿口舌生疮而致的口角流涎，都有一定疗效。

使用注意 本品大热，内火盛者不宜用，孕妇慎用。

201

1949

新 中 国
地 方 中 草 药
文 献 研 究
(1949—1979年)

1979

用　量　1～3钱。不宜多用，服用过量会觉喉部干燥难忍。

处方举例　吴茱萸汤（《伤寒论》）：吴萸2钱　生姜5钱（或干姜2钱）　党参4钱　大枣5枚　水煎服。

5, 川　椒（附：椒目）

处方名　川椒、蜀椒、花椒。

来　源　为芸香科植物川椒（Zanthoxylum simulans Hance）的果实。

性　味　味辛，性大热，有毒。

主要成分　含挥发油，其中有山椒素甲、乙。

药理作用　温中、止痛、逐湿、驱蛔。现已证实其作用为：（1）健胃；（2）抗菌：体外试验对痢疾杆菌等革兰氏阴性肠内致病菌和金黄色葡萄球菌等革兰氏阳性嗜气菌有明显的抑制作用[11、12]；（3）驱蛔：体外试验可杀猪蛔虫[18]。

临床应用

（1）治虚寒腹痛、恶心呕吐而寒象较著者，此时须温、补兼施，可用川椒配干姜、吴茱萸（寒更甚者再配附子）以祛寒，配党参、饴糖等以补中，方如蜀椒汤。

（2）用于驱蛔，适宜于平素身体虚寒，又有虫积腹痛、呕吐者，常佐乌梅等药以温中杀虫。

（3）用于治疗寒饮，川椒可配合其他药加强温化寒饮的作用，例如治寒饮喘咳配细辛、干姜、五味子；治寒饮脘胀，配川朴、半夏。

此外，川椒又可代豆蔻用于治消化不良。

用　量　8分～2钱。

处方举例　蜀椒汤：川椒1.5钱　干姜3钱　附子3钱

202

党参5钱 甘草2钱 大枣5枚 饴糖1两（冲） 水煎服。

［附］椒目 为川椒的种仁。将川椒微炒，乘热捣去外壳，即得椒目。味苦，性温。有行水利尿作用，作为辅助药入温肾利水剂中，治肿满、小便不利、气喘上逆。用量1～3钱。

6. 丁 香

处方名 丁香、公丁香。

来 源 为桃金娘科植物丁香（Eugenia caryophyllata Thunb.）的干燥花蕾。

性 味 味辛，性温。

主要成分 含丁香油，其中主要为丁香油酚（$C_{10}H_{12}O_2$）。又含鞣质、齐墩果酸等。

药理作用 （1）健胃驱风，丁香油能促进胃液分泌；（2）抗菌：对痢疾杆菌、金黄色葡萄球菌、结核杆菌等有较强的抗菌作用[14,15]；（3）抗病毒：对流感病毒（PR₈株）有明显抑制作用[16]；（4）抗真菌：对多种皮肤癣菌有较强的抑制作用[17]。

临床应用

（1）为治疗胃寒呃逆的重要药物。凡属呃声低微，并有形寒气弱、胸闷脉迟者，可用丁香配柿蒂、生姜等开郁散痰，有助于止呃逆，方如丁香柿蒂汤，寒重者可再加肉桂。

（2）治疗消化不良、急性胃肠炎而有腹痛、冷厥、反胃、吐泻等，可用丁香配砂仁、白术、党参、陈皮、生姜等水煎服，效果较好。

（3）外用丁香煎液涂擦患部，治头癣、体癣、股癣、手

1949
新　中　国
地方中草药
文　献　研　究
(1949—1979年)
1979

癣等，有一定疗效，可减轻痒感，减少落屑。

用　量　内服5分～1.5钱；外用治癣可用丁香3钱，加水一碗，煎沸20～30分钟后用。

处方举例　丁香柿蒂汤（《证因脉治》）：丁香1钱　柿蒂1钱　党参4钱　生姜2钱　水煎服。

7.　小　茴　香

处方名　小茴香、小茴。

来　源　为伞形科植物 茴香 (Foeniculum vulgare Mill.) 的成熟果实。

性　味　味辛，性温。

主要成分　含挥发油，其中主要为茴香醚 (Anethole, $C_{10}H_{12}O$)、小茴香酮 (Fenchone, $C_{10}H_{16}O$)。

药理作用　主要作用为健胃，对胃肠起温和刺激作用，能减少肠胃气胀。此外，临床观察认为本品有一定镇痛作用，无论对胃肠痉挛痛或肌肉挫伤挞伤痛，都有一定缓解作用。

临床应用

（1）用于治消化不良，可视为芳香性健胃剂，常配生姜、厚朴等药同用。

（2）用于治疗寒疝（包括肠绞痛、睾丸和附睾肿痛，或阴囊冰冷而有抽紧痛，并牵涉至小腹），取其有散寒止痛作用，常配木香、川楝子等，如属睾丸鞘膜积液引起之疼痛，则再加配枳壳、白芍、苡仁等，方如睾丸鞘膜积液方。

用　量　5分～1.5钱。

处方举例　*睾丸鞘膜积液方：小茴香1钱　川楝子4钱　木香1钱　枳壳3钱　白芍4钱　黄柏3钱　槟榔2钱

204

生苡仁8钱　木通2钱　水煎服。

8. 高 良 姜

处方名　良姜、高良姜。

来　源　为姜科植物良姜.(Alpinia officinarum Hance) 的干燥根茎。

性　味　味辛，性热。

主要成分　含挥发油,其中主要为1,8-桉叶素 (Cineole, $C_{10}H_{18}O$)，又含黄酮类，其中主要为高良姜素 (Galangin, $C_{15}H_{10}O_5$)、辣味成分良姜素 (Alpinin, $C_{f7}H_{12}O_6$)。

药理作用　与干姜相似，有祛寒、健胃和镇痛作用，但干姜祛寒力较大，良姜则镇痛作用较强。又体外试验对溶血性链球菌等有抗菌作用[12]。

临床应用

（1）用于胃脘寒痛。凡胃和十二指肠溃疡病、慢性胃炎等有胃部疼痛、口泛清涎、喜温喜按者都可用良姜，常配香附加强镇痛作用，方如良附丸，也可配肉桂、小茴香、延胡索等药。

（2）用于胃寒呃逆，配毕澄茄、党参、茯苓等，水煎服。

使用注意　平素体虚者服高良姜时，不宜单用，因防其刺激性太大，宜与党参、白术同用以缓和其刺激性。

用　量　5分～2钱。

处方举例　良附丸（《良方集腋》）：成药（含高良姜、香附），每服2钱，开水送服。又可用散剂：高良姜2.5钱，香附2.5钱，研末，每服5分，每日三次，开水送服。

1949
新 中 国
地 方 中 草 药
文 献 研 究
(1949—1979年)
1979

9. 豆豉姜（附：毕澄茄）

处方名 豆豉姜。

来 源 为樟科植物山苍子（山鸡椒）〔Litsea cubeba (Lour.) Pers.〕的干燥根和根茎。其果实即毕澄茄。

性 味 味香辛，性温。

主要成分 含生物硷，为β-型水溶性甙。另含挥发油。

药理作用 祛风、散寒、镇痛、消肿。

临床应用

（1）治风寒湿痹，适宜于风湿性关节炎慢性期，尤其下半身受患，腰腿作痛，脚软无力者，常配半枫荷、骨碎补、鸡血藤等，方如豆豉姜汤。

（2）治妇女气滞血瘀而致的痛经、小腹胀痛，偏于虚寒（小腹有冷感）者，可用豆豉姜1两，配益母草5钱，丹参5钱，香附3钱，加强止痛作用。产后由于气血虚寒而致腹痛，瘀血不清者，可用豆豉姜，配当归、川芎、益母草等。

用 量 5钱～2两（干品）。

处方举例 豆豉姜汤：豆豉姜1两 骨碎补1两 半枫荷1两 当归3钱 鸡血藤5钱 水煎服。

〔附〕毕澄茄 在广东，以山苍子的干燥果实入药。味辛，性温。含山苍子油（为挥发油），其中主要为柠檬醛[18]。能散寒止痛。治胃寒呕吐呃逆、虚寒腹痛、肠鸣泄泻，也治寒疝疼痛。单用力薄，须配其他温胃散寒药或行气药。（动物试验毕澄茄之挥发油能抑制流感病毒并对流感有疗效[19、20]）

206

10. 荜拨

处方名 荜拨。

来源 为胡椒科植物荜拨 (Piper longum L.) 的未成熟果穗。

性味 味辛，性热。

主要成分 含挥发油。

药理作用 温中散寒通瘀，其作用为镇痛、健胃。从现代医学观点看，这种温通解痛的作用，可能包括调整内脏器官血流量，从而减轻缺血性疼痛。

临床应用

（1）用于治疗胃寒引起的腹痛、呕吐、腹泻，可视为辛辣性健胃剂，作用和适应证与高良姜相似，且两者常配合同用，又治虚寒久泻，配诃子、党参、干姜、肉桂。

（2）用于治疗冠心病心绞痛，配芳香辛温的理气药，加强温通解痛作用，方如宽胸丸，此方以荜拨为主药，配良姜、檀香、玄胡、细辛、冰片等，对缓解心绞痛有一定帮助[21]。

用量 5分～1.5钱，一般入丸、散剂。

处方举例 宽胸丸（中医研究院西苑医院）：荜拨3两 细辛5钱 檀香1.5两 冰片8钱 玄胡8钱 良姜1.5两，提取浸膏和挥发油混在一起装入胶囊，每囊0.3克，日服3次，每次0.3克。

11. 胡椒

处方名 胡椒。

来源 为胡椒科植物胡椒 (Piper nigrum L.) 的干燥成

207

1949
新　中　国
地 方 中 草 药
文 献 研 究
(1949—1979年)
1979

熟种子。

性　味　味辛，性热。

主要成分　为胡椒硷，并含微量胡椒挥发油。

药理作用　温胃散寒。其原理为健胃，小量能增进食欲，大量则刺激胃粘膜，引起充血性炎症。

临床应用　主治胃寒所致的吐泻。本品为辛辣性健胃剂，作用强烈，民间验方用胡椒5钱，放入洗净的猪肚(胃)中，头尾用线扎紧，煮汤，治胃寒、心腹冷痛、吐清口水。单用，或与温补、祛风、散寒药同用。为了缓和对胃肠的刺激，可配绿豆同用。

用　量　5分～1.5钱，散剂一次3～5分。

处方举例　胡椒汤：胡椒、绿豆等量为末，每次2钱，水煎服，治寒证、呕吐、腹泻。

208

第七章　芳香化湿药

本章所指的"湿"，主要是指"湿邪"滞于中焦（脾、胃）而引起的消化系统和全身的症状。主要表现有脘腹胀闷、恶心呕吐、或吐酸水、不食不饥（食欲不振，也不觉饿）、大便溏薄而不爽、舌苔白腻或黄腻、脉濡缓，并有头痛或身痛等。从现代医学观点看，大多见于由病原微生物或饮食不慎而引起的急性胃炎、胃肠型流行性感冒，以及消化不良。在肠伤寒的一定阶段，也可见以上症状。

芳香化湿药大都具有健胃作用，有的还具有抗菌和抗流感病毒的作用，故能治疗上述疾患。

1. 藿　香

处方名　藿香、广藿香。

来　源　为唇形科植物藿香〔Agastache rugosa (Fisch. et Mey.) O. Ktze.〕的全草（广东用广藿香）。也有单用其茎枝者，称藿香梗。

性　味　味辛，性微温。

主要成分　叶和茎含挥发油，油中主成分为甲基胡椒酚 $(C_{10}H_{12}O)$[1]。另含鞣质、苦味质。

药理作用

（1）止呕；（2）止泻；（3）健胃；（4）解热，发散风寒。

1949
新 中 国
地 方 中 草 药
文 献 研 究
(1949—1979年)
1979

临床应用 为夏令治疗暑湿的常用药。

（1）用于治疗夏季感冒而兼有胃肠症状者（有头痛、腹痛、呕吐、腹泻），常配半夏、苏叶等止呕，厚朴止泻，白芷解表，方如藿香正气丸。

（2）用于治疗急性胃炎，适宜于因饮食生冷或不洁食物引起者，表现有上腹胀闷、发热、疲倦、呕吐、腹泻、口臭、舌苔厚腻、脉濡缓。可配陈皮、厚朴、苍术加强理气除湿作用，方如不换金正气散；也可用藿香正气丸。

（3）用于治疗中暑而有发热、烦渴、恶心呕吐等症状者，用藿香（鲜藿香叶更好）配连翘、半夏以清暑散热止呕，方如藿香连翘饮。

〔附〕（1）藿香、苏叶、芦根均能止呕，但藿香偏于健胃止呕，苏叶偏于发汗解表，芦根治胃热呕吐；（2）藿香叶发散力较强，藿香梗止呕力较好；（3）阴虚火旺和胃热呕吐者不宜用本品。

用 量 2～5钱。

处方举例

（1）藿香正气丸（《局方》）：成药（含藿香、苏叶、半夏、白芷、大腹皮、茯苓、白术、陈皮、厚朴、桔梗、甘草），每次1丸，每日1～2次，姜枣汤送服。

（2）不换金正气散（《局方》）：藿香2钱 苍术3钱 厚朴2钱 清半夏3钱 陈皮2钱 甘草1钱 水煎服。

（3）藿香连翘饮：藿香2钱 连翘2钱 制半夏2钱 陈皮1钱 水煎服。

2. 佩 兰

处方名 佩兰。

210

来　源　为菊科植物兰草 (Eupatorium fortunei Turcz.)，又名省头草的全草。

性　味　味辛，性平。

主要成分　含挥发油，其中主成分为对缴花烃、甲基·百里基醚、醋酸橙花醇酯[2]。

药理作用　开胃化湿。临床观察其作用为健胃、利尿、解热。又实验证明其所含的对缴花烃和醋酸橙花醇酯能直接抑制流感病毒[2]。

临床应用　为治疗暑湿常用药。

（1）用于治疗夏季外感，有发热、头痛、全身骨痛、两目刺痛、胸闷恶心、大便不畅等症状，常配葛根、黄芩、厚朴等，方如佩兰芩朴汤。如属胃肠型流感，配藿香效果更好。

（2）用于治疗因热性病或吃用肥腻过多后而致的消化不良，表现有口中粘滞不爽、吐厚浊涎沫、苔白而腻、口甘、嗳气等所谓"脾瘅"症状，常配黄连、芦根等。

〔附〕　佩兰和藿香都能去暑湿而治消化不良，但佩兰去口中粘腻和吐涎沫的效力较好，藿香则止呕作用较强。

用　量　1.5～3钱。

处方举例　*佩兰芩朴汤：佩兰3钱　条芩2钱　厚朴2钱　野菊花3钱　白术3钱　葛根4钱　秦艽1.5钱　桔梗2钱　水煎服。

3. 厚　朴（附：厚朴花）

处方名　川朴、厚朴。

来　源　为木兰科植物厚朴 (Magnolia officinalis Rehd. et Wils.) 的干燥茎皮和根皮。

1949
新 中 国
地 方 中 草 药
文 献 研 究
(1949—1979年)

1979

性　味　味苦、辛，性温。

主要成分　含厚朴酚 ($C_{18}H_{18}O_2$)、异厚朴酚、巨箭毒碱 ($C_{19}H_{25}O_4N$)；挥发油中含桢楠醇 ($C_{15}H_{26}O$)。

药理作用

（1）抗菌：体外试验对痢疾杆菌、大肠杆菌、伤寒杆菌有较强的抗菌作用[3]。对金黄色葡萄球菌的抗菌作用比黄连、黄芩更强[4]。

（2）解痉：厚朴煎液能使实验动物离体肠管的紧张度下降[5、6]，对横纹肌的强直收缩有轻度缓解作用，因其对横纹肌的运动神经末梢有一定麻痹作用，与箭毒作用相类似[7]。

（3）健胃：刺激消化道粘膜引起反射性兴奋。

此外，前人还观察到本品具有镇痛、镇静和平喘的作用。

临床应用　为除胀和止泻的重要药物。

（1）用于治疗腹胀。主要用于实胀（腹胀而有小便黄短、大便干结、脉滑数有力），其中对谷胀（饮食过度而致消化不良）、气胀（因胃肠功能失调，而致肠内物质腐败发酵，气体产量过多而在肠内积聚，常见于肠炎、肝炎、胃肠神经官能症）尤为适宜。如属谷胀，可配山楂、麦芽、神曲等消导药；如属气胀，程度轻者可单用厚朴8分～1钱（研末）开水送服即能减轻，一般多配半夏、茯苓，如半夏厚朴汤；肝炎所致的气胀，常在逍遥散基础上加厚朴、大腹皮以减轻腹胀。

至于虚胀和寒胀，其治疗主要不靠厚朴，并应慎用。治虚胀用党参比用厚朴好；治寒胀也只在温补药中酌加厚朴协助。

（2）用于治疗泄泻下痢（急性肠炎）。单用厚朴一昧，

212

即能止泻。可用厚朴3钱（研末），开水送服，每日三次。

（3）用于治疗胃实（腹脘胀满、宿食不消、吞酸嗳腐，或有呕吐，相当于消化不良），取其有健胃作用，能消除胃脘实痞，前人称此作用为"平胃"。一般配苍术、茯苓等，方如平胃散；如偏于热者，则配黄连、栀子，方如连朴饮；偏于寒者，则配豆蔻、干姜，方如厚朴温中汤。

（4）用于平喘，其原理尚待进一步研究（可能为对支气管平滑肌有松弛作用）。常辅助麻黄、杏仁，治疗痰饮喘咳，有痰多、胸满、咳喘、苔白腻，多见于肺气肿合并感染，方如厚朴麻黄汤，此方也可治痉挛性支气管炎。

用　量　1～3钱。健胃宜少量，行气及止泻则用量可稍大。

处方举例

（1）半夏厚朴汤（《金匮要略》）：制半夏2钱　厚朴2钱　茯苓3钱　苏叶2钱　生姜2钱　水煎服。

（2）平胃散：（见苍术项下）。

（3）连朴饮（《霍乱论》）：川连1钱　川朴1.5钱　石菖蒲1钱　制半夏1钱　山栀子3钱　淡豆豉3钱　芦根2两　水煎服。

（4）厚朴温中汤（《内外伤辨惑论》）：厚朴2钱　草豆蔻8分　陈皮2钱　木香1钱（后下）　茯苓3钱　干姜2钱　甘草1钱　水煎服。

（5）厚朴麻黄汤加减：厚朴2钱　麻黄1钱　杏仁3钱　制半夏1钱　五味子5分　淡干姜5分　细辛5分　茯苓4钱　甘草1钱　水煎服。

〔附〕厚朴花　性味、用量与厚朴同。主要作用为健胃。祛湿之力不及厚朴，只适用于轻症的消化不良和胸脘满

213

1949
新　中　国
地 方 中 草 药
文　献　研　究
(1949—1979年)
1979

闷。

4.　苍　术

处方名　苍术、茅术。

来　源　为菊科植物苍术〔Atractylodes lancea (Thunb.) DC.〕的干燥根茎。

性　味　味苦、辛，性温。

主要成分　含挥发油，其中主要为苍术醇（$C_{16}H_{26}O$）、苍术酮（$C_{14}H_{18}O$）。又含较大量甲种和丁种维生素（但水煎剂不含甲种维生素）。

药理作用　（1）健胃；（2）利尿、发汗：利尿作用不明显，但能增加钠、钾从小便排出[8]；（3）镇静：有效成分为挥发油[9]；（4）降血糖[10]；（5）强壮作用：可能与其所含维生素有关。

临床应用　为祛湿的重要药物，不论内湿、外湿都可应用。前人的经验说："治外湿以苍术最为有效"。

（1）用于治疗消化不良（即所谓湿阻中焦），有胃脘满闷、食欲不振、或吐或泻，配厚朴、陈皮，方如平胃散；如偏于热滞，也可配香附、神曲、栀子等。

（2）用于治疗泄泻，尤其夏季水泻，湿热较重，配银花、茯苓。

（3）用于治疗风湿，尤其肌肉风湿，常配麻黄、桂枝、苡仁等，加强镇痛效果。如为热痹，有发热、口渴、关节红肿剧痛、苔黄、脉数，则配石膏等清热，方如石膏知母苍术汤（旧名白虎加苍术汤）加减。

（4）用于外科，对治疗阴疽、肛周结核等有一定效果。又可治疗湿热所致下肢胀痛无力而类似丹毒者，常配黄柏、

214

牛膝、生苡仁等，方如四妙丸。

（5）用于眼科，治疗夜盲症和麻疹后角膜软化，取其含甲种维生素，多入丸散服（有报道用水煎也有效果）[11]。可单味研末用，或与木贼配伍。处方：苍术4两，木贼2两，研末混和，饭时随蔬菜调入1～2钱；或配雄羊肝。

此外，还可用于强壮。治精神不振，肢体乏力，偏于虚寒者，配熟地、干姜。

使用注意 苍术性较辛燥，故阴虚血燥、有咯血鼻衄者不宜用。

〔附〕 苍术与厚朴均能化湿。治胃肠满闷和吐泻时，两者常配合同用，但祛风燥湿以苍术作用较强，温中除满则苍术不及厚朴。

用 量 1～3钱。

处方举例

（1）平胃散（《局方》）：苍术3钱 厚朴2钱 陈皮2钱 甘草1钱 水煎服。

（2）石膏知母苍术汤加减：苍术3钱 生石膏1两（打碎先煎） 知母4钱 甘草2钱 桑枝4钱 防己3钱 银花藤3钱 水煎服。

（3）四妙丸（《丹溪心法》）：苍术 黄柏 牛膝 生苡仁各等分为末，水泛为丸，每服2～3钱，开水送下。

5. 白豆蔻（kòu 读扣）

（附：豆蔻壳、豆蔻花）

处方名 白蔻仁、白叩仁、蔻仁。

来 源 为姜科植物白豆蔻（Amomum cardamomum L.）果实内的干燥种子。

1949
新 中 国
地 方 中 草 药
文 献 研 究
(1949—1979年)
1979

性　味　味辛，性温。

主要成分　含挥发油，其中主要为右旋龙脑和右旋樟脑。

药理作用　（1）健胃、止呕、驱除胃内积气；（2）促进肠蠕动。

临床应用

（1）治急性胃炎（尤其受寒后或食滞后引起者），有腹部满闷、恶心呕吐、腹痛，常配藿香、陈皮、生姜等健胃去湿。

（2）在湿温病（如肠伤寒）初起时，头重胸闷、体倦、小便短赤、大便溏泄、舌苔白腻，用白蔻仁配生苡仁、杏仁、厚朴、通草等去湿清热，方如三仁汤。

用　量　入汤剂1～2钱，但以入散剂服用效力较好，剂量5分～1钱。

处方举例　三仁汤（《温病条辨》）：白蔻仁2钱　生苡仁6钱　杏仁5钱　滑石6钱　通草2钱　竹叶2钱　制半夏5钱　厚朴2钱　八碗水煮成三碗，分三次服，每服一碗。

〔附〕豆蔻壳、豆蔻花　功用与白豆蔻相同，但药力较薄，只适宜于治疗轻症的胸闷呕吐，作辅助药用。

6. 草 豆 蔻

处方名　草蔻仁、草叩仁、草蔻、豆蔻。

来　源　为姜科植物草豆蔻（Alpinia katsumadai Hay.）的干燥成熟种子。

性　味　味辛，性温。

主要成分　含挥发油，其中主要为豆蔻素（为苯基苯乙

216

烯酮体）。

药理作用 （1）健胃止吐，（2）祛寒止泻，有收敛作用。

临床应用

（1）治胃寒腹痛呕吐、唇舌淡白、口泛清涎、食欲不振（相当于某些类型急性胃炎、溃疡病），可用本品2钱，配吴萸、延胡索、高良姜、香附各2钱，水煎服，有散寒、止痛、止呕作用。

（2）治虚寒久泻（慢性菌痢、慢性结肠炎）用煨草蔻，配煨木香、煨诃子等，方如草豆蔻汤。

用 量 1～2钱，入丸散剂服较好。

处方举例 *草豆蔻汤：煨草蔻1钱 煨木香1钱 煨诃子8分 条芩3钱 火炭母3钱 水煎服。

7. 草 果

处方名 草果、草果仁。

来 源 为姜科植物草果(Amomum tsao-ko Crevost et Lemarie) 的干燥成熟种子。

性 味 味辛，性温。

主要成分 含挥发油。

药理作用 逐湿、消滞、除痰、截疟，可作为芳香健胃药用。

临床应用

（1）用于消滞除胀，治消化不良，尤其消肉积较好。平素脾胃虚寒、消化功能较差，常有胸腹痞满、反胃恶心者也可用。以煨草果配苍术、厚朴、陈皮、生姜等。

（2）用于截疟，治疗寒多热少之疟疾，辅助常山、槟

1949

新中国
地方中草药
文献研究
(1949—1979年)

1979

榔、乌梅等，方如草果七枣汤。前人的经验认为："草果为常山之良伴"，可利用其芳香健胃的性能，而削常山催吐的副作用。

〔附〕 草果与草豆蔻科属相同，在作用和功效上，两者也很接近，因此，有些人习惯把草果和草豆蔻混用，不加区分。实际上，两者的功效虽大同小异，但仍各有特长，主治也略有不同，如草豆蔻偏于健胃，而草果则兼能截疟。

用 量 1～2钱。

处方举例 草果七枣汤（《普济方》）：草果、常山、贝母、槟榔、大枣、甘草、乌梅，以上七味 等分，青蒿倍之，每服4钱，水煎服。

8. 砂 仁（附：砂仁壳）

处方名 砂仁、春砂仁。

来 源 为姜科植物阳春砂 (Amomum villosum Lour.) 或缩砂 (Amomum xanthioides Wall.) 的干燥成熟果实（尚未裂开者）。

性 味 味辛，性温。

主要成分 含挥发油，其中主要为右旋樟脑、冰片、醋酸冰片酯、橙花叔醇 $(C_{15}H_{26}O)$ 等。

药理作用 理气宽胸，有健胃作用。

临床应用

(1) 用于治疗消化不良，常与木香配伍（木香、砂仁配合能增强行气止痛和健胃作用）。如属急性消化不良，加配枳实、白术；如属气虚所致慢性消化不良，或病后脾胃虚弱而致食少腹闷，须调补脾胃以善后，则配补气药，方如健脾和胃汤、香砂养胃汤。

218

（2）用于治疗寒湿泻痢。如属急性肠炎，可用砂仁、苍术各2钱研末服或煎汤服；如属慢性痢疾，兼有腹痛脘闷、食欲不振者，可在治痢方剂内加砂仁、木香，以加强行气止痛和止泻作用。

（3）用于治疗虚寒胃痛，辅助理中汤或吴茱萸汤，加强止痛作用。

（4）用于治疗妊娠呕吐（恶阻）、胎动不安而与脾胃虚寒有关者，可用砂仁和胃、止呕、安胎，方如健脾和胃汤。

使用注意　（1）阴虚内热者不宜用本品。（2）如无砂仁，可用益智仁代。益智仁性味与砂仁同，也有健胃作用。又可配木香加入陈夏益气汤中治消化功能不足。

用　量　5分～2钱。一般分量宜轻。

处方举例

（1）健脾和胃汤（旧名香砂六君汤）：广木香1钱（后下）　春砂仁1.5钱　陈皮1.5钱　制半夏3钱　党参3钱　白术3钱　茯苓3钱　甘草1钱　水煎服。

（2）香砂养胃丸（成药）。每服3钱，每日早晚各一次，温开水送服。如无成药，可按下方配剂：广木香8分　春砂仁1钱　党参4钱　白术4钱　苍术3钱　厚朴2钱　陈皮1钱　香附2钱　蔻仁1钱　云苓3钱　生姜3钱　甘草1钱　大枣5枚　水煎服。

〔附〕　砂仁壳　性味功用与砂仁同，但力较薄。用量4～8分。

1949

新　中　国
地方中草药
文　献　研　究
(1949—1979年)

1979

第八章　理　气　药

　　理气药主要用于治疗"气滞"引起的胸腹疼痛等证候。

　　根据中医学概念，如果气、血壅滞不通，就会发生疼痛，所谓"不通则痛"。如果气、血调和畅达，疼痛就不会发生，原有的疼痛也会消失，所谓"通则不痛"。从现代医学观点看，"气"泛指体内各器官系统的生理功能。所谓"气滞"，亦即指生理功能的障碍，尤其指消化系统生理功能障碍，引起胃肠蠕动或分泌功能失常，出现疼痛等症状。理气药所以能够行气化滞而解除疼痛，主要是由于它们具有健胃、驱风、解痉、止呕等作用，调整胃肠功能，使之恢复正常。

　　选用理气药时，应根据气滞的种类、证候的属性（寒、热）、疼痛的部位以及合并的症状而适当用药。

　　从气滞的种类来说，大致有三种表现形式：

　　第一，脾胃气滞。有脘腹胀闷、疼痛、嗳气吞酸、恶心呕吐、腹泻或便秘。多见于消化不良、胃肠神经官能症、慢性胃炎或溃疡病。治疗宜行气导滞，选用有健胃、解痉、镇痛作用的理气药，如木香、陈皮、枳实、香橼皮等。

　　第二，肝郁气滞。因肝气过盛，疏泄差，郁滞而发痛。由于肝主疏泄（疏泄脾胃而助消化），主谋虑（与精神活动有关），当肝气郁滞而不能调达舒畅时，有胸闷胁痛、食欲不振，或呕吐酸水，情绪抑郁或烦闷不安，以及疝痛。在妇

220

女则可影响到月经不调。以上症状多见于慢性肝炎，也可见于胃肠神经官能症等。治疗宜疏肝行气解郁，选用香附、枳壳、乌药、素馨花等。

气滞主要指上述两种，但也可包括肺气壅滞。

第三、肺气壅滞。肺气宜肃降，如果有壅滞而不能清肃下降，就会出现喘咳。治疗宜降气定喘，选用有降气宽胸作用的药物如沉香、檀香等。

从证候属性来说，气滞而属于热证者，常选川楝子、枳实、救必应等苦寒药；属于寒证者，则选沉香、乌药、两面针等辛温药。

从部位来说，气滞所致的胸背彻痛，选薤白、枳实；胁痛，选川楝子、枳壳、青皮、橘络、延胡索；胃脘痛，选香附、木香；脐腹痛，选乌药、木香；小腹痛或脐以下痛，选沉香、乌药、川楝子。以上仅提示用药的主次，但实际上往往各药兼用。

从合并的症状来说，胸腹疼痛而兼有腹泻者，用木香；兼有肠鸣者用乌药；兼有月经失调者用香附（月经过少者用）、玫瑰花（月经过多者用）；兼抑郁或烦闷不安者，用合欢皮、香附；痰多者用陈皮、橘红；兼有胸闷嗳气者，用香橼皮、陈皮、枳壳。

在应用理气药时，还须注意：（1）理气药多属香燥之品，久服多服易损肝阴，如平素肝阴虚者须用理气药时，宜加白芍等性较柔润的药物；（2）理气药多含挥发性成分，一般不宜久煎。

1. 陈皮（附：橘红、橘络、橘核、橘叶、橙皮）

处方名 陈皮、广陈皮、广柑皮。

1949

新　中　国
地 方 中 草 药
文　献　研　究
(1949—1979年)

1979

来　源　为芸香科植物柑桔 (Citrus reticulata Blanco) 的干燥果皮。广东习惯用越陈旧者越好（性味没有那么燥烈），故名陈皮。

性　味　味辛、苦，性温。

主要成分　含橙皮甙 ($C_{28}H_{34}O_{15}$)、中肌醇、挥发油（主成分为右旋柠檬烯）和维生素 B_1。

药理作用　(1) 健胃、驱风、止呕、止嗝；(2) 祛痰。

临床应用

(1) 治消化不良。凡有腹胀脘闷、食欲不振、恶心呕吐（呕出不消化食物），属脾胃气滞，用陈皮理气开胃。如腹胀腹痛较甚，配苍术、厚朴（方如平胃散，见第七章）；如呕吐呃逆较甚，则配竹茹、党参，方如橘皮竹茹汤。

(2) 治咳嗽痰多。凡属湿痰，痰白粘稠、胸脘作闷者，都可用陈皮理气化痰，配半夏更能加强燥湿化痰作用，方如二陈汤（按：陈皮、半夏配合能加强健胃、祛痰和止呕作用，故二陈汤、陈夏益气汤、温胆汤等均为陈皮、半夏同用）。如属热痰，则配蛇胆汁，方如蛇胆陈皮末，用于支气管炎和上呼吸道炎，顺气化痰而平喘的作用较好，小儿尤为适用。

用　量　1～3钱。

处方举例

(1) 橘皮竹茹汤（《金匮要略》）：陈皮3钱　竹茹3钱　党参3钱　甘草1钱　生姜4钱　大枣8枚　水煎服。

(2) 二陈汤（《局方》）：陈皮2钱　制半夏2钱　茯苓4钱　甘草1钱　水煎服。

(3) 蛇胆陈皮末（成药）：含蛇胆汁、陈皮、地龙皮、朱砂、僵蚕、琥珀，每次1～2瓶，用温开水或其他汤药送

222

服。

[附]橘红（桔红）为柑橘成熟果实的最外层干燥果皮，成橙红色的薄片，故名橘红，性较陈皮更香烈，一般认为下气消痰之力较陈皮好，但和中理胃之力不及陈皮。代表方如橘红丸(成药)，含橘红、半夏、杏仁、贝母、茯苓、麦冬、生石膏、瓜蒌皮、陈皮、生地、桔梗、紫菀、款冬花、苏子、甘草等，此方以橘红为首味药，量也较重，治咳嗽痰多、胸闷腹滞。每服1～2丸（每丸重2钱），早晚各一次，温开水送下。

此外，"橘红"这个药名也被用来称呼柚类 (Citrus grandis Osbeck) 果实的干燥外层果皮，其中以化州所产的化州橘红（化橘红）尤为著名。化州橘红是由化州柚 (Citrus grandis Osbeck var. tomentosa) 的干燥果皮加工而成，其辛香之味最为醇厚，对痰多喘咳、肝胃气痛的疗效胜于其他各类橘皮，更为医者所喜用，但正品化州橘红并不易得，如处方上只写橘红，在广东常以柚皮代替。柚皮味微辛微苦，功效不及陈皮，只作健胃用，由于性较苦燥，阴虚患者宜慎用。

橘络（桔络）为柑桔的纤维管束，成网络状。味苦、甘，性平。有镇痛和化痰作用，凡因咳嗽或挫伤而致胸胁作痛者最适用。用量8分～1.5钱。可配枳壳、丝瓜络、柴胡等。

橘核（桔核）为柑桔的干燥种子。味苦，性温。能理气散结、止痛，治虚寒疝痛（如睾丸鞘膜积液所致局部疼痛）。用量1～3钱。常配川楝子、小茴香等，方如橘核汤，处方：橘核4钱，川楝子1.5钱，小茴香1.5钱，肉桂1钱（焗），木香1钱（后下），荔枝核4钱，木通1钱，桃仁1.5钱，延胡索1钱，海带4钱，昆布4钱，水煎，每天

1949
新 中 国
地 方 中 草 药
文 献 研 究
(1949—1979年)
1979

1剂，分二次服。

橘叶（桔叶） 为柑橘树的叶。有疏肝行气作用，常用于胁肋疼痛之证。用量1～3钱。

橙皮 为芸香科植物酸橙(Citrus aurantium L.)未成熟果实的干燥果皮。味微辛微苦，性平，含挥发油（橙皮油）、橙皮甙、苦味成分（包括蔷橙甙、苦橙酸等），有理气、祛痰、健胃作用，可代陈皮，但效力较差。

2. 青　皮

处方名 青皮。

来　源 为芸香科植物柑桔(Citrus reticulata Blanco)未成熟的带青色的果皮。

性　味 味苦、辛，性温。

主要成分 与陈皮相同。

药理作用 健胃作用与陈皮相同，但行气、化滞效力较陈皮强，且有一定的发汗散寒作用。

临床应用

（1）用于治疗胸胁胀痛。如属肝胃不和引起者（例如慢性肝炎时的肝区痛），常配柴胡、香附、郁金，有肝脾肿大的再加鳖甲、党参；如属精神因素引起的气郁胀痛，配木香、乌药、砂仁等，方如七味调气汤，如属跌打外伤引起的胸胁痛，则配赤芍、肉桂、枳壳。

（2）用于治疗消化不良。有胃脘痞满、食积不化者尤其适用，此时单用陈皮已不够力，须加配青皮破气散积，并配山楂、麦芽、神曲等。

（3）用于治疗乳痈、乳房结核。可用青皮配银花、公英、浙贝、炒山甲等，有消痈散结作用。

224

使用注意 气虚及汗多者不宜多用。

青皮与陈皮比较，两者性味基本相同，但青皮性较猛烈，长于疏肝破气、散结化滞，治胁痛、痞积、乳肿；陈皮则长于健脾燥湿、理气化痰，治脘满、呕哕、痰嗽。

用　量 1～2钱。

处方举例 七味调气汤：青皮2钱　香附1钱　木香5分（后下）　藿香1钱　乌药1钱　砂仁1钱　甘草1钱　水煎服。

3. 大 腹 皮

处方名 大腹皮。

来　源 为棕榈科植物槟榔 (Areca catechu L.) 的干燥成熟果皮。

性　味 味辛，性微温。

主要成分 含鞣质[1]。

药理作用 下气宽中、利水消肿，其作用为健胃、利尿、止泻。

临床应用

（1）治脘腹胀满而大便不爽（常见于慢性肝炎、消化不良）。用本品能下气消胀散滞，常配厚朴、陈皮、麦芽、茵陈等，方如加减正气散。但虚胀则不宜用大腹皮。

（2）治轻症水肿，属所谓肌肤中之水气、浮肿者。常配茯苓皮、生姜皮等，方如五皮散（见第四章茯苓皮项下）。但利水消肿的效果一般，不够理想。

用　量 1～3钱。

处方举例 加减正气散：大腹皮3钱　川朴2钱　茯苓皮3钱　神曲3钱　麦芽4钱　陈皮2钱　绵茵陈4钱　水

1949
新中国
地方中草药
文献研究
(1949—1979年)
1979

煎服。

4. 枳　实（附：枳壳）

处方名　枳实。

来　源　为芸香科植物酸橙（Citrus aurantium L.）或香圆（Citrus wilsonii Tanaka）的干燥幼果。

性　味　味苦、酸，性微寒。

主要成分　含挥发油（为柠檬烯等）、黄酮类（为橙皮甙、苦橙甙等）。

药理作用　行气破积。现已证实其作用为兴奋胃肠功能。动物实验发现枳实煎剂能使胃肠蠕动增强而有节律[2]。

此外，枳实能兴奋子宫，作用显著。动物实验发现枳实、枳壳的煎液能使家兔子宫收缩有力，紧张度增加[2]，为这两种药物用于治疗子宫脱垂提供了初步的科学根据。

临床应用

（1）治胃肠食积（胃部满实、饮食停滞）。如属慢性消化不良，由脾胃功能衰弱引起者，常配健脾药白术、健胃行气药木香、砂仁，方如香砂枳术丸；如属急性消化不良，配消导药神曲、麦芽，或生姜、陈皮等煎汤。

（2）治湿热积滞、泄泻下痢、里急后重，并有胸闷、腹痛者（如急性胃肠炎、细菌性痢疾等），配大黄以清荡肠内积秽，配黄芩、黄连清热，茯苓、泽泻利湿，方如枳实导滞汤。

（3）治胃下垂。可用单味浓煎液，每日分三次服，能改善胃张力，减轻腹胀。

用　量　1～3钱。

处方举例

（1）香砂枳术丸（《摄生秘剖》）（成药）：每服2～

226

3钱，每日2次。

(2) 枳实导滞汤（《内外伤辨惑论》）：枳实3钱　生大黄3钱（后下）　白术3钱　黄芩2钱　川连1.5钱　茯苓3钱　泽泻2钱　神曲3钱　水煎服。

〔附〕枳壳

与枳实同种属，但为较成熟的果实。性味、成分与枳实同，但所含橙皮甙不及枳实多。药里作用与枳实相同，但药力较和缓，故体弱者一般用枳壳而不用枳实。又在消食破积，治消化不良时，多用枳实，而行气宽中，则多用枳壳。

枳壳用途比枳实较为广泛。

(1) 用于治胸胁胀痛。如属肝气郁结引起者，可在逍遥散基础上酌加枳壳、厚朴、大腹皮等；如属由跌打损伤而致气滞血瘀引起者，则配归尾、桃仁、红花等，方如行气活血汤，处方：枳壳2钱，木香8分（后下），砂仁1钱，厚朴2钱，香附1钱，赤芍3钱，归尾3钱，桃仁2钱，红花1.5钱，苏木2钱，水煎服，或水酒各半煎服。

(2) 用于治疗产后子宫脱垂，或久泻脱肛，以枳壳5钱，水煎服，或以枳壳3钱，配补中益气药勿，连服7～10天，或更长时间，方如枳壳益气汤，处方：炒枳壳6钱，黄芪1两，党参5钱，白术4钱，升麻2钱，陈皮1.5钱，当归3钱，益母草5钱，炙甘草2钱，水煎服。

(3) 用于治疗呕逆咳嗽。属呃逆者，配木香、鸡血藤、黄芪等，可和胃降逆，属肺气壅滞而咳嗽者（如肺气肿喘咳），可在应用苏子、半夏、陈皮的基础止，再加枳壳行气宽中。

此外，前人的经验认为枳壳还有祛风的作用。用于眼科，能去风明目，治风热眼病（急性结膜炎）时，可配防

227

1949
新 中 国
地 方 中 草 药
文 献 研 究
(1949—1979年)
1979

风、荆芥、黄芩、连翘等祛风清热药同用；也用于治肌肤麻木痛痒（由风邪入侵肌肤引起），但原理尚待进一步研究。

又长期服用熟地、阿胶等补药时，为防其过于滋腻引起胸膈滞闷，影响消化功能，可加入枳壳少许。

常用量1～3钱。但用于治子宫脱垂，须用至5钱～1两。

5. 香 附

处方名 香附。

来 源 为莎草科植物莎草（香附）(Cyperus rotundus L.) 的干燥根茎。

性 味 味辛、微苦，性平。

主要成分 含挥发油，其中主要为香附烯 ($C_{15}H_{24}$)，香附醇 ($C_{15}H_{24}O$)，并含脂肪酸等。

药理作用 理气解郁、调经止痛。其药理作用研究得还很不够。现代实验初步发现有：

（1）镇痛作用：香附的乙醇提液能显著地提高实验动物（小白鼠）的痛阈[3]；

（2）抑制子宫收缩，使子宫肌肉弛缓，但其作用不及当归[4]。

临床应用 前人称本品为"气病之总司，女科之主帅"，广泛用于气郁所致的疼痛，尤其妇科痛证和月经不调。

（1）治月经不调、月经痛。见证有肝郁气滞，与神经精神因素（如情绪抑郁或暴躁、精神紧张）有关的月经疼痛更适宜。可用香附配四物汤，或再加乌药、延胡索。如属经来后期，小腹虚寒作痛，可用香附配当归、川芎、杜仲、艾叶等，方如香附芎归汤，既能调经，又能止痛。

228

（2）治气郁疼痛：

如属肝郁所致胁痛（多见于慢性肝炎），可用香附配道遥散。

如属胃脘气痛，兼有吞酸呕吐，嗳气食少（可见于胃神经官能症、胃、十二指肠溃疡病，或慢性胃炎），偏于热的，配栀子、川连、陈皮，如香附散；偏于寒的，配良姜、吴萸。

此外，伏暑湿温所致胁痛，或咳或不咳、无寒但潮热，可配旋复花等行气舒肝化郁，方如香附旋复花汤。

外感而兼有肝气郁结者，可用香附、苏叶等发汗解郁止痛，如香苏饮（方见第一章苏叶项下）。

使用注意 有血虚内热，或月经先期者不宜用。

用　量 2～3钱。

处方举例

（1）香附芎归汤（《沈氏尊生》）：香附3钱　川芎1.5钱　当归4钱　白芍3钱　艾叶（炒）3钱　熟地1两麦冬3钱　杜仲3钱　橘红1钱　青蒿2钱　甘草1钱　水煎服。

（2）香附散（《沈氏尊生》）：香附3钱　栀子2钱川连1钱　陈皮2钱　法夏2钱　水煎服。

（3）香附旋复花汤（《温病条辨》）：香附3钱　旋复花3钱（布包）　茯苓3钱　苏子3钱　陈皮2钱　制半夏3钱　薏苡仁5钱　水煎，分三次温服。

6. 木　香

处方名 木香、广木香。

来　源 为菊科植物云木香 (Saussurea lappa Clarke) 的

229

1949
新　中　国
地 方 中 草 药
文 献 研 究
(1949—1979年)
1979

干燥根。

性　味　味辛、苦，性温。

主要成分　含挥发油、云木香碱 (Saussurine)、树脂、菊糖。挥发油主成分为木香内酯 ($C_{15}H_{20}O_2$)、木香酸 ($C_{15}H_{22}O_3$)、木香醇 ($C_{15}H_{24}O$)、α-及 β-木香烃 ($C_{15}H_{24}$) 等。

药理作用　行气整肠而止痛止泻，现已证实其作用为：

（1）抗菌和抗真菌：体外试验木香的粉剂对大肠杆菌、枯草杆菌、伤寒杆菌、白色葡萄球菌等有较强的抗菌作用[5]。对羊毛样小孢子菌等皮癣菌有较强的抑制作用[6]。

（2）驱风、行气止痛，促进肠蠕动。动物实验证实，木香煎液能通过对迷走神经的作用，使在位大肠兴奋，收缩力加强，蠕动加快[7]，因而能缓解胃肠气胀（鼓肠）所致的腹痛。

临床应用　为治疗腹痛、泻痢的常用药。

（1）用于治疗腹痛。由于能行肠胃滞气，所以消化不良或虫积等所致的腹满胀痛，均可应用。对消化不良，可用木香醒脾开胃止痛。有食积、呕吐、下泻者，配山楂、麦芽、陈皮等，方如木香顺气丸。如腹痛由虫积所致，则在驱虫方剂内加入木香一味，对减轻腹痛有帮助。

（2）用于治疗痢疾泄泻，对兼有里急后重、腹部胀闷者更适宜。一般认为煨用较好，但不经煨用者也有效。如属下痢赤白、里急后重（如细菌性痢疾），常配川连，如香连丸（成药），或在治痢方剂内加入木香5分～1钱，能加强止痛止泻作用。如属泄泻清稀、腹痛肠鸣（如急性肠炎），可配苍术、厚朴、茯苓、木瓜、黄芩等。

有人用木香配蝉蜕、防风、秦艽等治湿疹，取其有祛湿作用。

230

此外，在补剂中加木香能醒脾胃，有助于补药的吸收，同时能减轻补药的腻滞，故归脾汤等以木香与补益药同用。

使用注意 （1）内有燥热者不宜用木香。阴虚血热者一般忌用，必需应用时应与益气滋阴药同用，以缓和其辛燥之性。

（2）木香入补剂宜后下煎服。行气导滞，止痛止泻以磨兑较好（因粉剂作用较大）。

用　量　5分～3钱。入丸散剂分量减半。

处方举例　木香顺气丸（成药）：含木香、香附、陈皮、青皮、枳壳、山楂、麦芽、神曲、台乌、槟榔、茯苓、莱菔子、甘草等，每服1～2钱，每日2次，温开水送下。

7. 乌　药

处方名　台乌、乌药。

来　源　为樟科植物乌药 (Lindera strychnifolia F. Vill.) 的干燥根。

性　味　味辛，性温。

主要成分　含挥发油，其中有乌药烷 ($C_8H_{16}O_2$)、乌药烯 ($C_{15}H_{18}O_2$)、乌药醇 ($C_{11}H_{22}O$) 等。

药理作用　行气止痛，现已证实有健胃驱风、促进肠蠕动作用。效力比木香稍强[7]。

临床应用　前人认为本品"不刚不燥"，且镇痛作用较强，能"通理上下诸气"。现代广泛用于由气滞、气逆引起的腹部痛证，尤以治下腹胀痛效果更佳。

（1）治腹部疼痛。脐腹疼痛而有肠鸣或便溏者较适宜（属寒痛，可见于胃肠神经官能症或肠粘连引起的轻度梗阻等），可用乌药配香附，如香乌散，或配木香、沉香、陈

231

1949

新 中 国
地 方 中 草 药
文 献 研 究
(1949—1979年)

1979

皮、厚朴、苍术、炒麦芽等同用，名排气汤。该汤有排气止痛作用，经药物实验证实其原理在于使肠收缩力加强，蠕动加快，从而有助于排气止痛，方中的主要有效药物是乌药和木香[2]。

（2）治寒疝。小肠疝气痛、附睾炎等牵涉至脐腹作痛者，可用乌药配理气祛寒药，以行气散寒而止痛，方如天台乌药散。

（3）治小便频数而属虚寒者，配益智仁等分，以山药糊丸如梧桐子大，每服2钱，每日2～3次，温开水送服。能温肾祛寒而缩小便。

（4）治气滞引起的月经痛，如为月经后期疼痛，配沉香、延胡索、当归、肉桂；如为经前腹痛，则常配木香、砂仁、香附。

此外，对腹泻患者如泻后有隐痛，在方剂内加入乌药一味有助于止痛，又乌药亦试用于治脉管炎、冠状动脉硬化性心脏病引起的心前区痛，可配毛冬青、鸡血藤、当归、川芎、条芩、银花等药，初步观察，有一定止痛效果。

用　量　1～4钱。

处方举例

（1）香乌散：香附、乌药等分为末，每服1～2钱，治腹痛。如腹痛兼食欲不振，以姜、枣汤送服；如为虫积腹痛，以槟榔汤送服；如为下腹痛或疝痛，以小茴香汤送服；治头风虚肿，用茶汤送服。

（2）天台乌药散（《医学发明》）：台乌3钱　广木香1钱（后下）　小茴香1.5钱　青皮2钱　良姜1.5钱　槟榔3钱　川楝子3钱　水煎服。

232

8. 沉　香

处方名　沉香。

来　源　为瑞香科植物白木香（沉香）〔Aquilaria sinensis (Lour.) Gilg.〕含有棕黑色树脂的木材经干燥后加工而成。这些树脂是树木受虫蛀或人工砍伤后，由木部分泌出来，经多年沉积而成，有特殊香气，故名沉香。

性　味　味辛、苦，性微温。

主要成分　含挥发油，其中主要为苄基丙酮、对甲氧基苄基丙酮。

药理作用　降气、散寒，其作用可能为镇痛、镇静。

临床应用　主治小腹疼痛。

（1）治虚寒血滞所致的小腹疼痛，脐下觉有气动和冷感（可见于月经不调等证），多配乌药、木香、延胡索等，方如沉香降气散加减。

（2）治肺气壅滞所致的气逆喘息（如支气管哮喘），作为辅助药，配熟地、苏子、莱菔子、橘红、桑白皮等。其原理前人认为是由于沉香有降逆平喘作用，故有助于止喘。近年来，有人用沉香5分，配侧柏叶1钱，共研极细末，临睡前顿服，初步观察，对治疗支气管哮喘有较好效果[8]。

（3）治胃寒而致的呃逆、呕吐（急性胃炎），常配丁香、肉桂，或紫苏、豆蔻。此时，沉香作健胃药用。

此外，沉香配肉苁蓉可治气虚便秘。亦有人用沉香治血管神经性水肿，证见面目浮肿，小便不畅，配冬葵子、白头翁等同用。

使用注意　（1）沉香和肉桂都善于治气血虚寒瘀滞而致的小腹痛，但沉香偏于从理气方面发挥作用而通滞，肉桂偏

233

1949
新 中 国
地方中草药
文 献 研 究
(1949—1979年)
1979

于从温阳方面发挥作用而散寒；（2）气虚下陷，或阴虚火旺者均不宜用沉香。

用　量　3分～1钱。多为用水磨粉晒干后作丸散用。如入煎剂，最好磨汁和药一起冲服或后下。

处方举例　沉香降气散加减：沉香末8分（冲）　台乌3钱　槟榔3钱　木香1钱（后下）　延胡索2钱　香附1钱　水煎服。

9. 檀　香

处方名　檀香。

来　源　为檀香科植物檀香 (Santalum album L.)的干燥木质心材。

性　味　昧辛，性温。

主要成分　含挥发油，主要为 α-及 β-檀香醇 ($C_{15}H_{24}O$)。

药理作用　理气止痛，其作用之一为健胃。

临床应用　用于治疗由气滞而致的胸腹疼痛，包括胃寒引起的痉挛性疼痛、小腹虚寒疝痛，以及心绞痛。常配其他辛香理气药如砂仁、枳壳、沉香等，加强镇痛作用。治心绞痛可配丹参，方如丹参饮。如果没有檀香，一般也可以用降香代替。

用　量　5分～1钱，宜研末冲服。入煎剂则用1～1.5钱，后下。

处方举例　丹参饮（见第十章丹参项下）。

10. 薤　白

处方名　薤白。

284

来　源　为百合科植物小根蒜(Allium macrostemon Bge.)或薤(Allium bakeri Regel.)的地下鳞茎。

性　味　味苦、辛，性温。

主要成分　含大蒜糖。

药理作用　行气止痛。其作用原理现代还甚少研究。按薤白为葱蒜属植物，该属植物有类似芥子的作用，欧洲民间过去常用该属植物缓解肺部炎症引起的刺激症状（如胸痛）；又实验证明口服葱蒜的提出物后，平滑肌的反应先是短暂兴奋，继而抑制。这两点资料对于理解薤白治疗胸痹（胸膜炎、心绞痛等）何以有效，可能有一定帮助。

临床应用　为治疗胸痹的常用药。所谓胸痹，主要是由于心脉血滞，以致胸阳不运而引起，表现为胸中觉痞满阻塞不畅，胸背部有刺痛，或前后牵引痛，或牵涉至胸膈或胁下作痛，并常有气促、喘息。从现代医学观点看，"阳"一般代表功能，胸阳不运就是胸部血液循环功能阻滞的意思。现已明了，胸痹证常见于心绞痛，其发病确与冠状动脉供血不足或阻塞有关。此外干性胸膜炎、肋间神经痛所见的胸痛也属于胸痹。

治疗胸痹常以薤白配栝蒌、半夏为基本药，再随证加减。

如属冠状动脉硬化性心脏病的心绞痛，可用栝蒌薤白半夏汤配其他理气活血药治疗。据现代初步观察，按此法治疗数月，多数病例症状显著改善[9]。

如属胸膜炎，则用枳实栝蒌薤白散，再加川连或黄芩，加强行气宽胸和清热作用。

如属肋间神经痛，可用栝蒌薤白白酒汤加络石藤、宽筋藤等。

235

1949

新 中 国
地方中草药
文 献 研 究
(1949—1979年)

1979

对于由内伤气闭，例如由肩挑或搬运重物过度憋气用力引起的前胸翳闷，也可用栝蒌薤白半夏汤行气而舒解胸闷。

此外，薤白还可以治胃肠湿滞、泻痢，有醒脾助消化和止泻作用。

使用注意　服用过多对胃粘膜有刺激，溃疡病者不宜长用。又平素胃气虚寒者，服本品后往往发生噫气，也不宜多用。

用　量　3～6钱。

处方举例

（1）栝蒌薤白半夏汤加减：栝蒌1两　薤白4钱　制半夏2钱　丹参6钱　郁金3钱　红花2钱　水煎服。

（2）枳实栝蒌薤白散加减：枳实2钱　栝蒌5钱　薤白3钱　制半夏2钱　川连1钱　陈皮1钱　水煎服。

11.　佛　手（附：佛手花、香橼皮）

处方名　佛手片、陈佛手。

来　源　为芸香科植物佛手〔Citrus medica L. var. sarcodactylus (Noot.) swingle〕的果实切片晒干而成。其花即佛手花（晒干后入药）。

性　味　味辛、苦、酸，性温。

主要成分　含橙皮甙、挥发油。

药理作用　理气止呕止痛，主要作用为健胃。

临床应用　主要治疗消化不良，有脘腹胀满不舒、食欲不振、嗳气、胃痛，多配其他理气药同用。佛手的健胃止痛作用比陈皮强，但祛痰作用不及陈皮。

又有报道以佛手配败酱草治传染性肝炎，对缓解症状有

236

一定帮助[10]。方如佛手败酱汤。

用　量　2～3钱。大剂可用至1两。

处方举例　佛手败酱汤：陈佛手1两　败酱草3钱　水煎，每日一剂，分3～4次温服。

〔附〕　佛手花　味苦、酸，性平，平肝理气，开郁和胃，治肝胃气痛。效力不及佛手。

香橼皮　处方名：香橼片、陈香橼、香橼皮。为芸香科植物香橼即香圆(Citrus wilsonii Tanaka)或枸橼(Citrus medica L.)的干燥果皮（注意：与佛手不同品种。佛手为香橼接枝所产生的变种，两者功效微有不同）。主要成分为枸橼油，其中主要为右旋柠檬烃，并含橙皮甙。有健胃祛痰作用，功效与青皮大致相同，但力较弱。临床主要用于疏肝理气行滞。常用量1～3钱。由于肝郁气滞而致的消化不良，有胸胁满闷、胃脘作痛、恶心呕吐、食欲不振者，可用本品配厚朴、豆蔻、香附等药，方如香橼汤，处方：陈香橼2钱　陈皮2钱　蔻仁1钱　香附3钱　厚朴2钱　党参3钱　茯苓3钱　神曲3钱　水煎服。

12. 素 馨 花

处方名　素馨花、素馨针、素馨。

来　源　为木犀科植物素馨花〔Jasminum officinale L. var. grandiflorum (L.) Kobuski〕的干燥花或花蕾。未开放的针状花蕾称为素馨针。入药以素馨针较好，花已全开者质量较次。

性　味　味辛，性平。

主要成分　含挥发油，其中主要为右旋里哪醇、醋酸里哪醇等，另含蜡质，其中主要为蜂花烷[11]。

237

1949

新 中 国
地 方 中 草 药
文 献 研 究
(1949—1979年)

1979

药理作用 舒肝和胃，消胀去滞。

临床应用 主治胁痛、腹痛。

（1）治肝郁气痛，胸膈不舒。无论消化不良、十二指肠球部溃疡，或慢性肝炎、肝硬变，凡有脘腹疼痛、胁痛偏于热者，都可应用。本品解肝郁胁痛的效果有时比青皮还好，常配厚朴、延胡索、佩兰等，方如素馨汤。但气痛偏于寒者一般不用素馨花。

（2）治下痢腹痛。配木香、鸡蛋花、煨葛根等，有醒脾、止痢、止痛作用。

（3）治跌打损伤所致胸胁疼痛，由内伤气闭、积瘀而引起者，以素馨花配铁包金、桃仁、枳壳、归身等，水煎服。

此外，有人以素馨花和茉莉花入普洱茶焗服 治 心 气 痛（胃、十二指肠溃疡病）。妇女更年期情绪郁闷者用素馨花也有一定解郁效果。

用 量 1～3钱。单用时可以2钱用沸开水焗服。但多入煎剂，注意不宜久煎。一般认为用3钱解痛效果较好。

处方举例 ＊素馨汤：素馨花3钱 川朴2钱 延胡索 3钱 佩兰3钱 水煎服。

13. 玫 瑰 花

处方名 玫瑰花、玫瑰。

来 源 为蔷薇科植物玫瑰 (Rosa rugosa Thunb.) 的干燥花蕾。

性 味 味甘、微苦，性温。

主要成分 含挥发油，其中主要为牻牛儿醇。花瓣含蜡质、二十九（碳）烷 ($C_{29}H_{60}$)，以及鞣质等。

药理作用 舒肝镇痛，收敛止泻。

238

临床应用

(1) 治肝郁胁痛、胃脘痛。不论胃神经官能症或慢性胃炎、慢性肝炎，凡有胃部或胁部闷痛、发胀，都可用玫瑰花，配香附、川楝子等，方如玫瑰解郁汤。对兼有泄泻者亦可用玫瑰花。

(2) 治妇女月经过多，病情较轻浅者。配益母草，水煎服。

用　量　1.5～3 钱，或 3～6 朵。

处方举例　*玫瑰解郁汤：玫瑰花 2 钱　香附 3 钱　川楝子 3 钱　白芍 4 钱　水煎服。

14. 川 楝 子

处方名　川楝子、金铃子。

来　源　为楝科植物川楝 (Melia toosendan Sieb. et Zucc.) 的干燥成熟果实。

性　味　味苦，性寒。

主要成分　含挥发性脂肪酸，为醋酸及已酸[12]。

药理作用　(1) 行气止痛；(2) 驱虫：体外试验对猪蛔虫有杀灭作用[13]，但临床应用驱虫功效不及川楝皮；(3) 抗真菌：体外试验对铁锈色小芽胞癣菌有抑制作用[14]。又本品的醇浸液对白色念珠菌、新生隐球菌呈较强的抑制作用（水浸液和煎液的抑菌作用则较差）。

临床应用　为治疗各种热性腹痛的常用药。镇痛效果比较确实可靠。

(1) 用于治疗肝气郁滞、肝胆火盛所致的腹痛、胁痛。其痛为胀痛、闷痛性质，时发时止，并伴有情绪焦躁、睡眠不佳、食欲差、舌红绛、脉弦数。多见于慢性肝炎，尤其肝

1949
新 中 国
地 方 中 草 药
文 献 研 究
(1949—1979年)
1979

区疼痛、自觉痛处有热者更适用。此时，川楝子有疏泄肝热而解郁止痛的作用，常配延胡索等分同用，即金铃子散，或在疏肝和胃方剂内加入一味川楝子。对于解肝郁胁痛的作用，川楝子比青皮好。

（2）用于治疗疝痛。因患睾丸鞘膜积液、附睾炎、小肠疝气等引起的局部疼痛，牵引至脐腹者，常配吴萸、小茴香等同用，方如导气汤。

（3）用于治疗虫积腹痛。主要取其镇痛作用，但杀虫效力不大，要配其他驱虫药如槟榔、雷丸等。

（4）用于治头癣。以川楝子单味烤黄研末，与等量猪油拌成油膏外擦患处。川楝子有松动头发和抑制癣菌的作用，故有一定近期疗效[15]。

使用注意 本品能致便溏，肠胃虚寒者不宜服用。

用　量 1.5～4钱，分量不宜过大。

处方举例

（1）金铃子散（《圣惠方》）：金铃子、延胡索各2两研末，每服2钱，温开水送服。

（2）导气汤：川楝子3钱　小茴香1.5钱　吴萸1.5钱木香1钱（后下）　水煎服。

15. 荔枝核（附：荔枝肉）

处方名 荔枝核。

来　源 为无患子科植物荔枝 (Litchi chinensis Sonn.) 果实的干燥成熟种子。

性　味 味甘，性温。

主要成分 未详。

药理作用 行气、散寒、止痛。

240

临床应用 主要用于治疗男子疝痛，常与橘核同用（参考橘核项下），或再加小茴香，方如荔橘香散。如睾丸肿痛明显者，则再加配青皮、陈皮。

用 量 3～5钱。

处方举例 *荔橘香散：荔枝核3钱 橘核3钱 小茴香1.5钱 水煎服。

〔附〕 **荔枝肉** 味甘，性平。含蔗糖、葡萄糖、蛋白质、维生素C等。功能散滞气、除腹胀、养血。病后体弱，或慢性病者、肝血虚者可用。一般用干品，每用3～5钱，不宜多服，否则易致烦热。

16. 柿 蒂（附：柿霜饼）

处方名 柿蒂。

来 源 为柿树科植物柿 (Diospyros kaki L. f.) 果实的果蒂。

性 味 味苦，性平。

主要成分 含三萜成分，为乌索酸、齐墩果酸、白桦脂酸 ($C_{30}H_{48}O_3$)。

药理作用 止呕、止呃。

临床应用 主要用于治疗胃寒气滞所致的呃逆，配丁香更能加强祛寒止呃作用，方如丁香柿蒂汤。又可用柿蒂、竹茹、木香、代赭石各1钱，共为细末，分三次量用开水冲服治呃逆。

用 量 1～3钱。

处方举例 丁香柿蒂汤（见第六章丁香项下）。

〔附〕 **柿霜饼** 为柿经加工后在外表所生的白粉（柿霜）经再加工成柿霜饼。味甘，性凉。主要成分为甘露糖

241

1949

新 中 国
地方中草药
文 献 研 究
(1949—1979年)

1979

醇[16]。入口有清凉感。能清肺热、润肺燥，多用于小儿肺热燥咳。用量3～5钱，可以嚼服，或加入润肺止咳方剂内水煎服，因有甜味，故小孩喜服。亦治口疮。

17. 救 必 应

处方名 救必应。

来 源 为冬青科常绿乔木救必应 (Ilex rotunda Thunb.) 的干燥树皮。

性 味 味苦，性凉。

主要成分 含甙类物质。即救必应甲素、救必应乙素（为三萜甙）[17]，以及黄酮甙，另有酚性物质。

药理作用

(1) 解痉止痛：动物实验证实，对肠管平滑肌有类似阿托品的解痉作用，有效成分为黄酮甙部分。

(2) 抗菌：体外试验救必应注射液对绿脓杆菌、金黄色葡萄球菌有显著抑制作用。

(3) 止血：动物实验发现救必应乙素能缩短出血时间及凝血时间[17]。

临床应用

(1) 用于治疗胃痛，包括胃、十二指肠溃疡、胃神经官能症、慢性胃炎等引起的胃脘痛，配海螵蛸、两面针、鸡骨香等，方如胃痛散。

(2) 用于治疗腹泻属急性胃肠炎者，配地胆头、风沙藤、香附等，制丸散服或水煎服，也可配十大功劳。

(3) 用于止血。治鼻衄、痔疮出血，一般用救必应乙素注射液肌注。

用 量 入煎剂用3～5钱，丸散剂用5分～1钱。注

242

射液（救必应乙素）每次2毫升，每日2～3次，肌注。

处方举例 胃痛散：救必应5钱 海螵蛸2两 两面针2.5钱 鸡骨香5钱 香附3钱 研末，每日服3次，每次1.5钱，饭后温开水送下。

18. 两 面 针

处方名 两面针、入地金牛。

来 源 为芸香科植物两面针〔Zanthoxylum nitidum (Roxb.) DC.〕的干燥根，或根皮、茎皮。

性 味 味辛，性平，有小毒。

主要成分 含生物碱和黄酮甙类物质。

药理作用 (1)镇痛：无论对胃痛或关节肌肉痛，都有一定缓解作用，局部应用对神经末梢有一定麻醉作用；(2)去瘀消肿；(3)抗菌，对金黄色葡萄球菌、溶血性链球菌有抑制作用。

临床应用 主要用于治疗胃痛。

(1)治胃脘痛。无论是溃疡病或胃神经痛都可应用，配救必应、白芨等，或配台乌、延胡索等，如气痛方。

(2)治胆道蛔虫引起的胆绞痛，据报道，有一定效果。用两面针5钱，救必应5钱，穿破石1两，黄皮根1两，柠檬根1两，水煎服[18]。

(3)治风湿关节痛，常配宽筋藤、半枫荷、威灵仙、豆豉姜等。

(4)治跌打肿痛，如肌肉、韧带挫伤、挫伤，可用鲜叶和根皮捣烂加酒炒热外敷，或配宽筋藤、海桐皮等煎水熏洗。

(5)治牙痛，适宜于治龋齿所致的牙痛，取其有局部麻

243

1949

新 中 国
地方中草药
文 献 研 究
(1949—1979年)

1979

醉作用。可用两面针根 4 两（切片），以 75％或 95％酒精200毫升浸一周，用棉签蘸药水点涂痛处。又可用两面针根、水杨梅根各 5 钱，煎水含漱。

（6）治痈肿、咽炎、瘰疬（淋巴结炎）等感染性疾患，有一定镇痛消炎效果，用针剂效果更佳。

使用注意 （1）本品有毒，不宜过量应用。中毒症状为头晕、眼花、呕吐、腹痛；（2）习惯上认为本品不宜与酸性食物同服。

用　量 煎服用 3～5 钱（干品）；冲服用干粉 5 分；肌肉注射每次 2 毫升（相当于生药 4 克）；外用适量。

处方举例 气痛方：两面针 3 钱　台乌 3 钱　延胡索 3 钱　海螵蛸 4 钱　九里香 4 钱　风沙藤 4 钱　鸡骨香 4 钱　甘草 1 钱　水煎服。

244

第九章 理血药

凡能治理血分疾病的药物，称为理血药。

所谓血分疾病，是以出血、瘀血、血虚为主要表现的一系列病证。所以，治疗血分疾病的大法，不外乎止血、活血、补血三类。理血药大体上也就分为止血药、活血药、补血药三类。后者将于补养药一章内介绍，本章先介绍止血药和活血药。

一、止 血 药

止血药用于出血证。最常用于吐血、鼻衄（鼻出血）、便血、血尿、崩漏（子宫出血）、创伤出血等情况。

中药止血药的作用原理还未完全阐明。据初步实验资料，大概与下列作用有关：作用于凝血过程，缩短凝血时间，如白芨、小蓟等；使局部血管收缩，缩短出血时间，如三七等。前人一向认为许多止血药炒黑成炭后，止血效果更好，根据现代实验研究的资料，不少止血药（如茜草根、槐花米、莲蓬等）炒成炭后，其缩短出血时间的作用确比生品为优，但侧柏炭、小蓟炭等的凝血作用则反比生品略差。

应用止血药，要注意以下几个问题：

1.根据寒热虚实用药。寒证出血（多见于慢性出血）常用艾叶、伏龙肝等温药，热证出血（多见于肺胃积热、小肠

1949

新 中 国
地 方 中 草 药
文 献 研 究
(1949—1979年)

1979

湿热、血热妄行和其他急性出血）常用侧柏叶、槐花、大小蓟、茜草根等寒凉药，并根据虚实情况适当配伍。血热妄行属于实证的应与清热凉血药同用，如犀角（牛角）、丹皮、赤芍等；属于阴虚阳亢的，须配养阴药，如阿胶、熟地、旱莲草等；属于气虚不能摄血的，则须与补气药同用。实证出血如伴有瘀血，治疗宜清宜降，用化瘀止血法，选用花蕊石、降香、三七、生蒲黄等兼有祛瘀作用的止血药。

2.根据出血部位用药。习惯上，鼻衄多选用茅根、黑山栀；肺胃出血（咯血、吐血）多选用白芨、茜草根、藕节；便血多用槐花、地榆；尿血多用蒲黄、小蓟、紫珠草；子宫出血或月经过多常用血余炭、陈棕炭。有些止血药各部位出血都可用，如三七、仙鹤草等。以上分法只是大体如此，不要拘执，最重要的还是根据寒热虚实用药。

3.根据出血原因用药。止血不能单靠止血药，还要针对出血的原因进行治疗，例如肝气上逆而致的吐血、呕血、鼻衄，要从平肝止血法治疗，选用黑山栀、降香、生石决、郁金等药。前人所说的"见痰休治痰，见血休治血"，就是强调了"治病求其本"，针对病因进行治疗。

1. 蒲 黄

处方名 蒲黄。

来 源 为香蒲科植物宽叶香蒲 (Typha latifolia L.) 的干燥成熟花粉，成鲜黄色，故名蒲黄。

性 味 味甘，性平。

主要成分 含固甾醇 ($C_{27}H_{46}O$)、异鼠李亭 ($C_{16}H_{12}O_7$)。

药理作用 （1）止血：为收敛性止血药，能缩短出血时间[1]；（2）收缩子宫[2]，故能行血消瘀；（3）利尿：临床观

240

察有利尿作用。又动物试验对豚鼠实验性结核病有疗效[5]。

临床应用 为常用的祛瘀药和止血药。

（1）用于治疗产后血瘀、恶露不下、小腹作痛，常配五灵脂，方如失笑散。此方行血散瘀止胀痛和清除恶露的效果比较确实，可作为化瘀的基本方。对其他瘀痛也适用。如产后因子宫收缩不良而出血，可配丹参、炮姜炭等止血。以上两种情况无论祛瘀或止血，蒲黄所起的作用大体上主要为收缩子宫。

（2）治疗血淋，蒲黄是常用药，协助小蓟、滑石等，或配冬葵子、生地，治膀胱炎或尿道炎引起的血尿、小便不利、尿道作痛。方如蒲黄散。

（3）用于治疗便血属慢性结肠炎者，大便脓血样、腹部闷痛，可用炒蒲黄配五灵脂、煨葛根、煨肉豆蔻等。

此外，生蒲黄末用蜜糖调敷，可治疮疡之肿痛。

使用注意 （1）蒲黄生用行血祛瘀，炒用收敛止血（但生用也能止血）。一般用生品较多，出血而兼有瘀血内蓄者，可生、炒各半同用；（2）蒲黄用于实证出血较适宜；（3）蒲黄能收缩子宫，故孕妇慎用。

用　量 1.5～3钱。可研末冲服。如入煎剂，则包煎较好。

处方举例

（1）失笑散（《局方》）：炒蒲黄1钱　生蒲黄1钱　炒五灵脂2钱　研细末，水酒各半煎数沸后饮服。

（2）蒲黄散（《证治准绳》）：蒲黄、冬葵子、生地各5钱，共为细末，每服1钱，水煎温服。

2. 仙　鹤　草

处方名 仙鹤草。

1949

新 中 国
地 方 中 草 药
文 献 研 究
(1949—1979年)

1979

来　源　为蔷薇科植物龙芽草 (Agrimonia pilosa Ledeb.) 的干燥全草。

性　味　味苦，性凉。

主要成分　含仙鹤草素（为酚性松脂酸）、仙鹤草甲素 ($C_{29}H_{19}O_5$)、仙鹤草乙素 ($C_{14}H_{19}O_{10}$)、仙鹤草 丙素[4]。另含鞣质、维生素K_1等。

药理作用　（1）止血，促进血液凝固；（2）强心，调整心率，大量服用能使心搏徐缓；（3）抗菌：体外试验能抑制革兰氏阳性菌[5]；（4）驱虫：其根芽有驱绦虫作用〔新医药学杂志，(3)：33, 1973〕。

临床应用　广泛用于治疗身体各部分出血，无论鼻衄、吐血、便血、尿血或子宫出血，都可应用。十多年前已制成注射剂及片剂供用，但止血效果各方面的评价不一致，一般来说其力较缓弱。单用虽也有一定效果，但往往要配其他止血药同用。例如治吐血时，可配侧柏叶、白芨、藕节等，方如鹤柏汤。

此外，也有用于止泻和驱绦虫〔中草药通讯，(1)：34, 1972〕。

本品生用较多，但有时也炒炭用。

用　量　5钱～1两，大剂可用至2两。可研末服，或入煎剂。亦可用仙鹤草煎汤，送服其他止血药散。

处方举例　*鹤柏汤：仙鹤草1两　侧柏叶4钱　白芨5钱　藕节1两　大小蓟4钱　水煎服。

3. 三　七

处方名　三七、参三七、田七（两广处方名）。

来　源　为五加科植物人参三七 (Panax pseudoginseng

248

Wall.) 的干燥根。另有一种其外皮间带有竹节纹者，称竹节三七 (Panax japonicum C. A. Mey.)，药用其根茎。

主要成分 含三七皂甙甲 ($C_{30}H_{52}O_{10}$)、三七皂甙乙 ($C_{28}H_{38}O_{10}$) 和黄酮甙。

药理作用 止血、祛瘀、消肿、止痛。其原理为：

（1）止血：三七温浸液能缩短家兔凝血时间，并有收缩血管作用[6]。

（2）消炎：三七水煎液对大鼠实验性关节炎有明显抑制作用[7]。

（3）增加冠脉流量：三七黄酮甙能明显增加心冠状动脉流量，同时心肌耗氧量减少[8]。

又三七水煎液似具有糖皮质激素样作用[7]。

〔附〕 抗病毒和抗真菌：三七水浸剂在体外试验对多种皮肤真菌有不同程度的抑制作用[9]。

临床应用 为止血化瘀要药。

（1）治跌打内伤或外伤出血，有血瘀肿痛者尤适宜，能祛瘀止血，消肿止痛，效果良好。内服可以研末1钱，米汤送服，用黄酒或白酒1两微热送服均可，也可配其他汤药冲服。外用以三七5分，配煅龙骨、五倍子各5钱，共研细末，敷于患处。

（2）治吐血、肺胃出血，常配白芨、藕汁、茅根之类，方如安血饮，属热证者要加配生地以凉血。

治胃、十二指肠溃疡病的顽固疼痛，可服三七末1钱，有止痛和预防出血的作用。

（3）治崩漏、月经过多，血出紫黑成块，可用三七末配五味子、肉桂、丹皮、赤芍等。

（4）治血液病出血，在治疗方剂内加三七末1钱冲服，

249

1949
新中国
地方中草药
文献研究
(1949—1979年)
1979

初步观察有一定止血作用，部分病人用药后血小板数明显上升。

（5）试用于治脑出血（发病初期昏迷不语），可以三七1钱研末冲服，配鸡血藤、磁石、笙黄精、石菖蒲、党参等。

此外，内服三七末对治疗冠心病也有一定帮助。

使用注意　血虚所致的吐血、衄血不宜用。又一般认为参三七的止血效力比竹节三七稍强，但竹节三七祛瘀消肿之力则较胜，用于跌打损伤更好。

用　量　粉剂5分～1钱，最多可用至1.5～2钱。病急者可每4～5小时服一次。入煎剂用1～3钱。但总以服粉剂（三七末）较好。

处方举例　安血饮：三七末1钱（冲）　白芨5钱　藕汁1小杯（冲）　白茅根1两　龙骨5钱　牡蛎5钱　锻大黄2钱　水煎服。

4. 白　芨

处方名　白芨、白及。

来　源　为兰科植物白芨〔Bletilla striata (Thumb.) Reichb. f.〕的地下块茎。

性　味　味苦、甘、涩，性微寒。

主要成分　含白芨胶（为粘液质）和挥发油。

药理作用

（1）止血：有良好的局部止血作用，据初步观察，其原理为使血细胞凝集，形成人工血栓[10]。白芨末的止血效果较迅速确实，优于紫珠草、大小蓟等。

（2）抗菌：体外试验对人型结核杆菌有显著抑制作

250

用[11]，也能抑制革兰氏阳性菌[12]。

（3）抗真菌：水浸剂在试管内对奥杜盎氏小芽胞癣菌有抑制作用[9]。

临床应用

（1）治肺、胃出血，白芨较常用。配枇杷叶、阿胶珠等治肺出血，例如白芨枇杷丸即为治疗肺痨咯血的有名方剂，凡阴虚有热的咳嗽咯血均可用。治胃溃疡病出血，常配乌贼骨，或配陈棕炭、当归炭、阿胶、白芍等，方如溃疡出血汤。

（2）外用止血。以白芨纱布或用粉剂覆盖创面，不仅对皮肤损伤的止血有效，且在手术时对肝、肾静脉性出血的止血也可靠，止血效能较明胶海绵或淀粉海绵更好[10]。单纯外伤出血，可用白芨末配五倍子末撒敷患处。

（3）治肺结核。历代医家用白芨治肺痨的不乏其人，有的还称誉白芨有"补肺"作用。但实际上，白芨在肺结核病的治疗上主要仍在合并有咯血时用。现代应用白芨治疗浸润型肺结核或空洞型肺结核虽不少，但多配其他药用，有的配雷米封（效果比单用白芨或单用雷米封好），有的配大蒜粥（有一定效果，但副作用较多）。按中医传统经验，则多配其他滋阴益气药，如龟板、牡蛎、山甲、阿胶、党参、黄芪等，这样的配伍起到滋养、强壮、补充钙质和抑菌的作用，对促进结核病变消散或纤维化、钙化有一定作用，这也许就是所谓"补肺"的原理所在，但白芨究竟在其中能起到多大作用，这问题还有待进一步的研究。

（4）治支气管扩张，有咳嗽和痰常带血者，可以单用（白芨粉每次1钱，每日3次），但最好配百合、麦冬、阿胶、三七等养阴药和止血药同用。

外用方面，白芨还可以治疮痈（与皂角共研细末，水调

251

1949

新 中 国
地 方 中 草 药
文 献 研 究
(1949—1979年)

1979

敷，或以蜂蜜调敷），治肛裂（以白芨和石膏粉制成软膏局部涂敷），治皮肤皲裂（白芨粉用麻油调匀外搽），都有一定效果。

使用注意 习惯上本品忌与乌头、附子配伍。

用 量 粉剂1～3钱，入煎剂2～6钱，大剂可用至8钱～1两。外用适量。

处方举例

（1）白芨枇杷丸：白芨1两 枇杷叶（去毛蜜炙）5钱 藕节5钱 阿胶珠（蛤粉炒）5钱 共为细末，以生地浓煎取汁泛丸，每次1钱，含化，治咳嗽咳血、肺损阴虚。

（2）*溃疡出血汤：白芨4钱 白芍3钱 陈棕炭3钱 当归炭3钱 阿胶3钱（溶化） 党参3钱 黄芪4钱 水煎服。

5. 大 蓟（附，小蓟）

处方名 大蓟、大小蓟。

来 源 为菊科植物蓟（Cirsium japonicum DC.）的干燥全草（广东习惯上只用其根）。商品有时大小蓟混杂。

性 味 味甘，性凉。

主要成分 含生物碱、挥发油、苦味质等。

药理作用 （1）凉血而破瘀止血，炒炭后确能缩短出血时间；（2）消炎、利尿而散痈肿。

临床应用 主治热证出血。鼻衄、牙龈出血、咯血、便血，均可应用，有凉血破瘀作用，常与小蓟及其他止血药同用，方如十灰散。

用 量 3～5钱，鲜品1～2两。

处方举例 十灰散（《十药神书》）：大蓟5钱 小蓟

252

5钱　荷叶1张　侧柏叶5钱　茜草根5钱　棕皮5钱　丹皮
3钱　栀子3钱　生大黄3钱　茅根5钱　以上十味药烧黑
存性，研极细末，每服3～5钱，用鲜萝卜汁或鲜藕汁调
服。

　　[附]小蓟　为菊科植物刺儿菜[Cephalanoplos segetum
(Ege.) Kitam.] 的干燥全草（广东习惯上用其根）。味甘，
性凉。含生物碱。有止血作用，能收缩血管[13]，并能使凝
血时间和凝血酶元时间缩短。用鲜品较好，炒炭后止血作用
反比生品差[1]。此外，又能降低麻醉动物的血压[14]。临床
常用于治疗热证出血，尤其血淋和月经过多，但咳血、吐
血、鼻衄、便血亦可用，常配生地、蒲黄等，方如小蓟饮
子。处方：小蓟根、生地、炒蒲黄、藕节、淡竹叶、木通、
滑石、黑山栀、当归、甘草各等分，研成粗末，每次4钱，
水煎温服，治血淋。小蓟常用量3～6钱（鲜品1～2两），
入煎剂不宜久煎。

　　大小蓟功用大同小异。小蓟专于止血，大蓟兼治疮肿。
在广东一般用大蓟较多，或大小蓟混杂同用。

6．地　榆

　　处方名　地榆。

　　来　源　为蔷薇科植物地榆 (Sanguisorba officinalis L.)
的干燥根茎和根。

　　性　味　味苦、酸，性微寒。

　　主要成分　含鞣质（为儿茶类）、地榆皂甙和维生素A
类物质。

　　药理作用

　　（1）收敛：在胃肠道能止血、止泻；用于烧伤能减轻渗

1949
新 中 国
地 方 中 草 药
文 献 研 究
(1949—1979年)
1979

出。

(2) 抗菌：主要是对肠内致病菌（如宋内氏痢疾杆菌、伤寒杆菌、副伤寒杆菌等）有抑制作用，但对金黄色葡萄球菌、脑膜炎双球菌、人型结核杆菌也有不同程度抑制作用[15-18]。高压消毒后，抗菌能力下降。

临床应用　为治疗便血、烧伤常用药。

(1) 治久痢脓血、便血（如结肠炎、慢性菌痢等），用地榆炭，有收敛止血作用，再适当配伍清热药，效果不错，常用方为地榆煎。

(2) 治痔疮出血，常配槐花、黄芩、火麻仁等，凉血、清热、通便，方如槐榆煎。

(3) 用于烧伤创面用药，以地榆配漆大姑、黄柏等，制成糊剂或乳剂外用，敷药后可见局部分泌物减少。

此外，也有用于治溃疡病出血、咯血、崩漏、鼻衄等，有一定效果。局部外敷，可治皮炎。

使用注意　(1) 地榆虽可用于身体各部分急慢性出血，但以治慢性便血为主，效果较好；(2) 治烧伤生用，止血炒用；(3) 证属虚寒者慎用。

用量　2～5钱。单味大剂有时用至1～2两。

处方举例

(1) 地榆煎：炒地榆4钱　鲜生地4钱　白蔹2钱　丹皮2钱　炒山栀3钱　荆芥炭1钱　川连1钱　木香5分（后下）　水煎服。

(2) 槐榆煎：（见槐花项下。）

(3) *地榆外敷剂：地榆、漆大姑、黄柏，等分研末，另加少许冰片，搅匀，再加花生油制成20％糊剂，加热煮沸后外用。

254

7. 槐花米（附：槐角）

处方名 槐花米、槐米、槐花。

来　源 为豆科植物槐（Sophora japonica L.）的干燥花蕾。

性　味 味苦，性微寒而带散。

主要成分 含槐花米甲素（槐甙A）（$C_{29}H_{36}O_{17}$）、槐花米乙素（槐甙B）（$C_{27}H_{45}O_{10}$）、槐花米丙素（槐甙C）（$C_{26(27)}H_{46(47)}O_{10}$）[19]，另含鞣质、微量芸香甙及维生素A类物质。

药理作用 凉血、清热、止血，其原理为：

（1）止血：动物实验证实能使出血时间缩短，炒炭后作用更显著[1]。槐花炭中鞣质的含量为生槐花的4倍[20]。

（2）降压：槐花液对麻醉狗有显著降血压作用[21]。

临床应用

主要治疗热证出血，尤其便血。如属痔疮出血，多由于大肠有热而致大便燥结，排便时粪便直接摩擦痔核，使其破裂而流血（以便后滴出鲜血较多见），故用槐花米配地榆、黄芩、火麻仁等清泻大肠热，通便止血，方如槐榆煎。如属肠风下血（可见于溃疡性结肠炎），多由于风热和湿毒所致，兼有腹胀、腹痛、里急后重等症状，须加用祛风理气药，如枳壳、荆芥、木香、厚朴等，方如加味槐花散（此方适应症与地榆煎基本相同）。

此外，槐花米也用于治高血压病，对于属实证和有出血倾向者较适宜，有降压和减低毛血管通透性作用。单用3～5钱，煎水代茶，或配豨莶草。但因药性寒凉，不宜长服。

用　量 2～5钱。槐花米用量可少些，已开放的槐花用量大些。

265

1949

新 中 国
地 方 中 草 药
文 献 研 究
(1949—1979年)

1979

处方举例

（1）槐榆煎：炒槐米3钱　地榆炭3钱　黄芩3钱　桃仁3钱　火麻仁3钱　枳壳2钱　甘草1钱　水煎服。

（2）加味槐花散（《本事方》）：槐花米2钱　侧柏叶2钱　荆芥穗（炒炭）2钱　枳壳2钱　川朴1.5钱　木香1.5钱（后下）　葛根3钱　水煎服。

〔附〕槐角（又名槐实）　为槐的果实。含槐素（$C_{27}H_{30}O_{16}$）、槲皮甙（$C_{15}H_{10}O_7$）与酚状物质$C_{14}H_{12}O_7$。能泻热凉血。其止血作用不及槐米，但泻热之力较好，治痔疮发炎、痔疮出血、肠风下血。用量2～5钱。配地榆煮瘦猪肉汤服，或用槐角丸。处方：槐角3钱　地榆4钱　当归2钱　防风2钱　黄芩1.5钱　枳壳1钱　水煎服。

8. 茜 草 根

处方名　茜草根、茜根、茜草、红丝线。

来　源　为茜草科植物茜草（Rubia cordifolia L.）的鲜根或干燥根。

性　味　味苦，性寒。

主要成分　含茜草酸（$C_{26}H_{28}O_{14}$）、茜素（$C_{14}H_8O_4$）、紫色精（$C_{14}H_8O_5$）。

药理作用　生用凉血、行血，炒炭用止血。现代实验发现其作用为：

（1）止血：实验证明有轻度止血作用，稍能缩短家兔出血时间和凝血时间，炒炭后作用更显著[1]。

（2）抗菌：体外试验对金黄色葡萄球菌、白色葡萄球菌、肺炎双球菌稍有抑制作用[22]。

（3）镇咳：动物实验证实有镇咳作用[22]。

256

临床应用　为治疗热证出血的常用药。

（1）用于治疗崩漏。不论是经来淋沥不止，或是久漏成崩，流血量多势急，只要属血热者，都可应用茜草根（炒炭），配海螵蛸、荆芥炭、白术、续断等作为基本方，再随证加减：如属血崩虚证，则配固涩药如龙骨、牡蛎，补益药如白术、黄芪等以固涩止血、健脾摄血，方如固冲汤。

（2）治疗热证血痢，有凉血止血作用，常配川连、黄芩、地榆等同用，方如茜根散。

（3）治血热经闭，用生品，取其有活血通经的作用，可单用1两，酒水各半煎，或辅助当归、丹参、牛膝等，研末服或水煎，冲黄酒服。

（4）治老年慢性气管炎。近年来，临床观察和实验室研究发现，茜草根配含羞草根、红背叶（加味含红合剂）治慢性气管炎有较好的止咳、祛痰、平喘作用[23]。其中主要有效药物虽为含羞草根，但茜草根也有镇咳和抗菌作用。

（5）治热证吐血、衄血，配生地、白芨、侧柏叶等，但不宜用于血虚吐衄。

（6）治跌打损伤，由于憋气过度而致内有积瘀者，常配泽兰、赤芍、红花等活血祛瘀药同服。

使用注意　胃弱、泄泻者不宜用。

用　量　2～5钱，鲜品5钱～1两。

处方举例

（1）固冲汤（《衷中参西录》）：白术1两　黄芪6钱　山萸肉6钱　生白芍4钱　煅龙骨6钱　煅牡蛎6钱　茜根炭2钱　陈棕炭2钱　海螵蛸4钱　煎汤，送服五倍子细末1钱。

（2）茜根散：茜草根3钱　地榆4钱　生地4钱　当归

1949
新 中 国
地方中草药
文 献 研 究
(1949—1979年)
1979

3钱 黄芩3钱 栀子2钱 川连1.5钱 水煎服。

（3）*加味含红合剂：鲜含羞草根3两 鲜红背叶2两 鲜蘆草根1两 水煎，文火煮六小时（如煎煮时间不足，服后会有头晕等反应），分早晚两次温服。

9. 侧 柏 叶

处方名 侧柏叶、侧柏。

来 源 为柏科植物侧柏〔Biota orientalis (L.) Endl.〕的干燥嫩枝叶。

性 味 味苦、涩，性微寒。

主要成分 含挥发油，其中有杜松酸、侧柏酮等。

药理作用

（1）止血：实验证明能缩短出血和凝血时间。生用效力较好，侧柏炭的凝血作用反比生品差[1]。

（2）镇咳：动物实验已证实口服有镇咳作用。如用注射液，则更有祛痰作用[24]。

（3）抗菌：对肺炎双球菌、金黄色葡萄球菌、白色葡萄球菌、宋内氏痢疾杆菌有较明显的抑菌作用[24]。其酒精浸剂在1:180,000浓度下仍能抑制结核杆菌[25]。

临床应用

（1）广泛用于治疗各种内出血而属热证者（血色鲜红、口干咽燥、脉弦数），止血效果较确实，为中药止血药中较可靠的药物之一，常配艾叶等，方如四生丸。

（2）用于治疗慢性气管炎（有热咳、燥咳而无痰者较适用），前人认为本品能"养阴滋肺"，现已证实其作用为镇咳、祛痰。可用侧柏叶末3钱，配红枣4钱，浓煎代茶。用片剂效果亦好，每日服量相当于生品3两，分5～6次服，

258

初步观察，能明显改善症状。

(3) 外用治疗烧伤，以侧柏炭研成细末，过筛后用熬沸的豆油或香油调成软膏，适用于中小面积程度较轻的烧伤，创面经初期处理后涂敷，有一定的消炎和去腐作用。

使用注意 本品苦寒，多服、久服后可有头晕、恶心、胃部不适、食欲减退等反应。极少数人可有浮肿、皮疹等过敏性反应，但停药后症状即消失。

用　量 1～6钱。外用适量。

处方举例 四生丸：生侧柏叶3钱 生艾叶3钱 生荷叶3钱 生地3钱 水煎服（此方较寒凉，血止后应停用，不宜久服）。

10. 艾　叶

处方名 祈艾、艾叶、五月艾。

来　源 为菊科植物艾(Artemisia argyi Lévl. ot Vant.)的叶片。

性　味 味苦、辛，性温。

主要成分 含挥发油，其中主成分为水芹烯、侧柏醇、杜松油萜[26]。

药理作用 温经而止血，散寒除湿镇痛。现证实其原理为：

(1) 止血：能缩短出血和凝血时间，炒炭后作用较显著[1]。

(2) 抗真菌：艾叶煎剂对皮肤癣菌有微弱的对抗作用[27]。艾熏法对多种致病性皮肤真菌有抗菌作用[28]。

(3) 健胃：促进胃液分泌，增进食欲，但大量反会引起恶心、呕吐。

259

1949

新 中 国
地 方 中 草 药
文 献 研 究
(1949—1979年)

1979

临床应用 常用于妇产科止血安胎。

（1）治胎动不安，有下腹痛和阴道流血（先兆流产），常配阿胶止血，四物汤（去川芎）调和血脉，再加桑寄生、黄芩、续断等加强安胎作用，方如胶艾四物汤加减。

（2）治虚寒出血，尤其妇科崩漏、月经过多。艾叶炭作为辅助药，与血余炭、陈棕炭、侧柏叶等同用，再随证配补益药和收涩药。

（3）治寒证腹痛，例如妇女经痛而见证属寒者，可用艾叶、香附辅助四物汤温经止痛（寒甚可再加干姜、肉桂）。

（4）治湿疹癣癞等皮肤病，内用生艾叶祛寒湿，常配蝉蜕、蒺藜、防风、黄芪等水煎服；外用则以艾叶1两，雄黄2分，硫黄2分，制成艾卷灸患部，或煎水熏洗，效果较好。

（5）艾绒可作为温灸的材料用。

〔附〕 艾叶和肉桂比较：（1）两者都能治寒证腹痛（有时同用），但艾叶以祛寒逐湿见长，主治寒湿腹痛，阴虚而有伏热者也可用，而肉桂温中助阳，主治虚寒腹痛，四肢冰凉，表现阳虚者则适宜，阴虚阳亦不足者亦可用，（2）艾叶能止血、调经、安胎，而肉桂能行血不能止血，能动胎不能安胎。

用　量 1～5钱。外用适量。

处方举例 胶艾四物汤加减：阿胶4钱（溶化）　艾叶2钱　当归3钱　白芍1.5钱　熟地4钱　桑寄生6钱　川断3钱　菟丝子4钱　白术4钱　黄芪4钱　水煎服。

11. 伏 龙 肝

处方名 伏龙肝、灶心黄土。

来　源 为土灶灶底中心久经柴草烧熏的黄土 (Terra

260

flava usta)。近代有用炭火煅烧过的砖瓦片仿制。

性　味　味辛，性微温。

主要成分　含二氧化硅、氧化钙、氧化镁等。

药理作用　温中和胃而镇呕，收敛而止泻、止血。

临床应用　见证虚寒的出血、呕吐、泄泻均可应用。

（1）用于止血。主治虚寒性胃肠出血，有较好效果，可配肉桂、艾叶温中，熟地、当归、阿胶滋阴补血，方如黄土汤加减。此方为治疗一般慢性虚寒性出血的代表方，不仅治胃肠出血，也可治虚寒性吐血、衄血、尿血、崩漏，用时可随证加减。

（2）用于止呕。主治妊娠恶阻（妊娠呕吐），偏于虚寒者，以本品2两配生姜2钱，竹茹3钱，陈皮2钱，水煎服。

（3）用于止泻。主治脾胃虚寒所致的水泻下痢，可配白术、黄芪、炙甘草等。

使用注意，热证的出血、呕吐不宜用。如无伏龙肝，可用赤石脂代。

用　量　1～2两。大剂可用至3～4两。宜先煎水，沉淀后去渣，然后用黄土汤液煎其他药。

处方举例　黄土汤加减：灶心黄土1.5两（先煎去渣代水）　熟地5钱　当归3钱　肉桂5分（焗服）　艾叶1钱　阿胶2钱（溶化）　白术3钱　生姜1钱　炙甘草1钱　水煎服。

12．血余炭

处方名　血余炭。

来　源　为人头发加工煅炭后而成（Crinis carbonisatus）。

261

1949
新 中 国
地 方 中 草 药
文 献 研 究
(1949—1979年)
1979

性　　味　味苦、性平。

主要成分　含碳素。

药理作用　收敛止血。动物实验证实能缩短出、凝血时间和血浆再钙化时间[20]。另有利尿作用。

临床应用　广泛用于治疗各种出血。但较多用于崩漏和吐血。例如月经过多者可配莲蓬炭、侧柏叶加补中益气汤，或配当归炭、首乌、益母草等，方如血余归母汤。治虚证吐血也可用此方加减。

使用注意　内有瘀血积热者不宜用本品。

用　　量　一般研成极细末冲服，每服3分～1钱。入煎剂用2～5钱。

处方举例　血余归母汤：血余炭3钱　当归炭3钱　益母草5钱　首乌3钱　生地6钱　大枣5枚　水煎服。

13. 降　香

处方名　降香、降真香。

来　　源　为芸香科植物降香〔Acronychia pedunculata (L.) Miq.〕的干木。

性　　味　味辛，性温。

主要成分　含挥发油。

药理作用　理气镇痛、行瘀止血。实验证明降香能显著缩短家兔血浆再钙化时间[20]。

临床应用

（1）用于跌打损伤。凡有瘀血停滞作痛，或体内、体外出血（不甚严重者），都可应用。常配乳香、没药、三七、自然铜等制成丸、散（研成极细末）内服或外敷，能止血、生肌、镇痛。

362

（2）用于理气化瘀止痛，功用大致与檀香相同，故可用于代替檀香治疗真心痛（冠心病引起的心绞痛），常配活血药同用，方如冠心二号方。据观察，本方治冠心病疗效较好。能减轻症状[30]。

此外，降香配枳壳、橘红，能健胃醒脾、降气化痰。

使用注意　脉实便秘、阴虚火盛、血热妄行者均忌服。

用　量　研末冲服8分～1钱；入煎剂用1～2钱。

处方举例　冠心二号方（北京地区防治冠心病协作组）：降香5钱　丹参1两　赤芍5钱　川芎5钱　红花5钱　作冲剂，每日一剂，分三次冲服，一疗程四周，可连续用三疗程。

14.　藕　节

处方名　藕节。

来　源　为睡莲科植物莲（Nelumbo nucifera Gaertn.）的地下茎——藕的节部。鲜用较好。

性　味　味涩，性平。

主要成分　含鞣酸、天门冬酰胺、淀粉、两种维生素。

药理作用　鲜用清热凉血，煅炭消瘀止血，收敛作用较强。实验证明能缩短出血时间[1]。

临床应用　主要用于止血。较常用于肺胃燥热出血、鼻衄。但力较单薄，要配其他止血药和清热凉血药。例如治肺热咳血，配茜草炭、生地、阿胶、川贝、杏仁等，方如肺热咳血方，或以鲜藕节洗净磨汁，调蜜少许，再加些大蓟汁饮服，效果亦好。

至于慢性失血性疾病，可在滋养强壮药中，加入藕节、仙鹤草等，以加强止血作用。

1949
新中国
地方中草药
文献研究
(1949—1979年)
1979

用　量　干品3钱～1两，鲜品1～2两。鲜藕汁用一小杯（冲服）。藕节可与其他药同煎，或先用藕节煎汤代水，用以煎其他药。

处方举例　肺热咳血方：藕节1两　生地5钱　茜草炭3钱　阿胶3钱（溶化）　川贝3钱　杏仁3钱　甘草1钱水煎服。

15. 莲　房

处方名　莲房、莲蓬。

来　源　为睡莲科植物莲（Nelumbo nucifera Gaertn.）的包藏有莲实的肥大花托，去净莲实后，晒干生用或炒炭用。

性　味　味苦，性温。

主要成分　未详。

药理作用　(1) 止血：动物实验证实莲房能缩短出血时间，炒炭后效果更显著[1]；(2) 抗菌：体外试验能抑制金黄色葡萄球菌生长[31]。

临床应用　用于妇科较多。

(1) 用于止血安胎，治先兆流产，配当归、熟地、白莲须、竹茹等。

(2) 用于崩漏和月经过多，以莲房炭配益母草，或配荆芥炭、地榆炭。方如莲芥散。

(3) 用于消暑散热去湿，以生莲房煮粥，或加入清热药中。对小儿夏季泄泻不止、亡津失水者，可以生莲房配沙参、麦冬、知母、竹叶、石斛、川连等，水煎服。

用　量　1个，或1.5～3钱。

处方举例　莲芥散：莲房炭、荆芥穗（炭）各等分，共

264

研细末，每服 2～3 钱，用米汤送服，每日 2 次。

16. 陈 棕 炭

处方名 陈棕炭、棕皮炭、棕皮。

来 源 为棕榈科植物棕榈 (Trachycarpus fortunei H. Wendl.) 叶柄基部的棕皮煅炭后用，以陈久者较好。

性 味 味苦、涩，性平。

主要成分 含鞣酸。

药理作用 收敛止血。

临床应用 用于妇科崩漏较多，适用于内无邪热者，常配血余炭等同用，方如陈棕血余汤。

用 量 3～5 钱。研末服或入煎剂。

处方举例 陈棕血余汤：陈棕炭 5 钱 血余炭 5 钱 旱莲草 1 两 水煎服。

17. 花 蕊 石

处方名 煅花蕊石、制花蕊石。

来 源 为矿石类含蛇纹石大理岩 (Ophicalcitum) 的石块，经火煅研细水飞用。

性 味 味酸、涩，性平。

主要成分 含碳酸钙和少量铁、铝、镁。

药理作用 收敛、止血、祛瘀。

临床应用 较常用于肺结核咯血和外伤出血瘀肿，有止血兼散瘀作用。配白芨治咯血，方如花蕊白芨散。配乳香、没药、苏木、降香、细辛等研末，调敷外伤瘀肿部位，有助于去瘀止痛。

用 量 入煎剂 3～5 钱，研末服每次 3 分～1 钱，最

265

1949
新 中 国
地 方 中 草 药
文 献 研 究
(1949—1979年)
1979

多至2～3钱。不宜多服。外用适量。

处方举例 花蕊白芨散：煅花蕊石4钱 白芨4钱 血余炭2钱 共研极细末 每服1～2钱，凉开水冲服（治咯血），每日3次。

18. 紫 珠 草

处方名 紫珠草。

来 源 为马鞭草科植物大叶紫珠 (Callicarpa macrophylla Vahl.) 等的叶或嫩枝。

性 味 味辛、苦，性平。

主要成分 含紫珠草素、鞣质等。

药理作用 （1）止血：有效成分为紫珠草素，能使出血时间和凝血时间缩短。据初步实验，作用原理可能为使微血管收缩和使血小板数增加[32]；（2）抗菌：对金黄色葡萄球菌有较强的抑菌作用[33]；（3）解毒。

临床应用

（1）广泛用于各种内、外出血，包括外伤出血以及鼻衄、咯血、吐血、便血、尿血等，但以治疗尿血较常用，如配金钱草、猫须草等治肾石血尿，方如肾石血尿方；配石苇、白花蛇舌草、珍珠草等治急性肾炎血尿，都有一定效果。治其他出血可单用（研末冲服或用蜜糖调服），或配仙鹤草、侧柏叶等，方如紫珠汤。除煎剂外，现代许多医疗单位更常使用其注射液和口服溶液（也有用粉剂和片剂）。外用可用其粉末（要经过高压消毒）敷伤口止血。

（2）用于治疗烧伤。创面用50～100％紫珠草液处理（用喷雾法或纱布贴敷法），严重烧伤时兼内服或注射。据初步观察，能控制感染和促进创面愈合[34]。

266

用　量　干品水煎5钱～1两；研末冲服用5分～1钱，每日3～4次。注射液每次2毫升肌注，每日2～3次。口服溶液（4％），每次10毫升，每日3～4次。

处方举例

（1）*肾石血尿方：金钱草1两　紫珠草1两　猫须草6钱　冬葵子1两　熟地6钱（如血尿严重则用生地炭）　水煎服。

（2）*紫珠汤：紫珠草5钱　仙鹤草5钱　侧柏叶4钱　旱莲草4钱　水煎服。

19．白茅根（附：茅花）

处方名　茅根、白茅根。

来　源　为禾本科植物白茅〔Imperata cylindrica var. major (Nees) Hubb.〕的干燥根茎。茅花则为其花穗。

性　味　味甘，性寒。

主要成分　含大量钾盐。并有茅根甙、木蜜糖、果糖、葡萄糖、柠檬酸、草酸等。

药理作用

（1）利尿：白茅根水浸剂对正常动物有利尿作用，有效成分可能主要为钾盐[35]。

（2）止血：茅花止血作用较显著，能缩短出血时间和凝血时间[36]，并能降低血管通透性[37]。

临床应用

（1）用于治疗咳血、鼻衄、尿血而属热证者，但单用效力不大，需配生地、黑山栀、藕节等。

（2）用于治疗急性肾炎，取其有利尿消肿作用，目前常配车前草、粟米须等，据初步观察，有近期治愈效果，方如

267

1949

新 中 国
地 方 中 草 药
文 献 研 究
(1949—1979年)

1979

急性肾炎方。

（3）用于治疗温热病烦渴（配芦根）、恶心呕吐（配葛根）。

此外，用茅根水煮猪肉，或以茅根、赤小豆共煎汤，对治疗黄疸水肿有一定作用。单用茅根煎汤代茶喝，可清热利尿。

用　量　茅根4钱～1两；茅花1～3钱。

处方举例　*急性肾炎方：茅根5钱　车前草3钱　粟米须5钱　仙鹤草3钱　鹰不泊3钱　樟柳头5钱　水煎服。

20. 牛 角 腮

处方名　牛角腮。

来　源　为牛科动物黄牛 (Bos taurus domesticus Gmelin) 牛角尖中的坚骨。

性　味　味苦，性温。

主要成分　含钙、磷等。

药理作用　化瘀止血。

临床应用

（1）近年来试用于治再生障碍性贫血，常配入归脾汤中，或配鹿角胶、当归、鸡血藤等，有一定效果。

（2）治白带，常配川芎、菟丝子等。

（3）治血崩、便血、血痢，配止血药同用；治产后恶露不绝、腹痛、气急，常配姜炭、生地炭、香附、牡蛎等，方如牛角腮汤。

用　量　4钱～1两。

处方举例　*牛角腮汤：牛角腮1两　白背叶4钱　姜炭3钱　香附3钱　金狗脊6钱　两头尖4钱　牡蛎8钱　生

268

地炭6钱 当归6钱 水煎服。

二、活 血 药

活血药主要用于治疗"血瘀"。所谓血瘀，就是由于病理原因而引起的血脉瘀滞，以及由此而产生的一系列证候：

1.瘀痛：由于瘀血凝滞，"不通则痛"。常见的有小腹瘀痛（如月经痛、盆腔炎的郁血疼痛）、真心痛（心脉血滞而致的心绞痛、心肌梗死等）、跌打损伤和内脏出血后瘀血内停而致的疼痛、内脏器官炎症充血性疼痛，以及其他原因引起的内脏器官或肢体较顽固的疼痛。瘀痛的特点是：局限性深部痛，性质为闪痛和刺痛，持续时间较长，宜用活血药祛瘀止痛。

2.痈疡：包括脓肿、溃疡、炎症性和化脓性病变，如脱疽（血栓闭塞性脉管炎）、肠痈（急性阑尾炎）。中医认为这些病变的发生往往与气血凝滞有关，也要用活血祛瘀法治疗。

3.癥瘕（zhēng jiǎ 读"征加"）：即腹中肿物。坚硬不移而成块，有征可查的，称为"癥"；肿物时聚时散，看之有形，但触之无物，似真似假者，称为"瘕"。从现代医学观点看，癥包括肝脾肿大、腹腔和盆腔包块（血积、囊肿等）、肿瘤等，而瘕则指胃肠痉挛蠕动所形成的胃蠕动波、肠环，以及腹部气胀等。不过，一般把"癥"与"瘕"相提并论，统称为"癥瘕"。中医认为癥瘕由积瘀而成，要用活血药攻逐积瘀。

总的来说，从现代医学观点看，"血瘀"的病理学实质大概可归纳为两种情况，一是血液循环障碍，包括出血、郁

1949
新　中　国
地方中草药
文　献　研　究
(1949—1979年)
1979

血、血栓的形成、局部缺血、水肿；二是局部组织增生或变性。

活血药的作用按其强弱可分为：和血、行血、破血。和血即和利血液的运行，作用较平和，从调整全身功能着手，去除血脉阻滞的因素，如对热证，凉血以泻热；对寒证，温经以散寒，寒热适当，血脉自然通行无阻，这就是和血；行血是使瘀血流动消散，不再停滞，其作用中等；破血又称逐瘀，是攻逐停滞于体内程度较重的瘀血，作用较峻猛。从现代医学观点看，活血药的主要作用包括：（1）扩张血管，如毛冬青，能改善血循环，解除郁血或供血不足的状态；（2）镇痛，如延胡索；（3）抗菌消炎，如丹参；（4）抗肿瘤，或使增生性病变软化或吸收，如莪术；（5）促进或抑制子宫收缩，从而达到调经目的，如益母草、川芎等；（6）促吸收，促进在血管外的自体血液和血块的吸收，如三棱、莪术。有些活血药还可能有抗凝血作用。但总的来说，中药活血药的药理作用有许多东西还没有弄清楚，有待今后进一步研究。

临床应用上，活血药较少单独使用，一般都随证与其他药配伍，例如配止血药以达到止血而不留瘀的目的；配理气药以气行促血行，加强镇痛作用；配补益气血药物以调补身体及缓和活血药的刺激性。

1.　川　　芎

处方名　川芎。

来　源　为伞形科植物川芎 (Ligusticum wallichii Franch.) 的干燥根茎。

性　味　味辛，性温。

主要成分　含生物碱、阿魏酸($C_{10}H_{10}O_4$)、挥发油和一

270

种中性结晶物 ($C_{24}H_{48}O_4$)。

药理作用 活血、祛风、止痛。现已证实其作用为：

(1) 解痉：大剂川芎浸膏溶液能抑制小肠收缩和妊娠动物子宫的收缩，故能解痉而止痛[38]，有效成分为阿魏酸。

(2) 镇静：其挥发油作用于中枢神经系统，抑制大脑活动。水煎剂也有镇静作用，能对抗咖啡因的兴奋作用[39]。

(3) 降压：水浸剂和水浸膏溶液有明显的降低血压作用[40]。另有实验谓川芎挥发油小量能使血压上升（临床上也有人试用于治疗低血压病），大量则使血压下降[41]。

(4) 扩张血管：据最近研究报道，川芎的乙醇提取物在冠状动脉和股动脉注射给药时，能使冠状动脉血流量和下肢血流量增加[42]。

[附] 体外试验对宋内氏痢疾杆菌、伤寒杆菌等革兰氏阴性肠内致病菌有抑制作用[16]，水浸剂对多种皮肤真菌有抑制作用[9]。此外，还有抗维生素E缺乏症的作用[43]。

临床应用

(1) 用于治疗头痛。前人的经验说："头痛必用川芎"，但实际上，川芎性味辛散，擅长于祛风，故主要对感冒风寒的头痛以及与风湿有关的偏头痛有效。并不是对所有头痛都适用。

对感冒风寒的头痛，常配细辛、白芷、防风、荆芥等加强解表镇痛作用，方如川芎茶调散。

对与风湿有关的偏头痛（偏头风），除配细辛、白芷、防风、羌活外，还要配僵蚕、胆南星、天麻等加强祛风作用，用羌活胜湿汤亦可。

此外，肝郁气滞所致的瘀血头痛（可见于神经官能症引起的植物神经功能失调，头部血管舒缩障碍），也可用川

271

1949

新　中　国
地方中草药
文献研究
(1949—1979年)

1979

芎，配柴胡、枳壳、赤芍、桃仁、红花等，以解肝郁而镇静，活血而祛瘀止痛，方如血府逐瘀汤。

产后血虚所致头痛，如血虚程度不严重，也可用川芎，配当归、白芍、香附等。

至于高血压病、肝阳上亢、肝火偏旺（面热面红、口苦、目赤、耳鸣）、严重血虚所致的头痛，则不宜用川芎，因用后往往会发生晕眩，可改用白蒺藜。

（2）用于治疗月经不调。经痛、经迟、经少、闭经而表现有唇淡、面白、小腹痛者，可用川芎活血和镇痛，常配其他养血药，著名的四物汤即由川芎、当归、熟地、白芍组成，为妇科调经基本方，可治上述月经不调证候，使用时随证加减。虚寒较甚者加配肉桂、艾叶、干姜，瘀痛较甚者加配桃仁、红花、香附、台乌、延胡索。

（3）用于治疗与风湿、气滞有关的血脉闭塞、血不养筋所致的肢体疼痛、麻木、瘫痪，包括多发性周围神经炎、脑血管痉挛、脑血栓形成后遗的肢体瘫痪，以及肌肉风湿、类风湿性关节炎所致的肢体疼痛、麻木、挛缩等等，川芎为常用药，酌加其他祛风养血之品，方如芎归养血汤。

此外，在治疗荨麻疹、湿疹等证时，为了通利血脉而助其他药发挥作用（所谓载药上行），可酌用川芎，但用量宜小。

使用注意　（1）月经过多、出血性疾病、阴虚火旺，均不宜用川芎；（2）需用四物汤行血养血而又嫌川芎过于辛散者，可用丹参代川芎。

用　量　川芎用量宜小。分量过大易引起呕吐、晕眩。常用量在3分～2钱左右，以1～1.5钱较普遍。治月经不调有时可用至2～3钱。用于治荨麻疹、湿疹等作为引经

272

药，只用几分至1钱便可。

处方举例

（1）川芎茶调散（《局方》）：川芎1钱 细辛5分 白芷2钱 羌活2钱 防风2钱 荆芥1钱 薄荷1.5钱（后下） 甘草1钱 水煎服。

（2）血府逐瘀汤（《医林改错》）：当归3钱 川芎1钱 生地3钱 桃仁3钱 红花1钱 柴胡2钱 赤芍3钱 枳壳2钱 牛膝2钱 桔梗2钱 甘草1钱 水煎服。

（3）*芎归养血汤：川芎1.5钱 当归3钱 鸡血藤1两 桑椹子4钱 白芍2钱 秦艽1.5钱 桑枝3钱 大枣5枚 水煎服。

2. 丹 参

处方名 丹参、紫丹参。

来 源 为唇形科植物丹参 (Salvia miltiorrhiza Bge.) 的干燥根。

性 味 味苦，性微寒。

主要成分 含丹参酮甲 ($C_{18}H_{12}O_3$)、丹参酮乙 ($C_{19}H_{18}O_3$)、丹参酮丙 ($C_{19}H_{20}O_3$)。其色素的主成分为 $C_{19}H_{20}O_3$。并含维生素E。

药理作用 活血祛瘀、清热除烦，现已知其作用为：

（1）扩张血管和降压：动物实验初步证明，丹参能扩张外周血管，降低血压[44]。

（2）抗菌：对葡萄球菌、大肠杆菌、变形杆菌有强力的抑菌作用；对伤寒杆菌、痢疾杆菌有一定抑菌作用[45]。其酒精浸剂在 1:100,000 浓度下仍能抑制结核菌[25]；动物试验丹参对小白鼠实验性结核病有疗效[3]。

273

1949

新中国
地方中草药
文献研究
(1949—1979年)

1979

临床观察还有镇静、安神、镇痛等作用。

[附] 近年来的动物实验初步发现丹参能显著延长艾氏腹水癌小鼠的生存日，似具有一定的抗癌作用[46]，但在临床上还没有证实丹参有抗癌价值，虽然在某些治癌复方中有应用丹参，但不是作为主药。

临床应用

(1) 用于治疗心脉阻滞所致的心绞痛，取其有疏通瘀塞、扩张血管的作用。轻症者配檀香、砂仁等，方如丹参饮。又可配蒲黄、五灵脂、郁金等，研末冲服。血瘀而见阴虚者，配生脉散，方如丹参生脉散加味。

又据最近报道[47]，在心肌梗塞抢救中，用丹参注射液静脉滴注，有较好效果，部分病员的心电图心肌缺血的情况迅速好转，一些病例有血脂下降现象。

(2) 用于治疗气滞血郁所致的月经困难、痛经、产后恶露不下，瘀滞作痛，可单味研末（即丹参散）冲服，每服2钱，陈酒或温开水送下，或配桃仁、归尾、红花等，水煎服。

(3) 用于治疗心血不足所致的神经衰弱，有心悸、失眠、烦躁不安，可用丹参4钱，水煎，分早晚服，或配紫石英、龙骨、牡蛎、熟枣仁等，水煎服。又可用成药补心丹（含党参、丹参、玄参、朱砂、五味子、酸枣仁、柏子仁、远志、当归等）。

(4) 用于治疗肝郁胁痛，适宜于慢性肝炎和早期肝硬变有肝脾肿大、肝功能差者，取其有祛瘀之力，常用丹参1两，配糯稻根1两，红糖1两，5碗水煮成2碗，分2～3次温服，对降低谷丙转氨酶似有一定帮助。至于治急性传染性肝炎，虽也有人用丹参，但本品终究是较适宜用于肝病的

274

慢性期。

（5）用于治疗血栓闭塞性脉管炎，适宜于病情较轻者，常配当归、元参、鸡血藤等，方如丹参通脉汤。

（6）用于治疗高血压，取其有降压和镇静作用，可配鸡血藤、磁石等。

使用注意 （1）前人认为丹参能祛瘀血、生新血，既能行血，又能养血，故誉之为"一味丹参，功同四物"。这个评价是过高了，实际上，从活血祛瘀来说，丹参与四物汤的作用有相似之处，但四物汤在活血的同时，又有补血作用，而丹参却没有补血作用。

（2）本品药性平和，但仍有个别病例用后会引起出血时间和凝血酶元时间延长，故对出血性疾病的患者，丹参宜慎用。

（3）本品习惯上忌与藜芦配伍。

用　量　祛瘀活血一般用 2～5 钱，大剂用 5 钱～1 两。治脉管炎重用至 1～2 两。但有出血倾向者不宜用大剂量。

处方举例

（1）丹参饮（《医宗金鉴》）：丹参 1 两　檀香 1 钱　砂仁 1 钱　水煎服。

（2）丹参生脉散加味：丹参 5 钱　党参 6 钱　麦冬 6 钱　五味子 2 钱　山萸肉 4 钱　糯稻根 8 钱　生地 6 钱　水煎服。

（3）丹参通脉汤：丹参 1 两　鸡血藤 1 两　当归 6 钱　元参 1 两　甘草 1 两　水煎服。

3.　鸡　血　藤

处方名　鸡血藤。

1949

新 中 国
地 方 中 草 药
文 献 研 究
(1949—1979年)

1979

来　源　为豆科植物昆明鸡血藤 (Millettia reticulata Benth.) 或白花油麻藤 (Mucuna birdwoodiana Tutcher) 的干燥茎。鸡血藤熬取浓汁再浓缩即成鸡血藤胶。

性　味　味苦、微甘、微涩，性温。

主要成分　含鸡血藤醇 ($C_{29}H_{50}O_2$) 和铁质。

药理作用　行血通脉，暖腰膝。现代实验初步发现有降低血压作用，对离体子宫有抑制作用，对在位子宫有兴奋作用，能增强子宫节律性收缩[48]， 对小白鼠子宫24小时总磷代谢有促进作用[49]。

临床应用　用于养血补血、活血祛风而通络止痛。

（1）治风湿痹痛。平素气血虚弱而患有慢性风湿的老人和妇女最适用，多配补血药和祛风湿药，如桑椹子、乌豆衣等，或配牛膝、半枫荷、枫香寄生、防己、海风藤等，方如鸡血藤汤。

（2）治老人手足萎弱、麻木瘫痪、眩晕，由血脉瘀滞、类中风等引起者（包括脑血管意外所致的肢体瘫痪在内），可在病情稳定期用鸡血藤调补气血、行滞而活络，配桑椹子、丹参、杜仲、山萸肉等。

（3）治月经不调、经闭腹痛，由血虚引起者较适宜，常配四物汤同服。

（4）近年来，用于治疗肿瘤患者在放射治疗过程中引起的白细胞减少，收效较迅速而持久，用后3～4天即见白细胞开始回升[50]。可用鸡血藤1两，配黄芪5钱，大枣5枚，水煎服，或服鸡血藤片剂、糖浆剂。

（5）试用于治疗再生障碍性贫血，以鸡血藤2～4两，鸡蛋2～4只，八碗水煎成大半碗水，每日一剂，长期服用。又可配其他补血药如首乌、熟地、当归等，方如再障方。

276

〔附〕 (1) 鸡血藤药性平和，连续服用2～3个月一般也未见有什么副作用，有虚火者也可服；(2) 鸡血藤胶（膏）药性和功用与鸡血藤基本相同，但补力更胜，补血气、强筋骨功效更好。

用 量 鸡血藤每日用5钱～2两，分2～3次服。亦可浸酒服。鸡血藤胶用3～5钱，最好在服其他汤药时焗溶调匀后温服。也可以早晚用温开水溶化后服，有饮酒习惯者可用酒溶服。

处方举例

(1) *鸡血藤汤：鸡血藤5钱 半枫荷1两 当归5钱 牛膝3钱 枫香寄生5钱 海风藤5钱 豆豉姜5钱 水煎服。

(2) *再障方：鸡血藤1两 首乌8钱 丹皮3钱 熟地5钱 五爪龙1两 地稔1两 云苓5钱 白术5钱 当归4钱 水煎服（必要时加阿胶3钱）。

4. 毛 冬 青

处方名 毛冬青、毛披树根。

来 源 为冬青科植物毛披树 (Ilex pubescens Hook. et Arn.) 的干燥根。

性 味 味苦、涩，性平。

主要成分 含多种黄酮甙、鞣质、三萜类物质、熊果酸、齐墩果酸。

药理作用 活血祛瘀，清热解毒，其作用为：

(1) 扩张冠状动脉：有效成分为黄酮甙。动物实验证明，能使冠状动脉血流量增加，作用较强而持久，一次用药可维持2～3小时，并观察到用药后心肌耗氧量有所降

1949

新 中 国
地 方 中 草 药
文 献 研 究
(1949—1979年)

1979

低[51]。

（2）降压：其注射液或黄酮甙（注射给药）对麻醉动物能产生较缓慢而持久的降血压作用[51]。但口服水煎剂对血压无明显改变[52]。

（3）扩张外周血管：有一定作用，通过直接作用于血管壁平滑肌而扩张血管，对在收缩状态下的血管，其扩张作用比对正常状态者较显著[51]。

扩张血管和降压的作用点在外周，而不在中枢，据分析，可能在副交感神经末梢的受体[51]。

（4）抗菌：对金黄色葡萄球菌极敏感，对变形杆菌、福氏痢疾杆菌也敏感[53]。

（5）镇咳、祛痰：有一定作用，已经动物实验证实[54]，但镇咳作用较缓弱。

本品毒性低，应用安全度大，但毛冬青黄酮甙可能有快速耐受性，临床连续应用一段时间后，疗效有所降低。

临床应用　主要用于治疗心血管疾病。

（1）治疗冠状动脉硬化性心脏病（临床表现有不同程度的心功能不全与心绞痛），近期疗效较好[55]。用药后自觉症状如四肢麻木、头痛、头晕等逐步减轻或消失，心绞痛减轻，心功能也有所改善。用药方法如下：①毛冬青根4两，水煎服（煎4～6小时），每日一剂，也可用相同生药量的片剂或冲服剂；②毛冬青注射液：每日肌注总量相当于生药量16克或毛冬青黄酮甙40毫克，分一次或二次注。开始治疗时，最好口服与肌注并用，绝大部分病人于用药后1个月左右便可取得疗效。取得疗效后可单独用口服或注射，以巩固提高疗效，疗程约1～3个月。至于急性心肌梗死，用毛冬青配合治疗，对加速临床恢复也有帮助，剂量和用法同上。

278

又可加用毛冬青生脉散加味。

（2）治疗血栓闭塞性脉管炎，有一定的近期疗效，可用毛冬青4两至1斤，加猪脚或猪骨适量（也可用红糖代）煎水，分2～3次饭后服，或用针剂肌注（针剂疗效比煎剂好），外用毛冬青根3两煎水熏洗患肢，每天一次（肉芽鲜嫩的伤口不洗）。大部分病人治疗后症状有不同程度改善，可消炎（局部分泌物减少、红肿减轻）和改善患肢血循环。局部熏洗有助于镇痛、脱腐、生肌。总的来说，偏热型病人疗效较好；少数病人（主要是偏寒型）疗效较差[56]。

（3）治中心性视网膜炎。用毛冬青注射液肌注，每天1～2次，疗程2～3周。对急性水肿型疗效较好，能通过改善血循环促使水肿消退而提高视力。慢性渗出型患者疗效则较差[57]。

眼科还试用毛冬青煎液电离子导入治葡萄膜炎，有较好疗效。

（4）试用于治疗高血压病，偏热的配桑寄生、怀牛膝，偏寒的配当归、熟地。疗效尚有待进一步观察，一般认为临床降压作用不明显，但自觉症状可稍有改善。

（5）试用于治疗脑血管痉挛和脑血栓形成，用毛冬青2～3两，每日煎服（或用冲剂、片剂）[58]，或配鸡血藤、磁石、当归等，对改善由脑供血不足而产生的症状（如半身不遂）有一定帮助。

（6）治老年慢性气管炎，对祛痰、镇咳有一定效果。

此外，治咽喉炎、扁桃体炎、感冒等，也可用毛冬青5钱～1两煎服。

使用注意 毛冬青的副作用一般不甚明显。初步看来，要注意的有：（1）用药后个别病人有头晕、头痛、胸闷、嗜

1949
新 中 国
地 方 中 草 药
文 献 研 究
(1949—1979年)
1979

睡、全身乏力等反应。服煎剂后约有10%的病人有恶心、呕吐，或腹痛、腹泻等胃肠反应，有反应时可改用针剂或加用解痉镇痛药控制。（2）用药后少数病人的凝血时间、凝血酶元时间稍有延长；个别有溃疡病出血史的病人用药后有再度出血的倾向；个别支气管扩张的患者用药后有咯血的倾向；个别女性患者用药后出现暂时性月经过多。由此看来，出血性疾病、有出血倾向和月经过多者应慎用毛冬青。

用　量　入煎剂2～4两，大量偶用至1斤（治脉管炎）。肌注每次2毫升（含生药8克）～4毫升，颗粒冲剂口服每日2次，每次1包（约含生药2两）。入煎剂最好能先煎6～8小时。

处方举例　毛冬青生脉散加味：毛冬青2两（先煎）　党参3钱　白术4钱　麦冬6钱　五味子2钱　丹参5钱　生地6钱　山萸肉4钱　水煎服。

5. 延 胡 索

处方名　延胡索、延胡、玄胡索、玄胡、元胡。

来　源　为罂粟科植物延胡索 (Corydalis bulbosa Dc. 或 C. ambigua Cham. et Schltd.) 的干燥块茎。

性　味　味辛、苦，性温。

主要成分　含15种生物碱。据目前所知，其中较重要的是延胡索乙素 ($C_{21}H_{25}O_4N$)、丑素 ($C_{20}H_{23}O_4N$) 和甲素 ($C_{22}H_{27}O_4N$)。延胡索乙素已制成片剂作为止痛药供应。

药理作用　活血、理气、止痛，其作用为：

（1）镇痛：能显著提高痛阈[59]，延胡索乙素的镇痛作用较强，丑素其次[60]。粉剂和醇制浸膏的作用优于煎剂[61]。延胡索乙素对轻度痉挛性疼痛的有效率大致与

280

度冷丁相当。

（2）镇静：有效成分为乙素、丑素。乙素作用较强，并有催眠作用[60]。

（3）解痉：乙素、丑素能使肌肉松弛[60]，与前人观察到的延胡索"能治肢体拘挛"的结论相符。乙素作用较强，且在抗惊厥方面与苯妥英钠略有协同作用[62]。

此外，还有中枢性镇吐作用[62]。延胡索乙素对大鼠ACTH分泌活动有刺激作用[63]。

临床应用 为止痛常用药，前人推崇为"专治一身上下诸痛"。无论头痛、胸腹痛、胁痛、月经痛、关节痛、跌打损伤痛，凡属气血凝滞引起，属钝痛性质的，都可应用，收效速而性不燥烈，止痛效果比较确实。临床较多用于治疗妇科经痛，配当归、白芍（或赤芍），作为治疗各型经痛的基本药物，再随证配伍，代表方为延胡索散，或与八珍汤相配。

治胁痛、肝区痛，配川楝子，或配枳壳、香附、郁金等；治胃脘痛配良姜、香附等（单用延胡索乙素治胃溃疡痛亦有效），身痛配秦艽等。

使用注意 用于虚证时最好与补益气血药同用。

用 量 1～3钱。虽可入煎剂，但以粉剂和醇制浸膏效果较好。醋制剂生物碱总含量较高，前人经验亦认为醋炒后活血效果较好，但醋制浸膏毒性较大，不宜用。

处方举例 延胡索散：延胡索2钱　当归3钱　炒蒲黄1钱　川芎1.5钱　乳香2钱　没药2钱　肉桂1钱（焗）水煎服。

6. 郁 金

处方名 郁金、广郁金、川郁金、玉金。

281

1949

新 中 国
地 方 中 草 药
文 献 研 究
(1949—1979年)

1979

来　源　为姜科植物姜黄（Curcuma longa L.）或郁金（Curcuma aromatica Salisb.）的干燥块根，前者为黄郁金，后者为温郁金。

性　味　味辛、苦，性凉。

主要成分　含姜黄素($C_{21}H_{20}O_6$)、挥发油，其中主成分为倍半萜烯 $C_{15}H_{24}$、倍半萜烯醇($C_{15}H_{23}OH$)、 樟脑等。

药理作用　理气、散瘀、止痛。其作用为：（1）健胃；（2）利胆：姜黄素能促进胆汁分泌和排泄，能减少尿内的尿胆元[64]；（3）利尿[64]， 故有助于清热。此外，还有轻度的镇痛作用。

临床应用　为疏肝解郁止痛的重要药物。

（1）治肝郁胁痛属气血郁滞者，表现有胸胁满闷和胀痛，例如慢性肝炎和肝硬变所致的肝区痛，可在逍遥散基础上加郁金。

（2）治泌尿系疾患，多用于肾结石等引起的肾区痛，取其有利尿和镇痛作用，常配利尿渗湿药（参考第五章金钱草项下肾石方）；治肾结核的血尿可配旱莲草、冬葵子、石苇等。

近年来，郁金也用于中西医结合治疗胆石症，配金钱草、枳壳、木香、大黄等，加强利胆镇痛作用，方如胆道排石汤（天津南开医院方），对较小的或泥沙样的肝胆管结石而无严重梗阻或感染者，有一定疗效。

（3）治血瘀经痛，尤其适宜于经前痛而偏于热，有气血郁滞表现者，可用郁金配柴胡、当归、黄芩等，方如宣郁通经汤（本方中郁金善解气郁，当归善解血郁，黄芩善解热郁，配合应用能加强理血清热镇痛作用）。

（4）治湿温神昏（如"流脑"、"乙脑"病人的神志不清或呆滞），郁金配菖蒲最常用，有清心热和芳香开窍作

282

用，可加入清热解毒方剂内。

又治癫狂（精神分裂症的躁狂状态）或癫痫，与痰气郁结有关者（胸闷、不思饮食、吐涎沫、苔腻、脉滑），可用郁金配白矾，以解郁除痰，方如白金丸。但单用效力较薄，现代多用白金丸加味（加菖蒲、朱砂、胆南星、丹参等）。

〔附〕（1）郁金的商品种类分为广郁金和川郁金，但其名称与产地并不相符。广郁金（又名黄郁金）主产于四川；川郁金（又名黑郁金）主产于浙江温州，也称温玉金。两者功用大同小异，一般用广郁金较多，而川郁金的特点是：药性较温和，祛瘀而又不致于过分虚散，体虚者可以选用；（2）郁金习惯上不与丁香同用；（3）需用柴胡解肝郁而又嫌其刚燥时，可用郁金配白芍代。

用　量　1～3钱。

处方举例

（1）胆道排石汤（天津南开医院方）：金钱草1两　茵陈5钱　郁金5钱　枳壳3钱　木香3钱　生大黄2～3钱水煎服。

（2）宣郁通经汤（傅青主）：川郁金1钱　当归5钱黄芩1钱　白芍5钱　丹皮5钱　山栀子3钱　白芥子2钱（炒研）　柴胡1钱　香附1钱　生甘草1钱　水煎服，每日1剂，连服4剂。

（3）白金丸（古验方）：白矾1两　郁金1两　共为细末，面糊为丸，每日三次，每次1钱，开水送服，也可用菖蒲3钱煎汤加数滴姜汁送服。

7.　姜　黄

处方名　姜黄、片姜黄。

283

1949

新 中 国
地方中草药
文 献 研 究
(1949—1979年)

1979

来　源　为姜科植物姜黄(Curcuma longa L.)的根茎。

性　味　味苦、辛，性温。

主要成分　含挥发油，主要为姜黄精($C_{15}H_{22}O$)、去氢姜黄精($C_{15}H_{20}O$)、姜烯($C_{15}H_{24}$)等。

药理作用　行气滞、散风活血而镇痛。且有利胆作用（促进胆汁排出，作用较弱但持久）和收缩子宫作用（兴奋子宫，使能维持5～7小时的阵发性收缩）[65]。

临床应用　主要用于治疗风湿痹痛，在行血镇痛上有其特长，常与黄芪、桂枝、白芍等配伍，方如黄芪桂枝五物汤加味。治肩关节周围炎用此方，也有一定效果。

用于治疗月经痛，由子宫虚寒、血滞不通引起者，常配当归、川芎、延胡索等。

用　量　1～3钱。

处方举例　黄芪桂枝五物汤加味：黄芪5钱　桂枝2钱　秦艽2钱　片姜黄1.5钱　当归2钱　白芍2钱　生姜2钱　大枣4枚　水煎服。

8.　益母草（附：茺蔚子）

处方名　益母草。

来　源　为唇形科植物益母草(Leonurus heterophyllus Sweet)的干燥全草。

性　味　味辛、微苦，性微寒。

主要成分　含益母草碱甲($C_{20}H_{32}O_{10}N_6$)、益母草碱乙($C_{14}H_{24}O_7N_4$)。另含水苏碱、氯化钾、月桂酸、油酸等。

药理作用　活血调经、行血散瘀，为子宫兴奋药。

（1）收缩子宫：能显著增强子宫肌肉的收缩力和紧张性，作用与藏红花和脑垂体后叶激素相似，但力较弱。有效

284

部分为叶部。煎剂效力优于酊剂[66]。

（2）利尿：作用明显[67]。

临床应用 为妇科常用药。

（1）治产后出血或恶露不绝，腹部胀痛，由子宫收缩无力引起者（出血量少、色黑、夹杂血块、腹痛拒按），取其有收缩子宫作用，止血除恶露效果比较确实。可单服益母草流浸膏，或入煎剂，配山楂炭、当归、川芎、艾叶等，虚寒较甚者配生化汤。

（2）治痛经，由气血瘀滞引起者，配当归、白芍、香附等，方如调经汤。

（3）治腹有癥瘕（包块，如慢性附件炎、盆腔炎等），或妇女因气血虚弱、生殖功能低下而致的久不受孕，可用益母草1～2两，加红糖适量，或加蜜枣5～6枚，水煎代茶，或煮鸡蛋，随时可服。又可用益母草1～2两，5碗水煎成2碗，去渣，以水炖鸡，连汤服。以上方药长期服用有一定效果。一般月经病可参照以上服法，或用流浸膏。

（4）治肾炎浮肿和血尿，取其有利尿去瘀作用，服后水肿消退较迅速，食欲增加，对止血尿也有一定帮助，但去尿蛋白的效果不明显[68、69]。总的来说，治急性肾炎效果较好，而治慢性肾炎则价值较小。宜用干品或鲜品水煎服。单用虽亦有效，但一般都随证配伍其他药。

肾结石的血尿也可用益母草，配黄精、石苇、冬葵子等。

用 量 本品生药有效成分含量比例较低，故水煎剂用量宜大，一般每次5钱～2两。治肾炎用量更大，干品一日用3～4两，鲜品用6～8两，水煎一日分2～3次温服。治妇产科病最好用浓缩流浸膏，每日3～6毫升，分三次

1949

新 中 国
地 方 中 草 药
文 献 研 究
(1949—1979年)

1979

服。

处方举例 调经汤：益母草5钱 香附4钱 当归4钱 白芍4钱 炙甘草1.5钱 水煎服。

〔附〕茺蔚子 为益母草的干燥果实。味甘，性微寒。含三种生物硷，名茺蔚子硷Ⅰ、Ⅱ、Ⅲ，又含茺蔚子油（主成分为油酸）和维生素A类物质。功用与益母草基本相同，但在破瘀之中又兼有一定收敛作用，在行血的同时又兼有一定补益作用，适宜治月经过多或血崩不止，常与止血药如血余炭、当归炭等同用。此外，又能除风热、去翳膜、明目（可能与所含维生素A类物质有关）。常用量3～5钱。代表方为茺蔚子丸。处方（《审视瑶函》方）：茺蔚子、泽泻各1.5两，川连、杞子、枳壳、青葙子、生地各1两，煅石决明、麦冬、细辛、车前子各2两，研为细末，炼蜜为丸，如梧桐子大，每服3钱，食后米汤水送下，治患传染病后体虚眼花目暗和有翳膜。

注意：茺蔚子不宜多服，过量易中毒。有报道谓服茺蔚子粉1两左右，能引起中毒症状，全身无力，酸麻疼痛，甚或出汗虚脱，要服赤豆、绿豆、甘草汤解毒[70]。

9. 泽 兰

处方名 泽兰、泽兰叶。

来 源 为唇形科植物地笋 (Lycopus lucidus Turcz.) 的干燥茎叶。其叶颇常单用。有些地区也把菊科植物兰草 (Eupatorium fortunei Turcz.) 当泽兰用。

性 味 味苦、甘、辛，性微温。

主要成分 含挥发油、鞣质等。

药理作用 活血通经、利尿消肿。

286

临床应用 为妇科常用药。

（1）治血瘀经闭、经痛、月经稀发。通经效果较好，胜于月季花、凌霄花等。药性较和缓，但仍要与补益气血之品同用，使消中有补，不伤元气，方如泽兰汤。

（2）治产后浮肿，有利尿作用，可用泽兰叶配防己，等分研末，每服2～3钱，温酒或醋汤调服。

（3）治跌打瘀肿，能活血去瘀，内服和外用均可，常配姜皮、姜黄、银花藤等外洗，如关节热洗二方，可治关节挫伤后肿痛，对消肿镇痛有一定效果。单味鲜泽兰叶捣烂外敷也有助于消肿。

用　量 1～3钱，最常用2钱。外用适量。

处方举例

（1）泽兰汤（《济阴纲目》）：泽兰叶2钱　当归4钱白芍3钱　甘草1.5钱　水煎服。

（2）关节热洗二方：泽兰2钱　姜皮4钱　姜黄3钱宽筋藤5钱　银花藤5钱　红花2钱　水煎，乘热熏洗。

10. 凌 霄 花

处方名 凌霄花、紫葳。

来　源 为紫葳科植物凌霄〔Campsis grandiflora (Thunb.) Loisel.〕的花，阴干后入药。

性　味 味甘、酸，性微寒。

主要成分 未详。

药理作用 凉血而泻血热，去瘀而通经。并有利尿作用。

临床应用 主要用于妇科。

（1）治月经不调，适用于气滞血瘀而致的经闭，伴有低

287

1949

新 中 国
地 方 中 草 药
文 献 研 究
(1949—1979年)

1979

热、腹痛等证候，但药力较薄，常配归尾、红花、赤芍、牛膝等，方如凌霄花散。

（2）泻血热而治皮肤湿疹、荨麻疹。又以凌霄花研末，加蜜糖调敷，可治酒渣鼻。

用 量 2～3钱，外用1两煎洗。

处方举例 凌霄花散（张璧方）：凌霄花3钱 归尾3钱 红花3钱 刘寄奴5钱 赤芍2钱 牛膝5钱 苏木3钱 肉桂1钱（焗） 白芷2钱 甘草1钱 水煎服。

11. 月 季 花

处方名 月季花、月月红。

来 源 为蔷薇科植物月季 (Rosa chinensis Jacq.) 的干燥花蕾或初开的花朵，以红色半开放者为佳。

性 味 味甘，性温。

主要成分 含芳香性挥发油，主要为萜醇类化合物。

药理作用 理气、活血、调经、消肿。

临床应用 主要用于妇科经闭或月经稀发，色淡而量少，小腹痛，兼有精神不畅，大便燥结者（即气滞血瘀型），月季花有理气、通经、通便的作用，可用单味1钱，加红糖适量，水煎服，或配丹参、当归、香附等水煎或浸酒服，方如月季酒。

外用以花或嫩叶捣烂外敷跌打瘀肿，能活血消瘀。

用 量 干品用5分～1.5钱，不宜多用，否则易致腹痛、便溏。

处方举例 月季酒：月季花1钱 当归3钱 丹参3钱 黄酒适量浸服。

288

12. 蜡 梅 花

处方名 蜡梅花、蜡梅。

来　源 为蜡梅科植物蜡梅（Chimonanthus praecox Link.）的干燥含苞花蕾。

性　味 味辛、苦，性平。

主要成分 含挥发油、蜡梅硷、异蜡梅硷等。

药理作用 凉血清热解毒，理气活血生肌。

临床应用

（1）多用于麻疹恢复期，余热未清，有轻度发热、咳嗽、口干、便燥、烦躁、夜睡不宁，可用蜡梅花2钱，配膨鱼腮2钱、象牙丝2钱，水煎服，或配沙参、麦冬、玉竹等，可收到清热生津的效果。

（2）治风火喉痛，如扁桃体炎、咽炎等，有咽部充血，可用蜡梅花配玄参、板蓝根等凉血解毒。喉炎以及声带水肿者，用蜡梅花配人参叶、金樱子根等水煎服，效果亦好。

（3）治风热眼痛（急性结膜炎），可用蜡梅花和杭菊煎水，调少许蜜糖饮服。

（4）外用蜡梅油治麻疹后皮疹未愈而成溃疡，以及小儿头面部奶癣、皮肤轻度烫伤等，有活血生肌、促进愈合的作用。

又广东民间喜用蜡梅花煎水给新生儿喝，有清热解毒作用。

用　量 1～3钱。

处方举例 蜡梅油：蜡梅花（用花蕾或刚开花者）2钱，浸入生油或麻油2两中，2周后可用，局部外搽，每日2～3次。

1949
新中国
地方中草药
文献研究
(1949—1979年)
1979

13. 丝瓜络

处方名 丝瓜络。

来源 为葫芦科植物丝瓜〔Luffa cylindrica (L.) Roem.〕的干燥网状纤维束。

性味 味甘,性平。

主要成分 含多缩木醣和纤维素。

药理作用 祛痰、祛风通络、活血消肿。据观察,作用为利尿解毒和清热。

临床应用

(1) 用于肺热咳嗽(气管炎、肺炎),小儿和老人均可用。如为小儿急性支气管炎、肺炎,有高热、胸痛、痰难咳出,可于麻杏石甘汤或苇茎汤基础上酌加丝瓜络2～3钱,能加强清热祛痰作用。至于老年慢性气管炎,近年来已开始试用丝瓜络治疗,有一定止咳、祛痰作用,但效果不如丝瓜藤好[71]。

(2) 用于跌打损伤、肿痛,尤其腰背和胸胁部瘀痛,常配行气镇痛药,如枳壳、橘络、柴胡等,方如通络止痛汤。

(3) 用于风湿关节痛、肌肉痛,尤其急性发作、局部肿痛、小便不利属于热痹者较适合,配防己、桑枝等,方如桑尖汤(见第五章桑枝项下),或加入清热泻火剂中亦可。

此外,夏天外感暑湿,四肢困倦,小便短赤,可用丝瓜络、冬瓜皮、生苡仁各1两,水煎服。

用量 2～4钱,大剂可用至1两。

处方举例 通络止痛汤:丝瓜络3钱 橘络2钱 枳壳2钱 白蔻壳5分 柴胡2钱 白芍3钱 乳香炭2钱 没药炭2钱 水煎服。

290

14. 赤 芍

处方名 赤芍。

来 源 为毛茛科植物芍药 (Paeonia lactiflora Pall.) 的干燥根。

性 味 味苦，性微寒。

主要成分 含挥发油、脂肪油、苯甲酸、树脂样物、鞣质、赤芍甲素 $(C_{17}H_{24}O_3)$[72]、芍药甙 (Paeoniflorin) 等。

药理作用

（1）镇静、镇痛：尤其对缓解肠痉挛引起的腹痛，有明显作用。实验证明，芍药浸出液通过刺激副交感神经，对家兔离体肠管显抑制作用[73]。又有人认为对中枢神经系统起镇静作用（药学杂志，89:879，1969）。临床经验表明，赤芍的镇痛作用不比当归差。

（2）抗菌：抗菌谱与丹皮类似。体外试验对痢疾杆菌、伤寒杆菌、金黄色葡萄球菌、溶血性链球菌有较强抑菌作用[74]。有效成分为苯甲酸。

（3）抗病毒：对流感病毒有一定抑制作用[75]。

（4）扩张心冠脉：赤芍水浸液有一定的扩张心冠状动脉的作用[42]。

临床应用 凡因瘀血而引起的疼痛或烦热，都可用赤芍。

（1）用于治疗因血热瘀滞而致的小腹或腰背疼痛、坠痛。如妇女的闭经、腹痛，配桃仁、红花、归尾；男性的慢性前列腺炎（属实证者），配蒲公英、败酱草等，如前列腺汤。

（2）用于治疗跌打瘀肿、疼痛，配乳香、没药、桃仁、

1949

新　中　国
地 方 中 草 药
文 献 研 究
(1949—1979年)

1979

归尾等。

（3）用于治疗脑震荡后遗症之瘀血头痛，配川芎、白芷、当归、羌活等。

（4）用于治疗冠心病心绞痛，配川芎、红花、降香等，方如冠心二号方（见降香项下）。

用　量　2～5钱。

〔附〕　赤芍长于活血散瘀，白芍偏于镇静止痛，兼有补性，故补血养阴，宜用白芍，凉血逐瘀，宜用赤芍。妇女肝郁气痛、烦躁，或跌打肿痛，可赤芍、白芍同用。一般发热头痛要辅助清热和活血药时，可任选赤芍或白芍。

处方举例　*前列腺汤：赤芍5钱　蒲公英1两　败酱草5钱　桃仁2钱　王不留行2钱　丹参2钱　泽兰2钱　乳香2钱　川楝子2钱　水煎服。

15.　桃　仁

处方名　桃仁。

来　源　为蔷薇科植物桃〔Prunus persica (L.) Batsch.〕的干燥成熟种仁。

性　味　味苦、甘，性平。

主要成分　含扁桃甙（$C_{20}H_{27}O_{11}N$）、苦杏仁酶、脂肪油和维生素 B_1。

药理作用　破血行瘀，润燥滑肠。其作用为：镇痛、消炎、解毒、通便。又对小白鼠实验性结核病有疗效[3]。

临床应用　为祛瘀常用药。

（1）治血瘀经痛、经闭，表现有下腹胀痛、经行不畅、夹有瘀块、血色紫黑、经血量少，甚或数月不来，舌质紫，或舌边有瘀点，脉涩或沉缓。治宜化瘀与调经相结合，常用

292

桃仁、红花配四物汤，方如桃红四物汤；如气血虚弱较甚，用桃仁、红花配八珍汤（党参、白术、茯苓、甘草、当归、川芎、熟地、白芍）；如气郁疼痛较明显，可在桃红四物汤基础上再加柴胡、牛膝、枳壳等，方如血府逐瘀汤。

（2）治跌打损伤而致的瘀血滞留作痛，无论新伤、旧伤、内伤、外伤，都可用桃仁祛瘀。一般配红花、当归、桑枝、赤芍。如属伤后瘀血内蓄而有热结便秘，胁腹疼痛，则需配大黄、天花粉、柴胡、当归等，方如复元活血汤。如属伤后寒凝瘀滞，关节肌肉痠疼、僵硬而怕冷，得温则痛减，须配桂枝、白芷、当归等。

外敷治瘀肿，可用桃仁配栀子、大黄等共研末，用生葱汁、生姜汁调匀外敷患处，或用米酒调匀外敷亦可。

（3）治肠燥便秘，尤其适于跌打外伤后瘀热内积引起的便秘，或病后、伤后卧床多、活动少，影响到肠管蠕动减慢所致的便秘，取其有脂肪油能润燥而滑肠，常配火麻仁、当归、生地、枳壳等。

如便秘由温热病或跌打损伤后"蓄血"引起，表现有腹部胀满疼痛、谵语烦渴、脉沉涩，或有发热，要配大黄、芒硝等加强下瘀清热的作用，方如桃仁承气汤。此方破血下瘀之力较猛，如果想作用稍缓和些，也可用膈下逐瘀汤加大黄代之。

（4）用于治肠痈（急性阑尾炎）和肺痈（肺脓疡），桃仁作为辅助用药，故苇茎汤和肠痈方（处方见第三章）均用之，其作用可能为消炎、祛瘀、排脓。

此外，桃仁对散瘀结积聚有一定作用，可配桂枝、茯苓、丹皮、赤芍等制成桂枝茯苓丸，试用于治疗体积不大的子宫肌瘤和卵巢囊肿。

293

1949

新 中 国
地 方 中 草 药
文 献 研 究
(1949—1979年)

1979

〔附〕 （1）桃仁药性较纯，故在活血祛瘀剂中广泛应用，配破瘀药则破瘀，配行血药则行血，但单用力薄，一般不作为主药用；（2）桃仁与杏仁均能治便秘，但前人认为杏仁行气，便秘而见气郁者较适宜；桃仁行血，便秘而见血滞者较适宜；并可参考脉象用药，脉浮属气宜用杏仁，脉沉属血宜用桃仁。以上区别可供参考，但实际上在一般情况下，桃仁与杏仁可以同用于治便秘，也可以互相代用；（3）孕妇习惯上不用桃仁，如治便秘，可用火麻仁加川朴代。

用 量 1～3钱，不宜多服。用时须打碎（即为桃仁泥）。

处方举例

（1）桃红四物汤：桃仁3钱（打） 红花2钱 川芎1.5钱 当归3钱 白芍3钱 熟地4钱 水煎服。

（2）血府逐瘀汤（《医林改错》）：桃仁3钱（打）红花3钱 当归4钱 生地5钱 赤芍3钱 川芎1.5钱柴胡2钱 牛膝2钱 枳壳2钱 桔梗2钱 甘草1钱 水煎服。

（3）复元活血汤（《医学发明》）：桃仁2钱（打） 红花2钱 柴胡2钱 炮山甲5分 大黄（酒炒）1钱 归尾2钱 天花粉1钱 甘草8分 水煎服。

（4）桃仁承气汤（《伤寒论》）：桃仁3钱（打） 桂枝2钱 生大黄3钱(后下) 元明粉2钱（冲） 甘草1钱 水煎服。

16. 红 花（附：藏红花）

处方名 红花、川红花。

来 源 为菊科植物红花 (Carthamus tinctorius L.) 的干

294

燥花冠。

性　味　味辛、微苦，性温。

主要成分　含红花甙 $(C_{21}H_{22}O_{11})$，又名红色素；另含红花黄色素 $(C_{24}H_{30}O_5)$。

药理作用　破瘀活血通经，据初步动物实验，其作用为：

(1) 兴奋子宫：其煎剂和流浸膏能使子宫发生紧张性或节律性收缩，对已孕子宫更明显。作用较迅速而持久[76、77]。

(2) 降压：有降血压作用，并能维持较长时间[77]。

(3) 扩张血管：红花水浸液有一定的扩张心冠状动脉的作用[42]。

临床应用

(1) 治血瘀经痛、经闭，取其对子宫有兴奋作用而活血通经。适应证、用法与桃仁相同。

产后恶露未尽、瘀血积滞、小腹胀痛，也可用红花，常配当归、牛膝、肉桂等，方如折冲汤。

(2) 治冠心病心绞痛。前人已认识到红花配川芎、当归能治"胸腹血气滞痛"。现代实践用红花5钱，配川芎5钱，水煎，每日一剂（或用片剂），作为治气滞血瘀型的冠心病心绞痛的基本方，再随证配伍，确有一定疗效，可能与川芎、红花扩张心冠状动脉的作用有关。据报道，治疗心绞痛的近期有效率较高，但显效率仍不满意。也可再加银杏叶，制成银川红舒血片，对冠心病心绞痛的疗效也较好[78]。

(3) 治跌打损伤，效力比桃仁强。对挫伤、撞伤的皮下积瘀、青紫肿痛，可用红花油或红花酒（用酒精浸成红花酊或用米酒煎煮）外擦；对内伤瘀血，可配苏木、当归、赤芍等，有助于消肿止痛，方如跌打活血汤。

1949

新 中 国
地 方 中 草 药
文 献 研 究
(1949—1979年)

1979

（4）用于调养气血，用量宜小，可在温补剂内加小量红花。例如产后血晕，有头晕、眼花、气冷，甚至出现口噤（牙关紧闭，不易张开），此时宜用八珍汤或炙甘草汤，酌加红花3～5分，效果更好。

（5）红花用于眼科，主要为清热消炎，配生地、赤芍、连翘等治目赤红肿（包括急性结膜炎、麦粒肿等），方如红花散。

使用注意 （1）孕妇忌用，因能刺激子宫收缩；月经过多、有出血倾向者不宜用；（2）红花大量则活血破瘀，小量则养血和血；（3）红花与桃仁均能祛瘀，但桃仁在血证中应用比红花更广泛。对于热证血瘀，桃仁较常用，对于心腹瘀痛，红花效果较佳。

用　量 一般用1～3钱，稍大量用4～5钱，和血养血用3～5分。

处方举例

（1）折冲汤：红花3钱　桃仁3钱（打）　赤芍3钱归尾3钱　肉桂1.5钱（冲）　川芎1.5钱　丹皮2钱　延胡2钱　酒、水各半煎服。

（2）川红片（北京地区防治冠心病协作组）：（每12片含川芎、红花生药各5钱）每日三次，每次4片，开水送服。

（3）跌打活血汤：红花2钱　桃仁2钱（打）　苏木2钱　归尾3钱　赤芍3钱　枳壳2钱　木香5分　乳香1.5钱　没药1.5钱　水煎服。

（4）红花散：红花1.5钱　连翘2钱　当归3钱　生地3钱　紫草2钱　赤芍3钱　大黄1.5钱　甘草1钱　水煎服。

296

[附] 藏红花（处方名：西红花、藏红花、番红花）为鸢尾科植物番红花 (Crocus sativus L.) 的干燥柱头及花柱上部。原产欧洲及中亚、南亚。味甘，性寒，微带潮润。含三种色素成分即 α-、β-及γ-红花素。作用较川红花强，尤以清热解毒效力较好。主要用于治疗麻疹，当疹透不快，热盛血郁，斑疹颜色暗晦，不够鲜明，或疹出过于浓密，全身反应较强烈，或合并肺炎，久热不退，均宜用西红花，方如麻疹早期用的紫草红花饮（见第三章紫草项下）。又治肝脓疡时，可用西红花配清热解毒、托里排脓药如山慈姑、王不留行、炙山甲、黄芪、黄柏、甘草等。用量比川红花轻，常用 3 分～1 钱，泡服。

17. 莪 术

处方名 莪术、蓬莪术。

来 源 为姜科植物莪术(Curcuma zedoaria Rosc.) 的干燥根茎。

性 味 味苦、辛，性温。

主要成分 含挥发油，其中主成分为桉树脑 $(C_{1}H_{18}O)$、倍半萜烯醇、右旋莰烯，另含皂甙、蒽甙、黄酮甙。

药理作用 行血破瘀、攻逐积滞。经初步实验，其中一部分作用为：

（1）促吸收：实验证明[79]，其煎剂对家兔腹膜腔内的自体血液和血块，有较好的促吸收作用。前人所谓"破瘀"，其原理可能就在于此。

（2）抗肿瘤：其注射液对小鼠肉瘤有抑制作用[80]。临床观察对一些癌瘤有一定治疗作用。

（3）健胃：其挥发油有芳香健胃作用。

1949
新　中　国
地 方 中 草 药
文 献 研 究
(1949—1979年)
1979

临床应用　为破瘀行气、治积聚症瘕的常用药。

（1）用于治月经不调。对合并有小腹包块、由气滞血瘀所致的经闭、经痛较适用，患者月经稀发或数月不行，并有小腹作痛、精神郁闷、脉弦，小腹有包块（相当于附件炎等），可用莪术配四物汤，方如莪术散。

（2）用于治气滞血瘀所致的症瘕积聚、心腹痛、胁下胀痛。例如肝硬变时如有肝脾肿大、质地较硬、胁下隐隐作痛，甚至出现腹水（但全身一般情况尚好），可用莪术、三棱，配其他逐瘀、软坚、益气药，方如莪棱逐瘀汤。兼有郁热者，配栀子、生地、旱莲草。

（3）用于治饮食积滞（消化不良），取其有健胃作用。凡有气胀、肠鸣、胃部满实作痛，可用莪术开胃消食止痛，常配木香、川朴，或配谷芽、麦芽、青皮、陈皮、槟榔等，平素胃弱者须加配党参、黄芪、白术。

（4）用于治疗癌肿。据最近报道，用莪术注射液治疗子宫颈癌，每日在病灶局部注入药液10～30毫升，疗程3个月左右，疗效较好（但晚期病例无效）。又可配合口服水煎剂，处方：莪术（醋制）3钱，三棱（醋制）3钱，水三碗煎成一碗，早饭前和晚饭后各服半碗。也可以用莪术挥发油软膏外用局部敷治[80]。

上述疗法对外阴癌和皮肤癌也有一定疗效。

使用注意

（1）莪术药性虽不甚峻烈，但仍属破削之品，配合三棱治症瘕积聚时，常须与等量人参或党参、北芪同用，使在破瘀之中，不致损伤元气；

（2）孕妇和月经过多者，不宜用莪术。

用　　量　1～3钱。

298

处方举例

（1）莪术散（《证治准绳》）：莪术3钱　川芎1钱
当归4钱　熟地6钱　白芍3钱　小茴香1钱　白芷1钱
甘草8分　水煎服。

（2）莪棱逐瘀汤：莪术3钱　三棱3钱　红花3钱　丹
参5钱　鳖甲6钱（先煎）　炮山甲5钱　党参3钱　黄芪
3钱　当归3钱　陈皮3钱　水煎服。

18. 三　　棱

处方名　三棱、荆三棱。

来　源　为莎草科植物荆三棱（Scirpus yagara Ohwi.）的
干燥块茎。

性　味　味苦，性平。

主要成分　含挥发油。

药理作用　破血祛瘀，与莪术近似，也有促吸收作
用[79]。

临床应用　基本上与莪术相同，两者常配伍同用。其区
别是：活血之力三棱优于莪术，理气之功莪术胜于三棱，故
祛瘀消积用三棱，行气止痛用莪术。两者配合同用，能加强
破血行气作用，治症瘕积聚、月经不调（闭经、痛经），方
如莪棱通经汤。

又据最近报道，用三棱莪术注射液，合并内服中药（以
三棱莪术为首、二味药）治疗原发性肝癌，有一定近期疗
效[81]。

用法与注意事项与莪术同。

用　量　1～3钱。

处方举例　莪棱通经汤：三棱1钱　莪术1钱　肉桂1

1949
新中国
地方中草药
文献研究
(1949—1979年)
1979

钱（冲）　木香1.5钱（后下）　熟地3钱　白芍3钱　当归3钱　延胡3钱　川芎3钱　桃仁（杵泥）3钱　红花2钱　水5碗，煮取2碗，去渣，分二次温服。

19.　乳　香

处方名　乳香。

来　源　为橄榄科植物卡氏乳香树（Boswellia carterii Birdwood.）及其同属植物的树干皮部采得的胶树脂。

性　味　味辛、苦，性温。

主要成分　含乳香脂酸、乳香脂烃、乳香次酸、乳香酸等。另含挥发油，主要为蒎烯。

药理作用　活血止痛舒筋，其作用可能为镇痛和消炎。又对小白鼠实验性结核病有疗效[3]。

临床应用　为伤科、外科常用止痛药，多与没药同用。

（1）用于血瘀疼痛，取其有镇痛作用。

如为跌打损伤，尤其胸腹挫伤后瘀血作痛，须配其他活血药内服或外用。如属新伤出血作痛，可炒炭后用（乳香炭、没药炭），但乳香、没药总以生用为好，炒炭后止痛力较差。

如为血脉瘀滞而致的四肢疼痛，例如血栓闭塞性脉管炎，可用乳香、没药作为辅助药，配四妙勇安汤（此方见第三章玄参项下），或配毛冬青、鸡血藤、老桑枝、炙甘草等。

如为心血瘀阻而致的心绞痛，也可用乳香、没药。前人已观察到乳香、没药有治疗"心腹血瘀作痛"的作用。近年来的实践证实了，乳香、没药在治疗冠心病所致的心绞痛中，确有一定作用。据报道，在使用活血祛瘀方剂的基础

300

上，加用乳香、没药，可加强活血镇痛作用，进一步提高心绞痛的疗效，对绞窄样痛或刀割样痛尤为适用，可在煎剂内加入乳香、没药各3钱同煎，或服乳没片[82]。

（2）用于筋肉拘挛，取其有活血镇痛而缓解肌肉挛缩（舒筋活络）的作用。凡属血气瘀滞而致的筋肉拘挛、疼痛麻木、活动不灵，不论其原因为跌打损伤、风湿或血循环障碍，都可在活络方剂内加入乳香、没药，例如对风湿或脑血管意外后的手足拘挛、关节疼痛，表现有明显的寒湿症状者，可用乳香、没药配川乌、草乌、胆南星、地龙等，方如小活络丸。

（3）用于治疗痈疽。适于初起有肿痛，脓尚未成熟者，常配没药、雄黄、麝香等制成醒消丸内服，可消肿止痛。

（4）外用促进伤口愈合。因外伤或感染而发生患部破溃，伤口久不愈合时，可用乳香末敷贴，或用乳香煎油外搽，又可配没药末（如海浮散）撒敷伤口，或再加盖其他药膏。有生肌止痛作用。

用　量　1～3钱，大剂用至5钱。外用适量，注意消毒。

处方举例

（1）乳没片（北京地区防治冠心病协作组）：每6片含乳香5分、没药5分，每服2片，每日3次。

（2）小活络丸（《外科全生集》）（成药）：含乳香、没药、川乌、草乌、地龙、胆南星，每次1丸，每日1～2次。

（3）醒消丸（《局方》）（成药）：含乳香、没药、麝香、雄黄等，每服1～2钱，每日2次，温开水送下，或热黄酒送下。

1949

新　中　国
地方中草药
文　献　研　究
(1949—1979年)

1979

（4）海浮散（《外科十法》）：制乳香、制没药各等分，共研极细末，外用。

20.　没　药

处方名　没药。

来　源　为橄榄科植物没药树〔Commiphora myrrha Engl. (C. molmol Engl.)〕及其同属植物树干皮部渗出的一种油胶树脂。

性　味　味苦，性平。

主要成分　含树脂、挥发油、树胶等。

药理作用　活血散瘀镇痛。外用有收敛和消炎作用。此外，对多种皮肤癣菌有不同程度的抑制作用[9]。在1:3000～1:300浓度下能抑制结核菌[25]。

临床应用　基本上与乳香相同，且两者常同用。例如治跌打损伤、关节肿痛的没药丸，就是乳香、没药同用，配桃仁、当归、赤芍、自然铜等。乳香、没药的区别在于：（1）乳香在祛瘀之中，又能活络；没药则破血行瘀之力较好，没药酊外用又可治口腔炎、牙龈炎、咽炎等；（2）前人谓乳香活血、没药散血，其实活血和散血都是相当于祛瘀止痛的作用，不必拘泥细分。

孕妇和月经过多者慎用。

用　量　1～4钱；大剂可用至5钱。

处方举例　没药丸（《证治准绳》）：没药5钱　乳香5钱　当归5钱　赤芍5钱　川芎5钱　川椒5钱　桃仁1两（杵泥）　煅自然铜2.5钱　共研细末，用黄蜡2两溶化入药末为丸，丸似弹子大小，每服1丸，治跌打损伤。

302

21. 牛 膝

处方名 牛膝、怀牛膝、川牛膝。

来 源 为苋科植物牛膝 (Achyranthes bidentata Bl.) 或川牛膝 (Cyathula capitata Miq.) 的干燥根。

性 味 怀牛膝味苦、酸，性平；川牛膝味甘、微苦，性平。

主要成分 怀牛膝含皂甙，水解后生成齐墩果酸 ($C_{30}H_{48}O_3$)、葡萄糖醛酸样物质，又含多量钾盐。川牛膝含生物碱。

药理作用 散瘀止痛、活血通经、补益肝肾，现已证实其作用为：

（1）镇痛：动物实验证实有一定镇痛作用。

（2）兴奋子宫：能加强子宫收缩。

（3）利尿：作用较轻微。

（4）解痉：对胃肠运动有轻度抑制作用。

（5）降压：与扩张血管有关，但作用短暂，不能作为有效的降压药用，治高血压时需配其他药物[83]。

临床应用 前人经验取牛膝性善下行，而治疗一系列病证。所谓"下行"，大致是指：（1）使月经通畅、小便通利、大便易泄，易于向下排出，（2）使头部和上半身血液"下行"，从而减轻头部充血，（3）作为药引，引导其他药的药力"下行"到达下半身，治疗下半身疾患。根据以上性能，牛膝常用于治疗下列病证：

（1）治腰腿疼痛。无论腰腿痛原因属肾虚、风湿或跌打损伤，牛膝都是常用之药。

对肾虚腰痛，牛膝有补益肝肾作用，但须加配杜仲、狗脊、续断、桑寄生等药，以加强补力，也可用虎潜丸（方见

303

1949

新　中　国
地 方 中 草 药
文 献 研 究
(1949—1979年)

1979

第五章虎骨项下）。

对风湿腰腿痛，牛膝能引药下行，加强祛风、祛湿、止痛作用，常配络石藤、海桐皮、萆薢、苍术等。

对跌打损伤腰腿痛，牛膝能活血散瘀，但须加配其他活血药和补益肝肾药，方如跌打腰痛散。

（2）治淋证。前人的经验说："牛膝淋证要药。"但实际上主要用于治疗淋证而有血尿和腰痛者，如石淋（尤其适用于肾结石），故肾石方中用牛膝作为辅助药（方见第四章金钱草项下）。至于热淋（如尿道炎）有小便困难、尿痛，可用牛膝配当归、黄芩等，方如牛膝汤。

（3）治气血瘀滞而致的经痛、经闭、经行后期，取其有收缩子宫和镇痛作用，祛瘀通经，常配四物汤和肉桂、党参等，把调经和调补气血结合起来。

（4）治风湿痹痛，不仅能治风湿腰痛，且对四肢风湿痛也适用，常配海风藤、独活、鸡血藤等同服。

（5）治高血压，属肝阳上亢者，有头痛、头晕、眼花，以本品与杜仲、磁石、钩藤、白蒺藜等配伍，方如平肝降压汤。此方也可用于由脑血管痉挛引起的头痛。

（6）治齿龈肿痛，由虚火上炎引起的较适用（如牙周病），前人谓取其能引血下行，减轻头部血热，方如加味清胃散，或用牛膝1两、生地1两、代赭石1两，水煎服。

使用注意　（1）牛膝性滑，凡有遗精、脾虚泄泻、崩漏，或孕妇等，均不宜用；（2）牛膝生用破血行瘀较好，熟用补益力较强；（3）牛膝在商品上有怀牛膝（主产于河南怀庆）和川牛膝之分，习惯上认为怀牛膝长于补益肝肾，兼能舒筋健骨，川牛膝长于活血散瘀，兼能宣通关节，但实际上两者功用大同小异，用药不一定严格区分。

304

用　量　2～5钱，大剂偶用至1两。

处方举例

（1）跌打腰腿痛散：川牛膝、杜仲、川断、乳香、没药、宣木瓜、麻黄、马钱子各6钱，共研为细末，每次服1钱，温开水送服。此方不宜多服，痛减后应停用。

（2）牛膝汤（《证治准绳》）：牛膝、当归、黄芩，各等分，共研末，每次2钱，水煎服。

（3）*平肝降压汤：怀牛膝5钱　白蒺藜5钱　钩藤3钱　代赭石1两　龙骨5钱　牡蛎5钱　白芍4钱　元参4钱　天冬2钱　甘草1钱　水煎服。

（4）加味清胃散：丹皮2钱　生地5钱　当归2钱　川连1钱　牛膝2钱　生甘草1钱　水煎服。

22. 王 不 留 行

处方名　王不留行。

来　源　为石竹科植物麦蓝菜 (Vaccaria pyramidata Medic.) 的成熟种子。但在广东，则常以桑科植物薜荔 (Ficus pumila L.) 的成熟果壳入药。

性　味　味甘、苦，性平。

主要成分　麦蓝菜含皂甙和醣类，薜荔含中肌醇、芸香甙、β-固甾醇、蒲公英赛醇乙酯等[84]。

药理作用　催乳、通经、消肿、止痛。

临床应用

（1）治乳汁稀少或排乳不畅，以王不留行5钱煮猪蹄一只，或配炙山甲、通草、生黄芪、路路通等水煎服，方如通乳汤。

（2）治睾丸炎。例如流行性腮腺炎合并睾丸炎时可用王

305

1949

新　中　国
地 方 中 草 药
文 献 研 究
(1949—1979年)

1979

不留行、黄皮核、川楝子配清热解毒药如板蓝根等，方如板王消毒饮。

（3）治乳痈，用王不留行5钱，配蒲公英1两、白芷2钱，水煎服，适宜于乳痈初起，尚未化脓者。

使用注意　孕妇和有崩漏者不宜服。

用　　量　3钱～1两。

处方举例

（1）通乳汤：王不留行5钱　炙山甲3钱　通草2钱生黄芪5钱　路路通3钱　水煎服。

（2）*板王消毒饮：板蓝根4钱　王不留行3钱　川连1钱　黄芩3钱　四叶参3钱　生地4钱　丹皮3钱　川楝子2钱　黄皮核3钱　海金沙3钱　甘草1钱　水煎服。

23．路　路　通

处方名　路路通、枫果（实）。

来　源　为金缕梅科植物枫香 (Liquidambar taiwaniana Hance.) 的干燥果实。

性　味　味苦、微涩，性平。

主要成分　未详。

药理作用　除湿热、祛风止痛、利水通经。临床观察认为该药可能有抗过敏作用，故荨麻疹、过敏性鼻炎等病患者常用之。

临床应用　主要治疗与过敏有关的疾患，以及跌打损伤。

（1）治荨麻疹、风疹，配四物汤、蝉蜕、白藓皮等，方如四物消风饮加减，此方有祛风、止痒、散疹的作用。

（2）治过敏性鼻炎，以路路通配苍耳子、辛夷、白芷、

306

防风等，组成一具有抗过敏、祛风、消炎、通窍作用的方剂，即过敏性鼻炎汤，对减少鼻腔分泌物有一定作用。

（3）治风湿和类风湿性关节炎，配独活、羌活、豆豉姜、鸡血藤、石楠藤、当归等，此时剂量宜稍大，可用至3～5钱。

（4）治跌打损伤，内服外洗均可，能散瘀止痛。常配赤芍、丹参、泽兰、苏木等活血药，水煎服。外洗可用关节热洗方（见第五章海桐皮项下）。

此外，治血管神经性水肿，可在五皮饮内加入路路通；治妇女经闭属热证者，可在小柴胡汤内加入路路通、益母草、当归等，效果也较好。

用　量　1～3钱。稍大量用3～5钱。副作用偶有心悸。

处方举例

（1）四物消风饮加减：生地3钱　当归3钱　川芎1钱　赤芍3钱　蝉蜕2钱　白藓皮2钱　路路通3钱　水煎服。

（2）过敏性鼻炎汤：路路通4钱　苍耳子3钱　辛夷2钱　防风3钱　白芷2钱　水煎服。

24. 刘 寄 奴

处方名　刘寄奴、刘寄奴草。

来　源　为菊科植物奇蒿 (Artemisia anomala S. Moore) 或玄参科植物阴行草 (Siphonostegia chinensis Benth.) 的干燥全草。

性　味　味苦，性温。

主要成分　含挥发油。

1949

新 中 国
地 方 中 草 药
文 献 研 究
(1949—1979年)

1979

药理作用 活血通经，消肿止痛。

临床应用 为治疗瘀血腹痛的常用药。

（1）治跌打损伤、瘀血作痛，例如瘀血在腹内而作痛者，配骨碎补、延胡索等内服，方如刘寄奴汤。

（2）用于妇科瘀血腹痛，起辅助治疗作用。佐活血通经药，能治血瘀经闭、经痛，常配凌霄花、红花、归尾、牛膝、赤芍等；佐补气止血药，能治崩漏（功能性子宫出血）而兼有瘀血腹痛之证，常配黄芪、党参、白术、茜草等药。在上述两种情况下，刘寄奴所起的作用都是祛瘀而止痛。

此外，外用方面，刘寄奴配其他祛风活血药煎汤局部热洗，治跌打损伤后关节筋络挛缩疼痛；烧伤创面用刘寄奴末外掺，有一定止痛作用。

用　量 2～3钱，稍大剂量用至5钱，不宜多服，否则易致泄泻。外用适量。

处方举例 刘寄奴汤：刘寄奴3钱　骨碎补2钱　延胡索2钱　水煎服或以酒冲服。

25.　落　得　打

处方名 落得打、接骨草。

来　源 为忍冬科植物蒴藋，又名陆英（Sambucus javanica Reinw.）的干燥全草。

性　味 味甘，性平。

主要成分 含黄酮类、酚性成分、鞣质等。

药理作用 行血止血，动物实验[85]证实其作用为：

（1）活血散瘀：能使局部血肿处的血流旺盛，加速血肿消散。

（2）加速骨折愈合：能促进骨痂形成和钙质沉着。

308

临床应用 广泛用于治跌打损伤而有瘀血肿胀作痛者，内服或外洗均可。常配乳香、没药、赤芍、三七等，加强止痛止血作用，方如活血止痛汤。

使用注意 （1）胃弱者慎用，因易引起呕吐；（2）草药中称为落得打的，还有崩大碗（又名雷公根、积雪草，为伞形花科积雪草属植物（Centella asiatica），与本品性味、功用均不同，不要混淆。

用 量 2～3钱，外用适量。

处方举例 活血止痛汤：落得打3钱 乳香2钱 没药2钱 赤芍2钱 归尾3钱 地鳖虫1钱 参三七末1钱（冲）茯神4钱 陈皮2钱 水煎服。

26. 自 然 铜

处方名 自然铜。

来 源 自然铜（Pyritum）为黄铁矿的硫化铁矿石，新出矿者色似黄铜，故名。

性 味 味辛，性平。

主要成分 含硫化铁（FeS_2）。

药理作用 散血止痛，促进骨折愈合。

临床应用 凡跌打损伤，尤其骨折，患处有肿痛，均可用自然铜，常配乳香、没药、续断、骨碎补等，方如新伤续骨汤。内服或外洗均可。

使用注意 本品不宜多服；阴虚有热者忌服。

用 量 1～3钱。

处方举例 新伤续骨汤：自然铜（醋煅）4钱 乳香1钱 没药1钱 续断3钱 骨碎补4钱 归尾4钱 地鳖虫2钱 丹参2钱 泽兰2钱 延胡索1.5钱 苏木3钱 桑

1949

新 中 国
地方中草药
文 献 研 究
(1949—1979年)

1979

枝4钱　桃仁2钱　水煎服，适用于新鲜骨折。

27.　血　　竭

处方名　血竭。

来　源　为棕榈科植物麒麟竭 (Daemonorops draco Bl.) 的树脂。

性　味　味甘、咸，性平。

主要成分　含血竭红素 ($C_{32}H_{24}O_5$)、安息香酸等。

药理作用　止血止痛、活血生肌。动物实验证实能显著缩短家兔血浆再钙化时间[29]。

〔附〕　对多种皮肤癣菌有抑制作用[9]。

临床应用　主要用于跌打损伤而有心腹疼痛或出血者，常配乳香、没药、儿茶、冰片等，方如七厘散，此方有活血化瘀、消肿止痛作用。

血竭性较辛热而燥烈，阴虚血热者慎用。

用　量　内服3～5分，一般入丸散剂，不入汤剂。外用适量。

处方举例　七厘散（成药）：含血竭、红花、儿茶、朱砂、乳香、没药、麝香。每服7厘～3分，每日1～3次，用温开水或温黄酒送服，也可外用，以白酒调敷患处。

28.　苏　　木

处方名　苏木。

来　源　为苏木科植物苏木 (Caesalpinia sappan L.) 的干燥茎木。

性　味　味甘、咸，性平。

主要成分　含色素成分苏木素 ($C_{16}H_{14}O_5$)、挥发油等。

310

药理作用　止血行血祛瘀、通络止痛。动物实验证实其作用为：

（1）促进血凝：能显著缩短家兔血浆再钙化时间[29]。

（2）中枢抑制：有催眠作用，大剂量下甚至有麻醉作用，又能对抗马钱子碱等的中枢兴奋作用[86]。临床应用有镇静止痛效果可能与此有关。

　　〔附〕　体外试验苏木有抗菌作用，其浸、煎液对金黄色葡萄球菌、流感杆菌、肺炎双球菌、白喉杆菌、弗氏痢疾杆菌等有较显著的抑菌作用[87]；对小白鼠离体子宫稍有抑制作用；又能增强离体蛙心的收缩力和促进蟾蜍的血管收缩[88]。

临床应用　主要用于伤科和妇科。

（1）治跌打损伤所致的瘀肿疼痛，新伤旧伤都适用，内服外敷均可。内服常配其他祛瘀活血药，如乳香、没药、桃仁、红花等。外洗配刘寄奴、路路通等，有改善血循环、促进消肿止痛的作用，方如跌打外洗方。凡跌打损伤而用洗剂，要注意在骨折未愈合时，只宜用洗剂热熏伤处，不要大力洗擦，对骨折已愈合的旧伤，遗留关节强直、肌肉挛缩时，就要热洗患部，一边熏洗，一边作适当按摩。

（2）治产后流血过多，头晕、目眩、气短，苏木有助于止血，常配党参、麦冬等，方如苏木汤。

此外，苏木也可用于治肠炎、赤痢、大便带脓血，取其有抗菌作用，但须配其他清热燥湿药。

用　量　内服8分～3钱，外用适量。

处方举例

（1）跌打外洗方：老苏木3钱　归尾4钱　赤芍3钱
刘寄奴3钱　路路通3钱　泽兰2钱　乳香3钱　没药3钱

311

1949

新 中 国
地 方 中 草 药
文 献 研 究
(1949—1979年)

1979

水煎熏洗患肢，每日2～3次，每次20～30分钟，一剂药可用3天。

（2）苏木汤：苏木2钱　党参4钱　麦冬3钱　水煎服。

29．急性子（附：凤仙花）

处方名　急性子、凤仙子。

来　源　为凤仙花科植物凤仙花（Impatiens balsamina L.）的干燥种子。

性　味　味微苦，性温，有小毒。

主要成分　含脂肪油、γ-菠甾醇、β-爱甾米脂醇等。

药理作用　软坚祛瘀、促进子宫收缩。

〔**附**〕　据报道，小白鼠口服凤仙子，避孕效果达100％，可能与其抑制排卵和使卵巢萎缩的作用有关[69]。

临床应用　过去多用于妇产科，近年来试用于治丝虫病和癌症。

（1）民间用于催生，取其有促进子宫收缩的作用，可用凤仙子研末，内服3～5分，温开水冲服。

（2）治丝虫病之淋巴管炎（流火），配龙衣（即蛇蜕）等，方如龙急散，服后能防止丝虫病淋巴管炎发作，但不能改善象皮肿体征，现有些地区已制成片剂（龙急片）推广应用，初步观察效果较好，副作用极少，偶有腹胀头昏[80]。

（3）试用于治癌，较多用于治消化道癌，有解毒散结作用。可用凤仙子1～2两，配石见穿1两，半枝莲1～2两，红枣5～10枚为基本方，再随证加减。治肠癌时可配铁破紫虎汤（此方见第三章铁包金项下）；又有人以本品配水蛭、蜈蚣、蟾蜍、壁虎、白花蛇舌草等制成片剂治一般癌

312

症。但效果有待进一步观察（动物实验未能证实急性子有抗癌作用）。

用　量　3分～1钱。治癌入煎剂须用5钱～2两。

处方举例

（1）龙急散：龙衣（蛇蜕）1钱　急性子5分　蜈蚣4分　苍术4分　研成细末，温开水送服，每日1剂，15天为一疗程。

（2）龙急片（成药）：含龙衣、急性子，或再加蜈蚣、苍术，每日顿服10片，连服30天。

〔附〕　凤仙花　味甘，性温，能活血消积。实验证明对多种皮肤癣菌有不同程度的抑制作用。民间也用于治疗手癣（鹅掌疯），用鲜凤仙花枝叶的汁液涂敷患处，可减少脱屑和防止皲（jūn 读军）裂。

80. 五 灵 脂

处方名　五灵脂、灵脂。

来　源　为鼯鼠科动物橙足鼯鼠 (Petaurista xanthotis Milne-Edwards) 的干燥粪便。

性　味　味咸，性温。

主要成分　含维生素A类物质、树脂等。

药理作用　散瘀止痛。生用活血，炒用止血。临床观察止痛作用较好。

〔附〕　体外试验对结核杆菌的生长有较强的抑制作用[01]，且对小白鼠实验性结核病有疗效[3]。对多种皮肤癣菌有不同程度的抑制作用[0]。

临床应用　主治瘀血所致的痛证，妇科尤为多用。

（1）治疗月经困难、经痛而属瘀血所致者，可配延胡

313

1949

新 中 国
地 方 中 草 药
文 献 研 究
(1949—1979年)

1979

索、益母草等，有散瘀通经止痛的作用。

（2）用于产后恶露不下，小腹痛，配蒲黄，方如失笑散；或在此基础上再配川芎、当归、延胡索。

（3）治疳积：前人认为本品能去疳积痞块，常配胡黄连、干蟾蜍、使君子、砂仁和蔻仁等药，加强驱虫、健胃作用，方如灵脂丸。从现代医学观点看，五灵脂治疳积有效，可能是由于维生素A类物质的营养作用。

使用注意　（1）本品易伤胃，胃弱者慎用；（2）过去认为本品忌与人参、党参同用，但从临床实践经验看，一般不必禁忌。

用　量　2～3钱。

处方举例　灵脂丸（《证治准绳》）：五灵脂、白蔻仁、砂仁、麦芽、莪术、青皮、使君子、橘红、干蟾蜍，各2钱，研末，米糊丸如麻子大，每服10丸，米汤或开水送下。

31.　瓦楞（léng 读棱）子

处方名　瓦楞子。

来　源　为蚶科动物泥蚶（Arca granosa L.）等的贝壳，煅透后入药。

性　味　味甘、咸，性平。

主要成分　含碳酸钙、磷酸钙，煅后主要为氧化钙。

药理作用　祛瘀散结止痛，有制酸作用。

临床应用　治胃、十二指肠溃疡病，取其所含的碳酸钙等能中和胃酸，减轻嗳酸、胃痛等症状，可用单味煅瓦楞子末，每服1钱，或配甘草末，方如甘楞散[92]。又可配香附、木香等共研末，或配陈皮，都能治吞酸胃痛。

314

用　量　散剂用8分～1.5钱，入煎剂用3钱～1两，打碎先煎。

处方举例　甘楞散：甘草末、瓦楞子末（煅透研细）各等分，每服1钱，每日3次，饭前温开水送服。

32．穿　山　甲

处方名　山甲片、炙山甲、炮山甲、山甲珠。

来　源　为鲮鲤科动物食蚁兽鲮鲤（Manis pentadactyla L.）的甲片。

性　味　味咸，性微寒。

主要成分　未详。

药理作用　消肿排脓，下乳通经，散瘀通络。

临床应用

（1）用于下乳，治哺乳妇乳汁分泌不足，可用炙山甲配王不留行、宣木瓜、黄芪、木通等，效果不错，方如山甲下乳汤。

（2）用于治痈疽。内服以炙山甲配银花、皂角刺等煎汤治痈肿初起，促进脓肿消散，方如消疮饮（见第三章银花项下）；外用可用炙山甲末或炮山甲末和药调敷疮疡。但痈疽已溃的病例不要使用。

此外，穿山甲也可用于治高血压病，配丹参、代赭石等；治神经衰弱用炙山甲配熟枣仁、生地、磁石、阿胶等，效果较好；治症瘕积聚用炙山甲配莪术、三棱、当归等。

用　量　1～3钱，不宜过服。

处方举例　*山甲下乳汤：炮山甲1.5钱　王不留行3钱　宣木瓜3钱　黄芪6钱　木通2钱　水煎服。

1949

新 中 国
地 方 中 草 药
文 献 研 究
(1949—1979年)

1979

33. 水 蛭

处方名 水蛭。

来 源 为蚂蟥 (Whitmania pigra Whitman) 的干燥全体。

性 味 味咸、苦，性平，有毒。

主要成分 鲜品含水蛭素，为水蛭头部腺体的分泌物，似为亚胰类物质。但在干燥生药中水蛭素已破坏。此外，其分泌物另含一种组织胺样物质。还含有肝素和抗血栓素。

药理作用 破血逐瘀。所谓破血，就是能使蓄血或积瘀消散而吸收入血循环中或从大便泻出而解。从现代医学观点看，其作用原理似乎在于抗凝血和扩张血管、改善血循环而促吸收。新鲜水蛭肯定是具有这些作用的，因为水蛭素能延迟或阻碍血液凝固，虽经煮沸，水蛭素仍保持其抗凝血作用；又分泌物内的组织胺样物质有扩张血管作用[93]。至于水蛭经过炮制成药材后，是否仍有抗凝血和扩张血管的作用？作用有多强？有效成分是什么？这些问题仍要作进一步的实验研究和临床观察来回答。

临床应用

（1）用于跌打损伤，如内脏挫伤，内有瘀肿、蓄血，可用水蛭锉末，或煅烧（存性）成末，再配三七末、麝香等，用酒或温开水送服，或浸药酒内服。

（2）用于癥瘕，在抗癌剂内试用，一般是配合其他抗癌中草药制成丸散或片剂内服，例如配海藻制成水蛭海藻散治食管癌，但疗效有待进一步观察。

使用注意 水蛭药力较猛，只适宜于邪实之证，凡有下列情况者不宜使用：（1）体质素亏，脉软弱无力者；（2）

316

孕妇；（3）有出血倾向者；（4）贫血患者（因服水蛭后往往贫血更甚）。此外，服水蛭时一般要配补养气血药为助，以防对身体有害。

用　量　不宜多服。入煎剂一般用6分～1.5钱，抗癌时最多用至2～3钱。入散剂用1～2分，最大量5～8分。研末装入胶囊内冲服最好，因水蛭腥味难闻，入煎剂时更甚。

处方举例　水蛭海藻散：水蛭2钱　海藻1两　共研细末，每服2钱，以黄酒冲服。

34．土　鳖（biē）虫

处方名　地鳖虫、土鳖虫、䗪（zhè 读蔗）虫。

来　源　为鳖蠊科动物地鳖（Eupolyphaga sinensis Walk.）雌成虫的干燥全体。

性　味　味咸，性寒，有毒。

主要成分　未详。

药理作用　破血逐瘀，散症结。

临床应用

（1）用于跌打损伤有瘀肿或骨折。地鳖虫有助于消肿止痛。内服每日2～3钱，酒送服，也可配自然铜、骨碎补、乳香、没药等，方如跌打散。外用可配其他活血祛瘀药水煎外洗。

（2）治肝肿大属慢性肝炎或早期肝硬变，肝区有闷痛，可配郁金、三七、鸡内金等内服，有活血止痛作用。

（3）治宫外孕，有包块和蓄血，可用地鳖虫加四物汤，再配蒲黄、五灵脂、花蕊石等。

（4）试用于抗癌，取其有软坚散结作用，常与其他抗癌

317

1949

新 中 国
地 方 中 草 药
文 献 研 究
(1949—1979年)

1979

药配伍，如治子宫肌瘤，可用地鳖虫配大风艾、铁包金、穿破石、虎乳灵芝等。

[附] 地鳖虫和水蛭不同，两者虽都能破血，但地鳖虫又兼有行血、和血的作用，药性不算峻烈，虚证也可使用。水蛭专于破血，药性峻烈，虚弱者一般不用。

用　量　水煎一般用2～4钱；抗癌用3～5钱；入丸散服4～6分。以酒浸后炒制者效力较好。

处方举例　跌打散：地鳖虫5钱（去头足，研末）　自然铜3钱（煅末）　骨碎补3钱　当归3钱　红花3钱　乳香3钱　没药3钱　泽兰3钱　赤芍3钱　川断3钱　共研极细末（亦可制丸），每服1～2钱，温开水或黄酒送服。

35. 山 羊 血

处方名　山羊血。

来　源　为牛科动物青羊(Naemorhedus goral Hardwicke)的干燥血。

性　味　味咸，性温。

主要成分　未详。

药理作用　止血，散瘀活血，止痛。

临床应用　治吐衄、跌打损伤、风湿筋骨疼痛，用作散瘀活血最宜，方如羊血四物汤。轻伤、挫伤、压伤，有伤处疼痛，也可用山羊血1两，研末，黄酒冲服，每服3分。

用　量　1～3分，多入丸散剂，也可用酒冲服，或用其他汤药冲服。

处方举例　羊血四物汤：山羊血1.5分（冲）　当归4钱　生地8钱　赤芍4钱　川芎1.5钱　水煎服。治跌打损伤。

318

第十章　补　养　药

　　补养药主要用于治疗虚证。由于虚证有气虚、血虚、阳虚、阴虚之分，因此，补养药也大致分为补气药、补血药、助阳药、养阴药四类。

　　应用补养药要注意以下几个问题：

　　（1）不要迷信补药。要克服"见药不见人"的错误观点，充分发挥人的主观能动作用。虚弱者日常应注意进行适当的身体锻炼，增强体质，防重于治，不要单纯依靠药物，更不可滥服补药。

　　（2）要防止所谓"闭门留寇"。这个"寇"，就是病邪，尤其是指引起炎症和痈疡的感染因子。对于外邪（感染因子）尚未完全清除的病人，补养药不宜过早应用，以免"留邪"，必须用时，也应以祛邪药为主，酌加补养药协助，以增强抵抗力，扶正祛邪。从现代医学观点看，许多补养药由于有收敛、抗利尿、止泻、止汗等作用，不利于病邪（毒素）从小便、大便或发汗而解，所以说会"留邪"。

　　（3）要警惕所谓"虚不受补"。凡虚弱病人服用补药或补品后，如果出现虚火上炎的症状，如口干、唇焦、烦躁、晚上不能安眠，以及消化不良、腹胀等，称为"虚不受补"。其原因一方面是由于这些虚弱病人消化吸收功能太差、脾肾虚弱、抵抗力低，平日易受风邪、暑热的侵袭而生病，使胃肠功能进一步恶化，而许多补药比较腻滞，不易吸收，服用

319

1949

新　中　国
地方中草药
文　献　研　究
(1949—1979年)

1979

过多反会加重消化不良，让风邪、暑热乘虚而入，侵害身体（所谓助邪）；另方面，阴虚患者由于身体消耗、体液不足，神经系统功能不平衡，表现交感神经兴奋，而许多补养药（特别是补气药和助阳药）能使人体功能亢盛，兴奋神经系统（尤其交感神经系统），使原有"虚火"症状加重（所谓助火）。所以，对于上述这些病人，应该首先实脾和中，滋水制火，亦即在补虚之前，先扶胃气，以提高消化吸收功能，促进新陈代谢，然后再给予补药调理，阴虚者更不可一味温补，而应以滋养阴液为主，用天冬、麦冬、沙参、玉竹等，如《金匮要略》之麦门冬汤（麦冬、法夏、人参、甘草、大枣、粳米）、吴鞠通之沙参麦冬汤（沙参、麦冬、玉竹、甘草、桑叶、扁豆、花粉）均宜用于虚不受补的阴虚病人。

一、补　气　药

补气药主要用于治疗气虚证。中医所讲的"气"，一般指人体各系统器官的生理功能。"气虚"就是指人体各系统器官生理功能的不足，尤其指消化系统和呼吸系统生理功能的不足，出现以下"脾气虚"和"肺气虚"的症状：

（1）脾气虚：表现倦怠、四肢乏力、食欲不振、腹胀满、肠鸣、腹痛、大便稀烂或泄泻等。

（2）肺气虚：表现短气、少气（自感气不足，但并不是呼吸困难）、活动时气喘、声音低微、面色淡白、自汗等。

补气药能增强人体器官的生理功能和体力，故能治疗气虚证。

由于气血关系密切，血的生成和运行有赖于气的作用，故补气药也常用于血虚证。

320

补气药味多甘，一般较腻滞，多服易引起胸膈胀满，必要时可加入少许理气药如木香、枳壳等同用。

1. 人 参（附：人参芦、人参叶）

处方名 人参、吉林参、朝鲜参（旧名高丽参，又名别直参）、石柱参、红参、白参、边条参、参须尖。

来源 为五加科植物人参(Panax ginseng C. A. Mey.)的干燥根。产于我国吉林、辽宁者称吉林参；产于朝鲜者称朝鲜参。石柱参、红参、白参、条参(边条参)都属吉林参。参须尖为人参加工制作过程中较细的碎段。

性味 味甘、微苦，性微温。

主要成分 含人参烯（$C_{15}H_{24}$）、人参奎酮（即人参素）（$C_{32}H_{56}O_{14}$）、人参贰（$C_{23}H_{38}O_{10}$）、人参宁；此外尚含有人参酸、维生素 A、B_1、B_2、C、苦味质、无机盐、粘液、蔗糖、葡萄糖、果糖、麦芽糖、胆硷等。

药理作用 有滋补强壮作用，能大补元气、宁神益智、健脾、益气、生津。其原理为：

（1）兴奋神经系统：能缩短神经反射的潜伏期，加快神经冲动的传导，增加条件反射的强度[1]，提高分析功能，故能提高工作能力（包括脑力劳动和体力劳动），减轻疲劳。前人认为人参能"开心益智"、"令人不忘"，与此作用有关。另有实验证明，对抑制过程也有一定影响[2]，故能"安神定志"。

（2）兴奋垂体——肾上腺皮质系统：能兴奋肾上腺皮质功能[3]，提高机体对外界不良条件刺激的抵抗力，人参的强壮作用与此有关。

（3）增强性机能：人参有促性腺激素样作用，能促进男

1949

新中国
地方中草药
文献研究
(1949—1979年)

1979

女的性腺机能，故能用于治疗性机能衰弱。

（4）强心：能使心脏收缩力加强，其作用特点与强心甙相似。酒精浸液的作用强于水浸液[4]。动物实验证明，小量人参又能使末梢血管收缩，血压轻度上升[5]，但据临床观察，治疗剂量一般对血压影响不大。对心脏病者，人参可能通过改善心肌营养代谢而使心功能改善。

（5）降血糖：能降低血糖，并与胰岛素有协同作用[6]。

（6）改善消化吸收和代谢功能，增进食欲，促进蛋白质的合成。对脂肪代谢也有一定影响。人参能抑制动物高胆固醇血症的发生，当已形成高胆固醇血症时，人参能使血胆固醇降低[7]。

（7）抗过敏：人参能减弱由马血清引起的过敏性休克，对过敏性水肿也有显著抑制作用，其原理可能与人参的抗组织胺作用有关[8]。

（8）抗利尿：作用与去氧皮质酮相似，可能是由于使醛固酮分泌增加，从而促进钠潴留而使排尿减少[3]。

此外，初步观察还发现，人参对小鼠艾氏腹水癌的生长有轻度抑制作用[9]；对实验性胃溃疡、实验性心肌炎有一定的治疗和预防作用[10]。

临床应用　主要用于治疗急性脱症和慢性虚弱。

（1）大补元气，提高病人的抗病能力，渡过濒危状态，增加进一步抢救的机会。适用于抢救危重病人，特别是由各种原因引起的心血管功能不全，表现脉沉微细伏、肢冷、自汗等气脱亡阳症状的患者。

如属出血不止引起周围循环衰竭，有面白、气少（呼吸速、微弱）、脉微欲绝等症状，可单用人参一昧（即独参汤）浓煎取汁服用，以补气固脱（抗休克）。不过这只是一种救

322

急的权宜措施，用以延长生命，争取治疗时间，不能看作是止血的手段，应积极针对出血原因进行处理，以免贻误病情。

如属心功能不全或伴有周围循环衰竭，则须配附子，效力较好，如参附汤。

总的来说，在中西医结合救治休克时，应用人参有其一定价值，有助于稳定血压和逐渐撤用升压药。

（2）用于脾胃虚弱。根据前人经验，人参的主要作用是补脾健胃，故对消化系统疾病（如肝炎、慢性胃炎、溃疡病等）以及其他病因所致的上腹痞满、食欲不振、泄泻、呕吐等脾胃虚弱的症状，人参是治疗的要药，常配伍白术、茯苓，如益气汤（旧名四君子汤），特别适用于病后体虚，脾胃虚弱，消化吸收功能较差的患者，可加速元气恢复。

（3）用于治疗贫血。单纯用补血药治疗效果不好时，配伍人参等补气药可提高疗效。

（4）用于肺肾不足的虚喘，常见于病程较久的慢性气管炎、肺气肿、支气管哮喘、慢性肺部感染（如肺结核等），以及心脏病等所致的心肺功能不全，每与温肾纳气药如蛤蚧、胡桃、熟附子、五味子等配伍，方如人参定喘汤。

（5）治疗糖尿病，解除热性疾病耗伤津液所出现的口渴症。用于治疗糖尿病，较适宜用于轻型糖尿病患者，能降低血糖和减少尿糖排出；对中型糖尿病患者，作用主要为减轻口渴和全身衰弱等症状。部分病人血糖降低不够理想，要与滋阴补肾药如熟地黄、杞子、天冬、山萸肉等配伍，效果较好，方如消渴饮。

热性疾病耗伤津液，表现口渴、汗多、短气，可与麦冬、五味子配伍治疗，方如生脉散。此方对治疗休克也有一定作

323

1949
新　中　国
地方中草药
文献研究
(1949—1979年)
1979

用，据报道，临床试用生脉注射液抢救感染中毒性休克，效果较好。实验证明，生脉注射液对狗急性失血性休克有升压作用。对在位兔心有加强收缩力作用，又能使休克动物趋于安静[11]。

（6）治疗神经衰弱。对兴奋型（心肾不交型）患者能安神、止惊悸、消除精神恍惚。常配茯苓、远志、益智仁、酸枣仁等。对抑制型（心脾两虚型）患者能减轻疲劳，提高脑力；常配黄芪、白术、桂圆肉等。对于由植物神经功能紊乱而引起的自汗，可配五味子、白芍、浮小麦、麦冬等。

（7）治疗性机能衰弱，尤其对麻痹型和早泄型阳萎疗效较好。常与巴戟、肉苁蓉、杞子等配伍，方如阳萎汤。

（8）扶正祛邪。常与解表、清热、攻下等祛邪药同用，适用于外感或温病外邪侵犯而有阳虚的患者。此时邪未清而正已虚，加用人参目的是在清中带补，加强抗病能力，例如阳虚而兼有表证者，可在发汗解表药中加人参（常用党参代），以益气解表；方如参苏饮。

此外，人参还可用于治疗牙周病，防治放射病，提高视觉的适应能力。

使用注意

（1）凡属气盛、身热、脉滑实有力、大小便不通等实热证，忌用人参。具体地说，下列情况均不宜用人参：①肝阳上亢的高血压病者，多服人参后，易引起脑充血甚至脑血管意外。但见证虚寒的高血压病者则可用人参，不过，用量宜少。收缩压超过180毫米汞柱者，无论何种类型的高血压病，均不宜服人参；②湿热壅滞所致的浮肿，服人参后往往肿更甚（因有抗利尿作用）。肾功能不全伴有尿少者亦应慎用；③失眠烦躁而属实证者一般不宜用人参，用后睡眠更差；④感

324

冒发热一般不用或慎用人参，以防其助火，必须用时，也只在解表药中酌加少量协助。

（2）有些患者长期服用人参会产生头痛、失眠、心悸、血压升高等症状，但停药后症状可逐渐消失。

（3）服人参防其太热会助火时，可佐以凉润药如麦冬、天冬；防其影响至气滞不畅时，可佐以川贝、陈皮。又人参习惯上不与藜芦同用。

（4）各种参功力的比较：①吉林参药性较朝鲜参和缓，治阴耗津枯、有虚火虚热的体弱病者较适宜；朝鲜参振阳之力较猛，用于阴耗阳衰的患者，抗休克虚脱的效力胜于吉林参；②边条参、石柱参、红参属吉林参一类，性能效力亦相同，用于滋水，治病后体弱津亏较适宜；③参须较人参（参根）苦寒，补气功力不及人参，只用于治疗一般气弱津虚、虚火上炎的患者，例如治慢性气管炎之热咳，或支气管扩张合并咯血（轻症）可用参须。又治小儿夏季疮疖，每用参须2钱，煮瘦猪肉汤饮服。

（5）人参价昂难得，除救治休克、虚脱时必须使用外，一般在处方中应以党参代。

用量　一般3分～3钱，大剂用至1两，视其用途和人参种类而定：

（1）用作补剂，如治疗贫血、中气虚弱和阴虚病者，少量即可，每用吉林参8分～1.5钱，或用朝鲜参5分～1钱。

（2）用作强心，如治疗亡津失水、心力衰竭患者，要稍大量，用吉林参3钱或3～5钱，或用朝鲜参1～2钱。

（3）用作救急，如治疗大出血或元气虚脱、垂危患者，重用吉林参5钱～1两，或朝鲜参5～8钱。

至于平素体虚，要服参以调补者，可5～7日服一次，

1949
新 中 国
地 方 中 草 药
文 献 研 究
(1949—1979年)
1979

每次吉林参1.5～3钱炖服（或用党参5钱），在秋冬季天凉时服较好。夏日炎热，服后易助火，最好不用。又衰弱情况改善后应停用。

处方举例

（1）独参汤（《景岳全书》）：吉林参1两　急煎频服。

（2）参附汤（《世医得效方》）：见第六章附子项下。

（3）人参定喘汤：吉林参2钱（另炖）　熟地5钱　熟附片3钱　胡桃肉4钱　蛤蚧1对　五味子2钱　水煎服。

（4）消渴饮：吉林参2钱（另炖）　熟地6钱　杞子4钱　天冬3钱　山萸肉3钱　泽泻4钱　水煎服。

（5）阳萎汤：吉林参2钱（另炖）　巴戟3钱　肉苁蓉5钱　杞子3钱　水煎服。

（6）参苏饮（《局方》）：吉林参1钱（另炖）　苏叶3钱　茯苓3钱　葛根3钱　前胡1钱　姜半夏1钱　陈皮1钱　枳壳1钱　桔梗5分　木香5分（后下）　甘草5分　生姜5片　大枣1枚　水煎，热服取汗。

〔附〕人参芦　为人参顶端的根茎部分。味苦，性微温。有催吐作用，凡痰饮滞于胸膈，必须涌吐而病人体质又较虚弱，不能耐受其他涌吐药时，可用人参芦，因本品在宣泄中略带补性，不致因涌吐而耗散元气。常用量1～2钱，研末用水调服，或加竹沥和服。

人参叶　广东用竹节人参或大叶三七的干燥叶入药。味苦、微甘，性微寒，能生津、清热、解酒醉，功力与吉林参叶大致相同。治咽喉肿痛，或用声过度而致声音嘶嗄（急、慢性咽喉炎、喉部肌肉劳损等），常配腊梅花、桔梗、牛蒡子、丝瓜络、南豆花等。常用量1～3钱。此外，实验还证明了人参叶制剂对肾上腺性高血糖、食饵性高血糖都有降糖

326

作用，对胰岛素引起的低血糖有明显升高作用，还有明显的抗利尿作用[12]。

2. 党 参

处方名 党参、潞党参、防党。

来 源 为桔梗科植物党参〔Codonopsis pilosula(Franch.) Nannf.〕的干燥根。防党为党参的一种，皮色黄，而横纹类似防风。

性 味 味甘，性微温。

主要成分 含生物碱、皂甙、蛋白质、淀粉、维生素B_1、B_2等。

药理作用

（1）补中益气，和脾胃：有强壮和健胃作用，能增进新陈代谢，帮助消化，促进乳糜吸收。

（2）补血：能使家兔红细胞和血红蛋白增加，其补血作用可能来源于党参本身，以及党参与脾脏某种成分共同作用的结果[13]。

（3）降压：动物实验发现，通过扩张周围血管和抑制肾上腺素的作用而降血压[14]。

（4）祛痰镇咳。

临床应用

（1）用于各种原因引起的衰弱症，特别是脾胃虚弱、消化吸收功能低下、中气下陷、自汗等病症，多配白术、茯苓、淮山药、莲子肉等，方如参苓白术散（见第四章茯苓项下）和益气汤。益气汤为治疗脾胃虚弱的基本方，凡属脾虚所致的病症，都可在益气汤基础上加减进行治疗。

（2）用于缺铁性、营养不良性贫血，尤其是由于脾胃虚

327

1949

新　中　国
地 方 中 草 药
文 献 研 究
(1949—1979年)

1979

弱、消化吸收功能障碍所致的贫血，以及萎黄病等，多与鸡血藤、当归、白芍、熟地配伍，方如补血汤。临床经验表明，党参确有较好的补血作用。

（3）用于慢性咳嗽而有肺虚表现者，尤其是对毒性症状较轻的肺结核疗效较好，取其有祛痰镇咳、补中益气的作用，常与紫菀、五味子、阿胶等配伍。

此外，党参又可用于肾炎，可减轻尿蛋白排出。

〔附〕党参与人参的性能基本相同，故一般补益剂中凡用人参的都可用党参代，益气汤、陈夏益气汤（旧名六君子汤）、归脾汤用党参尤为适宜。但由于党参效力较人参弱，故用量要加大（应为人参的 2～3 倍），又由于党参大补元气的力量较弱，且有降压作用，因此，对阳气虚脱（心血管功能不全）的危重病症，仍以用人参为宜。

使用注意　不能与藜芦配伍；气滞和火盛者慎用，有时为防其气滞，可酌加陈皮或砂仁。

用　量　4钱～1两。单用大剂可至3～4两。

处方举例

（1）益气汤（旧名四君子汤）（《局方》）：党参4钱　白术4钱　茯苓4钱　炙甘草2钱　水煎服。

（2）补血汤：党参4钱　鸡血藤1两　当归5钱　白芍3钱　熟地6钱　水煎服。

3. 孩 儿 参

处方名　孩儿参、太子参。

来　源　为石竹科植物 孩儿参〔Pseudostellaria heterophylla (Miq.) Pax ex Pax et Hoffm.〕的干燥块根。

性　味　味甘、微苦，性微温。

328

主要成分 含果糖等。

药理作用 益气、生津。补力远不及人参，且侧重于补益阴气，生津止渴，调肺润燥。

临床应用 体质虚弱而属阴虚者较适宜，尤其适用于肺气不足、伤津口渴、阴虚咳嗽的患者；对改善消化吸收功能（补益脾胃）也有一定帮助。小儿病后体弱无力、自汗，用之亦佳。此外，还有报道说用太子参配五味子等治神经衰弱，效果较好，方如参味合剂[15]。

与人参比较：人参补力胜于太子参，强心救脱，或体虚而偏于寒者用人参较好；太子参性较柔润，用于阴虚血热则较适宜。但在一般补剂内，也可用太子参代人参。又血压偏高不宜用人参时，可用太子参代。

与西洋参比较：两者都能生津，但太子参稍带补气作用。在热病或病后伤津、出现口舌干燥症状时，或热邪未尽而正气已伤者，可用太子参代西洋参。

总之，对太子参的功力不宜估计过高。论滋水制火，太子参不及沙参、玄参；论补益元气，太子参甚至不如党参。但在一定情况下，替代人参、党参使用，仍有其价值。

使用注意 习惯上不与藜芦配伍。

用量 因效力较缓，故用量宜稍大，相当于人参的2～3倍，常用5钱～1两。不需另炖。

处方举例 参味合剂：太子参流浸膏2毫升，五味子酊1.5毫升，酸枣仁酊3毫升，单糖浆3.5毫升，共制成10毫升，每日2次，每次5毫升，开水冲服。

4. 黄 芪

处方名 黄芪、北芪。

1949

新　中　国
地方中草药
文　献　研　究
(1949—1979年)

1979

来　源　为豆科植物黄芪（Astragalus membranaceus Bge.）的干燥根。

性　味　味甘，性微温。

主要成分　含生物碱、叶酸、结晶性中性物质、胆碱、氨基酸等。

药理作用　补气升阳、固表止汗、利水消肿、托毒排脓。其原理为：

（1）强壮作用：即所谓"补气"。可能与其类性激素作用和兴奋中枢神经系统作用有关。

（2）利尿：作用较显著，用药后尿量增加64%[16]，但有效剂量范围较小，剂量过小无利尿作用，剂量过大反而使尿量减少[17]。

（3）抗肾炎：对实验性肾炎有一定对抗作用，尤其在去尿蛋白方面有一定帮助。大白鼠口服大剂量黄芪粉对血清性肾炎的发病有阻抑作用，并能延迟蛋白尿与高胆固醇血症的发生。已有蛋白尿者，口服黄芪粉恢复比对照组快[18]。又大量黄芪似能改善水肿和增强全身营养状态[19]。

（4）降压：动物实验证实有降血压作用，可能与扩张血管有关[20]。

（5）抗菌：体外试验对志贺氏痢疾杆菌、溶血性链球菌、肺炎双球菌、金黄色葡萄球菌等有抗菌作用[21]。

此外，黄芪还有保护肝脏、防止肝糖元减少的作用[22]。

临床应用

（1）用于慢性衰弱者，尤其表现有中气虚弱的病人，取其有兴奋中枢神经系统作用。凡体倦乏力、语音低微、脉象濡缓的患者，可服黄芪，但需多服久服才能生效。

（2）用于中气下陷所致的脱肛、子宫脱垂、内脏下垂、

330

崩漏等病症，通过改善体质、加强全身肌张力而起作用，常要与党参、升麻、柴胡等配伍，方如补中益气汤。

（3）用于治疗痹证。如周围神经麻痹、脑血管意外（中风）后遗的半身不遂、慢性风湿性关节炎、肩关节周围炎等。上述病症由于气血虚弱、凝滞不通，故有疼痛或麻痹（称为血痹）。根据"气行则血行，治血先治气"的观点，应采用黄芪补气，如疼痛症状较明显（关节炎和肩周炎），配桂枝、姜黄、当归等加强镇痛作用，方如黄芪桂枝五物汤。如属瘫痪，则要配桃仁、红花、川芎、地龙等活血搜风药，方如补阳还五汤，方内的主药是黄芪。此方治中风后半身不遂，但用时要掌握适应指征：病人清醒、体温正常；对脑出血病人，必须确定出血已停止而脉柔弱者，才能使用，如出血未止或脉浮而有力者不宜用。又起病后三个月内使用效果较好，三个月后用效果较差。总的看来，黄芪治中枢性瘫痪的效果不及治外周性瘫痪。

（4）用于表虚自汗证。黄芪可益气固表，为"固表主药"，常配白术、防风，方如玉屏风散，也可配牡蛎、浮小麦、麻黄根等。

（5）用于治疗急性或慢性肾炎。黄芪可利尿消肿，又能减轻蛋白尿，改善全身营养状态。对急性肾炎，有恶风、关节痛、肢体浮肿、脉浮等"风水"证候者，可与防己、白术、甘草配伍，方如防己黄芪汤；对肢体浮肿，甚至出现腹水、脉浮，但不恶风、不渴等"皮水"证候，可与防己、桂枝、茯苓、甘草配伍，方如防己茯苓汤（上述两方均见第四章防己项下）。由于黄芪能减轻蛋白尿，故如肾炎浮肿已消退，而尿蛋白仍阳性者，可与党参、糯稻根、熟地等配伍，或单味煎汤服亦可，临床初步观察对减轻蛋白尿有一定效

1949

新　中　国
地方中草药
文　献　研　究
(1949—1979年)

1979

果。对慢性肾炎，则常配其他补益药[23]。

（6）用于治疗"久败"痈疮。前人称黄芪为"疮家要药"，但实际上只适宜于"久败"之症。所谓"久败"，就是指由于阳气虚弱（抵抗力低），痈疮溃后久不愈合（要配党参、肉桂治疗），或长久不溃破者（要配银花、皂角刺、花粉等，方如内托黄芪散）。黄芪治疮，是取其托毒、排脓、生肌的作用，从现代医学观点看，黄芪在这方面的主要作用是抗菌和增强身体抵抗力，使疮痈易于溃破和愈合。但要注意，痈疮初起，炎症显著，毒势较剧，红肿热痛明显者，不宜用黄芪，否则会以热益热，使病情加剧。

（7）用于治疗消渴（糖尿病）。常与淮山药、生地、天花粉、五味子等配伍。

使用注意

（1）虽然动物实验发现黄芪能加强心脏收缩力，但临床较少用于心功能不全而有气喘的病者，因为曾经观察到这些病者用黄芪后往往气喘加重，这是否与黄芪的提气（兴奋中枢神经系统、刺激平滑肌收缩）作用有关，值得探讨。

（2）虽然动物实验发现黄芪能降血压，但临床上少用于治疗高血压病人，因为曾经观察到由于黄芪的所谓"升提"作用，肝阳上亢（如高血压）及上部血热（如头面部有炎症、充血）者用后会致头痛、面红、牙痛等反应（由于头面部血管扩张引起），故高血压、头面部感染等患者应慎用。

（3）消化不良、上腹胀满和有实证、阳证等情况的不宜用黄芪。

（4）与人参、党参比较：黄芪善补肌表之气，适宜表虚者用；人参（党参）善补五脏之气，适宜里虚者用。参、芪合用，补益力更全面而加强。

332

（5）生黄芪用于退虚热，托疮疡；炙黄芪用于补气。

（6）久服黄芪嫌其太"热"时，可酌加知母、玄参清解之。

用　量　一般3～5钱，治肾炎和严重的痹证要用大量，可用至1～2两。

处方举例

（1）补中益气汤（《脾胃论》）：黄芪2钱　炙甘草2钱　党参4钱　白术1.5钱　当归1钱　陈皮1钱　升麻1钱　柴胡1钱　水煎服。

（2）黄芪桂枝五物汤（《金匮要略》）：黄芪6钱　白芍3钱　桂枝2钱　生姜3钱　大枣4枚　水煎服。

（3）补阳还五汤（《医林改错》）：生黄芪1～4两　当归尾2钱　赤芍1.5钱　地龙1钱　川芎1钱　桃仁1钱　红花1钱　水煎服。

（4）内托黄芪散：黄芪3钱　当归3钱　川芎2钱　白术3钱　银花3钱　皂角刺2钱　花粉2钱　泽泻2钱　甘草1钱　水煎服。

5.　山　药

处方名　淮山药、淮山、山药、怀山药、薯蓣。

来　源　为薯蓣科植物薯蓣（Dioscorea batatas Dcne.）的干燥块根。

性　味　味甘，性微温。

主要成分　含皂甙、粘液质、精氨酸、尿囊素、淀粉酶、胆碱等。

药理作用　（1）益气补脾：与其所含营养成分和粘液质、淀粉酶等有关，有滋补作用，能助消化、补虚劳、益气

1949

新 中 国
地方中草药
文 献 研 究
(1949—1979年)

1979

力、长肌肉；（2）止泻；（3）祛痰。

临床应用

（1）用于脾肾虚证，作一般滋养补益药用。如属脾胃虚弱，饮食减少，体倦神疲，配白术、莲子肉、党参等；如属肾阴虚损，表现遗精、盗汗等症状，配熟地、山萸肉等。

（2）用于脾虚泄泻，大便稀溏如水样，含不消化食物，可与党参、白术、茯苓、苡仁等配伍，方如参苓白术散（方见第四章茯苓项下）；或配葛根、茯苓等，方如山药汤。又可重用山药一味，以补脾止泻、助消化，其法为每日以山药2两煎水代茶。小儿脾虚之消化不良兼有虚汗，则以山药4钱、浮小麦3钱、神曲3钱、苡米3钱，煎水代开水服。

（3）用于肺脾两虚之慢性咳嗽，表现为痰多清稀、食欲减退、身体消瘦、精神困倦等（可见于肺结核），常用山药配党参、川贝、茯苓、北杏等补气和止咳化痰药，方如和肺饮。

（4）用于治疗消渴症（病情相当于轻型和中型糖尿病），效果颇称满意，可用单味作为食料，或每日以5两煎水代茶，长期服用；也可配黄芪、天花粉、麦冬、生地等，方如山药消渴饮。

此外，因服寒凉药过多而致大便滑泄，也可用生山药2～4两浓煎服用以止之。

使用注意　属于炎症腹泻者忌用；大便干结者慎用（多服反易致气滞）；脾虚而腹胀满闷者也应慎用。又本品与硷性药混合，或煎煮时间过久，会使所含淀粉酶失效。

用　量　3钱～1两，大剂用至2～4两。作食料时适量，大量可用至半斤。

处方举例

（1）山药汤：淮山1两　豆蔻3钱　煨葛根3钱　茯苓

334

5钱　银花3钱　炙甘草2钱　水煎服。

（2）和肺饮：淮山4钱　党参4钱　麦冬3钱　川贝2.5钱　茯苓3钱　百合3钱　北杏2.5钱　炙甘草2.5钱　水煎服。

（3）山药消渴饮：黄芪4钱　淮山5钱　天花粉3钱　麦冬3钱　生地5钱　水煎服。

6. 白　术

处方名　白术。

来　源　为菊科植物白术（Atractylodes macrocephala Koidz.）的干燥根茎。冬天采得者称为冬术，性较甘而柔润。但现在配方一般已不分冬术、夏术。

性　味　味甘、微苦，性温，微香。

主要成分　含挥发油，其中主要为苍术醇（$C_{15}H_{24}O$），另含白术酮（$C_{15}H_{20}O$）、维生素A类物质等。

药理作用　补脾益气、燥湿利水，其作用为：

（1）健胃：助消化，对止呕止泻有一定作用，但常需配消导药或利水渗湿药。

（2）利尿：作用较明显而持久，可能是由于抑制肾小管重吸收机能，增加钠的排泄[24]。

（3）镇静：动物实验表明，所含挥发油小量有镇静作用[25]。

此外，临床观察白术还有止汗、滋补、安胎等作用，实验证实有保护肝脏，防止肝糖元减少的作用[22]。又白术挥发油对动物肿瘤生长有抑制作用，其对小鼠肉瘤180的抑制率为31～49%〔《药学学报》，10(4):199,1963〕。

临床应用　主要用于补脾。

335

1949
新　中　国
地 方 中 草 药
文 献 研 究
(1949—1979年)
1979

（1）用于脾虚泄泻，表现大便溏泄、饮食减少、上腹胀满、舌淡苔白、脉沉，多由于胃肠功能差，肠壁吸收功能减退所致。常见于慢性消化不良、慢性非特异性结肠炎，此时宜以白术配木香、砂仁、枳实等，能健胃消食，止泻除满，增进食欲；一般情况下用参苓白术散亦好；如虚寒较甚，则配党参、干姜等，方如理中汤，**此方为治疗脾胃虚寒泄泻的代表方。**

（2）用于脾虚水肿，有肢体浮肿、面色苍黄、食欲不振、大便稀烂、神倦肢冷、舌淡苔白、脉沉等症状者（例如肾性水肿、营养性水肿以及妊娠水肿等）。多与利水渗湿药配伍，轻症者可用五苓散，或在五皮饮内加入白术，增强利尿作用，此方对妊娠水肿疗效较好。如脾肾虚寒显著，则需配附子、干姜（或生姜），方如实脾饮和温阳利水汤（旧名真武汤），方见第六章附子项下。

（3）用于脾虚自汗，特别是治疗小儿病后食欲不振、体弱自汗，白术常不可少，可与淮山药、糯稻根、芡实等配伍。阳虚自汗，平日易伤风感冒者，可与黄芪、防风配伍，方如玉屏风散，能止自汗，提高肌表抵抗力，预防感冒。

（4）用于关节风湿痛（慢性风湿性关节炎），功用与苍术基本相同，常配威灵仙、防己、桑枝等，取其有健脾去湿和镇静止痛作用。

（5）用于安胎，与黄芩配伍。

使用注意

（1）白术性温而燥，故高热、阴虚火盛、津液不足、口干舌燥、烦渴、小便短赤、湿热下痢（如菌痢、细菌引起的急性肠炎等）、肺热咳嗽等情况下不宜用。

（2）与苍术比较：苍术气味辛烈，燥散之性有余，而补

336

养之力不足，白术微辛，苦而不烈，其力补多于散，用于健脾较好。

用　量　1～4钱。

处方举例

（1）理中汤（《伤寒论》）：见第六章干姜项下。

（2）玉屏风散（《世医得效方》）：黄芪6钱　防风2钱　白术2钱　水煎服。

7. 大　枣

处方名　大枣。

来　源　为鼠李科植物枣（Zizyphus jujuba Mill.）和同属其他植物的干燥成熟果实。

性　味　味甘，性温。

主要成分　含枣酸、鞣酸、粘液质、蛋白质、脂肪、钙质等，丙种维生素含量也较丰富。

药理作用　(1)调补脾胃、益气、生津；(2)解除挛急，兼有缓和药性和矫味作用。临床观察还有镇静和利尿作用。

临床应用

（1）用于脾胃虚弱，作为辅助药用，入补气方剂中，此时常与生姜同用。生姜得大枣，其刺激性可稍缓和，大枣得生姜，其胀满之性可稍减，姜枣合用，能进一步增进食欲，帮助消化，有利于发挥其他补气药的作用，并能调和营卫（实际上亦即调和气血）。

（2）用于妇人脏躁（相当于更年期症候群、癔病等），常与甘草、浮小麦、麦冬等配伍，如甘麦大枣汤加味，此方滋阴降火润燥，可能通过其镇静作用而取得疗效。

（3）利用其"甘以缓之"解除挛急的作用，配伍麻黄、

337

1949

新　中　国
地 方 中 草 药
文 献 研 究
(1949—1979年)

1979

附子等祛风散寒药，治疗风寒痹痛（风湿性关节炎），方如大枣汤。

（4）缓和药性，与作用较猛烈的药物配伍（如芫花、甘遂）能缓和其峻烈之性，不致过烈伤及脾胃。又辛味和苦味药较多的处方，也常用大枣矫味以缓和药性。

此外，近年来报道，以大枣配芹菜根水煎服，能降低血清胆固醇[26]。

使用注意　（1）龋齿疼痛、腹部胀满、大便秘结时不宜用；（2）处方中作为大枣入药的有黑枣、南枣、红枣、蜜枣等，其中以黑枣、南枣较好，养血补中作用较胜，而红枣性带燥热，且补养力较薄，故一般少入补剂，但对过敏性紫癜的治疗，有一定效果；蜜枣味清甜而厚爽，润燥解毒较好。

用　量　3～12枚。

处方举例

（1）甘麦大枣汤加味：甘草3钱　浮小麦1两　大枣5枚　麦冬3钱　生地5钱　石斛4钱　水煎服。

（2）大枣汤（《千金方》）：大枣6枚　熟附片3钱　黄芪5钱　生姜3钱　炙甘草2钱　麻黄2钱　水煎服。

8.　甘　草

处方名　甘草。

来　源　为豆科植物甘草 (Glycyrrhiza uralensis Fisch.) 的干燥根和根茎。

性　味　味甘，性平。

主要成分　含甘草甜素（甜味成分），为甘草酸的钙、钾盐。甘草酸水解后产生葡萄糖醛酸和甘草次酸。另含甘草黄素 ($C_{21}H_{22}O_9$)、葡萄糖、甘露醇、苹果酸、天门冬酰胺等。

338

药理作用 补脾益气、清热解毒、润肺止咳。现已证实其作用为：

（1）解毒：对多种药物和毒素有解毒作用，有效成分为甘草甜素。可能通过吸附作用和类肾上腺皮质激素作用而解毒[27]。前人认为甘草能"解百药毒"、"调和百药"，与此作用有关。

（2）类肾上腺皮质激素作用：有效成分为甘草次酸，能使水、钠潴留、血压增高、钾排出增加，具有类肾上腺皮质激素作用[28]。

（3）解痉：抑制平滑肌活动，对实验动物离体肠肌稍有解痉作用[29]。前人所称"缓挛急"可能与此作用有关。

（4）抑制胃酸分泌：动物实验证实能抑制组织胺引起的胃酸分泌[30]。

（5）祛痰：为保护性祛痰药。

临床应用 作为缓和及调补的要药，凡需缓和药性以及兼顾中气时，均可用甘草。

（1）调和药性：在复方中作为佐、使药使用，以缓和药物作用的猛烈和刺激性。配热药能缓其热，配寒药能缓其寒。如麻黄汤用甘草缓和麻黄、桂枝药性，使不致过于辛燥；调胃承气汤用甘草缓和大黄、芒硝的烈性，使泻下力不致太猛；又如甘草与半夏、细辛同用，能和解后两药的辛麻味。

（2）健脾益气，可用炙甘草。凡治脾虚便溏、胃虚口渴、肺虚咳嗽，在补益剂内炙甘草常不可少。至于炙甘草汤，更是治疗心血虚所致的脉结代（心律不整）、心动悸的名方。此方以炙甘草为主药，取其甘温健脾益气，再配其他补益药，健脾而养心，益气而补血。

339

1949

新　中　国
地 方 中 草 药
文　献　研　究
(1949—1979年)

1979

（3）泻火清热，可用生甘草。治疮痈肿毒，尤其咽喉疼痛、口疮、乳痈等，初起症状不剧时，可单用生甘草一味，也可配其他清热解毒药。甘草桔梗汤即重用甘草以解热毒，治咽喉疼痛（咽炎）、肺痈吐脓（肺脓疡）；泻黄散也重用甘草与其他清热药配伍，治胃热口疮。至于治湿疹和面部痤疮，可用甘草1.5两，银花1两，水煎服。

（4）缓急止痛。"急"指筋肉拘急或挛急（即抽搐或痉挛），甘草能抑制平滑肌活动，故能缓解胃肠平滑肌痉挛而止腹痛，常与白芍配伍，方如芍药甘草汤（见白芍项下），可治小腿腓肠肌痉挛。又如胃脘痛剧烈（胃痉挛痛），服其他药不止，可用甘草4两，白术1两，水煎频服。

（5）用于热咳、燥咳，如上呼吸道炎、支气管炎引起的咳嗽，痰不多，黄色，难咯出，或干咳无痰。甘草在汤剂中能保护发炎的咽喉和气管的粘膜，减轻刺激，有助于止咳，多与杏仁、川贝、前胡、桑叶等止咳化痰药同用。

（6）用于解毒，为解毒要药。前人用的各种解毒方剂，总离不开一味甘草，可单味煎水服，或配绿豆等煎汤服。

此外，甘草还用于治疗溃疡病，可制酸而止痛，单用，或配乌贼骨、瓦楞子等；治轻症的慢性肾上腺皮质功能不全，用甘草末或用甘草流浸膏，都有一定效果。又由于甘草有甜味，也有用作矫味剂，在小儿药中尤多用。

使用注意

（1）甘草生用则通，炙用则补。生甘草以清火解毒见长，炙甘草则以补中益气较胜。治疮痈、湿疹、感冒、发热、干咳，用生甘草较好；治胃寒气弱、血亏阴虚，与补药同用，或用于调和药性时，则用炙甘草较好。

（2）粉草（即粉甘草）为甘草之一种，皮黄、粗大、结

340

实、有纹，药性较强，用于清火解毒、祛痰较好，例如热咳、燥咳可用银花煎汤送服粉草末。又小儿遗尿可用粉草煎汤，每夜饮服。

（3）甘草梢为根梢部切片晒干而成，有利尿作用，治热淋（急性尿道炎等）或火盛而致的小便短赤、尿道作痛（所谓茎中痛）。

（4）下列情况不宜用甘草：①湿盛者（腹满、呕吐、肿胀等）；②在渗利、去湿、攻下的治疗中，如要药物迅速发生效力，不宜用甘草配伍。

（5）甘草配海藻，前人说有相反作用，但古方也有用甘草配海藻治病，如《医宗金鉴》之海藻玉壶汤治瘰瘤，即以海藻与甘草合用。现代实践在治疗甲状腺肿时，海藻甘草同用，也未见不良反应。

（6）关于甘遂、大戟、芫花反甘草问题。据近年来动物实验资料报道，甘草与甘遂配，如甘草量等于或小于甘遂量，无相反作用，有时还能解除甘遂的副作用；但如甘草量大于甘遂量，则有相反作用[31]。另一实验结果是，甘草与甘遂混合应用后，豚鼠有严重反应（胃部膨胀、气胀）或致死[32]。

大戟、芫花与甘草合用时，其利尿和泻下作用受到明显抑制，并有使芫花毒性增强的倾向。甘草用量比例越大，其相反作用越强，反之可无相反作用[31]。

临床上，一般不把甘草与甘遂、大戟、芫花配伍入药。

用　量　常用量1～2钱。一般清热及调和药性可按此量。作主药用时量较大，用3钱～1两，大剂用至1～2两，甚至4两。

处方举例

（1）炙甘草汤（又名复脉汤）（《伤寒论》）：炙甘草

341

1949
新 中 国
地方中草药
文 献 研 究
(1949—1979年)
1979

3钱　党参3钱　阿胶2钱（溶化）　生姜3钱　桂枝1钱　麦冬3钱　火麻仁3钱　生地5钱　大枣6枚　水煎服。

（2）甘草桔梗汤（《伤寒论》）：桔梗2钱　甘草4钱水煎服。

（3）泻黄散（《小儿药证直诀》）：甘草3两　防风4两　石膏5钱　山栀仁1钱　藿香7钱　以蜜酒同炒至香，研成细末，充分混匀，每次1～2钱，用水调服，也可按上述比例配方煎汤服。

9. 黄　　精

处方名　黄精。

来　源　为百合科植物黄精（Polygonatum sibiricum Red.）的根茎。

性　味　味甘，性微温。

主要成分　含生物碱、淀粉、醣等。

药理作用

（1）滋补强壮作用。

（2）抑菌：对伤寒杆菌、金黄色葡萄球菌、石膏样毛发癣菌、柯氏型表皮癣菌等均有抑制作用[33]。

此外，黄精对豚鼠的实验结核病有显著疗效，能明显改善健康状况[34]。又家兔试验，黄精具有防止动脉粥样硬化的效果[35]。

临床应用

（1）用于病后体弱，或慢性病消耗性营养不良。作为滋养强壮剂，多配杞子、生地、黄芪、党参等，方如黄精汤。又可配白术、天冬、枸杞根等浸酒。

（2）用于肺结核病，初步观察疗效较好，与实验室研究

342

所得结果一致。可用黄精熬膏（5斤生药熬成1斤浸膏），每日4次，每次10毫升（约1.7～1.8两重），长期服用，无副作用[36]。

（3）治股癣、足癣，用2％黄精提取液局部涂布[37、38]。

使用注意 本品宜九蒸九晒后使用；消化不良和有湿痰者忌用。

用　量 3钱～1两。

处方举例

黄精汤：黄精6钱　杞子3钱　生地5钱　黄芪3钱党参3钱　水煎服。

10. 饴　糖

处方名 饴糖、麦芽糖。

来　源 以糯米粉、粳米粉或面粉，加入麦芽后加工制成饴糖（Saccharum granorum）。

性　味 味甘，性微温。

主要成分 含麦芽糖和少量蛋白质。

药理作用：（1）滋养强壮、健胃，故能补虚；（2）润肺止咳。

临床应用

（1）用于虚寒腹痛，表现为腹痛喜按，空腹时痛甚，食后稍安，并有口淡、喜热食、唾液增多、舌质淡红、苔白、脉弦缓或沉迟，多见于溃疡病、慢性胃炎、肠粘连等病例。服用饴糖能温补脾胃，配桂枝能加强温中散寒，配白芍能加强止痛效果，方如小建中汤。此方适用于外感风寒后不能用发表剂的身体衰弱之慢性病患者。

如慢性腹痛患者气虚较严重，则需在小建中汤基础上再

343

1949

新 中 国
地方中草药
文 献 研 究
(1949—1979年)

1979

加黄芪，名黄芪建中汤，常用以治疗胃、十二指肠溃疡病，临床疗效较好，动物实验亦证明本方有促进溃疡愈合的作用[39]。

（2）用于肺虚咳嗽，表现干咳无痰，声音低微，走动时气喘，呼气延长，多见于慢性气管炎、肺结核等病例，常与生姜、百部、杏仁等配伍。

此外，如误食稻芒，民间常用饴糖频频服食，可保护胃肠，促进稻芒排出。又服草乌、乌头、附子等产生毒性反应时，服饴糖对解毒有帮助。

使用注意 饴糖味太甘，易致胀满，多服会引起呕吐，故有腹胀、痰热、恶心呕吐者不宜用，便溏和有牙病作痛者慎用。

［附］饴糖与蜜糖、红糖、冰糖、白糖比较：

饴糖益气补中较好，多与温补剂合用。

蜜糖（蜂蜜）味甘性平，润肺润肠较好，用于燥咳和便秘，多与清润或泻下药配伍。

红糖味甘性温，可用于产后虚寒咳嗽；其清热解毒力较好（可能与其利尿作用有关），治湿热下痢，配火炭母；或以鸡蛋花1两，水三碗煮成一碗，冲入红糖5钱服用，效果亦好。

冰糖清润解热，宜用于虚弱咳嗽者。

白糖嫌其动风（易致呕吐），较少入药，偶用于治风火咳嗽时作药引。

用 量 入汤剂一日量5钱～2两，溶入，2～3次分服。

处方举例

（1）小建中汤（《伤寒论》）：桂枝2钱 白芍4钱

344

炙甘草2钱　生姜2钱　大枣6枚　饴糖1两（溶化）　水煎服。

（2）黄芪建中汤（《金匮要略》）：黄芪6钱　桂枝2钱　白芍4钱　炙甘草2钱　生姜2钱　大枣6枚　饴糖1两（溶化）　水煎服。

11. 四 叶 参

处方名　四叶参、羊乳、奶参、白蟒肉、山海螺。

来 源　为桔梗科植物四叶参（Codonopsis lanceolata Benth. et Hook.）的干燥块根。

性 味　味甘，性平。

主要成分　含皂甙、醣类、维生素 B_1、B_2、蛋白质等营养成分。

药理作用　滋养、润肺、生津、催乳。动物实验证实有下列作用：（1）增加血液红细胞数，减少白细胞数；（2）降低血压，作用较显著；（3）大量给药能使血糖显著升高。此外，还能增加动物的活动能力[40]。

临床应用

（1）用于肺虚喘咳，配五味子、细辛、东风桔、白毛鸡屎藤，效果较好。

（2）用于治疗高血压而气血虚弱者，配磁石、丹参、野菊花、鸡血藤、半枫荷等，方如四叶参汤。

（3）用于通乳，配宣木瓜、炙山甲、王不留行、当归、黄芪等，治产妇气血虚弱而无乳。

（4）用于治疗急性咽炎、喉干痒痛、声嘶，以单味四叶参1两，水煎服，或配玄参、沙参、生地等，效果更好。

〔附〕与党参、沙参比较：四叶参的优点是滋补行气而

345

1949

新 中 国
地 方 中 草 药
文 献 研 究
(1949—1979年)

1979

不带燥。其成分和药理作用与党参近似，虽补力不及党参，但生津润燥则胜之。与沙参比，虽滋水制火、养胃益阴之力不及沙参，但补气补血、改善循环之力则胜之。两者可配合应用，也可各自单独使用。

用量　5钱～2两。

处方举例　*四叶参汤：四叶参1两　灵磁石5钱　丹参3钱　野菊花3钱　鸡血藤4钱　半枫荷1两　水煎服。

二、补 阳 药

补阳药主要用于阳虚证。阳虚证包括肾阳虚、脾阳虚、心阳虚等。由于肾为先天之本，又为气之根，因此，阳虚证主要指肾阳虚而言，补阳多从补肾着手，补阳药也主要是用于补肾阳。

肾阳虚的主要表现是全身功能衰退。一般的症状是：神倦畏寒、四肢不温、腰膝痠软、舌质淡白、脉沉而弱；如生殖泌尿功能受影响，则有阳萎、遗精、白带清稀、夜尿、小便清长或频数；如呼吸功能受影响则有喘嗽；如消化功能受影响，则有泄泻（尤其黎明前泄泻）。

肾阳虚发生的原理十分复杂，至今还未完全弄清。根据临床观察和实验资料，其中一部分原因与内分泌功能和能量代谢的异常改变有关。肾阳虚病人的血清蛋白结合碘往往低于正常值（可能由于甲状腺功能不足）、24小时尿中17羟皮质类固醇测定值低于正常最低数（可能由于垂体——肾上腺皮质功能紊乱，兴奋功能降低）、体内糖分解率降低（可能由于能量代谢改变），而经补肾药治疗后，上述异常变化可逐渐恢复正常，原来肾阳虚所见证候也可逐渐消失。此外，

346

还发现补阳药能增强人体抵抗力（耐冻能力）；能对抗大剂量皮质素的消耗作用[41]。

因此，可以认为，补阳药的作用原理大概包括：（1）调节肾上腺皮质功能；（2）调整能量代谢，使糖代谢合成加强；（3）滋养强壮；（4）促进性腺机能；（5）促进生长发育；（6）增强机体抵抗力。

中医学里关于"补阳"这个概念，常见用许多术语来概括，例如"助阳"、"扶阳"、"壮阳"、"温肾"、"补肾"等，其实质都是一样的，主要是指补肾阳。

选用补阳药时可参考各类药物的特点：第一类，壮阳能力强，但药源较少，价钱较贵，如鹿茸、蛤蚧、海狗肾等；第二类，壮阳能力可靠，价钱一般，来源较充足，临床较常用，如巴戟、胡芦巴、补骨脂、菟丝子、狗脊、沙苑子、肉苁蓉、益智仁等；第三类，除壮阳外，兼有一定滋阴作用，如肉苁蓉、锁阳、续断、杜仲、冬虫夏草等。

1. 鹿 茸（附：鹿角、鹿角胶、鹿角霜）

处方名 鹿茸片、血茸片、鹿茸。

来 源 为鹿科动物梅花鹿 (Cervus nippon Temminck) 或马鹿 (Cervus elaphus L.) 的雄鹿头上未骨化而带茸毛的幼角经加工而成。

性 味 味甘、咸，性温。

主要成分 含胶质、蛋白质；灰分含钙、磷、镁；且含极少量的女性卵泡激素。

药理作用 温肾壮阳、强筋健胃、生精益血。现初步证实其作用为：（1）促进发育生长；（2）促进造血功能：家兔服鹿茸粉后，红细胞、血红蛋白、网织红细胞数量增加[42]。

347

1949

新　中　国
地方中草药
文　献　研　究
(1949—1979年)

1979

临床应用　为峻补元阳的要药。从现代医学观点看，"元阳"实际上包括了生殖、生长等一些基本的生理功能。

（1）用于兴奋性机能，治疗男子阳萎、女子虚寒白带、久不受孕。可能有性激素样作用。常配山萸肉、熟地、杜仲、补骨脂、巴戟等，或配淫羊藿、阳起石等，也可配淮山药浸酒服。

（2）用于促进生长发育，治疗小儿发育不良、筋骨萎软、行迟、齿迟、颅囟过期不合。这是肝肾不足所致，可在六味地黄丸基础上加鹿茸。

（3）用于治疗严重贫血、精血两亏，取其活血而又带补血，有刺激造血功能作用。现代在治疗再生障碍性贫血时，试用鹿角胶配生地、当归、鸡血藤、牛角腮等，有一定效果。

（4）用于治疗心脏衰弱，尤其风湿性心脏病而有心悸、腰酸、尿量减少、小便艰涩者，可用鹿茸、冬虫草炖鸡（加少许生姜、南枣），对增强心力、改善血循环、减轻症状有帮助。

（5）用于治疗神经衰弱或病后体衰，表现头晕、耳鸣、腰酸、精神不振、四肢乏力、消化不良、小便过多，鹿茸有强壮作用。

（6）用于治疗崩漏属肾虚型者，配蒲黄、阿胶、当归、乌贼骨等，方如鹿茸散。

使用注意

（1）发热、外感未清、平素阳盛体壮实者均忌用；高血压病一般不宜服，但肾性高血压有眩晕和四肢麻木者，可配杜仲、牛膝、鸡血藤、山萸肉等同服。

348

（2）鹿茸价昂难得，一般宜用鹿角霜或鹿角胶代，如代用后不见效，必要时再用鹿茸。

用　量　2分～1钱，以5分较常用。最多不超过1.5～2钱，因多服易致鼻衄、头重。一般入丸散剂，也可另炖（每次3～5分），和其他药同服。

处方举例　鹿茸散（《千金方》）：鹿茸5分　当归3钱　阿胶3钱　蒲黄2钱　乌贼骨5钱　共研细末，每次1钱，每日1～2次，温开水送服。

〔附〕鹿角　为雄鹿的骨质角。味咸，性温。可代鹿茸，虽补力不及，但价较廉。一般虚劳者可用，又能活血散瘀，治疗阴疽、冷性脓疡之力较好。用量1.5～3钱。

鹿角胶　由鹿角煎熬而成。味甘、咸，性微温。含维生素 B_{12}，其补血作用可能与此有关。有滋养、止血、止痛作用，治久病后消瘦、腰膝无力、吐血、鼻衄、崩漏、尿血，亦治再生障碍性贫血。补力胜于鹿角，但仍不及鹿茸。服后较易吸收。用量1.5～3钱，溶服。

鹿角霜　为鹿角熬胶后所余残渣。功力虽不及鹿角，但温阳而不腻滞。凡阳虚白带多而清稀者用鹿角霜较好，但阳虚所致的吐血、崩漏则用鹿角胶较适宜。本品用量2～3钱，溶服。

2. 蛤　蚧

处方名　蛤蚧。

来　源　为守宫科动物蛤蚧 (Gekko gecko L.) 除去内脏的干燥品。

性　味　味咸，性平，有小毒。

主要成分　含动物淀粉、蛋白质、脂肪。

1949

新　中　国
地 方 中 草 药
文　献　研　究
(1949—1979年)

1979

药理作用　补肺肾、止喘嗽，有滋补、强壮作用。

临床应用　主要用于虚喘。

（1）治虚证喘咳，包括肾阳虚和肺阴虚所致的慢性喘咳，例如支气管哮喘、心性喘息、肺气肿，特别是治疗肺结核引起的喘咳、痰中带血，蛤蚧更是常用药。或配百部、紫菀、五味子，或配贝母、桑白皮、杏仁等。水煎服，方如蛤蚧汤。也可单用蛤蚧注射液。

急性支气管炎、肺炎所致的喘咳，蛤蚧疗效不显著；咳喘属风寒痰饮者也不宜用。

（2）用于治肾阳虚之阳萎、性机能减退、五更泄泻、小便频数，可与朝鲜参、五味子、核桃肉共研末为丸服食，或配巴戟、茯苓、白术等。

此外，也用于治久病体弱、神经衰弱。

使用注意　本品可水煎服、制丸散，或浸酒服。著名的蛤蚧酒就常用于补肾壮阳，但对喘咳患者，酒有刺激性，反为不利，最好还是焙干后蜜炙或酥炙，研碎，和药冲服。

用　量　浸酒用1～2对，鲜品剖开后去内脏，浸入50度米酒内。干品研末一般用3～5分，大剂用1～2钱，最好取尾（习惯上认为药力在尾），配其他滋补汤药冲服。又可用蛤蚧一对清炖，或加瘦猪肉、冬虫草炖服。

处方举例　蛤蚧汤：蛤蚧1对　百部4钱　紫菀3钱五味子5分　川贝3钱　杏仁3钱　桑白皮3钱　水煎服。

3．冬虫夏草

处方名　冬虫草。

来　源　为麦角菌科植物冬虫夏草菌〔Cordyceps sinensis (Berk.) Sacc.〕的干燥子座和寄主幼虫尸体。该菌寄生在鳞翅

350

目的某些昆虫的幼体中，冬季时，吸取虫体养料，幼虫因而枯毙，夏天此菌穿出虫体头部，生出棒状菌座而成草，故名冬虫夏草。

性　味　味甘，性温。

主要成分　含虫草酸 ($C_7H_{12}O_6$)，为奎尼酸异构物；又含冬虫夏草素。

药理作用　益肺肾、止喘嗽，其作用为：

（1）扩张支气管：其浸剂能显著扩张动物离体的支气管[43]。

（2）镇静：对小白鼠有镇静和催眠作用[43]。

（3）抗菌：体外试验，冬虫夏草素对链球菌、葡萄球菌、炭疽杆菌有抑制作用[44]。冬虫夏草酒精浸剂在1:100,000浓度下，仍有抑制结核杆菌的作用[45]。冬虫草治肺结核有效是否与此有关，值得进一步研究。

此外，对实验动物的肠管、子宫的平滑肌有抑制作用[43]。

临床应用　主要用于病后调补身体。

（1）用于病后体弱、头晕、食欲减退、自汗、贫血，尤其呼吸道抵抗力低，易受风寒感冒者，可用冬虫夏草作为补品服食，加强抵抗力。常配鸭或猪肉或鸡肉炖服，也可以用来炖生鱼、水鱼。临床观察似有加强配伍的补品的作用，促进其吸收利用。

（2）用于阳萎、腰痠腿软、遗精等，常配杜仲、淫羊藿、肉苁蓉等，水煎服，也可用来炖海狗肾、炖鲍鱼服食。

（3）用于肺结核之阴虚喘嗽、咳血、胸痛，常配杏仁、川贝、麦冬、阿胶等，方如冬虫草汤；也可配侧柏叶、人参叶、玄参等水煎服。

351

1949

新　中　国
地方中草药
文　献　研　究
(1949—1979年)

1979

此外，慢性肾炎患者常服冬虫草，对加强体质也有好处。

使用注意　（1）本品为平补药品，取效较缓，须长期服食才有效果；（2）肺热咯血患者不宜用。

用　量　3～5钱，与其他药煎服，或与其他营养品炖服。本品可入丸散。

处方举例　冬虫草汤：冬虫草4钱　杏仁3钱　川贝3钱　麦冬3钱　阿胶珠5钱（溶化）　白芨3钱　百部4钱水煎服。咳喘重者加蛤蚧末1钱（冲服），咳血重者加三七末1钱（冲服）。

4.　肉　苁　蓉

处方名　苁蓉、肉苁蓉、淡苁蓉。

来　源　为列当科植物苁蓉〔Cistanche salsa (C. A. Mey.) G.Beck.〕的干燥肉质茎。经盐制者为咸苁蓉，漂去盐质并蒸熟者为淡苁蓉。

性　味　味甘、咸，性温。

主要成分　含微量生物碱，并有结晶性中性物质。又有报告谓含甙类和有机酸样物质。

药理作用　滋肾益精、壮阳滑肠，其作用为强壮、通便。

〔附〕　水浸液对实验动物有降低血压作用[20]；又能促进小鼠唾液分泌[46]。

临床应用

（1）治疗肾虚患者，补阳滋阴都有一定作用。对肾虚型神经衰弱，有精神不振、体倦、腰痠、健忘、听力减退的患者，尤为适宜。常配杞子、五味子、麦冬、黄精、玉竹等。

352

又可治肾虚阳萎、早泄、妇女不孕、崩漏带下，峻补之力虽不足，但药性温和，配伍补骨脂、菟丝子、沙苑子、山萸肉后，仍能发挥壮阳作用。

（2）治老人气虚、血虚所致的便秘。一般可用肉苁蓉煮猪肉汤服，血虚便秘则配当归、生地、火麻仁，方如苁蓉润肠汤；虚秘而汗多、小腹不适，需配沉香。

使用注意 （1）一般补阳物多燥，滋阴物多腻，但本品补而不燥，滋而不腻，其力和缓，故有苁蓉（与"从容"谐音）之称，兼有表证的肾虚患者也可用；（2）一般用淡苁蓉，偶而用咸苁蓉，取其有固涩作用，治小便频数和滑精，（3）大便溏泄、实热便秘者不宜用。

用　量　2～6钱。治便秘常用4～6钱。

处方举例　*苁蓉润肠汤：肉苁蓉5钱　当归4钱　生地3钱　白芍3钱　火麻仁3钱　水煎服。

5. 锁　阳

处方名　锁阳、琐阳。

来　源　为锁阳科植物锁阳 (Cynomorium songaricum Rupr.) 的肉质茎。

性　味　味甘，性温。

主要成分　含水溶性 β 型甙、还原糖等[47]。

药理作用　益精壮阳、润燥滑肠、养筋。

临床应用　本品多用于阳虚肢萎，治各种瘫痪，尤其外周性弛缓性瘫痪，足膝萎弱，凡周围神经炎、脊髓神经根炎、小儿麻痹后遗症，均可用，但需配虎骨、龟板、熟地、牛膝等，方如健步虎潜丸（见第五章虎骨项下）、滋阴丸。

在治疗气虚便秘和促进性机能方面，作用和用途与肉苁

353

1949

新 中 国
地方中草药
文 献 研 究
(1949—1979年)

1979

蓉同，可以代替肉苁蓉（价格较便宜）。其差别是：虽亦能滑肠，但不及苁蓉柔润；虽亦能兴阳，治性机能减退，但不如苁蓉常用。

使用注意 性欲亢进和便溏者忌服。

用　量 2～5钱。

处方举例 滋阴丸（《证治准绳》）：炙龟板4两，黄柏、知母各2两，锁阳、杞子、五味子各1两，干姜5钱，共研末，酒糊为丸如梧桐子大，每服3钱，盐汤送下。

6. 淫 羊 藿

处方名 淫羊藿、仙灵脾、羊藿。

来　源 为小檗科植物箭叶淫羊藿（Epimedium sagittatum Bak.）等的全草。多用叶，但枝茎也可用。

性　味 味辛，性温。

主要成分 茎、叶含淫羊藿甙（$C_{33}H_{42}O_{16}$）、维生素E。根和根茎含去氧甲基淫羊藿甙、巨花精（又名广玉兰碱）（$C_{20}H_{24}O_4N$）[48]。

药理作用

（1）兴奋性机能：临床观察认为有此作用，但在实验上，结果不一致。有报告谓本品在实验动物身上能促进精液分泌，叶和根部作用最强，果实次之，茎最弱[49]。但近年来的一些试验未能证实此项作用[50]。

（2）降血压：对麻醉家兔、正常的和肾型高血压的大白鼠都可使血压下降，主要是由于周围血管舒张所致[51]。

（3）抗病毒：其煎剂对脊髓灰质炎病毒Ⅰ、Ⅱ、Ⅲ型、Sabin Ⅰ型均有显著抑制作用（直接灭活）[52]。

〔附〕 本品少量利尿，大量抗利尿。

354

临床应用

(1)用于治疗肾虚阳萎、妇女不孕。前人的经验用淫羊藿酒(淫羊藿1两,浸米酒1斤,20日后可服),现代实践用20%淫羊藿酊(即酒精浸剂)每日3次,每次5毫升,饭前服,对治疗阳萎、遗精、早泄,有一定效果。此方治抑制型神经衰弱,觉困倦无力、反应迟钝、记忆力下降,效果也较好[53]。除用酊剂外,也可用复方水煎,方如羊藿三子汤。

不育者可试用淫羊藿治疗,配锁阳、蛇床子为基本方浸酒,男加党参、巴戟、胡芦巴,女加八珍汤。

(2)用于治疗痹症,尤其下肢瘫痪疼痛,或筋骨挛缩,手足麻木。前人只限于用以治风湿痹痛,现代扩大了这方面的适应证,发现淫羊藿、桑寄生有抑制脊髓灰质炎病毒的作用,临床用以治疗小儿麻痹症急性期和后遗症期,取得一定效果。方如羊藿桑寄汤和抗麻痹注射液[54、55]。

(3)用于治疗高血压病,适用于阴阳两虚者,表现面色苍白、腰膝酸软、夜尿、舌质淡红、脉细,在男子则有阳萎滑精,在女子则有月经不调,常配其他补肾滋阴药如仙茅、巴戟、黄柏、知母等,方如二仙汤。此方对妇女更年期高血压病也适用。实验证明,二仙汤对实验动物确有降压作用[56]。又临床追踪观察,二仙汤对高血压病的远期疗效较好,优于降压灵[57]。

使用注意 (1)本品性较燥烈,能伤阴助火,有些人服后会出现头晕、呕吐、口燥、口渴、流鼻血等反应,(2)与巴戟、苁蓉比较,功用类似,但淫羊藿性燥不润,伤阴效果远过于巴戟、苁蓉,(3)阴虚火盛、五心烦热、有梦遗精、性欲亢进者忌用。

1949

新　中　国
地 方 中 草 药
文 献 研 究
(1949—1979年)

1979

用　量　2～4钱。长期服用者，宜研末制丸，或浸酒服（例如配锁阳、南枣等），或作炖品服（加南枣、生姜等）。

处方举例

（1）羊藿三子汤：淫羊藿3钱　杞子4钱　沙苑子3钱五味子2钱　山萸肉3钱　水煎服。

（2）羊藿桑寄汤：淫羊藿1钱　桑寄生2钱　钩藤2钱水煎服。

（3）抗麻痹注射液（郑州中药制药厂）：含淫羊藿、桑寄生各等分。治小儿麻痹症急性期效果较好，每天2次，每次肌注1支（2毫升）。对小儿麻痹后遗症也有一定帮助，主要是作穴位封闭，可配合肌注，隔天1次，每次4毫升，与穴位封闭间隔进行。

（4）二仙汤：见仙茅项下。

7.　巴　戟　天

处方名　巴戟、巴戟天。

来　源　为茜草科植物巴戟天（Morinda officinalis How.）的干燥根。

性　味　味辛、甘，性微温。

主要成分　含维生素C、糖类、树脂。

药理作用　温肾助阳，强筋骨，逐寒湿。

临床应用　与淫羊藿相似，但作用较缓。虽可用于治疗肾阳亏损而致的阳萎、腰痛等证，但实际上其强筋骨、逐寒湿之力更好，适宜于治寒湿困于下焦、腰膝诸证。

（1）治肾阳虚寒而致的小便失禁、小便频数，取其有温肾作用，但需配肉苁蓉、补骨脂、核桃肉、覆盆子、芡实、

356

茯苓、黄精等。

（2）治腰膝风湿疼痛、脚气水肿，或肌肉萎缩无力，病程迁延日久而又有肾虚表现者，常配牛膝、川断、杜仲、山萸肉等，方如巴戟去痹汤。此方试用于治进行性肌萎缩，从补肾健脾入手，也收到一定效果。

使用注意 阴虚火旺、小便不利、口舌干燥者不宜用。

用　量 2～4钱。

处方举例 *巴戟去痹汤：巴戟3钱　杜仲3钱　牛膝3钱　川断3钱　杉寄生5钱　山萸肉2钱　淮山药4钱水煎服。

8. 胡 芦 巴

处方名 胡芦巴、芦巴子。

来　源 为豆科植物胡芦巴 (Trigonella foenum-graecum L.) 的种子。

性　味 味苦，性大温。

主要成分 含大量甘露半乳糖、胡芦巴碱 ($C_7H_7O_2N$)、胆碱 ($C_5H_{15}O_2N$)、挥发油、蛋白质、少量脂肪油、维生素B_1。

药理作用 温肾阳、逐寒湿，作用可能主要为强壮和镇痛。

临床应用 （1）主治寒痛而与肾虚有关者。尤常用于治疗虚寒疝痛，表现为小腹和睾丸有牵引痛，甚或阴囊收缩、局部冰冷，常配小茴香、荔枝核等，方如胡芦巴散。

（2）治寒湿脚气之疼痛，表现为两脚痠胀、重坠、冰冷，时有疼痛，遇寒加剧，或有抽搐拘挛、脉沉缓、苔白腻，配补骨脂、木瓜、鸡血藤、牛膝等。

357

1949
新　中　国
地方中草药
文　献　研　究
(1949—1979年)
1979

（3）肾下垂之绞痛，虚寒较甚者，配熟附子、补骨脂、石菖蒲、生姜、大枣。

（4）妇女行经腹痛，小腹冷痛，配小茴香、艾叶。

以上寒痛，中医认为与肾阳虚有关，故在治疗方剂内要适当加入温补肾阳药。从现代医学观点看，这些寒痛多与体质虚弱、机体反应性差有关，适当选用有强壮作用的助阳药，改变体质，有助于消除症状。

此外，肾虚所致的滑精、腰痠背痛、性机能衰退（可见于慢性前列腺炎），可用胡芦巴配覆盆子、黄精、炙甘草等，有一定疗效。

使用注意　本品温而不燥，守而不走，治上述沉寒积冷之痛证有其价值，但阴虚阳亢者仍不宜用。

用　量　8分～2钱。

处方举例　*胡芦巴散：胡芦巴5钱　荔枝核5钱　黄皮核5钱　芒果核5钱　龙眼核5钱　牛奶树寄生1两　小茴香2.5钱　共为粗末，每服5钱包煎。或研为细末，每服5分～1.5钱，姜汤或温开水送服。

9.　胡　桃

处方名　胡桃肉、核桃肉、合桃肉、胡桃仁。

来　源　为胡桃科植物胡桃 (Juglans regia L.) 的干燥种仁。

性　味　味甘，性温。

主要成分　含脂肪油40～50％，其中主要为亚油酸，另含蛋白质，又含多种维生素。

药理作用　温肺润肠，补养气血，其作用为利尿、通便、镇咳、滋养强壮，从其所含成分看，确有较高营养价值。

358

临床应用 适宜于老人和体弱者作滋补用。

（1）治肾虚喘咳（如喘息性慢性气管炎），前人常配杞子、沙参以清补，配紫菀、款冬花以止嗽，或单吃核桃肉，每日1～2个，连服1～2个月。现代有报道用核桃肉配蛤蚧（即马蛇子）治痰湿型慢性气管炎，对镇咳、化痰、平喘有一定作用，且能改善食欲和睡眠，方如核桃马蛇子汤[58]。

（2）治肾虚腰痛、腿软，常配其他补肾药，如杜仲、补骨脂等。

此外，对肾结石所致的腰痛，常于治疗肾石的方剂内，加入核桃肉1两，前人认为能消坚开瘀，实际上可能与利尿和补养作用有关。

（3）治老人气虚便秘（习惯性便秘），可于每晚临睡前，用生核桃肉4～5枚，拌少许蜜糖送服。

使用注意 （1）热证咳嗽，大便溏泄不宜用，（2）习惯上认为核桃肉不宜与浓茶同服，（3）前人经验认为以核桃肉养血则去皮，止喘则留皮。其薄皮虽有涩味，但敛肺定喘之力较好，应连皮服。为减轻涩味，可配少许红沙糖或大枣同服。

用量 2钱～1两。

处方举例 核桃马蛇子汤（天津和平区卫生局）：马蛇子粉2～3分（冲服） 核桃肉2钱 大枣3枚 水煎服。

10. 补 骨 脂

处方名 补骨脂、破故纸。

来源 为豆科植物补骨脂（Psoralea corylifolia L.）的干燥成熟果实。

性味 味辛、苦，性大温。

359

1949

新 中 国
地 方 中 草 药
文 献 研 究
(1949—1979年)

1979

主要成分 含补骨脂乙素，为天然查耳酮，又含多种香豆精类物质，主要为补骨脂内酯和异补骨脂内酯。

药理作用 本品历来认为能补肾暖脾，固精缩尿，近年来，更新发现有以下作用：

（1）扩张心冠状动脉：动物实验对离体和在位心脏都有扩张冠动脉的作用，对心肌氧消耗量无明显影响。能兴奋心脏，提高心脏作功率。有效成分为补骨脂乙素[59]。

（2）外用促使皮肤色素新生。

（3）抗菌：其酒精浸剂在试管内有抑制结核杆菌作用（抑菌浓度为 1:50,000）[45]。

〔附〕补骨脂对实验性肉瘤有抑制作用，有效成分可能为香豆精类物质[60]。

临床应用 为治疗脾肾阳虚的常用药。

（1）治肾虚久泻，尤其所谓"五更泻"，即黎明前腹泻，伴有腹痛肠鸣，泻后则安，苔淡白，脉沉细，常见于肠结核、局限性肠炎、慢性结肠炎等。用补骨脂配吴茱萸、五味子等，能调整肠管功能状态（敛肠）而止泻，方如四神丸。

单纯脾虚腹泻，泻下不消化食物（所谓"完谷不化"），可用单味补骨脂微炒后研末，每服5分，温开水送服，有一定疗效。

（2）治肾虚尿频、夜尿多，常以补骨脂配益智仁、菟丝子等，加强抗利尿作用。

（3）治肾虚腰痛、早泄、喘嗽，配核桃肉，两者有协同作用，补肾之力更强，可制丸服或入汤剂，方如故纸核桃方。

（4）补骨脂虽能扩张心冠脉，但目前仍未作为主药治疗冠心病，只是在冠心病者有明显肾阳虚、夜尿多、四肢冰冷时，才在治疗方剂内酌加补骨脂2～3钱协助补肾扶正。

360

(5) 治白癜风，可用补骨脂 1 两，加入95％酒精 100 毫升中，一周后取浸液擦患处，可促使患处局部色素增生，斑块缩小。

使用注意　前人经验认为补骨脂性甚窜燥，不宜轻用。现代观察也说明了，本品药性较热，有些患者服后易致动火，出现口干、舌燥、咽痛等症状，阴虚火盛者更不宜服。另外，本品对胃有刺激性，胃病者宜慎用，但溃疡病属虚寒型者仍可服。

用　量　1～3 钱，不宜多服。

处方举例

(1) 四神丸（《内科摘要》）：补骨脂 4 两　五味子 3 两　肉豆蔻 2 两　吴茱萸 1 两　生姜 4 两　红枣50枚　制成枣肉丸，每服 2～3 钱，温开水送服。

(2) 故纸核桃方：破故纸 1 两（研末）　核桃肉 2 两（研烂）　蜜调如饴，每晨温开水调服一匙。

11.　益　智　仁

处方名　益智仁、益智。

来　源　为姜科植物益智（Alpinia oxyphylla Miq.）的蒴果种仁。

性　味　味辛，性温。

主要成分　含挥发油，主要为萜烯 $C_{10}H_{16}$、倍半萜烯 $C_{10}H_{24}$。

药理作用　补脾暖肾、缩小便，其作用为健胃、抗利尿、减少唾液分泌。

临床应用

(1) 治脾肾虚寒所致的泄泻、遗尿、小便频数，常配其

361

1949

新 中 国
地方中草药
文 献 研 究
(1949—1979年)

1979

他补肾和固涩药，如菟丝子、桑螵蛸、乌药、山药等，方如缩泉丸加味。

（2）治脾胃虚寒所致的腹部冷痛、呕吐、泄泻、食欲不振、唾液分泌增多，常配入陈夏益气汤或理中汤内。

［附］（1）与补骨脂比较：两者都能治脾肾虚寒所致的遗尿、泄泻，但益智仁侧重补脾，故健胃、止呕、止腹痛之力较强；补骨脂侧重补肾，治腰膝冷痛、阳萎之力较胜。

（2）与佩兰比较：两者都能治涎沫增多，口中粘腻不爽，但益智仁治寒证，佩兰治湿热证。

（3）服益智仁防其动火时，可与淮山药配伍。

（4）用作健胃，益智仁可代砂仁。

用 量 1～3钱。

处方举例 缩泉丸加味：益智仁、乌药、淮山药、菟丝子、桑螵蛸，各等分，研末捣糊为丸，每服2钱，每日1～2次。

12. 仙 茅

处方名 仙茅。

来 源 为石蒜科植物仙茅(Curculigo orchioides Gaertn.)的干燥根茎。

性 味 味辛，性热，有毒。

主要成分 含树脂、鞣质等，有效成分未详。

药理作用 温补肾阳、强壮筋骨。

临床应用 治肾阳虚所致的腰膝痠软以及风寒湿痹，适应证基本上与淫羊藿同，但毒性之猛烈则超过之。近年来较多用于配淫羊藿治疗高血压病，用法详见淫羊藿项下，方如二仙汤（但仙茅本身几无降压作用[56]）。

362

使用注意 本品由于辛温有毒，不宜当作补药长服。凡阴虚火盛，或有热证、鼻衄者不宜服。中毒症状为舌肿胀，可用大黄、元明粉水煎服，或用三黄汤解之。

用　　量 1～3钱。

处方举例 二仙汤：仙茅4钱　仙灵脾4钱　当归3钱 巴戟3钱　黄柏3钱　知母3钱　水煎服。

13. 杜　仲

处方名 杜仲。

来　源 为杜仲科植物杜仲(Eucommia ulmoides Oliv.)的干燥干皮。

性　味 味甘、微辛，性温。

主要成分 含杜仲胶 $(C_5H_8)_n$，为异戊乙烯的聚合体，另含树胶。

药理作用 补肝肾、强筋骨、安胎。补益力中等，实验证明其作用为：

（1）降压：在动物实验中，有降血压作用，其效力炒杜仲胜于生杜仲，煎剂胜于酊剂[61]。总的来说，降压作用短暂，易耐受。

（2）镇静：大剂杜仲煎剂能使试验动物安静和嗜睡[62]。

此外，杜仲有一定镇痛作用；又似能减少大鼠肠道胆固醇的吸收[63]。

临床应用

（1）治疗腰痛，尤其肾虚腰痛，杜仲常不可少。

如属肾虚腰痛（腰痛而有体弱、足膝痠软、易眩晕、小便频数、脉细弱或虚数），以杜仲配续断、菟丝子、肉苁蓉等。

363

1949
新中国
地方中草药
文献研究
(1949—1979年)
1979

如属寒湿腰痛（腰痛而有酸胀感，痛处觉冷，遇阴寒天气加剧，苔白腻，脉沉缓），常配桂枝、独活、秦艽等。

如属外伤腰痛，可在跌打方剂内加杜仲、续断等。

如属妇女经期间腰痛，可在四物汤基础上加杜仲、续断。

（2）治肾虚胎动、胎漏、腹痛（先兆流产等），杜仲有安胎作用（可能与其镇静作用有关），常配续断、桑寄生，方如保产汤。此方疗效较好。

（3）治高血压病，对肾虚型（兼有腰酸痛、两尺脉弱）较适用。但总的来说，临床降压效果不够理想，不能作为治高血压病的特效药用。单味应用，有效率不高，常须配其他有降压作用的中草药如黄芩、夏枯草、桑寄生、牛膝等，杜仲在其中所起的作用为调整机体，矫正阳虚偏向。对肝阳上亢之高血压，杜仲往往无效。

用　量　2～5钱；单味治高血压用5钱～1两。

处方举例　保产汤：杜仲3钱　川断3钱　菟丝子2钱桑寄生3钱　水煎服。

14.　狗　　脊

处方名　狗脊、金狗脊、金毛狗脊。

来　源　为蚌壳蕨科植物金毛狗脊〔Cibotium barometz (L.) J. Sm.〕的干燥根茎。

性　味　味苦、甘，性温。

主要成分　含鞣质等，有效成分未详。

药理作用　强筋骨、去风湿。

临床应用　风湿关节痛而有肝肾不足者较适用。本品补肝肾之力虽较弱，但在祛风湿寒邪之中仍带有一点补性，故

364

对体弱老人的寒湿膝痛、腰痛，尤其腰脊僵硬疼痛、屈伸不便者（例如类风湿性脊椎炎）最适用。常配牛膝、续断、杜仲等，方如狗脊饮。又治病后足肿，可用狗脊配当归；治肾病腰痛，狗脊可与菟丝子配伍，都有一定帮助。

用　量　1.5～3钱。入煎剂或浸酒服均可。

处方举例　狗脊饮：狗脊3钱　川牛膝3钱　海风藤3钱　宣木瓜3钱　桑枝5钱　杜仲3钱　秦艽2钱　桂枝2钱　熟地4钱　当归身3钱　虎骨胶2钱（溶化）　水煎服。

15.　续　　断

处方名　川断、续断。

来　源　为川续断科植物川续断 (Dipsacus asper Wall.) 的干燥根。

性　味　味苦、辛，性微温。

主要成分　含续断碱、挥发油、维生素E及有色物质。

药理作用　补肝肾、续筋骨、活血、安胎。

临床应用　主要用于治疗腰腿痛，作用与杜仲、牛膝相似。与杜仲比较，续断苦温，兼能活血，治跌打骨折损伤较常用，而杜仲甘温，专于温补，对治疗肾虚腰痛和安胎，尤有价值。与牛膝比较，牛膝下行之力较好，续断宣补之力较胜。

（1）治腰腿痛（肾虚或寒湿型），足膝无力 或 筋骨拘挛，常以续断配杜仲、牛膝等同用，方如续断丸。

（2）治跌打损伤所致的腰膝或四肢肿痛。

在跌打方剂内，加入一味续断，能加强镇痛作用。

（3）治月经过多、崩漏而有腰痛、腹痛者，常配艾叶、

365

1949

新 中 国
地 方 中 草 药
文 献 研 究
(1949—1979年)

1979

地榆、当归、北芪。

用　量　2～4钱。

处方举例　续断丸：续断、草薢、牛膝（炒）、杜仲、木瓜各2两，研为细末，炼蜜为丸，每两作4丸，每服1丸，每日2～3次，温开水或温酒送下。

16．骨　碎　补

处方名　骨碎补。

来　源　为水龙骨科植物槲蕨〔Drynaria fortunei (Kze.) J. Sm.〕等的干燥根茎。

性　味　味苦，性温。

主要成分　未详。

药理作用　补肾镇痛、活血壮筋。

临床应用

（1）治肾虚牙痛、齿龈出血（牙周病等）。骨碎补有增强体质作用，可配牛车肾气丸同服。如齿龈红肿充血、疼痛，可用骨碎补配地骨皮、石斛各4钱，甘草1钱，水煎服。如有齿槽脓肿形成，甚至溢脓，则配玄参、露蜂房。

（2）治跌打损伤，尤其肌肉、韧带挫伤和闭合性骨折，取其有活血镇痛作用，可配其他活血祛瘀药，方如接骨散，此药外敷能加速骨折愈合。此外，也可治肾虚久泻、耳鸣、足膝痿弱。

使用注意　由实火、血虚等所致的牙痛不宜用。

用　量　1～3钱，补肾大剂可用至1两。

处方举例　接骨散：骨碎补　血竭　硼砂　当归　乳香　没药　川断　自然铜　大黄　地鳖虫　各等分，共研细末，用凡士林调敷患部。

366

17．菟 丝 子

处方名 菟丝子、菟丝。

来 源 为旋花科植物菟丝 (Cuscuta chinensis Lam.) 的干燥成熟种子。

性 味 味辛、甘，性平。

主要成分 含菟丝子脂甙、淀粉酶和维生素A类物质。

药理作用 补肾益精、明目、止泻、固胎。

临床应用

(1) 治肾虚体弱，包括阴虚阳虚，但较常用于补肾阳。本品平补而不峻猛，配其他助阳药如补骨脂、杜仲、鹿茸等治遗精、早泄、腰痠背痛、小便频数等肾阳虚证，仍有较好效果，方如菟丝子丸。此外，慢性肾炎而有肾虚腰痛者，在治疗方剂内可加菟丝子配狗脊。

至于治疗肾阴虚，则配熟地、萸肉等。

(2) 治脾肾皆虚，表现有食欲不振、大便稀溏或泄泻，用菟丝子取其有止泻作用，常配莲子、淮山药、茯苓、党参等。

慢性肾炎属脾肾皆虚者，常用菟丝子配覆盆子、狗脊、党参、黄芪、首乌、黄精、车前草、旱莲草、炙甘草等。

(3) 治肾虚胎动、先兆流产，取其有一定的补肾而安胎的作用，常配川断、桑寄生、杜仲等。治肾虚型月经不调，经量少，经期提前或推后，则用菟丝子、益母草加八珍汤。

(4) 用于眼科，主要治疗肝肾不足所致的视蒙、眼花（可见于老年性白内障早期），配车前子、杞子、女贞子、桑椹子等，也可配肾气丸。

使用注意 本品药性较平和，较常与平补药合用；虚寒

367

1949

新 中 国
地方中草药
文 献 研 究
(1949—1979年)

1979

病者服后觉大便通畅，但血虚、火热者服之反易致便秘。

用　量　2～6钱。

处方举例　菟丝子丸：菟丝子、五味子、细辛、泽泻各1两，茺蔚子（益母草的成熟种子）、熟地各2两，淮山药1.5两，为丸，每服2钱。

18．沙 苑 蒺 藜

处方名　沙苑子、沙苑蒺藜、潼蒺藜。

来　源　为豆科植物扁茎黄芪 (Astragalus complanatus R. Br.) 的成熟种子。

性　味　味甘，性温。

主要成分　含维生素A类物质、脂肪油、鞣质。

药理作用　固肾暖精，有抗利尿作用；此外，还有明目作用。

临床应用　与菟丝子近似，除治遗精、早泄、神经衰弱等虚劳证外，主要用于治疗肝肾不足所致的视蒙（视力减退），一般配杞子、熟地；有阴虚者配女贞子、生地。治翳障（如早期老年性白内障）则配石菖蒲、夜明砂、女贞子等，方如补肾明目散。

〔附〕与白蒺藜比较：白蒺藜善散风热，故由风热所致的头痛、外眼翳膜用之；潼蒺藜长于补肾，故与肾虚有关的腰痛、内眼翳膜用之。

用　量　3～8钱。

处方举例　＊补肾明目散：沙苑子　石菖蒲　女贞子　生地黄　菟丝子　夜明砂，各1两，共为细末，每服4钱，水煎服。

368

19. 紫 河 车

处方名 紫河车、胎盘粉。

来 源 为胎儿的胎盘 (Placenta hominis) 经烘制干燥而成。亦可用鲜胎盘。

性 味 味甘、咸，性温。

主要成分 含卵巢激素、黄体激素、乙酰氨基葡萄糖 ($C_6H_{13}O_5N$)、右旋半乳糖、甘露糖、多种氨基酸。

药理作用 益气、养血、补精。有强壮作用。又胎盘提出物能刺激子宫收缩。胎盘粉对实验性结核病有一定疗效。

临床应用 本品历来作为强壮药用，治各种劳损和虚弱，尤其气虚、血虚、喘咳。现代主要用于治疗肺结核、神经衰弱、贫血、支气管哮喘、老年慢性气管炎等，但要长期服用才有效。

一般以单用为主，每日 2～3 次，每次冲服胎盘粉 1～1.5 钱，大剂用至每次 2～3 钱（如治疗再生障碍性贫血），或用鲜胎盘半个水煎服，每周 2～3 次；也可用胎盘注射液肌注。

对贫血患者，用胎盘粉 5 分配党参末 1 钱冲服，每日 3 次，效果亦好。

对老弱患者加配熟地、杜仲等补益药更好，方如河车大造丸。

用 量 粉剂每次 5 分～3 钱；入煎剂鲜品半个～1 个。

处方举例 河车大造丸（成药）：含紫河车、肉苁蓉、熟地、生地、天冬、黄柏、五味子、锁阳、当归、杞子、杜仲，早晚各服 3 钱，空腹白开水送下。

369

1949
新 中 国
地 方 中 草 药
文 献 研 究
(1949—1979年)
1979

20. 韭 子

处方名 韭菜子、韭子。

来 源 为百合科植物韭菜(Allium tuberosum Rottl.)的种子。

性 味 味辛、甘,性温。

主要成分 含硫化物、甙类物质、蛋白质、维生素C等。

药理作用 温肾固精。

临床应用 主治肾虚遗精、滑精、女子白带,或阳虚畏寒、小便频数、夜尿多。可单味用,研末服,每次2钱,每日1～2次,或每次韭菜子20粒,盐汤送下。又可配龙骨、桑螵蛸或补骨脂等,水煎温服,方如韭子汤。

对胃寒呕吐,也有一定疗效。

用 量 1.5～3钱。

处方举例 韭子汤:韭菜子3钱 桑螵蛸3钱 煅龙骨3钱 水煎服。

21. 海狗肾 (附:羊肾、狗肾)

处方名 海狗肾、腽肭脐。

来 源 为海豹科动物腽肭(wànà 读瓦那)兽(Otaria ursinus Gray)或海狗科动物海狗(Callorhinus ursinus L.)的干燥阴茎和睾丸。

性 味 味咸,性大热。

主要成分 含雄性激素、蛋白质、脂肪等。

药理作用 为壮阳药,能兴奋性神经。

临床应用 主要用于治疗阳萎、性机能衰退,常配巴

370

载、杞子、鹿茸、山萸肉、熟地、淮山药等补益药，制丸散服，方如助阳丸。也可与冬虫草一起另炖，和其他药冲服。

使用注意 （1）阴虚火旺、性欲亢进、肺结核干咳等不宜用，因本品性大热，服后易动"火"；（2）如无海狗肾，可用羊肾或狗肾代。

用　量 入丸散剂一般用3～4分，最多1钱，阴干用酒炙脆后研末用；入汤剂宜炖服，每次1～3钱；也可浸酒服（一副海狗肾浸酒3斤）。又有人认为本品以阴干后原药生用效力较好，不宜火炙。

处方举例 助阳丸：海狗肾3钱　巴戟4钱　杞子4钱　血鹿茸2钱　山萸肉3钱　熟地4钱　淮山药4钱　共研细末，炼蜜为丸，如梧桐子大，每饭后服10丸。

〔附〕羊肾（羊外肾）　为雄羊的干燥睾丸。味咸，性大热。能益精助阳，可代海狗肾用，用法和用量与海狗肾相同。

狗肾　为雄性黄狗 (Canis familiaris L.) 的干燥阴茎和睾丸。味咸，性大热。含雄性激素、蛋白质等。功能补虚壮阳，可代海狗肾用，用法和用量与海狗肾相同。

22.　阳　起　石

处方名　阳起石、煅阳起石。

来　源　为硅酸盐类矿石阳起石 (Actinolitum)。

性　味　味咸，性微温。

主要成分　含硅酸镁、硅酸钙等 $Ca_2(Mg、Fe^{++})_5[Si_4O_{11}]_2 - [OH]_2$。

药理作用　壮阳温肾，兴奋性机能。

临床应用　治性机能衰退、阳萎、遗精、早泄、子宫虚

1949

新 中 国
地 方 中 草 药
文 献 研 究
(1949—1979年)

1979

寒，兼有腰膝冷痹等肾虚症状。常配其他助阳药，方如阳起石丸。

使用注意　本品只宜暂服，不宜长用。阴虚火旺者勿服。

用　量　1～2钱。制丸散服，不入煎剂。

处方举例　阳起石丸：阳起石5钱　淫羊藿5钱　巴戟5钱　仙茅5钱　菟丝子5钱　锁阳5钱　沙苑子5钱　共研细末，炼蜜为丸，如梧桐子大，每服3钱，每日1～2次，开水或淡盐汤送下。

23. 鹅 管 石

处方名　鹅管石、钟乳石、石钟乳。

来　源　为白色或冰柱状含碳酸钙的钟乳鹅管石(Stalactitum tubuliforme)的矿石。

性　味　味甘，性温。

主要成分　含碳酸钙。

药理作用　壮阳、温肺。

临床应用　主治阳虚咳喘。

（1）治肺结核喘咳，本品既能壮元气，又能通声、化痰、顺气而平喘咳，常配沙参和海底椰（按：海底椰能清肝润肺，清利咽喉，止血去瘀）。

（2）治支气管哮喘，常配核桃仁、杏仁、莱菔子等，方如鹅管石汤。

使用注意　（1）本品性较热，肾阳虚者可偶而服之，多服久服易引起胃石；（2）哮喘而见血者不宜服；（3）笛珊瑚的石灰质骨骼又名珊瑚鹅管石(Os Syringoporae)，亦含碳酸钙，性味功能与钟乳石大致相同。

372

用　量　3钱～1两，用时打碎或研末。

处方举例　鹅管石汤：鹅管石1两　核桃仁10个　杏仁3钱　莱菔子4钱　甘草1钱　水煎服。

三、补　血　药

补血药主要用于治疗血虚。血虚的基本表现 是 面 色 萎黄、口唇淡白、头晕眼花、视力减退、神疲 气 短、心 悸 失眠、皮肤干燥、舌淡脉细，或有闭经。

血虚不仅可由贫血引起，而且也可由某些心病和肝病引起。按中医理论，心主血、肝藏血，血虚的发生与心、肝二经有密切关系。现代医学也观察到如有神经官能症（以血管系统功能紊乱为主要表现者）、心脏病心功能不全（一、二级）、慢性肝炎等，也可出现上述血虚症状，而且往往能通过补血治疗，使症状缓解。

由此，就不难理解：

第一、补血药的作用不一定在于"补血"。实验证明，真正能够直接刺激造血器官，促进造血功能的补血药，为数是不多的。多数补血药是通过滋养强壮作用，或改善全身营养状况，或改善神经系统功能，而起到间接促进造血功能、护肝、镇静等作用，从而减轻或消除血虚症状。

第二、补血药常需与养阴药同用，相辅相成，对矫治血虚和阴虚，更能发挥应有的作用。

第三、单纯用补血药而疗效不佳者，或对气血两虚的病人，在补血的同时酌加补气药，能收到更好的疗效。

此外，补血药多滋腻，为防止久服多服引起消化不良，宜与健胃和中之品配伍应用。

1949
新 中 国
地 方 中 草 药
文 献 研 究
(1949—1979年)
1979

1. 熟 地 黄

处方名 熟地、熟地黄。

来 源 为玄参科植物地黄〔Rehmannia glutinosa Libosch. f. hueichingensis (Chao et Schih) Hsiao〕的干燥根茎经加酒反复蒸晒后而成。

性 味 味甘，性微温。

主要成分 含地黄素、甘露醇、维生素A类物质。

药理作用 滋阴、补血。其药理作用研究得还不多，除滋养、强壮、降血糖外，还可能具有与生地相似的一些作用，如强心、利尿、抗过敏等。

临床应用 为补血滋阴的常用药。

（1）用于**血虚**，治疗贫血和其他以血虚为主要表现的疾病，常与当归、白芍等配伍，方如四物汤。这是补血主方。亦用于血滞之证，但需加大方中川芎的用量。总的来说，四物汤只适于慢性病者作理血之用，妇科用得尤多，但对急性失血患者则无使用价值。四物汤与益气汤相合，即为八珍汤，宜于气血两虚者用。

（2）用于**阴虚**，治疗多种慢性亏损以阴虚为主要表现的患者。凡因体弱精血不足，有内热、腰膝痠软、咽燥口渴、舌尖红、脉细数的患者，都常用熟地，并配山萸肉补益肝肾，茯苓、淮山健脾渗湿，丹皮凉血清热，泽泻利水，而成六味地黄丸，为治疗阴虚基本方，对多种有阴虚表现的慢性病有效。现代实践对阴虚型慢性肾炎、高血压、糖尿病、神经衰弱的治疗，常在六味地黄汤基础上随证加减，取得一定疗效。动物实验证明，六味地黄汤对肾性高血压，不仅能降压，还可有效地改善肾功能[64]。

374

（3）用于治疗虚喘。前人的经验说："熟地为治虚痰之良药"。有虚喘患者平日可用熟地煎汤代茶，配牛膝、肉桂更能使肺气通顺下降，平逆而止喘，或用六味地黄汤加五味子，方如都气丸，肺肾阴虚痰多而喘咳者，配陈皮、半夏、茯苓，方如熟地二陈汤（旧名金水六君煎）。

此外，熟地还可治阴虚肠燥而致的习惯性便秘（虚秘），可用熟地2两煮瘦猪肉汤服。

至于水肿患者能否用熟地，应辨证而论。的确，临床有时见到有些水肿患者服熟地后，可能有浮肿增加的反应，但只要证属阴虚，仍可服用。

使用注意

（1）熟地味甘而腻，久服有碍消化，可能有腹胀、腹泻、胃纳欠佳等反应，与砂仁同用，可减少这些副作用，间歇用药也可免除此弊。

（2）凡外感未清、消化不良、脾胃虚寒，大便泄泻，不宜用熟地；肝阳上亢而无肝肾阴虚的高血压病者不用或慎用。急性气管炎，临床表现咳血而带痰火者也不宜用。

（3）熟地与首乌功用接近，都能补阴，但熟地补力较强，一般补肝方剂宜先用首乌，无进步时再用熟地。

（4）熟地浸酒，在补血的同时，又兼有一定的活血作用。

用　量　4钱～1两。大剂可用至每日1.5～2两，甚至3两。

处方举例

（1）四物汤（《局方》）：熟地4钱　当归4钱　白芍3钱　川芎1.5钱　水煎服。如要加强补血作用，可加重熟地、当归用量；加强活血作用时，可加重当归、川芎用量。

375

1949

新　中　国
地方中草药
文　献　研　究
(1949—1979年)

1979

（2）六味地黄丸（《小儿药证直诀》）：成药，含熟地、山萸肉、山药、茯苓、泽泻、丹皮，每次3钱，每日1～2次。

（3）都气丸（《医宗己任编》）：六味地黄丸加五味子，每次2～3钱，可单用或配其他汤药送下。

（4）熟地二陈汤（旧名金水六君煎）（《景岳全书》）：当归3钱　熟地4钱　陈皮1.5钱　半夏2钱　茯苓3钱　炙甘草1钱　水煎服。

（5）八珍汤（《正体类要》）：党参4钱　白术2钱茯苓3钱　炙甘草1钱　熟地4钱　当归3钱　川芎2钱白芍3钱　水煎服。

2. 何　首　乌

处方名　首乌、何首乌、制首乌。

来　源　为蓼科植物何首乌（Polygonum multiflorum Thunb.）的干燥块根。

性　味　味苦、甘、涩，性温。

主要成分　含蒽醌衍生物，主要为大黄酚和大黄泻素，又含大黄酸、大黄泻素甲醚。此外，还含有磷脂（4%左右）。另其浸出液中可能含有肾上腺皮质激素类似物[65]。

药理作用　滋阴、强壮、益精血。现已证实，所谓"滋阴"，其中一部分作用即为：

（1）降胆固醇：对实验性家兔血清胆固醇的增高有抑制作用，并能减少家兔肠道胆固醇的吸收。其原理为首乌的有效成分能与胆固醇结合[66]。

（2）抗动脉硬化：能缓解动脉粥样硬化的形成，阻止类脂质在血清滞留或渗透到动脉内膜，可能与其所含卵磷脂的

376

作用有关[66]。

（3）泻下：作用缓和，有效成分为蒽醌衍生物，能促进肠管蠕动而通便[67]。

（4）抗病毒：对流感病毒有抑制作用[68]。

此外，在中药对去肾上腺鼠肝糖原含量的影响试验中，发现何首乌有类似肾上腺皮质激素样的作用[65]。

又所含的蒽醌衍生物能降低神经时值，有兴奋神经系统的作用[69]。

临床应用

（1）用于治疗血虚体弱，有腰膝痠软、头昏眼花、须发早白、未老先衰，或遗精、带下等，作为滋补药用。尤其适用于虚不受补者，因首乌补而不滞，不易引起胃肠积滞或激动肝火，故凡不耐受其他温补药者，可用首乌，一般配杞子、当归、菟丝子等，方如何首乌丸。如有盗汗、自汗，配黄芪、龙骨、牡蛎、白术、黄精、炙甘草等。

（2）用于治疗动脉硬化、高血压病、冠心病，常服有助于减轻和消除症状，改善健康情况，常配银杏叶、钩藤等，长期服用可收到一定的降压与降胆固醇的效果。临床观察，单用首乌对降低血胆固醇有一定作用[70]。

（3）用于治疗神经衰弱，适用于抑制型患者，与安神药同用作用更全面，常配磁石、丹参、五味子、酸枣仁、川芎（小量），有一定效果。

（4）用于治疗荨麻疹、皮肤搔痒等皮肤风燥疾患，用生首乌较好。作用原理未明，前人认为能养血熄风，现代分析认为可能通过泻下作用，排出肠内毒素，减少刺激。同时，也可能通过首乌的类肾上腺皮质激素作用，而收到抗过敏的效果，具体原理尚待进一步研究。

377

1949

新　中　国
地方中草药
文　献　研　究
(1949—1979年)

1979

此外，首乌用于百日咳有一定疗效[71]；治肠燥便秘、疮疖也可用。

〔附〕　(1)生首乌滑肠泻下消炎的作用较好，制首乌补益肝肾的作用较好；(2)首乌与熟地比较：首乌长于补肝虚，熟地长于补肾虚；首乌虽补而无熟地之腻滞。根据临床治疗血虚的经验，心血、脑血供应不足用首乌较好，末梢循环差，气血虚弱，手足冰冷者用熟地较好。

用　量　3～5钱。

处方举例　何首乌丸：何首乌5钱　菟丝子3钱　当归3钱　牛膝3钱　补骨脂3钱　研末，炼蜜为丸，每次3钱，淡盐汤送下。

3．当　归

处方名　当归、归身、当归身、归尾、当归尾，全当归。

来　源　为伞形科植物当归〔Angelica sinensis (Oliv.) Diels〕的干燥根。根头部称归头，主根称归身，支根称归尾（又名当归须），但现代配方一般不分归头、归身，统以归身或全当归配用。全当归则包括归身、归尾。

性　味　味甘、辛，性温。

主要成分　含挥发油和一种能兴奋子宫的成分，又含蔗糖、维生素 B_{12} 等。

药理作用　补血、行血、润肠、调经。

(1)调整子宫功能状态：动物实验证实，当子宫处于内加压状态时，当归对子宫有兴奋作用，使子宫内收缩由不规则变为规则，收缩力加强；当子宫内不加压时，当归对子宫有抑制作用[72]。

378

（2）镇静、镇痛：有效成分为挥发油[73]。

（3）利尿：有效成分为蔗糖。

（4）抗维生素E缺乏症[74]。

（5）抗菌作用：体外试验对痢疾杆菌、伤寒杆菌、大肠杆菌、溶血性链球菌等有抑制作用[75]。

此外，当归还能润肠而通便，保护肝脏，防止肝糖元减少[22]，并可能有促进子宫发育的作用。

临床应用 当归为中医临床用得最多的中药之一。凡需养血通脉，无论属血证、虚证、表证和痈疡，都可用当归。

（1）为妇科要药，主要用于调经，对痛经也确有较好疗效，配白芍和延胡索等。此外，也治经闭、月经不调。总之，各种调经方剂离不开一味当归，取其有行血、镇痛作用（或加强子宫收缩而排出瘀血，或驰缓子宫痉挛而镇痛），配熟地、川芎、白芍即四物汤。为理血基本方，不但血虚者可用，凡月经不调以及胎前产后的各种证候，一般也可在此方基础上加减用药。

（2）用于养血。对心血虚之心悸、健忘、失眠、心神不宁等，用当归养血以安神，方如当归补血汤；对脾血虚所致的消瘦、萎黄，用当归养血以健脾，方如四物汤；对肝血虚所致的头晕、目眩、耳鸣、筋挛等，用当归养血以柔肝，方如一贯煎。

（3）用于治疗肢体瘀血，尤其跌打损伤和血管疾患引起的瘀血或血流不畅、肿胀作痛，当归有逐瘀作用（改善循环和镇痛），故跌打方剂和治血栓闭塞性脉管炎的方剂中常用当归。

（4）用于治疗腹痛，对气血瘀滞而兼虚寒的腹痛较适宜，如偏于虚寒（例如产后腹痛），配建中汤加强温中止痛

379

1949

新 中 国
地 方 中 草 药
文 献 研 究
(1949—1979年)

1979

作用，方如当归建中汤；也可用当归生姜羊肉汤；如偏于瘀滞（例如痢疾早期之下痢脓血兼腹痛或妇女便秘腹痛），配白芍、香附等，有活血镇痛作用，方如当归芍药散加味。

（5）用于治疗慢性痈疡，取其有活血、补血和止痛作用，改善循环，加强身体抵抗力，常配黄芪、银花等。

（6）用于治疗肠燥便秘，属气血虚弱者较适宜，常配其他有滋补兼通便作用的药物，如肉苁蓉、牛膝等，方如济川煎。

此外，表证而属气血虚弱，或头痛、关节痹痛而属瘀血凝滞者，也可用当归，取其有行血镇痛作用。

使用注意

（1）前人曾说："归头补血，归身养血、归尾破血，全用活血"，或说："归头补头（包括头颈和胸部）、归身补身、归尾补四肢"，但实际上不必拘泥。临床应用和市面所售一般都以全当归供应。如条件许可加以细分时，可按以下原则选药：用于改善血循环，或入解表剂时，以全当归较好；用于治贫血和调经时，以归身较好；用于治跌打瘀肿、关节屈伸不利时，以归尾较好。

（2）久服多服当归会造成虚火上炎，出现咽喉痛、鼻孔灼热等症状，此时处方中宜酌加清热凉血之品，如银花、生地之类以调节之。

（3）当归通便，故凡脾胃阳虚而大便滑泻者不宜用；如平素大便不实需用当归时，要酌加白术、茯苓以制当归之滑泻作用。

（4）当归性温，故凡肺虚内热、肝火偏旺，或吐血初止者，均不宜用。

用 量 常用量3～4钱。用于表证时 小量 即 可，在

380

1～3 钱之间；用于补血，改善血循环、便秘，宜稍大量，用 4 钱～1 两，大剂偶用至 2 两。例如治产后血虚之当归生姜羊肉汤，当归用量即在 1 两以上。但在当归补血汤，则仅用 2 钱当归辅助黄芪（本方名为"补血"，实则补气而以气行血）。

处方举例

（1）当归补血汤（《内外伤辨惑论》）：当归 2 钱　黄芪 1 两　水煎服。

（2）一贯煎（《柳州医话》）：当归身 3 钱　北沙参 3 钱　麦冬 2 钱　生地 8 钱　杞子 4 钱　川楝子 1.5 钱　水煎服。

（3）当归建中汤（《千金翼方》）：当归 4 钱　桂枝 2 钱　白芍 4 钱　粉甘草 3 钱　生姜 1 钱　红枣 5 钱　饴糖 1 两（溶化）　水煎服。

（4）当归生姜羊肉汤（《金匮要略》）：羊肉半斤　当归 1 两　生姜 5 钱　隔水清蒸，温服，或水煎服。

（5）当归芍药散加味：当归 3 钱　白芍 4 钱　川芎 2 钱　白术 3 钱　茯苓 3 钱　泽泻 3 钱　香附 2 钱　延胡索 2 钱　水煎服。

（6）济川煎（《景岳全书》）：当归 4 钱　牛膝 2 钱　咸苁蓉 3 钱　泽泻 1.5 钱　升麻 8 分　枳壳 1 钱　水煎服。

4. 白　芍

处方名　白芍。

来　源　为毛茛科植物白芍 (Paeonia lactiflora Pall.) 的干燥根。

性　味　味酸、苦，性微寒。

主要成分　含白芍素 (Paeoniflorin)，即芍药甙 ($C_{22}H_{28}$

381

1949

新　中　国
地方中草药
文　献　研　究
(1949—1979年)

1979

O_{11}），又含兴奋子宫的成分，此外尚含苯甲酸、β-固甾醇、鞣质、挥发油、脂肪油。

药理作用　养血、缓急止痛，其作用为：

（1）解痉镇痛：对实验家兔的离体肠管和对大鼠在体胃及子宫的平滑肌，有降低肌张力和抑制运动的作用[76]。

（2）镇静：芍药甙对中枢神经系统有抑制作用[76]。

（3）抗菌：对金黄色葡萄球菌、志贺氏痢疾杆菌有较显著的抑菌作用[76]。

（4）抗真菌：对腹股沟表皮癣菌等多种皮肤真菌，有不同程度的抑制作用[77]。

此外，实验还初步证明，白芍能抑制胃液分泌，预防大鼠应激性溃疡病的发生[76]；临床观察白芍还有止汗、利尿等作用。

临床应用　主要用于柔肝止痛，养血补阴。

（1）用于治疗腹痛，主要是肝旺脾弱、肝胃不和，肝气郁滞引起的腹痛（如溃疡病、胃肠炎时的胃肠痉挛痛，以及肝炎时的肝区疼痛等），白芍能解痉而缓和肝气之"刚悍"，使之"柔和"而不引起疼痛，前人称这一作用为"柔肝"，有热者配柴胡清肝解郁，镇痛效果更好，方如四逆散。

对痢疾引起的腹痛和里急后重，用生白芍配木香、槟榔等以理气解痉，再加黄芩、川连等药加强抑菌作用以清热燥湿，方如芍药汤。

（2）用于治疗月经不调、崩漏而有小腹不适或疼痛，取其有养血和镇痛作用，配当归、熟地等，对治疗经痛效果更好。临床上在治疗经痛的方剂中，白芍常不可少。

（3）用于治疗由血虚引起的四肢肌肉痉挛抽搐，尤其小腿腓肠肌痉挛，能缓急解痉而镇痛，常配甘草同用，方如芍

382

药甘草汤（**实验证明，白芍和甘草的有效成分配合后，有相互增强的协同作用[76]**）。

（4）用于治疗肝阴不足引起的眩晕、耳鸣等。前人称白芍为"养肝阴之主药"，广泛用于由肝阴不足引起的眩晕、耳鸣、眼花、肢体麻木、肌肉跳动、舌质淡、脉弦细或弦劲（多见于慢性肝炎、贫血、高血压、动脉硬化），常配其他养阴补血药如麦冬、当归、熟地等，方如补肝汤。

（5）用于热病后，阴液耗损、小便不利。白芍有利尿作用，故常用。又阴虚汗多者也可用白芍。

〔附〕（1）前人有谓产后忌用白芍（因产后宜温，而白芍味苦酸而微寒），但实际上，只要对证，白芍仍可用。例如产后积热，用张完素之芍药汤（白芍、茯苓、黄芩），产后肝火热盛用加味小柴胡汤（小柴胡汤加当归、白芍、栀子、胆草）；（2）当归、白芍配伍同用，能加强补血养阴，在补气方剂中，如欲兼顾补血养阴，常加配当归、白芍，方如归芍六君汤、归芍异功散等。至于柴胡、白芍配伍的意义，已在第一章柴胡项下提到，不再另述。

用　量　3～4钱，利尿需重用。大剂偶用至1～1.5两，但不宜长期大量服用。

处方举例

（1）四逆散（《伤寒论》）：柴胡1.5钱　白芍3钱枳实1.5钱　炙甘草1钱　水煎服。

（2）芍药汤（张洁古）：白芍6钱　黄芩3钱　川连1.5钱　大黄2钱（后下）　木香2钱（后下）　槟榔2钱当归3钱　肉桂5分（焗）　甘草1钱　水煎服。

（3）芍药甘草汤（《伤寒论》）：白芍、甘草各4钱水煎服。

1949

新　中　国
地方中草药
文　献　研　究
(1949—1979年)

1979

（4）补肝汤（《医宗金鉴》）：白芍5钱　当归4钱
熟地4钱　川芎2钱　麦冬3钱　木瓜2钱　枣仁5钱　甘
草1钱　水煎服。

5. 阿　胶

处方名　阿胶、阿胶珠。

来　源　为马科动物驴(Equus asinus L.)的皮去毛后熬制
而成的胶块。用蛤粉炒成珠者称阿胶珠。

性　味　味甘，性平。

主要成分　含明胶朊、骨胶朊，水解后产生赖氨酸、精
氨酸、组氨酸和胱氨酸等，并含钙、硫。

药理作用　补血、止血、滋阴、润燥，现已证实其作用为：

（1）补血：对增加血液的红细胞数和血红蛋白量有一定
帮助[78]。其原理可能为通过氨基酸等物质的营养作用，改
善全身功能（包括造血功能）。

（2）止血：可能通过改善钙平衡，使血清钙略增而起作
用[79]，但仅用于出血轻症，重症无用。

（3）升压：动物试验阿胶溶液注入能升高血压，对抗创
伤性休克[80]。

此外，动物实验还观察到阿胶有预防进行性肌营养障碍
的作用[81]。

临床应用

（1）用于阴虚出血，尤其肺结核咯血，兼有燥咳虚热者
最合适。常配生地、沙参、麦冬、茜根炭、藕节等以滋阴凉
血和止血。对病情较轻，只有痰中带血、干咳燥咳者，则配
牛蒡子清热，杏仁、马兜铃止咳便可，方如补肺阿胶汤。

治疗崩漏（功能性子宫出血），阿胶是常用药。常用阿

384

胶、艾叶配四物汤作为基本方，随证配伍，有一定效果[82]。

治便血、血痢，则用阿胶配川连。

（2）用于血虚心烦（神经衰弱），有失眠、舌质红、脉细数等症状。阿胶有强壮作用，常配川连、黄芩等加强清热镇静作用，方如黄连阿胶汤。

（3）用于肺燥咳嗽。阿胶能清肺润燥，对急性气管炎，表现干咳无痰、咽喉干燥者尤为合适，常配杏仁、枇杷叶、马兜铃等。

（4）用于痉厥抽搐。其原理可能由于阿胶能增加血清钙浓度，有助于降低神经肌肉过高的兴奋性而止抽搐。常配龟板、牡蛎、鸡子黄、生地等。

此外，阿胶珠对治疗阴虚型慢性肾炎患者的腰部痠痛、尿蛋白，也有一定帮助，可随证加入治疗方剂内。

使用注意　（1）阿胶用蛤粉炒成阿胶珠后，粘性减少，止血效果更好，可治虚劳咯血（肺结核咯血）和血痢；（2）阿胶腻滞不易消化，脾胃虚弱、消化不良、胸腹痞满者，服后易致呕吐和泄泻，故不宜服。

用　量　1～5钱。如入煎剂，去渣后溶化冲服较好。

处方举例

（1）补肺阿胶汤（《小儿药证直诀》）：阿胶3钱（溶化）　马兜铃2钱　牛蒡子2钱　杏仁2钱　甘草1钱　糯米3钱　水煎服。

（2）胶艾四物汤（《金匮要略》）：阿胶5钱（溶化）艾叶5钱　当归4钱　熟地5钱　白芍3钱　川芎3钱　炙甘草1钱　水煎服。

（3）黄连阿胶汤（《伤寒论》）：川连2钱　阿胶5钱（溶化）　黄芩2钱　白芍2钱　水煎，放温后加入鸡蛋黄

1949

新 中 国
地 方 中 草 药
文 献 研 究
(1949—1979年)

1979

2个，搅匀，一日分三次温服。

6. 枸 杞 子

处方名 杞子、甘杞子、枸杞子。

来 源 为茄科植物枸杞 (Lycium chinense Mill.) 的干燥成熟果实。

性 味 味甘，性平。

主要成分 含甜菜碱 ($C_5H_{11}O_2N$)，属生物碱。另含维生素A、B_1、B_2、C、钙、磷、铁等，以及色素玉米黄质 $C_{40}H_{56}O_2$。果皮含酸浆果红素 ($C_{72}H_{116}O_4$)。

药理作用 补肝肾，生精血。其作用为滋养、强壮，与其所含营养物质有关。实验证明，枸杞子具有轻微的抑制脂肪在肝细胞内沉积和促进肝细胞新生的作用[83]。

临床应用 为平补肝肾的常用药，不寒不热，阴虚阳虚都可用，但较多用于阴虚。

（1）用于治疗肝病，包括慢性肝炎、肝硬变而属阴虚者，取其有护肝作用，常配当归、熟地补血，沙参、麦冬滋阴，川楝子疏肝，方如一贯煎。

实验方面已初步找到杞子治肝病的一些根据，可作为一种中药的护肝药，常服一般无副作用，但患肝病而内火炽盛者，服杞子后有时会热象加重，为免此弊，用时宜酌加清凉药。

（2）用于一般体弱肾虚，腰膝疲软，甚至遗精、带下，常配熟地、杜仲、女贞子等药；如属虚劳咳嗽，则配五味子、熟地等。

（3）用于眼科，治疗目眩眼花、视力减退（如早期老年性白内障），常配菊花加强明目作用，配六味地黄汤或巴

386

戟、苁蓉补肾，方如杞菊地黄汤（**此方治阴虚头痛亦好**）、菊睛汤。

使用注意　本品补力胜于沙苑子。虽属平补，但有内热者仍应慎用。

用　量　2～6钱。除入汤剂外，还可以浸酒或作炖品料用。

处方举例

（1）一贯煎（《柳州医话》）：北沙参3钱　麦冬3钱　当归3钱　甘杞子3～6钱　生地6钱～1两5钱　川楝子1.5钱　水煎服。

（2）杞菊地黄汤（《医级》）：见菊花项下。

（3）菊睛汤：菊花2钱　杞子5钱　肉苁蓉3钱　巴戟2钱　水煎服。

7. 桑 椹

处方名　桑椹子、桑椹。

来　源　为桑科植物桑 (Morus alba L.) 的成熟果实。

性　味　味甘、微酸，性温。

主要成分　含有机酸、粘液质、菊色素、糖分和多种维生素。

药理作用　养血祛风、补益肝肾，其作用为利尿、镇咳、强壮。

临床应用　为平补肝肾药品，补血方剂中常用。

（1）治血虚，有头晕、耳鸣、消渴等证（可见于贫血、神经衰弱、动脉硬化、糖尿病等），常配鸡血藤、乌豆衣等水煎服，方如桑椹汤，或服成药桑椹膏。

（2）治阴虚型高血压，常配生地、熟地、地骨皮等。

387

1949

新 中 国
地方中草药
文 献 研 究
(1949—1979年)

1979

（3）治老年便秘，配首乌、黑芝麻，有一定效果。

用　量　3～5钱。熬膏服较好。桑椹膏每次服5钱～1两。

处方举例　＊桑椹汤：桑椹5钱　鸡血藤6钱　乌豆衣4钱　五爪龙8钱　水煎服。

8. 龙 眼 肉

处方名　桂圆肉、桂圆、龙眼肉。

来　源　为无患子科植物龙眼〔Euphoria longan (Lour.) Steud.〕的果肉。

性　味　味甘，性温。

主要成分　含维生素A、B$_1$等，另含葡萄糖、蔗糖、酒石酸等。

药理作用　安神、益脾，其作用为镇静、健胃、滋养。又体外试验对奥杜盎氏小芽胞癣菌有抑制作用。

临床应用　主要治疗与心血虚有关的神经衰弱，表现有失眠、健忘、惊悸等症状，但单用力薄，需配合其他养血药，方如归脾汤。轻症者睡眠欠佳，易兴奋，可用龙眼肉配百合煎汤服。

此外，对一些虚证出血，如大小便下血，肺痨咳嗽、痰中带血，以及对病后体弱者的调补，龙眼肉都有一定帮助。

用　量　3～5钱，大剂1～2两。

处方举例　归脾汤（《济生方》）：黄芪3钱　白术3钱　党参3钱　当归2钱　茯神3钱　龙眼肉3钱　广木香5分（后下）　远志1钱　酸枣仁3钱　炙甘草1.5钱　生姜1.5钱　红枣5钱　水煎服。

388

四、补 阴 药

补阴药又称养阴药，主要是用来补养肺阴、胃阴、肝阴和肾阴。适宜于肺胃阴虚和肝肾阴虚之证。由于阴分主要来自先天之肾阴和后天之胃阴，故多数养阴药侧重用于滋肾阴或养胃阴。

肺阴虚，程度轻者表现为肺阴不足，仅有干咳音哑、口渴咽干、皮肤枯燥，或吐涎沫，或吐浊痰（可见于上呼吸道炎和气管炎的一定阶段），治宜生津润肺，用沙参、麦冬、玉竹、百合等甘寒清润之品。程度重者为肺痿，有潮热、盗汗、久嗽、吐痰、吐血、脉细数（多见于肺结核），治宜养阴补气，除用上述润燥之品外，需加参、芪等益气。

胃阴虚，即胃的津液不足，表现为食欲减退、心热烦渴、口干舌燥、大便秘结（多见于热病伤津，由发热引起机体失水所致），宜用甘寒柔润之品清养胃阴，选用石斛、麦冬、沙参等药。由此可见，清养胃阴和肺阴用药有相同之处，可以说养胃阴也就是养肺阴，这也如前人所说的："肺金全持胃阴以生，胃气润肺以资其益也。"从现代医学观点看，沙参、麦冬、玉竹、石斛等药由于分别具有解热、利尿、通便、祛痰等作用，故对肺胃阴虚所呈现的燥热症状，可收到缓解的效果。

至于肝阴虚，临床上有两类型表现：有些患者肝阴虚的表现与肝血虚相同，实际上往往就是由于肝血虚所致，二者都有视力减退、夜盲、头晕、耳鸣、爪甲干枯等表现，常见于慢性肝病，可用女贞子、旱莲草，配合补血药等治疗。另外一些肝阴虚患者表现为肝阳上亢（阴虚导致阳亢），有眩

1949

新　中　国
地方中草药
文　献　研　究
(1949—1979年)

1979

晕、耳鸣、口燥、咽干、睡眠不安、舌质红、脉细数等症状，可见于高血压病。治疗宜用龟板、鳖甲等药，由于这些药有镇静和滋补作用，可以调理肝阴肝阳平衡的失调，补阴而抑阳，使肝阳上亢的症状消失，这也就是所谓"育阴潜阳"或"养阴潜阳"。

肾阴虚，是许多慢性病所共有的虚弱症候群，主要表现是：头晕、耳鸣、腰膝痠软、手心烦热、午后低热、小便短赤、舌红少津、脉细无力。由于肾虚不能养肝，肾阴虚常引起肝阴虚，统称肝肾不足。养阴药如女贞子、旱莲草、龟板、鳖甲、桑寄生、黑芝麻等，都是同时补益肝肾的药物。

在中医学里，"补阴"这个概念常用多种术语来概括。"养阴"一词用得最多，泛指补养肾阴、肝阴或清养胃阴、肺阴；"滋阴"一词用得也很普遍，多指滋补肾阴，又称"滋肾"；"育阴"，多指补肝阴。总的来说，从现代医学观点看，所谓"养阴"、"滋阴"、"育阴"，其实质可能是主要通过调节体液代谢，从而收到利尿清热、润燥化痰、增液通便、生津解渴、镇静宁神、止血补血、滋养强壮的效果。近年来，有些研究还初步发现某些养阴药具有降血压和降胆固醇的作用。看来，前人的经验在老人常服的补养剂中重视以养阴药配伍，不是没有道理的。

1.　沙　参（附：南沙参）

处方名　沙参、北沙参。

来　源　沙参一般指北沙参，为伞形科植物珊瑚菜 (Glehnia littoralis Fr. Schmidt ex Miq.) 的干燥根。

性　味　味甘、苦，性微寒。

主要成分　含生物硷和淀粉。

390

药理作用　养阴清肺，除虚热，治燥咳。实验证实有轻度祛痰作用[84]。

临床应用　为润燥常用药。

（1）治肺虚燥咳（久咳、干咳、痰少、津液不足），故肺结核、老年慢性气管炎的干咳均宜用沙参，常配麦冬、玉竹、桑叶，加强清润作用，方如沙参麦冬饮。又可单用沙参末2钱（或加配甘草末1钱），开水送服。可长期服用。

（2）治热病后阴虚津少（相当于有发热的感染性疾病恢复期），觉咽喉干燥，口渴欲饮，大便干结，脉弱无力，或有虚热，此时用沙参配麦冬、生地等，通过清余热而润燥，方如益胃汤。

（3）治皮肤瘙痒，尤其秋冬季天气转凉后皮肤干燥引起的瘙痒（如冬令性皮炎），常配麦冬、玉竹，临床观察有一定效果。中医学说认为这种瘙痒症与血燥有关，由于肺主皮毛，某些皮肤病可从肺而治，故可通过清润肺气而润泽皮肤，减轻瘙痒。具体的作用原理尚待进一步研究。

使用注意　沙参滋腻濡润，不利于透发表邪，故咳嗽而有实热、脉实苔腻者不宜用。习惯上沙参多用于体虚者的慢性咳嗽，而外感初起、急性上呼吸道炎、急性气管炎之咳嗽一般不用。必须使用时，也要配伍葛根、淡豆豉、山栀皮等以助解表清热。

用　量　2～5钱。用于清补，量可稍大。

处方举例

（1）沙参麦冬饮（《温病条辨》）：沙参3钱　麦冬2钱　玉竹3钱　生扁豆2钱　冬桑叶2钱　花粉1.5钱　生甘草1钱　水煎服。久热久咳者再加地骨皮1钱。

（2）益胃汤：沙参4钱　生地5钱　麦冬3钱　玉竹3

391

1949
新 中 国
地 方 中 草 药
文 献 研 究
(1949—1979年)
1979

钱，冰糖 5 钱（溶化），水煎服。

〔附〕南沙参　为桔梗科植物多种沙参如轮叶沙参〔Adenophora tetraphylla (Thunb.) Fisch.〕等的根。性味与北沙参相同，含沙参皂甙，有清热祛痰作用。虽也能治肺热咳嗽，但较少用。与北沙参相比，北沙参滋阴作用较强，南沙参祛痰作用较好。

2. 西 洋 参

处方名　西洋参、西参。

来 源　为五加科植物西洋参 (Panax quinquefolium L.) 的干燥根。原产北美洲，现我国已移种成功。

性 味　味苦、甘，性微凉。

主要成分　含人参奎酮 ($C_{24}H_{28}O_{18}$)。

药理作用　养阴、清热、生津。

临床应用　西洋参的价值主要在于生津而兼有一定的益气作用。由于性较清润而不燥热，不同于人参之温燥，故可用于热证患者，凡有高热以致气津两伤（表现体力不足和失水），尤其小儿高热烦渴、泄泻脱水，可用西洋参，配以清热药。近代所用的石膏知母加人参汤（旧名白虎加人参汤），治热盛伤津伤气，就常用西洋参代人参。

此外，肺结核之虚热、燥咳可用西洋参治疗，在养阴清热中又有一定补性。

从西洋参以上功能和效力看，并非不可缺少之品，如无西洋参，可用石柱参代；症轻者也可用大量沙参代。

至于补气救脱，则远非西洋参所能胜任，因西洋参清养之功有余，而补养之力不足，故凡失血或感染中毒性休克、虚脱的患者，用朝鲜参、吉林参而不用西洋参。

392

用　量　8分～3钱。炖服。

处方举例　石膏知母加人参汤（旧名白虎加人参汤）（《伤寒论》）：西洋参2钱（另炖）　生石膏2两（打碎先煎）　知母5钱　甘草2钱　粳米4钱　水煎服。

3．天　门　冬

处方名　天冬、天门冬。

来　源　为百合科植物天门冬〔Asparagus cochinchinensis (Lour.) Merr.〕的干燥块根。

性　味　味甘、苦，性大寒。

主要成分　含天门冬酰胺、β-固甾醇、5-甲氧基甲基糠醛。

药理作用　滋阴润燥、清热化痰。其作用为镇咳、利尿、通便、强壮，并有抗菌作用。体外试验对金黄色葡萄球菌、溶血性链球菌、肺炎双球菌、白喉杆菌、炭疽杆菌等有抗菌作用[21]。

临床应用　主要用于阴虚火旺，尤其虚热咳嗽者。

（1）治肺虚咳嗽，适用于老年慢性气管炎和肺结核患者，尤其有粘痰难以咯出，久咳而偏于热者，可用天冬润燥化痰和滋补身体，常配生地、川贝、百合等，方如天门冬丸。

（2）治肺痿、肺痈，取天冬凉润能解热，并配山慈姑、穿破石等解毒药，方如天破汤。

（3）治阴虚发热，如贫血、结核病、病后体弱等之低热，配熟地补血，党参补气，方如三才汤。如为热病后期之阴虚兼有肠燥便秘，则配生地、火麻仁、当归等。

使用注意　脾胃虚寒和便溏者不宜服。

用　量　2～5钱。

1949

新 中 国
地 方 中 草 药
文 献 研 究
(1949—1979年)

1979

处方举例

（1）天门冬丸（《证治准绳》）：天冬1两5钱，百合、前胡、川贝、半夏、桔梗、桑白皮、防己、紫菀、赤苓、生地、杏仁各7钱5分，共研细末，炼蜜为丸如梧桐子大，每服20丸，生姜汤送下，每日3次。

（2）天破汤：天冬3钱　麦冬3钱　穿破石8钱　山慈姑4钱　铁包金8钱　白蒺藜6钱　黄芪5钱　炙甘草1.5钱　水煎服。

4. 麦 门 冬

处方名　麦冬、麦门冬。

来　源　为百合科植物沿阶草〔Ophiopogon japonicus (Thunb.) Ker-Gaw.〕的干燥块根。

性　味　味甘、微苦，性微寒。

主要成分　含多量葡萄糖、粘液质，少量β-固甾醇，维生素A类物质。

药理作用　润燥生津、化痰止咳，其作用为：解热、消炎、镇咳、祛痰、利尿、强心、强壮，并有抗菌作用，体外试验对白色葡萄球菌、大肠杆菌、伤寒杆菌有较强的抑菌作用[85]。

临床应用　与天冬近似。

（1）治燥热咳嗽，适于肺阴虚久咳患者，多用于肺结核、慢性支气管炎、慢性咽炎等之燥咳，可加配半夏祛痰、党参益气，方如麦门冬汤。

对外感所致的燥咳，前人有谓忌用麦冬，因其性较滋腻，补肺而助痰，不利于解表。实际上，当外感较严重，有发热、鼻塞、恶风、欲汗不能，需用宣通透表法治疗时，麦

394

冬确不宜用，但如外感较轻，不发高热，无鼻塞，只有燥咳，可以用麦冬。

（2）治热病后期之津亏便秘、虚热烦渴，配生地、玄参等凉药，进一步清热，方如增液汤（见第三章生地项下）。

如属热病恢复期之阴虚血亏，可用麦冬配其他滋阴补血药调补身体，方如养正汤。

（3）用于强心，尤其适宜于虚脱患者出汗过多，有心跳过速、血压低，可用麦冬配人参、五味子等水煎服，方如生脉散。此方也是夏令养阴主方，伤暑多汗服之，可收生津益气的效果。

汗后虚烦不安者，则用麦冬5钱，配黄芪2钱，当归2钱，五味子1钱，甘草1钱，水煎服。

〔附〕（1）麦冬与天冬比较：清润肺燥之力，麦冬优于天冬，滋补肺肾之功，天冬胜于麦冬，治肺结核燥咳时，可天冬、麦冬同用；（2）麦冬配凉药宜生用，配补药宜酒制；（3）气虚、胃寒、便溏者不宜用；（4）麦冬心服后易致心烦，故入养肺阴药中宜去心。

用　量　2～8钱。用于强心时宜大量。

处方举例

（1）麦门冬汤（《金匮要略》）：麦冬5钱　法夏1.5钱　党参3钱　甘草1钱　粳米5钱　大枣4枚　水煎服。

（2）养正汤：麦冬3钱　玉竹5钱　首乌4钱　当归3钱　熟地4钱　生地3钱　淮山4钱　茯苓2钱　女贞子3钱　天花粉2钱　白芍2钱　炙甘草1钱　水煎服。

（3）生脉散（《内外伤辨惑论》）：麦冬4钱　吉林参2钱（或党参5钱）　五味子1.5钱　水煎服。

395

1949
新 中 国
地 方 中 草 药
文 献 研 究
(1949—1979年)
1979

5. 石 斛（hú 读胡）

处方名 石斛、金石斛、金钗石斛、小环钗、川石斛。

来　源 为兰科植物细叶石斛 (Dendrobium hancockii Rolfe)、金钗石斛 (Dendrobium nobile Lindl.) 的干燥或鲜茎。广东产者为铜皮石斛 (Dendrobium crispulum K. Kimura et Migo) 及鸡爪兰 (Dendrobium kwantungense Tso)。

性　味 味甘，性微寒。

主要成分 含石斛碱 ($C_{16}H_{25}O_2N$)、粘液质、淀粉等。

药理作用 解热生津益胃、止渴止呕。现已证实其作用为：

（1）解热、镇痛：作用较微弱，有效成分为石斛碱，作用点似在延髓[86]。

（2）健胃：促进胃肠蠕动。其浸膏能刺激实验动物小肠平滑肌的收缩，提高其紧张性[87]。

临床应用 为滋养胃阴的常用药。

（1）用于热病伤津，取其清凉滋润，有解热养胃作用。尤其多用于热病后期，仍有虚热、微汗、目昏、口渴，或有筋骨瘘痛，舌干红，脉软数无力，症状日轻夜重。宜用石斛解退虚热，但因力薄，需配生地、玄参、沙参等，方如石斛汤。

至于温热病早期，热未化燥，但津液已损，有口干烦渴、舌红等症状时，可用鲜石斛，除配麦冬、花粉等养胃阴外，还可酌加石膏、知母等清气分热的药物。

（2）治胃热而有虚火者最合适。或食入即吐，时作干呕，舌红绛、光剥无苔（可见于慢性胃炎），用石斛清胃热、养胃阴，常配其他甘凉清胃之品，方如清胃养阴汤。

396

如胃热表现为易饥多食，胃脘不爽，消瘦，口干舌燥，烦渴多饮，口臭便秘（可见于消渴症，其中部分病例相当于糖尿病），则用石斛配花粉、生地、知母、沙参等，方如消渴方。

〔附〕 （1）石斛商品种类较多，但其性能大同小异，以茎壮、肉厚、色泽黄润者为佳。鲜石斛清热力较大，故温热病时用之；小环钗养津解热之力较好，且滋而不滞，故阴虚烦热者用之；（2）本品性属清润，清中有补，补中有清，故最宜于虚而有热者。凡虚而无火，或实热证、舌苔厚腻、腹胀者均忌服。

用　量　2～4钱。入汤剂较好。

处方举例

（1）石斛汤（《证治准绳》）：石斛、麦冬（去心）、生地、远志、茯苓、玄参各1两，炙甘草5钱，共研末，每服4钱，加生姜5片，水煎服。

（2）清胃养阴汤：川石斛3钱　北沙参4钱　麦冬3钱花粉3钱　白扁豆3钱　鲜竹茹3钱　生豆芽4钱　水煎服。

（3）消渴方：石斛3钱　花粉8钱　知母4钱　麦冬3钱　北沙参5钱　生地5钱　川连1钱　水煎服。

6. 玉　竹

处方名　玉竹。

来　源　为百合科植物玉竹 (Polygonatum officinale All.) 的干燥根茎。

性　味　味甘，性微寒。

主要成分　含强心甙、白屈菜酸 ($C_7H_4O_6$)、生物碱和

1949

新 中 国
地 方 中 草 药
文 献 研 究
(1949—1979年)

1979

维生素A类物质、烟酸、粘液质。

药理作用　养阴润燥，其作用为：

（1）强心：动物实验证实有轻度强心和升血压的作用，与党参合用又能改善心肌缺血的心电图不正常[88]。

（2）类肾上腺皮质激素作用：在中药对去肾上腺鼠肝糖原含量的影响的试验中，发现玉竹有类似肾上腺皮质激素的作用[65]。

此外，还有润肠通便作用。

临床应用

（1）用于润燥，与沙参、麦冬等配伍治肺胃燥热、阴虚咳嗽，适应证与沙参同。

（2）用于治疗平素阴虚而新患感冒、有风热咳嗽、肺燥等表现的患者。玉竹虽无清热之功，但与解表药同用，在发汗的同时兼顾到滋阴，以防解表药过于发散而伤阴，有其一定价值，方如加减玉竹汤〔原名加减葳蕤（wēiruí 读威锐）汤〕。

（3）用于治疗风湿性心脏病，取其有强心而滋养气血的作用，对改善血循环有一定帮助。常配杞子、桂圆肉、麦冬、生姜、大枣等。对低血压者，需重加炙甘草。如为循环衰竭、脉沉细无力，则不能依靠玉竹，需加附子、肉桂。至于有心动过速和血压偏高者，玉竹应慎用，因玉竹能加快心率和升高血压。

（4）用于体弱者，可作一般滋补用，但效力较弱而缓，属于清补。夏秋季暑热或秋燥时，广东民间常服的"清补凉"，即由玉竹、沙参、莲子、百合、淮山、扁豆等组合成方，有清热、平补而带凉润的作用，故名"清补凉"，对消除感暑烦躁或燥热，有一定帮助，并有轻度的润燥通便的作

398

用。

(5) 用于冠心病心绞痛，配党参，制成参竹浸膏，适用于气阴两虚型的患者，配冠心二号方（见第八章降香项下）同用，效果更好，能减轻心绞痛和改善心电图[88]。

〔附〕（1）对玉竹滋补功力的评价不应过高，前人有推崇为"用代人参"、"用代参、地"、"可代参、芪"，都是过奖之语。实际上，玉竹在滋补上不过与黄精相近（都是在润肺的同时带有一定滋补作用），在润燥上不过与麦冬相似，对于较重的气血亏损玉竹是无济于事的；（2）与天冬比较，玉竹清热力较弱，但养阴而不腻滞；天冬清热力较强，养阴而偏于滋腻。

用　量　因玉竹气力平弱，需重用，一般3～5钱，用于强心或作炖品料，可用至1～2两。

处方举例

（1）加减葳蕤汤（《通俗伤寒论》）：玉竹3钱　生葱白3枚　桔梗1.5钱　白薇1钱　淡豆豉4钱　薄荷1钱（后下）　炙甘草5分　红枣2枚　水煎服。

（2）参竹浸膏（西苑医院方）：党参3钱　玉竹5钱，为一日量，作浸膏，分二次服。

7.　百　合

处方名　百合。

来　源　为百合科植物百合(Lilium brownii F. E. Brown var. colchesteri Wils.) 的干燥鳞茎。

性　味　味甘、苦，性微寒而润。

主要成分　含水解秋水仙硷、淀粉、蛋白质、脂肪。

药理作用　利尿、清热、润燥止咳、镇静。

399

1949

新 中 国
地 方 中 草 药
文 献 研 究
(1949—1979年)

1979

临床应用

（1）用于治疗干咳久咳，或肺热咳嗽恢复期，余热未尽，仍有咳嗽，用百合协助清热镇咳以善后。又治阴虚咳血，配养阴和凉血药，方如百合固金汤。

（2）用于清心安神，治热病后余热未清，心悸、烦躁、夜间尤甚，小便短赤，取百合能利尿清热而安神，需配知母、生地、滑石、淡竹叶等。至于治一般心热烦躁，可用百合配莲子、龙眼肉等，水煎服。

用　量　3钱～1两，量小无效。

处方举例　百合固金汤（《医方集解》）：百合8钱　生地3钱　熟地3钱　玄参5钱　川贝3钱　桔梗3钱　麦冬3钱　白芍3钱　当归3钱　甘草2钱　水煎服。

8.　桑　寄　生

处方名　桑寄生、桑寄、广寄生、北寄生。

来　源　南方多用广寄生；为桑寄生科植物桑寄生〔Loranthus parasiticus (L.) Merr.〕的干燥枝叶；北方用北寄生，为桑寄生科植物槲寄生〔Viscum coloratum (Kom.) Nakai〕等的干燥枝叶。

性　味　味苦，性平。

主要成分　广寄生含降血压及强心成分，已分离出者有广寄生甙（即萹蓄甙）、槲皮甙，后者水解后产生槲皮素（$C_{15}H_{20}O_7$）及阿拉伯胶糖[39]。

北寄生含7种结晶体。其中结晶A为土当归酸，结晶B为β—香树脂醇，结晶C为中肌醇[90]。

药理作用

（1）降压：浸出液有降低血压作用，作用点在内感受

400

器，引起降压反射，或由于抑制延髓或脊髓血管运动中枢所致。但作用较短暂而不持久[91]。

（2）降胆固醇：临床试用初步结果，对降低血清胆固醇似有一定作用[70]。

（3）利尿：作用较显著，有效成分为广寄生甙[92]。

（4）抗菌：体外试验能抑制伤寒杆菌和葡萄球菌生长[93]。

（5）抗病毒：其煎剂对脊髓灰质炎病毒Ⅰ、Ⅱ、Ⅲ型及Sabin Ⅰ型均有显著抑制作用（可能为直接灭活），与淫羊藿同用其抑制作用更明显。此外，桑寄生对 ECHO 及 Coxackie 病毒也有明显抑制作用[52]，又能抗流感病毒[88]。

临床应用

（1）治高血压病，适用于肝肾不足、阴虚阳亢，有头痛、眩晕、耳鸣、心悸的病例，取其有降压作用，可单用1～2两，水煎代茶，但因其力量有限，常需配用凉血药如生地、赤芍、银花藤等水煎服，方如桑寄降压汤，对降压和改善症状，有一定效果。

（2）治风湿痹痛，适用于风湿性关节炎、风湿性肌炎而有腰膝酸软痛痹和其他血虚表现者，取其有和利血脉、舒筋活络、镇痛的作用，常配独活、熟地、防风、党参等，方如独活寄生汤（见第五章独活项下）。

（3）治妊娠胎动不安、胎漏下血（先兆流产），或腰背疼痛，效果较好，常配黄芩、白术、川断等，方如桑寄安胎汤。

（4）治小儿麻痹症，与淫羊藿配合效果更好（用法详见淫羊藿项下）。

（5）治皮肤干燥症，即中医所称"肌肤甲错"，由血虚

401

1949
新 中 国
地方中草药
文 献 研 究
(1949—1979年)
1979

血滞所致，因血液不能营养肌肤，以致皮肤枯燥，甚者如鱼鳞状。前人认为桑寄生能"光肌肤"，故能治疗本病，其作用原理尚待进一步研究。用法为每次桑寄生1～2两，加鸡蛋1只和沙糖适量，水煎服。

用　量　3钱～2两。

处方举例

(1)*桑寄降压汤：桑寄生6钱　当归4钱　川芎2钱　赤芍3钱　生地5钱　银花藤6钱　鸡血藤6钱　淮牛膝4钱　水煎服。

(2)*桑寄安胎汤：桑寄生6钱　川断3钱　菟丝子4钱　艾叶3钱　黄芩2钱　白术4钱　黄芪4钱　白芍3钱　当归4钱　水煎服。

9.　旱　莲　草

处方名　旱莲草。

来　源　为菊科植物鳢（音礼 lǐ）肠〔Eclipta alba (L.) Hassk.〕的干燥地上全草。

性　味　味甘、酸，性寒。

主要成分　含鳢肠素、苦味质、鞣质、维生素A类物质。

药理作用　止血、凉血，可能有收敛、消炎作用，略带补性。体外试验对金黄色葡萄球菌有较强的抑菌作用，对福氏痢疾杆菌有一定的抑菌作用[94]。

临床应用　作为收敛性强壮药用。

主要用于表现有肝肾阴虚、肝火亢盛的出血证，包括吐血、尿血、便血、血痢、子宫出血等，尤以治尿血较常用，一般配车前草、冬葵子等。如为慢性肾炎所致的血尿（包括

402

小便有红细胞），阴虚型的病例配六味地黄汤；阴阳两虚者
配菟丝子、破故纸、熟地、白芍、大枣、炙甘草。如为尿道
炎所致的血尿，配泽泻、黄柏、透骨消、金丝草。

治吐血常配侧柏叶；治便血、血痢配地榆；治子宫出血
配阿胶、艾叶。近年来还试用于治眼底出血，配仙鹤草、白
芨、生地、赤芍、栀子炭等，方如宁血汤。

此外，对肝肾阴虚，有腰痛、头晕、须发早白者，也惯
用旱莲草，配女贞子等，但效力较缓弱。

用　量　2～5钱。

处方举例　＊宁血汤：旱莲草5钱　仙鹤草1两　生地
5钱　栀子炭1.5钱　白蒺藜4钱　密蒙花4钱　赤芍3钱
白芨3钱　白薇3钱　阿胶3钱（溶化）　水煎服，治一般
眼底出血和眼科手术后出血。

10. 女 贞 子

处方名　女贞子、女贞。

来　源　为木犀科植物女贞（Ligustrum lucidum Ait.）的
干燥成熟果实。

性　味　味苦，性平。

主要成分　含齐墩果酸、右旋甘露糖醇、油酸、亚油酸
等。

药理作用

（1）强心：与所含的齐墩果酸有关。

（2）通便：缓下，与所含的右旋甘露糖醇有关。

（3）滋养：与所含的油酸、亚油酸等有关。

此外，近年来的研究还初步发现了女贞子的水浸剂能抑
制动物某些移植性肿瘤的生长[95]。

403

1949

新　中　国
地方中草药
文献研究
(1949—1979年)

1979

临床应用　用于眼科较多。

（1）治中心性视网膜炎、早期老年性白内障，有肝肾阴虚表现、视力减退、眼花的患者。配杞子和六味地黄汤，方如网膜炎方。

（2）治肾阴虚，头昏目眩、腰膝痠软、肢体乏力、须发早白，常配蕤仁肉、破故纸、菟丝子等，或配旱莲草，方如二至丸。

又据报道，近年来试用女贞子3两、龙葵2两，水煎服，对提高血中白细胞数有一定帮助[96]。

用　量　2～5钱。

处方举例　（1）*网膜炎方：女贞子3钱　杞子4钱　熟地5钱　云苓5钱　泽泻3钱　丹皮2钱　山萸肉3钱　淮山4钱　水煎服。

（2）二至丸：女贞子、旱莲草各5钱，水煎服。

11.　黑　芝　麻

处方名　黑芝麻、胡麻仁、巨胜子。

来　源　为胡麻科植物芝麻 (Sesamum indicum L.) 的干燥黑色种子。

性　味　味甘，性平。

主要成分　含脂肪油（45～55%），其中主要为油酸、亚油酸。又其芝麻油含芝麻明 ($C_{20}H_{18}O_6$)。

药理作用

（1）滋养：所含的营养成分有补充营养的作用。

（2）通便：所含脂肪油，能润燥滑肠而缓下。

临床应用

（1）治肝肾阴虚之头眩、眼花、耳鸣、头痛，可见于高

404

血压病、动脉硬化、神经官能症，常配桑叶，方如桑麻丸。治血虚麻木、阴虚胁痛、肠燥便秘，效果亦好。

（2）治气虚便秘，可用黑芝麻（炒研）1～2汤匙，鸡蛋1只，调匀后用沸开水冲成蛋花糊，再加适量蜜糖调服。此方常服，对治疗一般肾虚也有帮助。

用　量　3钱～1两。

处方举例　桑麻丸：桑叶1斤（研末）　黑芝麻4两（蒸熟后捣烂），水泛为丸，每服1.5～3钱。

12. 乌　豆（附：乌豆衣）

处方名　黑豆、乌豆、大黑豆。

来　源　为豆科植物乌豆（Glycine soja Sieb. et Zucc.）的种子。取色黑光润、圆而粒大者入药较好，黑皮青豆（皮黑但豆身青色）质地更佳。

性　味　味甘，性平。

主要成分　含蛋白质、脂肪、淀粉、钙、磷、铁和甲、乙种维生素。营养成分比白扁豆或赤小豆丰富。

药理作用　养血补虚，主要为滋养作用。

临床应用　可治病后体虚或慢性病者一般虚弱引起的浮肿、晕眩、自汗或盗汗等。主要用作滋养强壮，但单用力薄，需配浮小麦或黄芪，方如乌豆汤。日常也可用食盐、花椒、生油等炒黑豆，佐粥服食，有一定滋补作用。

用　量　3钱～1两。大剂可用至2两。

处方举例　乌豆汤：乌豆1两　浮小麦1两　水煎服。

［附］乌豆衣　为乌豆的干燥皮衣，性味功用与乌豆相同。

又：另有一种野乌豆，即马料豆，又称穭豆（其皮名穭

405

1949

新 中 国
地 方 中 草 药
文 献 研 究
(1949—1979年)

1979

豆衣），质较次。

13. 龟 板（附：龟板胶）

处方名　龟板、炙龟板。

来　源　为龟科动物龟〔Chinemys reevesii (Gray)〕的腹甲（底板），但上甲亦可入药。

性　味　味甘、微咸，性平而偏凉。

主要成分　含动物胶质、脂肪、钙、磷。

药理作用　解热镇静、强健筋骨、凉血补血，可能与其所含钙质作用有关。

临床应用　用作滋阴。凡血虚阴虚之证，尤其骨蒸劳热、遗精崩漏、慢性肾炎等均宜用。

（1）治肺结核之骨蒸劳热、潮热、盗汗，有解热作用，并能补充钙质和其他养分。按滋阴与降火相结合的原则，常配黄柏、知母、生地等清热药，方如大补阴丸。

（2）治阴虚型慢性肾炎，对去尿蛋白似有一定帮助，可配阿胶和六味地黄汤。

（3）治神经衰弱，取龟板有镇静作用，常配枣仁、磁石、丹参、生地、柴胡等。

（4）治慢性疮疡、久不愈合，配皂角刺、白头翁等，或配土茯苓熬胶，即龟苓胶。

此外，龟板能治血热所致的崩漏带下，取其有凉血止血的作用；又治小儿筋骨萎软，配虎骨、牛膝、锁阳等，方如虎潜丸（见第五章虎骨项下）。

使用注意　（1）肾虚而无热者不宜用龟板；阳虚泄泻者亦不宜用；（2）炙龟板一次服得太多（例如1两以上）有时会引起泄泻。

406

用　量　3钱～1两（打碎先煎）。

处方举例　大补阴丸（《丹溪心法》）（成药）：含黄柏、知母、龟板、熟地。每服2～3钱，温开水送服。

［附］　龟板胶（又名龟胶）　由龟板熬胶而成。性味、功用与龟板同，滋阴之力更胜，配鹿角胶即为二仙胶，补虚劳不足，治遗精、盗汗、严重神经衰弱。龟板胶用量1.5～3钱，用酒溶化服下，或用其他汤药冲服。

14. 鳖　甲（附：鳖甲胶）

处方名　鳖甲、别甲。

来　源　为鳖科动物鳖〔Amyda sinensis（Weigmann）〕的背甲。

性　味　味咸、性寒。

主要成分　含动物胶、钙、磷等。

药理作用　益阴而除热，破血而软坚散结。其作用为：强壮、滋养、镇静、补血。

临床应用

（1）治虚劳烦热。

如属肺结核之潮热、盗汗，配龟板，牡蛎、银柴胡、地骨皮、知母等，方如清骨散（见第三章银柴胡项下）。

如属温病后期，津液已损，余热未退，出现潮热，夜热早凉，口唇灼烂，齿干，或因肝阴不足，肝阳上亢引起眩晕、四肢抽搐、舌干燥而光绛，脉细数而微弱，均可用鳖甲，取其有清热和镇静作用（即所谓"养阴退热"和"潜阳息风"），常用三甲复脉汤或青蒿鳖甲汤（见第一章青蒿项下）。

（2）治积聚症块（肝脾肿大），其原理尚待进一步研究。

407

1949
新 中 国
地 方 中 草 药
文 献 研 究
(1949—1979年)
1979

对于慢性肝炎、肝硬变的肝肿大，或肝脾肿大，质地较坚硬，伴有阴虚火旺、肝区痛、眩晕或烦躁、口干唇燥，宜用炙鳖甲，配逍遥散、一贯煎等。

对于慢性疟疾的脾肿大，鳖甲常不可少，可用鳖甲饮加减。

（3）用于妇科，治月经过多、崩漏，取其有收敛理血作用，以炙鳖甲配阿胶、当归炭、炮姜炭、艾叶、白芍等。

（4）用于外科，治疮疡久不愈合，配黄芪、龙骨、牡蛎、栀子、防风等，有强壮、收敛作用。

使用注意 （1）下列情况不宜用鳖甲：①腹泻（因鳖甲会致泻）；②消化不良、胃口不佳（因鳖甲含胶质，不易消化）；③阳虚，尤其阳萎（因鳖甲抑阴而制肾火，能降低性欲）；④孕妇（因鳖甲能动胎）。

（2）与龟板比较：论滋补力，鳖甲不及龟板，论治积聚症块，鳖甲有其特长，为龟板所不及，论腻滞程度，鳖甲较轻。

用　量　3钱～1两，打碎先煎。

处方举例

（1）三甲复脉汤（《温病条辨》）：生牡蛎5钱　生鳖甲8钱（打碎先煎）　生龟板1两（打碎先煎）　炙甘草6钱　干地黄6钱　生白芍6钱　麦冬5钱（不去心）　阿胶3钱（溶化）　火麻仁3钱　水煎服。

（2）鳖甲饮加减：鳖甲（醋炙）1两（打碎先煎）　黄芪3钱　白术2钱　槟榔3钱　川朴1钱　炒白芍3钱　陈皮2钱　甘草5分　当归5钱　制首乌1两　生姜3片　大枣3枚　水煎服。

〔附〕　鳖甲胶　由鳖甲熬胶而成，滋补力胜于鳖甲。适应证与鳖甲同。用量1.5～3钱，溶服。

408

第十一章 固 涩 药

固涩药主要用于治疗滑脱证候。所谓滑脱，就是指大小便、汗液、精液的滑利脱失，以及内脏器官脱垂（如子宫脱垂）等，多由久病体虚、元气不固，或服用攻下和破削药太多，伤及元气而引起。从现代医学观点看，与体弱而致植物神经失调（故有自汗、盗汗、肠管蠕动和分泌亢进而有泄泻）、肌张力降低、括约肌功能减退（故有脱肛、遗尿）等因素有关。

固涩药多含鞣质，有较强的收敛作用或抗菌作用，有的还有止血、镇咳和强壮作用，故能治疗滑脱证候。许多固涩药不同程度地兼有上述数项作用，在用药时应注意选择。敛肠止泻，选用诃子、肉果；固精止泄选用金樱子、芡实、莲须；敛汗选用糯稻根、麻黄根、浮小麦；固缩小便选用桑螵蛸、覆盆子；敛肺镇咳选用诃子、五味子；固经止血选用五倍子；而山茱肉、五味子则为强力的固涩药，较广泛应用于各种滑脱证。

1. 山 茱 肉

处方名 山茱肉、茱肉、山茱萸。

来 源 为山茱萸科植物山茱萸（Cornus officinalis Sieb. et Zucc.）的干燥果实（去核用肉）。

性 味 味酸、涩，性微温。

1949

新 中 国
地 方 中 草 药
文 献 研 究
(1949—1979年)

1979

主要成分　含山茱萸甙、没食子酸、酒石酸、苹果酸及维生素A类物质。

药理作用　温补肝肾、敛精血。其作用为滋养、收敛；另有抗菌作用，体外试验对绿脓杆菌和金黄色葡萄球菌有抑菌作用[1]；对多种皮肤癣菌有不同程度的抑制作用[2]。

〔附〕　曾有报道谓山萸肉在动物实验中有显著利尿作用[3]，这与中医临床经验认为山萸肉有固涩小便（抗利尿）的功效恰好相反，在实验上和在临床观察上对这问题都值得进一步研究。

临床应用　主要用于肝肾不足而有滑脱证候者。

（1）可治肾虚（阴虚和阳虚），故左归饮（补肾阴）、右归饮（补肾阳）均用山萸肉。对有小便频数、夜尿、头晕耳鸣、腰膝痠疼者尤为适用，常配熟地黄、淮山药等，方如六味地黄汤；治肾虚所致的阳萎、早泄，则配金樱子、鹿角胶、补骨脂等，或用右归饮。

对肝肾不足所致的高血压，也可用山萸肉，常配杜仲、石菖蒲、鸡血藤等。

（2）治崩漏、月经过多而属气血虚弱者。但单用力薄，需重用和配炭类止血药，才能取效（著名之固冲汤即重用山萸肉），也可配熟地、升麻、益母草、阿胶等。

（3）用于止汗，尤其是亡阳而汗出不止，有良好效果。

对自汗（日间自行发汗，与睡眠、劳动、气候无关，多由阳虚所致），配益气药，如黄芪、党参等。

对盗汗（在睡中汗出，多由阴虚所致），配养阴补血药，如当归、熟地、丹皮、白芍等，方如当归六黄汤。

对大汗虚脱、四肢冰冷、山萸肉为常用之药，单味重用至1～2两浓煎，配五味子、党参则更好。如病情发展至属于

410

亡阳大汗，厥逆休克，则需配人参或党参、附子、龙骨、牡蛎。

（4）治心腹疼痛而有肝肾不足表现者。本品在固涩之中又兼具条达（疏通、理气、镇痛）之性，也用于治肝虚所致的心腹疼痛。

［附］ 本品虽补力较足，但药性平和，敛正气而不敛邪气。又能流通血脉，有利于解表。

使用注意 小便不利者不宜服。

用 量 常用量1～3钱，救治虚脱时，用2两，甚至4两。

处方举例

（1）六味地黄汤：（见第十章熟地项下）

（2）右归饮：（见第六章附子项下）

（3）左归饮（《景岳全书》）：山萸肉1钱 熟地1两杞子2钱 淮山药4钱 茯苓3钱 炙甘草1钱 水煎服。治肾阴不足、虚火上炎、口燥盗汗、腰痠腿软。

2. 五味子（附：南五味子）

处方名 五味子、五味、北五味子。

来 源 为木兰科植物北五味子 (Schizandra chinensis Baill.) 的干燥成熟果实。

性 味 味酸，性温。

主要成分 含挥发油（主要为枸橼醛）、五味子素（$C_{23}H_{32}O_6$）、维生素A类物质、维生素C、有机酸等。对其有效成分尚未有一致意见，据最近研究报道，五味子的醚提取物有多种药理作用[5]。

药理作用

（1）兴奋中枢神经系统：能使反射的潜伏期缩短，加强

411

1949

新 中 国
地 方 中 草 药
文 献 研 究
(1949—1979年)

1979

大脑皮层的兴奋过程，提高皮层细胞的工作能力[4]。但另有报道谓五味子的醚提取物有镇静作用[5]。

（2）镇咳祛痰：有效成分为其醚提取物[5]。

（3）兴奋子宫：对子宫平滑肌有兴奋作用，加强其节律性收缩[6]。

（4）抗菌：对痢疾杆菌、葡萄球菌、肠炎杆菌，以及老年慢性气管炎痰液中常见的细菌，有不同程度的抑制作用[7、8]。

（5）降转氨酶：五味子蜜丸对慢性肝炎患者有降低血清谷丙转氨酶的作用（新医药学杂志，（1）：19～21，1973）。

此外，对实验动物有降血压作用[9]和强心作用[10]，又能提高感受器之感受性，对视觉的影响尤好。前人的经验也认为本品能"补虚明目"。其醚提取物还有增强肾上腺皮质功能的作用[5]。

临床应用　主治肺肾虚寒之咳嗽、遗精。

（1）用于治疗虚寒喘咳。

如偏于肺虚咳喘，有寒痰、湿痰（如老年慢性气管炎、肺气肿、支气管扩张等），常配干姜同用。五味子味酸敛肺（镇咳、消炎），干姜味辛发散（促进血循环），一敛一开，共奏镇咳平喘之效，故前人的经验说："五味无干姜，肺肾之气仍不能纳降。"从现代医学观点看，这属于药物的协同作用，能互相增强。但此时五味子用量宜小（1钱以下），方如温肺化饮汤（处方见第一章麻黄项下）。又治肺虚而兼外感之咳嗽，五味子亦宜与干姜或生姜同用。

如偏于肾虚喘咳，常配六味地黄汤同用，方如都气丸。对老年慢性喘息性支气管炎，可配麻黄、钩藤，虚喘较甚者，更需加配磁石、远志等安神镇静药，才能收到较好效果。

412

（2）治久泻久痢而属肾虚者，常配补骨脂，方如四神丸（处方见第十章补骨脂项下）。

（3）治汗出过多而致血气耗散、体倦神疲，五味子可当补药使用，常与麦冬、党参配伍，方如生脉散（处方见第十章麦门冬项下）。

（4）治神经衰弱，取其有强壮和兴奋神经系统的作用，适用于过度疲乏、脑力劳动能力降低、记忆力和注意力减退的患者，用其酊剂或片剂，有一定效果。

（5）试用于治疗耳源性眩晕（旧称美尼尔氏综合征），配酸枣仁等，有一定近期效果，对减轻或消除耳鸣和眩晕有帮助，方如五味子合剂。

（6）治过敏性、瘙痒性皮肤病，用北五味子10克，浸入80％酒精100毫升中而成五味子酊，每日三次，每次5～6毫升，水冲服，对荨麻疹、血管神经性疾病等有较好效果[11]。

（7）治慢性肝炎，以单味制成蜜丸或配茵陈、大枣制成蜜丸，有降低转氨酶作用，有效率在80％左右。

使用注意

（1）热性喘咳忌用五味子。下列情况慎用五味子：①外有表邪或内有实热、痧疹初发；②较显著的高血压和动脉硬化。

（2）滋补宜熟用，治虚火宜生用。

（3）入煎剂宜捣碎用，入丸剂宜蜜制，以免酸涩过甚。由过酸而引起的副作用有上腹不适、烧心感，必要时可加服重碳酸钠缓解。

用 量 5分～3钱；用于敛肺镇咳量宜少（5分～1钱），用于滋补益阴量可稍大（2～3钱）。

413

1949

新 中 国
地 方 中 草 药
文 献 研 究
(1949—1979年)

1979

处方举例

(1) 都气丸（《医宗已任编》）：见第十章熟地黄项下。

(2) 五味子合剂：五味子3钱　酸枣仁3钱　淮山药3钱　当归2钱　桂圆肉5钱　水煎服。

〔附〕南五味子　为木兰科植物盘柱南五味子 (Kadsura peltigera Rehd. et Wils.) 的干燥成熟果实。味苦、辛，性温。能治咳嗽，但滋补作用较次。虚劳咳嗽用北五味子，风寒咳嗽用南五味子。用量5分～3钱。

3. 乌　梅

处方名　乌梅、乌梅肉。

来　源　为蔷薇科植物梅 (Prunus mume Sieb. et Zucc.) 的干燥未成熟果实（去核）。

性　味　味酸、涩，性温。

主要成分　含柠檬酸、固甾醇和齐墩果酸样物质。

药理作用　敛肺、涩肠、生津，其原理为镇咳、祛痰、消炎、止泻、解热，并有下列作用：(1) 抗菌，能抑制痢疾杆菌等肠道致病菌[12]和乙种溶血性链球菌[13]；(2) 抗真菌，体外试验对絮状表皮癣菌有较强抑制作用[14]；(3) 抗过敏，能减低试验动物蛋白质过敏性休克的死亡数目。

临床应用　与五味子略同，但止痢、止血的效力胜于五味子。

(1) 用于止痢。主要取其能收敛止泻，但其抗菌作用也不容忽视。

本品对久痢(尤其血痢)较为合适，因久痢常会伤阴，出现口渴、咽干，甚至加杂咳嗽等症状，乌梅(用炒乌梅或乌梅炭)在止泻的同时，又能生津止嗽，常配川连、黄芩、茯苓、银花等。

414

（2）用于治消化不良、胸脘痞满，取其有健胃作用。常配山楂、神曲、川朴、砂仁。

（3）用于安蛔止痛。对于由蛔虫引起的腹痛，乌梅为常用之药，例如治胆道蛔虫症常用乌梅丸。一般驱蛔配槟榔、榧子肉。前人认为虫得酸则安，乌梅味酸涩，故能治由蛔虫引起的腹痛。现代研究未发现乌梅有驱虫作用，但发现乌梅对肠管运动有抑制作用[16]，可能因此而有助于解除肠管和总胆管痉挛，使蛔虫退出胆道。

（4）用于止血。不仅能治便血，且子宫出血，表现血虚而有口干渴者，亦宜用乌梅炭，配当归、阿胶、白芍等。

（5）外用乌梅膏治胼胝、鸡眼。先局部用热水泡软，剪去鸡眼老皮，然后涂药，纱布包扎，24小时换药一次[16]。

使用注意 （1）本品收敛，故外热、热滞、表邪未散者不宜用；（2）本品味酸，胃酸过多者慎用。

用　　量 1～5钱。

处方举例

（1）乌梅丸加减：乌梅5钱　干姜2钱　党参3钱　槟榔4钱　苦楝根皮4钱　使君子5钱　木香3钱　川椒2钱　大黄3钱　细辛1钱　水煎，每日1剂，二次分服。

（2）乌梅膏：乌梅1两，放在盐水（食盐3钱溶于50毫升温开水中）中浸12～24小时，去核取乌梅肉加醋15毫升，研磨成软膏，局部外用。

4. 赤　石　脂

处方名 赤石脂。

来　　源 为矿石类红色多水高岭土 (Halloysitum rubrum)。

1949
新 中 国
地 方 中 草 药
文 献 研 究
(1949—1979年)
1979

性 味 味甘、淡，性温、涩。

主要成分 含硅酸铝 $Al_2(HSiO_4) \cdot H_2O$、铁、钙、镁和少量锰。

药理作用 收敛而止泻止血。

（1）止泻：对肠道内异常的发酵产物和炎症渗出物有吸附作用，对发炎的胃肠粘膜有保护作用，因而有助于止泻。

（2）止血：能显著缩短家兔血浆再钙化时间[17]。

临床应用 为治疗久痢的常用药。

（1）治久痢和腹泻属虚泻、寒泻者。

对慢性痢疾（虚寒痢），有脓血便，腹痛喜按者，常配干姜、粳米，加强温中散寒作用，方如桃花汤，气虚者再加党参、白术。

对慢性结肠炎属所谓休息痢者（时愈时发，大便夹杂粘液白冻如鱼脑，里急后重），配干姜、川连、黄芩，加强驱风、消炎作用。

（2）治虚寒性月经过多和便血，轻者配补骨脂，稍重者加配止血药和其他固涩药，如炒乌梅、禹余粮等。

使用注意 本品温而固涩，有实热、急性肠炎、早期痢疾等不宜用。

用 量 3～8钱。

处方举例 桃花汤（《伤寒论》）：赤石脂6钱 干姜2钱 糯米（或高粱米）2两 水8杯，先煮米，得4杯后去米，入干姜和赤石脂3钱，煎剩3杯，分3次服。每次服用时又冲赤石脂1钱服下。

5. 禹 余 粮

处方名 禹余粮、禹粮石、禹余粮石。

416

来　源　为一种褐铁矿石 (Limonitum) 的不定形、黄色土块，经水飞研成极细末用。常杂有有毒物质，应慎用。

性　味　味甘、涩，性平。

主要成分　含三氧化二铁 ($2Fe_2O_3 \cdot 3H_2O$)。

药理作用　与赤石脂相似，止泻、止血。

临床应用　适应症与赤石脂同，治慢性痢疾、腹泻和子宫功能性出血，常与赤石脂合用，方如赤石脂禹余粮汤。

用　量　3～5钱。

处方举例　赤石脂禹余粮汤(《伤寒论》)：赤石脂5钱　禹余粮5钱　水煎分3次温服。又可按以上比例制丸服。

6. 诃　子（附：西藏青果）

处方名　诃子、呵子、诃黎勒。

来　源　为使君子科诃子树 (Terminalia chebula Retz.) 的干燥成熟果实，去核者名诃子肉（鞣质含量较高）[18]。

性　味　味苦、酸，性平。

主要成分　含鞣质20～40%、诃子酸 ($C_{41}H_{34}O_{27}$)、诃子素 ($C_{28}H_{48}O_4$)、原诃子酸 ($C_{41}H_{30}O_{26}$) 等。

药理作用　敛肺、涩肠，其原理为：

（1）抗菌：对痢疾杆菌有强力的抑制作用，其原理可能为鞣质使菌体蛋白凝固[19]。

（2）抗病毒：用鸡胚实验模型以体外直接试验和体内预防作用方法筛选，发现诃子有抗流感病毒作用[20]。

（3）收敛：对菌痢或肠炎所形成的粘膜溃疡有保护作用。

（4）解痉：诃子素具有类似罂粟碱的平滑肌解痉作用[21]。

临床应用　为治疗久泻、久咳的常用药。

417

1949
新 中 国
地 方 中 草 药
文 献 研 究
(1949—1979年)
1979

（1）用于久泻、久痢，治慢性痢疾和慢性肠炎，取其有收敛和抗菌作用。煨诃子的效果较好，但极少单用，多配其他固涩药，例如治久痢脓血配五倍子、乌梅、樗〔chū 音初〕根白皮之类；治久泻配白术、芡实；虚寒泄泻严重者配罂粟壳、干姜、橘红等，方如诃子散。

（2）用于久咳。治肺结核之干咳、痰血，用生诃子配海浮石、瓜蒌皮；治慢性咽喉炎之久咳失音，则配桔梗、甘草等，方如诃子清音汤；口含生诃子有一定帮助，但诃子味甚苦，和蜂蜜一起制丸含服更好。最近报道治慢性气管炎可用诃子1钱、五味子3钱，煮猪肺一具服食，方如补肺汤。

使用注意 （1）外感咳嗽、急性肠炎、痢疾早期不宜用诃子，以免留邪；（2）诃子生用止咳下气开嗓较好，煨用涩肠止泻较好，对胃刺激性亦减轻；（3）前人曾谓本品"苦能泄气，真气太虚者宜少用之。"现代临床观察，诃子确有降低消化能力的副作用，故脾气虚，表现消化不良者宜少用。

用　　量　5分～1.5钱。大剂可用至2～3钱。

处方举例

（1）诃子散：煨诃子3钱　罂粟壳2钱　干姜1.5钱橘红2钱　共研细末，每次开水送服2～3钱。

（2）诃子清音汤：生诃子4个　桔梗1两　甘草1两共研细末，每次2钱，水煎服。

（3）补肺汤（北京中医研究院方）：诃子1钱　五味子3钱　猪肺1具　将猪肺洗净与药同煮至极烂，去药，分数次食肺和汤，治慢性气管炎合并肺气肿之久咳患者。

〔附〕　西藏青果　又名藏青果。为诃子未成熟的未有核的干燥嫩果。味苦、涩后甘凉，性平。作用与诃子同，功效更胜，可治细菌性痢疾。

418

7. 肉 豆 蔻

处方名 肉豆蔻、肉叩、肉果。

来 源 为肉豆蔻科植物肉豆蔻树 (Myristica fragrans Houtt.) 的成熟种子的种仁。

性 味 味辛，性温。

主要成分 含挥发油 2 ～ 9 ％（主要为右旋茨烯和 α-蒎烯）、脂肪（肉豆蔻酸70～80％）、又含肉豆蔻醚 (Myristicin, $C_{11}H_{12}O_3$)。

药理作用 固涩、温中，其作用为收敛、止泻、健胃、排气。

临床应用

（1）用于虚泻、冷痢，如慢性结肠炎、小肠营养不良、肠结核等。偏于肾阳虚弱者，配补骨脂、五味子等，方如四神丸（见第十章补骨脂项下）；偏于脾阳虚弱者，配党参、白术、茯苓、大枣；脾肾俱虚者用养脏汤，此方治脱肛亦好。

（2）用于健胃，对有脾胃虚寒、食欲不振、鼓肠、腹胀、肠鸣腹痛者较适宜，又能止呕，治小儿伤食吐乳和消化不良。配香附、神曲、麦芽、砂仁、陈皮等。

使用注意 急性胃肠炎之实热暴泻或肠有郁热者不宜用。

用 量 5分～1.5钱。

处方举例 养脏汤（《局方》）：煨肉豆蔻、罂粟壳（蜜炙）、煨诃子肉各1.5钱，白芍、白术、当归各5钱，党参、炙甘草各2.5钱，肉桂、木香各1钱，研为粗末，每服2钱，加生姜2片、大枣1枚，水煎服。

1949
新 中 国
地方中草药
文献研究
(1949—1979年)
1979

8. 罂 粟 壳

处方名 罂粟壳、御米壳。

来 源 为罂粟科植物罂粟(Papaver somniferum L.)的成熟蒴果的外壳。

性 味 味涩,性平。

主要成分 含吗啡 $0.13\sim0.36\%$、那可汀 0.004%、可待因 0.002%、罂粟硷 0.0002%。

药理作用 止痛、敛肺、涩肠,其原理为:

(1) 镇静、镇痛:有效成分为吗啡、那可汀、可待因等。

(2) 镇咳:能降低咳嗽中枢的兴奋性,抑制咳嗽反射。

(3) 止泻:抑制肠管蠕动而止泻。

临床应用 与诃子相似,但镇痛和止泻能力则远胜之,两者可合用。治久痢脱肛、慢性腹泻,常配乌梅、大枣,或配诃子、干姜等,方如诃子散。

治久咳则配苏子、五味子、乌梅等,方如罂壳苏子汤,治慢性喘息性气管炎效果较好。

又本品虽能治筋骨疼痛,但临床较少用。

使用注意 (1) 本品属麻醉药,非必要时不能用,更不宜多服久服;(2) 一般蜜炙后供服用,其作用较缓和。

用 量 5分～2钱。

处方举例 罂壳苏子汤(后字二三六部队):罂粟壳、苏子、乌梅、五味子各2钱,地龙、杏仁各3钱,半夏2.5钱,水煎服。

9. 石 榴 皮 (附:石榴根皮)

处方名 石榴皮。

420

来　源　为安石榴科植物石榴 (Punica granatum L.) 的干燥果皮。

性　味　味酸、涩，性温。

主要成分　含鞣质、粘液质、苦味质。

药理作用　涩肠。其作用主要为收敛、抗菌。体外试验对绿脓杆菌、弗氏痢疾杆菌、伤寒杆菌有抗菌作用[18]，对多种皮肤真菌也有不同程度的抑制作用[2]。还有抗流感病毒作用[20]。

临床应用　主要用于止泻，对久痢、虚泻、水泻都可用。现代观察以治疗细菌性痢疾效果较好。一般单用即可。多用粉剂，也可用煎剂。

用　量　入煎剂 3～5 钱。大剂用至 1 两，研末冲服每次 2 钱。

处方举例　石榴皮 4 只，煅黄研末，每早晨服 2 钱，白开水送下，治久泻。

〔附〕　石榴根皮　为石榴根部的干燥皮，有人简称为石榴皮（注意：与石榴果皮不同），含挥发性生物硷，即石榴皮硷。又含较多量（25%）的鞣花丹宁酸($C_{14}H_{10}O_{10}$)，有驱绦虫作用，可用石榴根皮煎剂〔石榴根皮 25 克（约 8 钱），加水 300 毫升，煎至 100 毫升服下〕[22]。注意：石榴根皮煎剂对胃粘膜有刺激性，有胃炎者慎用。

10．莲　子（附：莲须、石莲子）

处方名　莲子、莲肉、建莲肉、莲实、甜石莲。

来　源　为睡莲科植物莲 (Nelumbo nucifera Gaertn.) 的干燥种仁。

性　味　味甘、涩，性平。

421

1949

新 中 国
地 方 中 草 药
文 献 研 究
(1949—1979年)

1979

主要成分　含棉子糖 ($C_{18}H_{32}O_{16} \cdot 5H_2O$)，又钙、磷、铁的含量也较丰富。

药理作用　清心益肾、固脾止泻，有收敛、镇静和轻微的滋养作用。

临床应用　作为收敛性强壮药，一般只起辅助作用。

(1) 用于清心火而宁神。治心火亢盛、肾阴不足而致的心肾不交，表现为精神烦躁、睡眠不宁、心悸、烦热、口干、尿赤，或有梦遗。莲子有清心火（清热、镇静）作用，轻症配百合、生苡米、沙参水煎服即可；重症相当于兴奋型神经衰弱，需加配清热药和补益药，如黄芩或黄连、地骨皮、党参、黄芪等，方如清心莲子饮。

(2) 用于补脾胃而止泻。配党参、白术、茯苓能治脾胃虚弱，食欲不振、消化吸收不良；如兼有腹泻，可加配淮山、苡米等，方如参苓白术散（方见第五章茯苓项下）。

使用注意　有实热积滞和大便秘结者慎用。

用　量　2～4钱。

处方举例　清心莲子饮（《局方》）：莲子、党参、茯苓、黄芪各7.5钱，黄芩、麦冬、地骨皮、车前子、炙甘草各5钱，研末，每服3钱，水煎，饭前服。

〔附〕莲须　为莲花花蕊。味甘，性平而涩。含莲子碱。体外试验对流感病毒有较强的抑制作用[23]，临床观察能涩精止血，治遗精、白带、尿频，配龙骨、牡蛎、沙苑子等，方如金锁固精丸。处方：莲须3钱　沙苑子3钱　芡实4钱　龙骨8钱　牡蛎5钱　莲肉3钱　糊丸，每服1.5～3钱。

石莲子　为莲子之一种。秋季采得者老而坚硬，色黑。其真品入水必沉，百年不坏。功同普通莲子，并能去湿热而

422

治噤口痢（严重的久痢胃虚，影响到饮食难于下咽）。目前真品已难得，通常以普通莲子代石莲子用。在广东，有以苦莲子（Caesalpinia minax Hance）代用。但实际上，苦莲子虽亦为黑而坚硬，但长于跌打止痛，其效用与真正石莲子有区别。

11. 芡　　实

处方名　芡实。

来　源　为睡莲科植物芡（Euryale ferox Salisb.）的干燥成熟种仁。

性　味　味甘、涩，性平。

主要成分　含蛋白质、脂肪、糖类、核黄素、维生素C等。

药理作用　健脾止泻、补肾益精，其作用为收敛、滋养、强壮。

临床应用　作为收敛性强壮药，用途类似莲子和淮山药。

（1）用于补肾。治遗精、夜尿、小便频数，常配金樱子、莲须、莲实、沙苑子等，方如金锁固精丸（方见莲须项下）、水陆二味丸（方见金樱子项下）。对慢性肾炎，可用芡实1两、红枣6钱，煮猪肾常服。治小儿遗尿则配桑螵蛸。

（2）用于健脾，治小儿脾虚泄泻尤为适宜。一般配党参、茯苓、白术、苡米、神曲等，如属肝旺脾弱，有肝热表现或自汗，可用芡实配苡米、灯芯草、莲子、独脚金等煮汤作茶饮。

（3）用于祛湿，尤其治妇女白带由湿热所致而略带黄色

1949
新 中 国
地方中草药
文 献 研 究
(1949—1979年)
1979

者，常配淮山药、黄柏、车前子等，方如易黄汤。

使用注意 （1）芡实药力虽然可靠，但效力甚缓，往往需服食一个月以上才见效果；（2）芡实与淮山比较，两者都能健脾，但淮山补益力较强，芡实固涩力较好；（3）芡实与莲子比较，芡实偏于补肾，其健脾效能偏重从固涩方面发挥作用；莲子偏于清心，其健脾效能偏重从益气方面发挥作用。

用　量　3～6钱，大剂常用1两。

处方举例　易黄汤：芡实（炒）1两　淮山药1两　黄柏2钱　车前子2钱　白果3钱　水煎服。

12. 金樱子（附：金樱根）

处方名　金樱子。

来源　为蔷薇科植物金樱子(Rosa laevigata Michx.)的干燥成熟果实。

性味　味酸、涩，性平。

主要成分　含鞣质、苹果酸、柠檬酸、维生素C、皂甙等。

药理作用　涩精止泻，其作用为收敛、强壮。另有较强的抗菌和抗病毒作用。体外试验证明，本品为中药中抗菌作用较突出的几种药物之一，对葡萄球菌的抑菌作用最强，其次为变形杆菌，对伤寒杆菌、福氏痢疾杆菌有一定程度抑菌作用[24]。又在1:3200的水溶液中对流感病毒仍有抑制作用[23]。

此外，据最近报道，动物实验初步发现有降低血清胆固醇的作用[25]。

临床应用　主要用于补虚而固涩，用途与芡实基本相

424

同，且常同用。治肾虚遗精、尿频、夜尿、脾虚泄泻、白带，方如水陆二味丸，或与其他补肾固涩药配伍，方如益肾方。

本品可治慢性痢疾，取其有收敛和抗菌作用，常配莲子、芡实、罂粟壳等。

此外，据报道有用100%金樱子浓煎液，内服治轻度子宫脱垂，有一定效果[26]。

使用注意 多服久服会有便秘和轻度腹痛等反应。

用量 5钱～1两。

处方举例

(1) 水陆二味丸，旧名水陆二仙丹（《洪氏集验方》）：金樱子膏、芡实粉各等分，酒糊为丸，每服2钱，米汤或温开水送服。

(2) *益肾方：金樱子5钱 益智仁3钱 覆盆子4钱 狗脊4钱 熟地2钱 生地2钱 龙骨1两 牡蛎5钱 茯苓4钱 水煎服。

［附］金樱根 为金樱子的干燥根。性味、功用和用量与金樱子同，都有收敛固涩作用，可代金樱子用。两者的区别是：金樱子多用于敛精止泻，金樱根多用于妇科血证、月经过多，方如金樱艾叶汤：金樱根1两 艾叶（炒）1两 鸡血藤1两 益母草2两 水煎服。能加猪肉或鸡蛋同煎更好。

13. 覆盆子

处方名 覆盆子、复盆子。

来源 为蔷薇科植物掌叶覆盆子 (Rubus chingii Hu) 的干燥果实。

1949
新 中 国
地方中草药
文 献 研 究
(1949—1979年)

1979

性 味 味甘、酸，性微温。

主要成分 含维生素A类物质、维生素C、挥发油等。

药理作用 补益肝肾，作用为强壮、收敛、抗利尿。

临床应用 治尿频、夜尿，常配桑螵蛸、益智仁、芡实等，效果较显著。但固精效果较差，虽用于治遗精、阳萎，但只作为辅助药用，主要靠配伍补骨脂、杞子、五味子、菟丝子等，方如五子汤。

使用注意 本品热而敛小便，凡有小便不利，阴不足而阳亢盛，虚火浮越者不宜用。

用 量 3～5钱。

处方举例 五子汤：覆盆子 枸杞子 菟丝子 五味子 莲子各1.5钱，水煎服，或制丸服。

14. 五 倍 子

处方名 五倍子。

来 源 为漆树科植物盐肤木 (Rhus chinensis Mill.) 叶上的干燥虫瘿（称"角倍"），或青麸杨（Rhus potanini Maxim.) 叶上的干燥虫瘿（称"肚倍"或"杜倍"，质较优，含鞣质较多）。虫瘿是由五倍子蚜虫刺激植物叶而成的囊状赘生物。

性 味 味酸、咸，性寒。

主要成分 含鞣质50～80%，称五倍子鞣酸，其中主要为5—间—双没食子酰葡萄糖（$C_{76}H_{52}O_{46}$），另含少量没食子酸、脂肪、树脂。

药理作用 前人已认识到本品有止血、止汗作用，现代证实其原理为：

（1）收敛：有效成分为鞣酸，能使皮肤、粘膜和溃疡的

426

组织蛋白凝固。

（2）止血：促进血液凝固。

（3）抗菌：对金黄色葡萄球菌、痢疾杆菌、伤寒杆菌、炭疽杆菌、绿脓杆菌有显著抗菌作用，其原理为所含鞣质能凝固蛋白，影响细菌的营养和代谢[27]。

（4）抗病毒：对甲型和亚洲甲型流感病毒有抑制作用，有效成分可能为鞣酸[28]。

（5）抗真菌：对羊毛样小孢子菌等有较强的抑制作用[29]。

临床应用

（1）用于保护胃肠粘膜，内服治胃和十二指肠溃疡病，有收敛和镇痛作用，常配煅瓦楞子、白芨、煨诃子、鸡骨香、两面针等，方如五倍子汤，效果较好，有止痛、制酸、收敛等作用。

（2）用于止血。尤多用于妇科子宫功能性出血或月经过多、来势急猛者。在治疗方剂内加入五倍子，能加强止血作用。血崩后虚脱而汗出不止者，用五倍子既能止血，又能敛汗，常配龙骨、牡蛎等。临床经验表明，对崩漏的治疗，五倍子的止血作用比血余炭好。

（3）用于治疗脱肛，取其有收敛作用。常用五倍子3钱，配黄芪5钱、升麻2钱，水煎服，配合外用熏洗（五倍子、明矾各5钱、水煎，乘热熏洗20分钟左右）。

治久痢便血，可配诃子、五味子、地榆。

（4）外用方面，如治瘢痕疙瘩，可配黑醋、蜈蚣、蜂蜜等制成软膏外敷，有一定效果[30]；五倍子煎汤外用局部熏洗，对皮炎、疮癣等有一定疗效。

又用于治疗痈疮，取其有抗菌消炎作用。动物实验证

427

1949

新 中 国
地方中草药
文 献 研 究
(1949—1979年)

1979

实，五倍子煎液对金黄色葡萄球菌引起的局部脓疮有疗效[27]。临床报道用五倍子散外敷治"搭背"（背痈），疗效较好[31]。

用　量　内服5分～3钱，入丸散剂；或单味研细末，用其他汤药冲服，每次1钱。亦可入煎剂。外用适量。

处方举例

（1）*五倍子汤：五倍子1.5钱　煅瓦楞(léng)子4钱　白芨2钱　煨诃子2钱　鸡骨香4钱　鸡内金5钱　两面针3钱　水煎服。

（2）五倍子散：用五倍子以蜂蜜炙至深黄，研成细粉，取适量用米醋调成软膏敷患处，每日换药一次，至脓净时为止。

15.　银　杏（附：银杏叶）

处方名　白果、银杏、白果肉、银杏肉。

来　源　为银杏科植物银杏树 (Ginkgo biloba L.) 的干燥成熟种子。

性　味　味甘、苦，性平而涩。有小毒。

主要成分　白果肉含银杏醇 ($C_{21}H_{34}O_2$)、银杏酸($C_{21}H_{32}O_3$)、氢化白果亚酸 ($C_{21}H_{34}O_3$)、鞣酸、钾盐和糖。灰分含钙、磷、锰、铁。

药理作用　温肺益气、镇咳止喘、抗利尿。又体外试验对结核杆菌有抑制作用[32]。动物试验能抑制豚鼠结核病[33]，有效成分为氢化白果亚酸[34]。

临床应用　主要用于肺虚咳喘，治慢性喘息性气管炎尤为适用，常配麻黄、杏仁、桑白皮、紫菀等，方如定喘汤。

又治湿热带下，配莲肉、乌贼骨，或配芡实等，方如易黄汤（见芡实项下）。

428

使用注意 （1）白果有小毒，不可过服，也不可长服，尤其小儿，多服易致中毒，如出现惊厥、发热、不安、呕吐等症状时，宜洗胃，给予镇静剂；（2）生白果降痰清毒较好，熟白果定喘和敛小便较好。

用 量 2～5钱，生白果用量宜少些（因易致腹胀气闷），熟白果用量可稍大些。

处方举例 定喘汤（《摄生众妙方》）：白果肉4钱（去壳打碎炒黄） 麻黄1钱 款冬花3钱 姜半夏1钱 桑白皮3钱 苏子3钱 黄芩2钱 杏仁2钱 甘草1.5钱 水煎，分二次服用。

[附] 银杏叶 为银杏树的干燥叶，有效成分为属于黄酮甙元的银杏亭、槲皮素、茨菲醇、异鼠李亭。药理作用为：（1）降低血清胆固醇，有一定作用，有效成分为银杏亭；（2）扩张冠状动脉[35]。

近年来，银杏叶用于治疗冠心病，对缓解心绞痛和改善心电图有一定效果。其所含的槲皮素、茨菲醇、异鼠李亭等三种黄酮甙元（称银杏甙元），对改善心绞痛也有一定的作用。用量：银杏叶每日1.5～3钱，单用或配川芎、红花，方如银川红片（银杏叶3钱、川芎、红花各5钱，为一日量，制成糖衣片，分三次口服）。

16. 浮小麦

处方名 浮小麦。

来 源 为禾本科植物小麦（Triticum aestivum L.）未成熟的瘦小麦粒，以能浮在水面者较好，但一般不须太讲究，以普通小麦代之即可（最好取陈久的小麦）。

性 味 味甘、淡，忙凉。

1949

新 中 国
地 方 中 草 药
文 献 研 究
(1949—1979年)

1979

主要成分 含淀粉、蛋白质、脂肪、钙、磷、铁和乙种维生素。

药理作用 止汗、镇静、抗利尿。

临床应用

（1）用于止汗。治疗各种虚汗、盗汗，单用虽有效，但多配麻黄根、牡蛎、黄芪等加强敛汗作用，也可配檀豆衣，方如浮小麦檀豆衣煎剂，据观察，此方治肺结核盗汗效果较好[36]。

（2）用于抗利尿，治疗小儿遗尿，配桑螵蛸、益智仁等，疗效较好，方如加味甘麦大枣汤。

用 量 5钱～2两。

处方举例

（1）浮小麦檀豆衣煎剂：浮小麦、檀豆衣各3钱，加水200毫升，浓缩至100毫升，每服50毫升，一日二次。

（2）加味甘麦大枣汤：炙甘草4钱 浮小麦6钱 菟丝子3钱 炙桑螵蛸3钱 煨益智仁3钱 龙骨2钱 大枣8枚 水煎服。

17. 麻 黄 根

处方名 麻黄根。

来 源 为麻黄科植物麻黄 (Ephedra sinica Stapf) 等的干燥根。

性 味 味甘，性平。

主要成分 未详。

药理作用 止汗。其抽出物有对抗麻黄碱的作用。

临床应用 用于止汗，但极少单用。治自汗常配牡蛎、黄芪等加强固表止汗作用，方如牡蛎散；治阴虚盗汗，常配

430

五味子、柏子仁、牡蛎等。

　　用　量　2～3钱。

　　处方举例　牡蛎散（见牡蛎项下）。

18.　糯　稻　根

　　处方名　糯稻根、糯稻根须。

　　来　源　为禾本科植物糯稻 (Oryza sativa L.) 的根须。

　　性　味　味甘，性平。

　　主要成分　未详。

　　药理作用　止汗、收敛、强壮，并有镇静作用。

　　临床应用

　　（1）用于止汗，治病后体虚或肺结核病之自汗、盗汗，常配牡蛎、浮小麦、白芍、红枣等。

　　（2）用于退虚热，凡肺结核、慢性肝炎等之虚热均适宜，常配丹参、女贞子、红糖等。

　　（3）用于退蛋白尿，治慢性肾炎，常配黄芪同用，方如糯根煎，适宜于慢性肾炎巩固阶段用。

　　用　量　1～2两。

　　处方举例　糯根煎：糯稻根1两　黄芪5钱　糯米1两水煎服。

19.　乌　贼　骨

　　处方名　海螵蛸、乌贼骨、鱼古、淡鱼古、墨鱼骨。

　　来　源　为乌鲗科动物乌鲗 (Sepia esculenta Hoyle) 的骨状内壳，晒干后酥炙或研末用。

　　性　味　味咸，性微温。

　　主要成分　含碳酸钙、磷酸钙（占80～85%）、甲壳质

1949
新　中　国
地方中草药
文　献　研　究
(1949—1979年)
1979

（占 6～7％）、胶质等。

药理作用　收敛、制酸、止血。

临床应用

（1）用于制酸止痛。治胃和十二指肠溃疡，效果比较确实，取其所含的碳酸钙等有中和胃酸的作用，对减轻吞酸、烧心症状和缓解疼痛有一定帮助；配合饮食治疗，能促进溃疡愈合。可单用乌贼骨粉，但因乌贼骨含大量碳酸钙，多服易致便秘，故常配浙贝母，既能防止便秘，又能加强解痉止痛作用，因浙贝母有类阿托品样作用，又能缓泻，方如乌贝散（海贝散）。实验证明此方有制酸作用[37]。

（2）用于止血，主要是治疗泌尿生殖系统器官的出血，常用于治崩漏，尤其适宜于兼有湿热白带的病例。常配茜草根同用，方如固冲汤（见第八章茜草根项下）。

偶用于肺、胃出血，配白芨、贝母等。

（3）用于止泻，治久虚泻痢而脐周腹痛者，有一定效果，用量需较大，并配其他止泻药。

（4）外用方面，以乌贼骨粉海绵作局部止血剂，有一定效果。又用于眼科，前人以本品与冰片共研末点眼治目翳；现代用海螵蛸棒（削成铅笔头状，煮沸消毒后备用）浸蘸治沙眼药物，摩擦睑结膜，治沙眼滤泡性结膜炎，有柔和而彻底的刮治作用，并缩短疗程[38]。

〔附〕　前人的经验认为血枯经闭可用乌贼骨，似乎本品也有通经活血作用，但实际上，乌贼骨的作用仍以收敛止血为主，所谓通经有效，可能是有补益气血药配伍的作用。古方即用"四乌贼骨一藘茹（即茜草根）丸"治血枯闭经，现代应用此方时，多用其加味，治由贫血引起的经闭。

用　量　1～4钱。

432

处方举例

（1）乌贝散：乌贼骨3两　浙贝母1两　共研细末，每服1～2钱，饭前温开水送服，每日3次。

（2）四乌贼骨一藘茹丸加味：乌贼骨4钱　茜草根1钱　黄芪3钱　党参3钱　当归3钱　熟地3钱　川芎3钱　白芍4钱　水煎服。

20. 桑 螵 蛸

处方名　桑螵蛸。

来　源　为螳螂科昆虫螳螂（Hierodula patellifera Serv.）的干燥卵鞘，成块状，产于桑树或其他树的树枝上。

性　味　味甘、咸，性平。

主要成分　含蛋白质、脂肪、铁、钙和胡萝卜素。

药理作用　主要为抗利尿，也有敛汗作用。

临床应用

（1）治尿频、夜尿或小便不禁。如属成人之肾虚多尿，须配山萸肉、沙苑子、当归、黄芪等补益药，方如固脬（pāo 读抛）汤；如属小儿夜间遗尿，则配远志、茯神等镇静药和党参、当归等补益药，方如桑螵蛸散；也可在甘麦大枣汤的基础上加桑螵蛸，都有较好效果。

（2）治肾虚遗精、滑泄，属无梦而遗者较适宜，以桑螵蛸为辅助药，佐以补肾药和其他固涩药，虚甚者加芡实、锁阳、肉苁蓉、覆盆子等；也可在金锁固精丸基础上加桑螵蛸。

使用注意　（1）小便短赤、阴虚火旺者忌用；（2）本品一般宜炙用，不宜生用，因生用反会引起腹泻。

用　量　1～3钱。

433

1949

新　中　国
地方中草药
文　献　研　究
(1949—1979年)

1979

处方举例

（1）固脬汤：桑螵蛸3钱　山萸肉3钱　沙苑子（或覆盆子）3钱　当归2钱　黄芪3钱　茯神2钱　芜蔚子3钱白芍3钱　升麻1钱　水煎服。

（2）桑螵蛸散（《本草衍义》）：桑螵蛸2钱　茯神3钱　远志2钱　党参3钱　当归4钱　菖蒲1钱　龙骨3钱龟板4钱　水煎服。

21.　刺　猬　皮

处方名　刺猬皮、猬皮。

来　源　为刺猬科动物刺猬 (Erinaceus europoeus L.) 或短刺猬 (Hemichianum dauricus Saund.) 的干燥外皮。

性　味　味苦，性平。

主要成分　未详。

药理作用　疏风散瘀，行血止痛，其作用为收敛。

临床应用　为治疗痔漏的常用药，对痔疮出血，可配槐米炭、地榆炭，方如猬皮汤。

又治胃脘痛和反胃，取其有散瘀止痛作用。常配良姜、延胡索、香附等制散服食。

用　量　1～1.5钱，多煅成末入丸散剂，或和其他汤药冲服。

处方举例　猬皮汤：刺猬皮末（煅）1钱（冲）　槐米炭3钱　地榆炭3钱　浓煎服，每天2～3次。槐米炭和地榆炭可翻煎。

434

第十二章　安　神　药

　　安神药主要用于治疗心神不安、烦躁失眠等证候。它起的作用主要是镇静而安定精神。

　　按药物性质的不同，安神药可分为重镇安神药和养心安神药。

　　重镇安神药：来源于矿石和介壳类物质。其质较重，故前人认为能坠气镇摄，名为重镇安神，主要是镇心宁神（治惊悸失眠）、镇肝潜阳（治肝阳上亢）、镇肺敛气（治哮喘咳嗽）、镇胃降逆（治呕吐呃逆）。从现代医学观点看，这是属于镇静药和安定药一类，各种药虽自有其不同用途，但共通作用离不开"镇静"二字。

　　矿石类药物的副作用较多，尤其易伤胃气，引起食欲减退或消化不良，只可暂服，并注意酌情配伍养胃健脾之品。个别药物如朱砂，更不可久服，以免引起蓄积中毒。

　　养心安神药：来源于植物，主要作用亦为镇静，治心血虚和肝阴虚所致的惊悸、失眠（前人认为通过养心柔肝而取效），药性较平和，副作用较少。

　　上述两类药物可单用，也可配合同用，使镇静作用更全面而增强。

435

1949
新　中　国
地方中草药
文　献　研　究
(1949—1979年)
1979

一、重镇安神药

1. 龙　骨（附：龙齿）

处方名　龙骨。

来　源　龙骨 (Fossilia Ossis Mastodi) 为古代巨型脊椎动物的骨骼化石。

性　味　味甘、涩，性平。

主要成分　含碳酸钙、磷酸钙[1]。

药理作用　镇静安神、收敛消炎（减轻分泌和渗出）、固精、祛痰、止血。

临床应用

（1）用于安神。治疗肝肾阴虚所致的肝阳上亢（表现烦躁、失眠、头晕、目眩等症状），可见于阴虚阳亢型的高血压病和神经衰弱，常配牡蛎、钩藤、牛膝、代赭石，方如平肝降压汤（见第九章牛膝项下）。

（2）用于固脱。治遗精、滑泄、腹泻、白带、崩漏，见证属肾阳虚弱者。取其有收敛作用，常配桂枝、白芍、金樱子等，方如桂枝龙牡汤。此方对体弱而有虚寒腰痛、下腹痛、脐下动悸、头晕、肢冷、体倦神疲的患者亦适用。

（3）用于敛汗。治阴虚盗汗（如肺结核、体虚贫血等患者植物神经功能紊乱所致的夜间睡眠时出汗），辅助牡蛎、山萸肉等。

（4）用于止血。适用于咯血而烦躁不安者，可通过龙骨的镇静作用而有助于止血。

（5）外用以煅龙骨配枯矾等分，研末消毒后局部撒敷，

436

治痈疮久不收口。

使用注意 龙骨生用安神效力较好，煅用则 收 敛 力 较胜。

用 量 3钱～1两，用于固涩时剂量宜较大。入汤剂需打碎先煎。

处方举例 桂枝龙牡汤：桂枝3钱 龙骨1两（打碎先煎） 牡蛎1两 桑椹5钱 金樱子4钱 白芍4钱 生姜3钱 大枣5钱 炙甘草2钱 水煎服。

〔附〕龙齿 (Fossilia Dentis Mastodi) 为古代脊椎动物牙齿的化石。味涩，性凉。功用与龙骨 大 同 小 异。其区别是：龙齿质地较坚实，含钙较纯，镇心安神作用 较 龙 骨 更好。失眠、烦躁、甚至痉挛、抽搐，用生龙齿都 有 一 定 帮助，但止泻痢和固精，则齿不如骨。用量3～5钱，先煎。

2. 牡 蛎（附：牡蛎肉）

处方名 牡蛎。

来 源 为牡蛎科动物 牡 蛎 (Ostrea gigas Thunb.) 的贝壳。

性 味 味咸、涩，性微寒。

主要成分 含碳酸钙80～95%，并含磷酸钙、硫酸钙等，又含有机成分介壳精。

药理作用 益阴潜阳。作用原理为镇静、收敛、镇痛、解热。此外，还有软坚（使肿块消散或缩小）的作用。

临床应用 为治疗虚汗、化痰软坚的常用药。

（1）用于敛汗。治疗虚汗，无论肺结核盗汗或体弱自汗都适用，效果较确实，可单用4～5钱，水煎，分两次服，或配黄芪、浮小麦、麻黄根等，方如牡蛎散。

437

1949
新 中 国
地 方 中 草 药
文 献 研 究
(1949—1979年)
1979

(2) 用于软坚。治疗瘰疬（如颈淋巴结炎等）、瘿瘤（如甲状腺腺瘤）、胁下痞块（肝脾肿大），作用原理尚未明了。治瘰疬常配玄参、浙贝，方如玄参牡贝汤（见第三章玄参项下）；治甲状腺腺瘤配烟茜根、白茄根，方如烟白合剂；治慢性肝炎肝大作痛者，常配柴胡、青皮、夏枯草等，有镇痛作用。

(3) 用于潜阳。治疗由肝阴不足、肝阳上亢而致的心烦、易怒、头晕、面赤，头部似有热气上冲、失眠、心悸，多见于高血压病者，宜配龙骨、石决明、牛膝、钩藤等。因肝肾阴虚而有胸腹动悸、筋惕肉瞤（shùn 读顺）者，亦宜用牡蛎。

(4) 用于收涩。治遗精、崩漏、白带等，常配龙骨、芡实、莲须、金樱子等。

(5) 用于退虚热，无论阴虚骨蒸或温热病后余热未清，体虚汗多，均宜用生牡蛎，有存阴、涩大便和清内热的作用。《温病条辨》之一甲煎，即为温热病后退虚热所设。

(6) 治胃和十二指肠溃疡病，适宜于胃脘痛而有胃酸过多的患者。常用煅牡蛎（研末）1.5～2钱，配煅鸡蛋壳或煅石决明等分（研末），开水送服，每日3次。取其所含的碳酸钙有中和胃酸作用。

使用注意 （1）本品生用镇静、软坚、解热的效力较好；煅用则涩而带燥，收敛固涩之力较胜。（2）与龙骨比较，虽都能固涩，但牡蛎兼有软坚散结作用，而龙骨则无；龙骨长于安神，而牡蛎则次之；虽都能止动悸，但牡蛎偏于止胸腹动悸，龙骨偏于止脐下动悸。由此可见，龙骨有其所长，牡蛎不能完全代替龙骨。龙骨、牡蛎合用，能加强潜阳和固涩作用。（3）壮热脉实而无汗者不宜用。（4）本品多服

438

有碍肠胃，易引起便秘和消化不良，必要时宜配 健 脾 药 同用。

用　量　入汤剂常用5钱～1两，治瘰疬甚至用到3～4两；先煎。粉剂每次用 1.5～2钱，冲服。

处方举例

（1）牡蛎散（《三因极一病证方》）：煅牡蛎5钱　黄芪4钱　麻黄根2钱　浮小麦6钱　水煎服。

（2）一甲煎（《温病条辨》）：生牡蛎2两，研细，清水8杯，煮取3杯，分三次温服。

〔附〕　牡蛎肉　又名蛎黄。味甘，性温。含糖原、多种氨基酸和维生素。药理试验，其粘蛋白能抑制单纯疱疹、乙型脑炎和脊髓灰质炎病毒[2]。临床多用于阴虚阳亢患者，可作食用佐餐。

3．磁　石

处方名　磁石、灵磁石、活磁石。

来　源　为等轴晶系天然的磁铁矿石(Magnetitum)，能吸铁者称为灵磁石或活磁石，质较好，入药宜选用。

性　味　味辛，性寒。

主要成分　为四氧化三铁(Fe_3O_4)。

药理作用　安神、镇静、止血。

临床应用

（1）治疗肝肾阴虚、肝阳上亢而致的眩晕、头重、面赤、心悸（如高血压病），常配牛膝、杜仲、龙齿、石决明等，主要取其有镇静作用。

（2）治疗肾虚所致的听力减退、视力减退、喘息。

老年听力减退伴有耳鸣、见证肾虚者，可能与脑神经变

439

1949

新 中 国
地方中草药
文 献 研 究
(1949—1979年)

1979

性有关，用磁石配补益药如熟地、山萸肉等。磁石在这方面的作用原理尚未明了。

视力模糊而见证肾虚者（如早期老年性白内障、视神经病变），则以磁石配朱砂、神曲等，方如磁朱丸。据观察，有一定治疗效果，可预防白内障进一步恶化和视力进一步减退。一部分老年性白内障病例服磁朱丸后视力有所改善，但晶体混浊度无显著减退[3]。不过磁朱丸内的三药中，究竟哪一种药起主要作用，尚有待进一步研究。

对肾虚气喘（如肺气肿、支气管哮喘），磁石有摄纳和降气作用(可能主要为镇静)，可辅助熟地、肉桂等药使用。

〔附〕 在矿物药中，磁石药性较纯和，毒性和副作用较小，在常量下连服十剂八剂一般也无大碍。

用　量 3钱～1两。入汤剂最好先煎。

处方举例 磁朱丸（《千金方》）：磁石2两 朱砂1两 神曲4两 制丸，每日4钱，分3次服，治老年性白内障，疗程需半年以上才有效。

4. 朱　砂

处方名 朱砂、辰砂。

来　源 为汞矿物中天然的辰砂矿石 (Cinnabar)，研末水飞后用。

性　味 味甘，性微寒。

主要成分 含硫化汞和微量硒和锌。

药理作用 安神、定惊、解毒，其原理为镇静、抗菌。

临床应用

（1）用于镇静、安定，治惊痛，尤其小儿急慢惊风，常以朱砂配竺黄精、天南星、咸竹蜂等药，方如朱砂定惊方。

440

对一般心血虚而致心神不宁、时有惊悸、征忡、遗精的患者（可见于神经衰弱），可用生猪心一个，剖开，加朱砂约3分于内，炖2小时后，猪心和朱砂一起服。又可配当归、生地、酸枣仁、茯神等。症稍重者，可在生脉散基础上加用朱茯神5～6钱，对止惊悸和心动过速有较好效果。

（2）用于清泻肺热。治风痰眩晕，取其微寒而能清热，尤适宜于肺热吐血，常配蛤粉同用。

（3）用于解毒。治咽喉部肿痛发炎，以朱砂末配冰片末吹喉。又外用治毒蛇咬伤，可用朱砂调水局部涂敷。

〔附〕（1）本品一般不作煎剂，不宜用火炮制，以免释出汞引起中毒；（2）茯神、灯芯花等药可用朱砂（约1分）拌制（即朱茯神、朱灯芯花），以加强镇静安神作用。

用　量　1～6分，通常作丸散剂服，如配合煎剂，则研细另包，以汤药送服。

处方举例　*朱砂定惊方：朱砂1.5分（冲）　竺黄精2钱　胆南星5分　咸竹蜂2钱　法夏2钱　炙甘草1钱　水煎服。

5.　珍　珠（附：珍珠母）

处方名　真珠末、真珠、真珠层粉、珍珠层粉。

来　源　为软体动物蚌类或珍珠贝〔Pteria margaritifera (L.)〕的病态产物，用其有核珍珠。也可用珍珠层粉（为附于贝壳内层的一种片层状珍珠质）。

性　味　味甘、咸，性寒。

主要成分　珍珠和珍珠层粉均含钙质（主要为碳酸钙，占93%），又含氨基酸，主要为甘氨酸、丙氨酸、亮氨酸、

1949
新 中 国
地方中草药
文 献 研 究
(1949—1979年)

1979

谷氨酸等。

药理作用 安神定惊。实验上还发现有下列作用：

（1）中和胃酸：有效成分为碳酸钙。

（2）抗组织胺作用：珍珠层的硫酸水解物能抑制组织胺引起的肠管收缩，又可防止组织胺引起的豚鼠休克死亡[4]。

（3）抗过敏作用：可防止马血清引起的豚鼠过敏反应[4]。

（4）利尿：能引起实验家兔一时性尿量增加。

临床应用

（1）主要用于安神定惊。属神经衰弱引起的心悸、心慌者，配茯神、酸枣仁、五味子等；或以蜂蜜冲服珍珠层粉。由高热引起抽搐者，配犀角、羚羊角或水牛角等；如为痰热惊痫，则配天竺黄、琥珀、朱砂等。

（2）治溃疡病。用珍珠层粉内服，对治疗反酸、胃痛有效[5]。

（3）外用治化脓性伤口感染和疖疮，配冰片、赤石脂、龙骨等，方如珍珠散。实验发现珍珠散对金黄色葡萄球菌有较强的抑制作用[6]。

此外，本品内服或外用治疗湿疹，也有一定效果[5]。

用　量 入丸散剂用 1～3 分。珍珠层粉内服每次 3～5 分，每日 2～3 次。外用适量。

处方举例 珍珠散（成药）：用珍珠层粉、炉甘石、龙骨、赤石脂、轻粉等，研极细末，每 1 钱加入冰片 2 分，外敷患处。

［附］ 珍珠母：为珍珠贝或蚌类的贝壳，打碎后入药。味甘、咸，性寒。功用与珍珠大致相同，但安神定惊不及珍珠，而清肝火，治头眩耳鸣则较好。用量 5 钱～1 两。入汤剂宜打碎先煎。

442

6. 紫 石 英

处方名 紫石英、煅紫石英、石英。

来 源 广东所用的紫石英，为含二氧化硅的石英石(Quartz)，有紫色条纹者为紫石英，白色无杂质者为白石英。其他地区所用的石英为含氟的萤石。

性 味 味甘，性温。

主要成分 含二氧化硅 (SiO_2)。

药理作用 宁心安神、养肝降气，其作用为镇静。

临床应用 主要用于治疗心悸不安。

(1) 治惊悸、怔忡、心神恍惚、睡眠不安，见证属心血虚或肝阳上亢的神经衰弱患者较适用。常配茯神、酸枣仁、当归、黄芪等，方如紫石英散。

(2) 治肺气虚寒之咳嗽，有镇咳宁嗽作用。常配熟地、阿胶、天冬、胡桃肉等。

此外，偶亦用于治崩漏下血。

〔附〕 与朱砂、珍珠比较，三者都能治惊悸、怔忡、心神不宁，但紫石英适宜于肝阳上亢、血虚火旺而致的心悸、烦躁；朱砂适宜于易受惊吓而致的惊悸、心神不安，常与敛神药同用；珍珠则用于惊痫、高热抽搐较多。三者中以紫石英较为价廉易得，临床较常用。珍珠作用平稳，也较好用。

用 量 3～4钱。

处方举例 紫石英散（《证治准绳》）：紫石英1两，茯神、麦冬、党参、酸枣仁、远志、黄芩、当归各7.5钱，羚羊角屑、防风、黄芪各5钱，炙甘草2.5钱，研为粗末，每服5钱，加生姜5片，大枣2枚，水煎服。

443

1949
新 中 国
地 方 中 草 药
文 献 研 究
(1949—1979年)
1979

7. 琥　珀

处方名　琥珀、血珀。

来　源　琥珀 (Amber) 为古代枫树、松树的树脂埋藏在地层中的化石。

性　味　味甘，性平。

主要成分　含树脂、挥发油、琥珀松香高酸($C_{40}H_{60}O_5$)、琥珀银松酸 ($C_{24}H_{38}O_2$)、琥珀脂醇 ($C_{12}H_{20}O$)、琥珀松香醇 ($C_{40}H_{60}O$) 等。

药理作用　镇静安神、利水通淋、活血祛瘀。

临床应用

（1）治惊痫、不眠，配合欢花、夜交藤、白芍、酸枣仁等，或单与朱砂合用，即朱珀散，每服 3～4 分。

（2）治肾结石和血淋、热淋，取其有利尿、理血作用。常配旱莲草、冬葵子、猫须草等，方如琥珀通淋方。如偏于热而有口渴者，配猪苓、萹蓄、木通。

（3）治症瘕之疼痛，尤其血瘀腹痛，取其有活血祛瘀作用。常配三棱、鳖甲等。

（4）试用于治角膜翳，用琥珀配杞子、菊花、夜明砂等，方如琥珀杞菊汤。

用　量　5分～1钱，入丸散剂，或研末冲服，也可后下入汤剂。

处方举例

（1）*琥珀通淋方：琥珀 7 分（冲）　炙山甲 4 钱　旱莲草 6 钱　冬葵子 6 钱　木通 3 钱　木香 3 钱　猫须草 6 钱　荠菜 8 钱　大枣 1 两　水煎服，治肾结石血尿。

（2）*琥珀杞菊汤：琥珀 7 分（冲）　杞子 4 钱　菊花 3

444

钱　女贞子4钱　夜明砂3钱　密蒙花3钱　菖蒲1.5钱
水煎服。

8. 代 赭 石

处方名　代赭石、赭石。

来　源　为三方晶系赤铁矿（Hematitum）的矿石。

性　味　味苦，性寒。

主要成分　含二氧化硅（40.25%）、三氧化二铁
（51.52%）等。

药理作用　镇胃降气、平肝熄风，现知其作用原理为镇
静、止呕、止血。

临床应用

（1）镇胃降气而止呕止噫（呃逆或噫气），前人称此作
用为镇逆。适用于胃气虚弱的呕吐、呃逆、噫气、胃脘满
实。常配旋复花、党参、干姜等，方如旋复代赭汤。此方在
顽固性呃逆用阿托品治疗无效时，用之有时可取得效果，但
热性呃逆则忌用。

又用于治噎膈，咽食时觉有梗阻而不下，诊断属食道下
贲门痉挛者，可以代赭石为主药，开胃降气，配以党参培
元，佐以当归、知母，方如参赭培气汤。

（2）平肝熄风，治肝阳上亢而致的头晕、目眩、脑胀、
耳鸣。对于有上述症状的高血压病而又兼有心悸、脚步虚
浮、手足震颤、烦躁、不欲卧床、大便不畅者，尤其适合，
取其有镇静、通便作用，常配牛膝、牡蛎、玄参等，方如赭
石平肝汤。

（3）用于治喘，对实证气喘较合适，尤其心性哮喘患
者，当出现有气促、胸翳等哮喘发作迹象时，可用旋复代赭

445

1949

新 中 国
地 方 中 草 药
文 献 研 究
(1949—1979年)

1979

汤防其发作；在哮喘发作后，仍有噫气、汗出，可用此方善后。对于肺热咳喘者，可配旋复花、桑白皮、苏子等药，此时代赭石每剂可用至1两。

（4）用于凉血止血，适宜于吐血而病在肝胃，兼有胃脘气逆，咳而欲呕，或痰中带血者，配旋复花、丹皮、鲜生地等。如其病在肺，更加配紫菀、款冬、杏仁、枇杷叶。

用　量　3钱～1两。入汤剂宜打碎先煎。

处方举例

（1）旋复代赭汤（《伤寒论》）：旋复花3钱（包）代赭石3钱（打碎先煎）　党参3钱　半夏2钱　炙甘草2钱　党参3钱　生姜3钱　水煎，日分3次温服。

（2）参赭培气汤（《衷中参西录》）：党参6钱　生赭石8钱（打碎先煎）　天冬4钱　法半夏3钱　淡苁蓉4钱　知母5钱　当归身3钱　水煎，服药后含化咽服柿霜饼5钱。

（3）*赭石平肝汤：代赭石1两（打碎先煎）　怀牛膝5钱　龙骨5钱　牡蛎5钱　玄参4钱　天冬2钱　蒺藜5钱　钩藤8钱　白芍4钱　水煎服。

二、养心安神药

1. 酸 枣 仁

处方名　酸枣仁。

来　源　为鼠李科植物酸枣（Zizyphus spinosus Hu）的干燥成熟种子。

性　味　味甘、酸，性平。

446

主要成分 含皂甙，主要为白桦脂酸（$C_{30}H_{48}O_3$）、白桦脂醇（$C_{30}H_{50}O_2$），又含脂肪油（约32%）、β-固甾醇、蛋白质、有机酸等。

药理作用 养肝、宁心、安神、敛汗。其作用为：

(1) 镇静：抑制中枢神经系统，有较恒定的镇静作用（其作用强于茯神）[7]。生用效力较好，久炒至油枯后失去镇静效能[8]。另有报道指出，其水溶性成分有催眠作用[9]。

(2) 降压：对实验动物能引起较持久的血压下降[9]。

(3) 兴奋子宫[9]。

临床应用 为治疗虚烦不眠的常用药。

(1) 治疗失眠，适用于血虚而致的心烦、不眠，对于兼有心悸不安、虚汗的患者尤为适合（可见于神经衰弱，尤其心脏神经官能症）。常配茯神、龙眼肉和补益气血之品，方如归脾汤。症较重时宜配用其他安神药如珍珠母、夜交藤等，方如加减酸枣仁汤，临床疗效较好。

(2) 治疗体弱多汗，配五味子、白芍、党参等，方如枣仁止汗汤。

〔附〕 本品药性和缓，在安神的同时又兼有一定的滋养强壮作用。一般炒用。但从实验资料和临床经验而论，酸枣仁生用或炒用各有适应证，凡表现虚热、精神恍惚，或烦躁疲乏者宜生用，或半生半炒，取其镇静效力较好；而胆虚不宁，兼有脾胃虚弱、消化不良、烦渴、虚汗者，宜炒用。

用 量 3～6钱，大剂可用至7～8钱，甚至1两。有报道谓用量过大可引起昏睡甚至失去知觉[10]，值得注意。

处方举例

(1) 加减酸枣仁汤：酸枣仁8钱 茯神4钱 朱砂1.5分（冲） 党参3钱 白芍4钱 知母3钱 川芎1钱 百

1949
新 中 国
地方中草药
文 献 研 究
(1949—1979年)
1979

合花3钱　夜交藤5钱　甘草1钱　水煎服。

（2）枣仁止汗汤：炒酸枣仁5钱　五味子2钱　党参3钱　白芍4钱　水煎服。

2. 柏 子 仁

处方名　柏子仁。

来　源　为柏科植物侧柏（Biota orientalis Endl.）的干燥成熟种子。

性　味　味甘、辛，性平。

主要成分　含脂肪油，主要为侧柏油、龙脑脂等。

药理作用　宁心安神、润肠通便、止汗。

临床应用　为性质平和的安神药，在镇静的同时又兼有一定补性，对心血虚而致失眠、惊悸、大便燥结、自汗的患者，可作为补养药常服。

（1）用于治疗失眠，性能和功用与酸枣仁大致相同，且多配合同用如柏子宁心汤、补心丹（方见第五章茯神项下）。两者的区别是：柏子仁专治心血亏损而致的失眠，酸枣仁则兼治肝胆虚火引起的失眠。

（2）用于治疗便秘，适宜于阴虚、产后和老人的肠燥便秘，性质和缓而无副作用，常与火麻仁同用，方如三仁丸。体虚较甚者则配肉苁蓉、当归等。

（3）用于治疗阴虚盗汗，常配牡蛎、五味子、麻黄根和养阴益血之品。

使用注意　大便滑泄者忌用。

用　量　2～3钱。

处方举例

（1）柏子宁心汤：柏子仁2钱　酸枣仁3钱　远志3

448

钱　麦冬3钱　当归4钱　白芍3钱　生地4钱　黄连5
分　茯神4钱　党参4钱　黄芪4钱　甘草1钱　水煎服。

（2）三仁丸：柏子仁3钱　火麻仁3钱　甜杏仁3钱
水煎服。

3.　远　志（附：小草）

处方名　远志、远志通。

来　源　为远志科植物细叶远志（Polygala tenuifolia
Willd.）的干燥根，抽去其中间木心入药，故名远志通。

主要成分　含远志皂甙，水解后生成远志皂甙元 A（C_{27}
$H_{40}O_8$）、远志皂甙元 B（$C_{30}H_{48}O_3$），并含远志醇（$C_6H_{12}O_5$），
onsicin（$C_{24}H_{47}O_5$）。

药理作用　安神、祛痰、消炎。

（1）祛痰：为恶心性祛痰药，所含皂甙能刺激胃粘膜引
起轻度恶心，从而反射性地增加支气管分泌，但作用较弱。

（2）抗菌：体外试验对革兰氏染色阳性菌、痢疾杆菌、
伤寒杆菌有显著抑制作用[11]。

临床应用

（1）用于安神，适用于心气郁结或心血虚、痰涎壅塞而
致的烦热、精神恍惚、惊悸、不能安睡，可见于神经衰弱或
病后虚烦失眠。取其能散郁而安神，但单用无力，需配茯
神、酸枣仁等，如归脾汤（见第十章龙眼肉项下）、养心
汤（见第四章茯神项下）、远志汤。

（2）用于化痰，治寒痰喘咳，但力较缓弱，需配川贝、
半夏、茯苓等。

〔附〕　过去有人认为远志能益精强志，治健忘，但实
际上远志无此效力，前人早已有反驳，说远志"用以豁痰利

449

1949
新 中 国
地 方 中 草 药
文 献 研 究
(1949—1979年)
1979

气则可，若谓益精强志则不能"。

用 量 1～3钱，最常用1.5钱。量过大能引起呕吐。

处方举例 远志汤（《证治准绳》）：远志、黄芪、当归、麦冬（去心）、酸枣仁、石斛各1.5钱，党参3钱，茯神7分，甘草5分，水煎服。

〔附〕 小草 为远志的地上部分，主要用其叶，性能与远志大致相同。古方有用之，但现代处方统用远志，不用小草。

4. 合欢皮（附：合欢花）

处方名 合欢皮。

来 源 为豆科植物合欢 (Albizzia julibrissin Durazz.) 的干燥树皮。

性 味 味甘，性平。

主要成分 含合欢甙、鞣质等。

药理作用 解郁、活血、止痛，有强壮、兴奋、利尿、镇痛等作用。

临床应用 主要用于有失眠、抑郁、胸闷、胃呆的神经衰弱患者。可用合欢皮，配丹参、夜交藤、柏子仁等同服，方如合欢汤，有解郁作用（大致相当于兴奋大脑皮层），但因本品气微力薄，需久服重服才能取效。

此外，也用于骨伤科，治跌打瘀肿作痛，尤适用于关节肌肉的慢性劳损性疼痛，取其有活血消肿止痛作用，配乳香、没药、木瓜、赤芍、红枣等，煎汤服；或以合欢皮研末，配白蔹局部外敷。

用 量 3钱～1两。

处方举例 ＊合欢汤：合欢皮1两 丹参5钱 夜交藤

450

5钱　柏子仁2钱　水煎服。

　　〔附〕　合欢花（夜合花）　为合欢的干燥花。味甘，性平。具芳香气味。解郁宁神的作用较好，治抑郁不眠、兴奋不安，也可治兼有胃脘痛、气滞、胸闷者，常配白芍、柏子仁、龙齿等。用量1～3钱。

5. 夜 交 藤

　　处方名　夜交藤、首乌藤。

　　来　源　为蓼科植物何首乌（Polygonum multiflorum Thunb.）的干燥蔓茎。

　　性　味　味苦、甘，性平。

　　主要成分　未详。

　　药理作用　安神、镇静，养血活络。

　　临床应用　主治血虚而致的失眠。神经衰弱和贫血而有上述证候者均可用，多梦而易惊者用之更合适，配酸枣仁、柏子仁等。

　　又可治血虚而有肌肤麻木和四肢痿软或疼痛的患者（可见于动脉硬化），常配丹参、当归、白蒺藜等。

　　外用连其叶煎汤外洗，可治皮肤痒疹。其药理是否有抗过敏作用，值得研究（首乌已证实有一定抗过敏作用）。

　　用　量　3钱～1两。

　　处方举例　交藤饮：夜交藤1两　酸枣仁5钱　柏子仁2钱　龙眼肉3钱　水煎服。

1949

新 中 国
地 方 中 草 药
文 献 研 究
(1949—1979年)

1979

第十三章 芳香开窍药

芳香开窍药主要用于闭证。所谓闭证，其基本表现是：神志昏迷、口噤（牙关紧闭）、握固（两手握拳）、血压基本正常或增高，无呼吸衰竭或循环衰竭的表现。又分：

1.热闭：兼有高热（也有不发热者）、烦躁、谵（zhān 读占）语、抽搐、面赤、气粗、苔黄、脉洪数或弦数。多见于温病热入营分，如流行性脑膜炎、乙型脑炎的极期，重症肺炎、化脓性感染等疾患的败血症期，以及中暑、肝病、尿毒症和某些类型的脑血管意外等所致的昏迷。

2.寒闭：兼有面青身冷、苔白脉迟，或骤然昏倒，或痰涎上涌，多见于中风（脑血管意外）、中毒等所致的昏迷。

芳香开窍药能兴奋中枢神经系统而苏醒，镇静而除烦，抗惊厥而止痉，故能治疗上述闭证，但往往要配合其他药同用，才能收到良好效果。对热闭，宜用凉开法，以开窍药配清热解毒药；对寒闭，宜用温开法，以开窍药配辛温行气药。

芳香开窍药的有效成分多为辛香而有挥发性，故除菖蒲外，内服均只入丸散剂，不入煎剂。

芳香开窍药其性偏于走窜发散，多用易泄元气，只宜暂用，并忌用于脱证。凡神志昏迷是由大汗、大吐、大失血引起，表现虚脱、休克者，属于脱证，要用温里祛寒药和补气药，不宜用芳香开窍药。

452

1. 麝 香

处方名 麝香，元寸香、当门子。

来 源 为鹿科动物雄性射鹿 (Moschus moschiferus L.) 下腹部香囊中分泌物的干燥品，成颗粒状者通称当门子，质较优；成粉状者通称元寸香。

性 味 味辛，性温。有强烈香气。

主要成分 含麝香酮 ($C_{16}H_{30}O$)，香气浓烈，经久不散。另含胆甾醇、甾体激素样物质。

药理作用 开窍、活血、催生，其原理为：

1. 兴奋中枢：能兴奋呼吸中枢和血管运动中枢，故能回苏救急。动物实验证实有强心作用，使血压上升，心搏加强[1]。

2. 抗菌：其酊剂在试管内能抑制大肠杆菌和金黄色葡萄球菌生长[2]。

3. 兴奋子宫：对实验动物离体子宫呈明显的兴奋作用。在整体情况下，对晚期妊娠子宫的兴奋作用更为明显[3]。

临床应用 主要用作中枢神经兴奋药。

（1）用于热性病高热、神志昏迷、痉厥抽搐，或中风痰厥（昏迷），取其有兴奋中枢神经系统作用，配其他清热、开窍、镇惊药如牛黄、冰片、朱砂等，制成丸散，方如至宝丹。实验证明，至宝丹有抗惊厥作用，但刺激脊髓，故惊厥由脊髓兴奋所致者不宜用[4]。

（2）用于消肿散结，治跌打损伤、癥瘕，取其有活血作用；又治痈疽肿毒，取其有抗菌和止痛作用，方如七厘散、醒消丸等（见第九章）。

〔附〕 1. 本品虽有兴奋子宫作用，但临床少用于催

453

1949

新 中 国
地 方 中 草 药
文 献 研 究
(1949—1979年)

1979

生，因实验发现其对子宫的兴奋作用易转为持续痉挛状态。孕妇一般忌用（尤其晚期妊娠）；（2）朱丹溪曾谓本品风病、血病不可用，可能是嫌其发散，值得注意。有血压增高倾向者更宜慎用。

用　量　3～5厘，入丸散剂。

处方举例　至宝丹（《局方》）：成药，含麝香、犀角、牛黄、玳瑁、冰片、朱砂、琥珀、雄黄、安息香、银箔等，每次1丸（或散剂5分），每日1～2次。

2. 苏 合 香

处方名　苏合香。

来　源　为金缕梅科苏合香树（Liquidamber orientalis Mill.）树皮受损后渗出的香树脂。

性　味　味甘、辛，性温。

主要成分　含大量桂皮酸，粗制晶含游离桂皮酸约17～23%，精制晶含总香脂酸达47%，另含树脂约36%（为α-及β-苏合香树脂醇及其桂皮酸酯）。

药理作用　开窍、解郁、化痰，主要为中枢兴奋作用。

临床应用　作中枢兴奋药用，与麝香相似，主要用于（1）中风昏迷、痰壅气塞、牙关紧闭，属于寒闭者；（2）心腹猝痛，突然不省人事；近年来用于治疗急性心肌梗塞剧烈胸痛者，以苏合香丸口服止痛，有较好效果[5]，（3）剧烈吐泻，或小儿剧烈吐乳。但本品对高热昏厥者不宜用，以免助火。自汗虚脱者也不用，孕妇慎用。

用　量　1～3分，入丸散用。

处方举例　苏合香丸（《局方》）：成药，含苏合香、冰片、乳香、丁香、沉香、麝香、安息香、犀角、朱砂、诃

454

子、荜拨、白术等，每次1丸（1钱），温开水送服。

3. 安 息 香

处方名 安息香。

来 源 为安息香科植物安息香树 (Styrax benzoin Dry-and) 等的树干经砍切伤后渗出的香树脂。

性 味 味辛、苦，性平。

主要成分 我国出产的安息香含总香脂酸（全为苯甲酸）25～31%[6]。苏门答腊安息香主含树脂酯，商品之干燥醇浸出物含总香脂酸约26～35%，其中大部分为桂皮酸。泰国安息香（商品）含总香脂酸约39%，其中绝大部分为苯甲酸。

药理作用 芳香开窍，有兴奋中枢作用，并能行气血和祛痰。

临床应用 用于中枢兴奋，其作用大致与麝香、苏合香相同，且常同用。三香比较，三者都能兴奋中枢神经系统，治疗中风不省人事，但麝香兼有消肿祛痈作用，可治疗痈疽和跌打损伤；苏合香则以治中风痰厥为特长；安息香则兼能活气血，治心腹疼痛。

用 量 5分～1钱，入丸散剂。

处方举例 安息香丸：安息香、沉香、丁香、木香、藿香、茴香各3钱，砂仁、香附、甘草各5钱，共研细末，炼蜜为丸，每服1钱，紫苏汤送下，治小儿寒气腹痛屈脚而啼。

4. 冰 片

处方名 冰片、梅片、龙脑香、艾片。

来 源 原为龙脑香科植物龙脑香 (Dryobalanops aromatica Gaertn. f.) 树脂加工而成的结晶品。现多由菊科植物

455

1949
新 中 国
地 方 中 草 药
文 献 研 究
(1949—1979年)
1979

艾纳香（Blumea balsamifera DC.）制取（称艾片），或用松节油等加工而成（称机片）。

性　味　味辛、苦，性微寒。

主要成分　含挥发油，主成分为左旋龙脑，又含少量桉树脑，左旋樟脑。

药理作用　芳香开窍，散热止痛。作用为：

（1）兴奋中枢神经系统。

（2）抗菌：体外试验其酊剂对金黄色葡萄球菌、大肠杆菌、猪霍乱菌有抑菌作用[2]，其粉剂和膏剂对羊毛样小孢子菌、红色毛癣菌等有全抑作用[7]。

临床应用

（1）内服兴奋中枢神经系统，提神醒脑，辅助麝香等药，用于热性病神志昏迷、高热惊厥、抽搐、中风口噤、风痰闭塞等。常用的芳香开窍丸散，大都含有冰片。

（2）外用清热（消炎）消肿止痛，治耳鼻喉及口腔某些化脓性疾患，取其有抗菌消炎作用，尤多用于治咽喉肿痛、小儿鹅口疮、中耳炎、外耳道炎等，常配硼砂、朱砂等，方如冰硼散。

又据最近报道，试用冰片凡士林软膏热敷（用热水袋）心窝部治老年慢性气管炎，有一定疗效[8]。

用　量　1～4分，入丸散剂。

处方举例　冰硼散（《医宗金鉴》）：冰片4分　硼砂5钱（炒）　朱砂6分　元明粉5钱　各研极细末，和匀，用吹药器或纸筒喷入患处，每天5～6次。

5.　菖　蒲

处方名　菖蒲、石菖蒲、建菖蒲。

456

来　源　为天南星科植物水菖蒲 (Acorus calamus L.) 或石菖蒲 (A. gramineus Soland.) 的干燥根茎。

性　味　味辛，性温。

主要成分　石菖蒲含挥发油，其中主要为细辛醚 ($C_{12}H_{16}O_3$)，并有酚性成分。水菖蒲含挥发油，其中主要为甲基丁香酚、细辛醛等。

药理作用　芳香开窍，逐痰去浊，其原理为：镇静、健胃（促进消化液分泌）、镇痛（解除肠管平滑肌痉挛）[9]、利尿。

〔附〕　体外试验对多种皮肤真菌有不同程度的抑制作用[10]。

临床应用

(1) 用于湿温病而证见发热、神志模糊或昏迷，烦躁不安、气粗短促，面红目赤，头昏耳聋，这些情况中医认为属于"湿浊蒙蔽清窍"，而菖蒲辛香，能化浊开窍，配郁金更能加强理气作用而宣透湿邪。从现代医学观点看，上述症状是由于脑膜或脑实质受炎症刺激而引起，可见于"流脑"和"乙脑"。菖蒲和郁金可能是通过镇静作用，配合其他清热解毒药，而有助于缓解神昏、烦躁等症状，方如菖蒲郁金汤。

(2) 用于治疗狂躁型精神分裂症，表现痰气郁结者，配郁金、白矾等同用，其原理可能仍属镇静，方如白金丸加味（见第九章郁金项下），或用石菖蒲 2 钱，糖适量，水煎，每日一剂，分二次服。

(3) 用于治疗声音嘶哑而见喉炎或声带水肿者，常配腊梅花、桔梗、石斛等，方如菖蒲开音汤。

(4) 用于健胃，治疗消化不良，表现有肚腹胀痛，肠鸣多气（因胃肠内异常发酵所致）。菖蒲能刺激胃液分泌，并

457

1949
新　中　国
地方中草药
文　献　研　究
(1949—1979年)
1979

对制止胃肠的异常发酵有一定帮助，常配厚朴、陈皮等同用。

此外，治疗噤口痢，用菖蒲解胸膈之热闭，开胸进食，也取其健胃理气作用，配参苓白术散。

（5）用于通淋，取其有利尿作用，在治石淋或热淋的方剂中，可用作辅助。

（6）用于明目，试治角膜溃疡，配杞子、菊花、琥珀等，方见第十二章琥珀项下。

使用注意　石菖蒲与水菖蒲（处方名又称建菖蒲）比较，功用近似，但石菖蒲辛香的气味较浓，通窍作用较强，故多用之，其鲜品（名鲜菖蒲）用于高热神昏疗效更好。另有九节菖蒲，为阿尔泰银莲花 (Anemone altaica Fisch.) 的干燥根茎，质较优，芳香开窍之力较石菖蒲更胜。

用　量　5分～2.5钱，不宜过量。用于明目、开音，投以5分～1钱作药引便可；用于开窍治疗神昏烦躁，用1.5～2.5钱；如欲通利大小便，则常需用至3钱左右。

处方举例

（1）菖蒲郁金汤（《温病全书》）：石菖蒲1.5钱　郁金1.5钱　连翘3钱　山栀仁2钱　菊花2钱　丹皮2钱　淡竹叶3钱　滑石4钱　牛蒡子3钱　天竺黄2钱（或竹沥3匙）　姜汁6滴（冲）　玉枢丹5分（冲）　水煎服。

（2）*菖蒲开音汤：石菖蒲1钱　腊梅花3钱　佩兰3钱　桔梗2钱　石斛4钱　参叶3钱　乌梅1钱　牛蒡子1.5钱　麦冬3钱　岗梅根8钱　水煎服。

6.　牛　黄（附：人工牛黄）

处方名　牛黄、犀黄、西黄、正牛黄。

458

来　源　为牛科动物黄牛(Bos taurus domesticus Gmelin)的胆囊结石的干燥粉末。

性　味　味苦，性凉，有小毒。

主要成分　含胆酸、胆红素及其钙盐，又含胆甾醇、麦角甾醇、软脂酸、卵磷脂、维生素D，以及一种分子式相当于 $C_{24}H_{11}O_3N$ 的无色结晶性成分和铜、铁、镁等。

药理作用　开窍化痰、解热镇痉，其原理为：

(1)镇静：有效成分为胆酸，能缓和苯甲酸钠咖啡碱引起小白鼠的惊厥，又能加强巴比妥钠、水合氯醛等对小白鼠的镇静作用[11]。

(2)强心：有效成分为胆酸，对心脏有类似洋地黄的作用[12]。

(3)造血：能促进家兔红细胞新生，增加红细胞数和血红蛋白量[11]。

临床应用

(1)用于热性病神昏谵语、烦躁不安，治疗感染性疾病毒血症期有高热和昏迷、惊厥等神经系统症状的患者，取其有镇静和强心作用，也即前人所称的清心、定惊，常配黄芩、黄连、栀子等清热药，方如牛黄清心丸。症更重者再加配犀角、麝香等芳香开窍药，方如安宫牛黄丸。小儿高热抽搐可用牛黄配朱砂、胆星、全蝎等，方如牛珠七厘散。

(2)用于治慢性传染性肝炎，肝功能差，血清转氨酶值长期不下降者，用牛黄清心丸，每次一丸，每日1～2次。初步观察，对降低转氨酶和改善其他肝功能有一定帮助。

(3)用于中风昏迷，痰涎壅盛，以及肺部感染、咳嗽痰多等病症，有明显减少痰涎分泌和祛痰作用。

〔附〕　(1)安宫牛黄丸、紫雪丹、至宝丹均用于高热

459

1949

新 中 国
地 方 中 草 药
文 献 研 究
(1949—1979年)

1979

神昏、惊厥抽搐。三药中安宫牛黄丸最凉，紫雪丹次之，至宝丹又次之。安宫牛黄丸多用于感染性疾病热入营分（约相当于毒血症期），痰热亢盛、神识模糊，取其解毒化痰之力较强；紫雪丹多用于实火闭结，高热抽搐、神昏烦躁，取其清热镇痉之力较好；至宝丹多用于热痰内闭、中风昏迷、神昏至极，取其辛香开窍之力较胜，必要时三者也可以互相代用。

（2）与麝香比较：牛黄开窍作用不及麝香，但清热解毒作用则为其特长，故治热病神昏时，牛黄与麝香常配伍同用。

（3）牛黄较长于清热解毒，有谓甚至优于黄连、黄芩、连翘等，故牛黄也可列入清热解毒药。

用 量 5厘～3分，入丸散剂，不入煎剂。外用适量。

处方举例

（1）安宫牛黄丸（《温病条辨》）：成药，含牛黄、郁金、犀角、黄芩、黄连、雄黄、山栀、朱砂、冰片、麝香、珍珠。成人早晚服1丸，小儿10岁以下每服半丸或1/3丸，用开水溶化服或和药冲服，如有呕吐用藿香汤或姜汤送下，虚弱者酌情用参汤送下，产妇用姜汤送下。

（2）牛珠七厘散：正牛黄5分 辰砂末2.5钱 炙全蝎2.5钱 冰片1.5钱 牛胆星1.5钱 明天麻2.5钱 川连2.5钱 玛瑙末2.5钱 甘草1.5钱 金箔25张 每服7厘开水冲服。

（3）牛黄清心丸：成药，含牛黄、黄连、黄芩、山栀、郁金、朱砂，每服1丸，每日1～2次，研碎用开水溶服，小儿酌减。

460

〔附〕人工牛黄 由牛胆汁或猪胆汁提取加工而成。动物实验有抗惊厥、解热、抗菌、祛痰等作用。临床初步观察用于治疗上呼吸道感染、肺炎等疾患，解热和祛痰作用比较肯定（与天然牛黄相同），对化脓性扁桃体炎，还有明显的消肿和减少分泌物的作用。但在治疗乙型脑炎中，抗惊厥的效果还难以肯定[13]。

461

1949

新 中 国
地 方 中 草 药
文 献 研 究
(1949—1979年)

1979

第十四章　熄风镇痉药

风，是使人体致病的一种因素，常与其他病邪结合而使人致病，可分为外风、内风。治疗原则外风宜散，用解表药；内风宜熄，用熄风镇痉药。本章所讲的风，是指内风而言，主要是由脏腑病变所致。常见的原因有肝肾阴虚、肝阳上亢、高热、血虚等，造成"肝风内动"、"热极生风"和"血虚生风"。熄风，就是消除上述几种风证症状的一种治法。

"肝风内动"，多由肝肾阴虚、肝阳上亢引起，证候一般表现为头痛、头昏、眩晕、眼花、耳鸣，其甚者则更有心烦、作呕、心悸、肌肉震颤，多见于高血压病和动脉硬化。治疗除滋养肝肾外，宜平肝熄风，选用有降压或镇静作用的药物如钩藤、天麻、白蒺藜、石决明等。

如上述病情进一步发展，则出现手足震颤、四肢抽搐，或突然昏倒、神志不清、口眼歪斜、半身不遂、语言不清等中风症状，多见于脑血管意外。治疗宜镇痉熄风，选用有抗惊厥、降压和通络化痰（改善血循环、促进神经功能恢复）作用的虫类药如全蝎、蜈蚣、地龙、僵蚕等。

"热极生风"，是温热病时由高热或感染因素而致的证候，表现为抽搐、角弓反张（在小儿称为急惊风），多见于流行性脑膜炎、乙型脑炎、肺炎等热盛期，以及小儿上呼吸道炎高热。治疗宜清热熄风，选用有解热和抗惊厥作用的药物如羚羊角（羚羊角骨）、僵蚕、玳瑁等。

"血虚生风"；是血虚不能养肝，引动内风，出现头晕、眼花、耳鸣、四肢麻木，严重者甚至可出现四肢搐搦（nuó 读糯）、昏倒等证状，多见于贫血、神经官能症、病后身体虚弱等，治疗应以养血为基础，加用熄风药如白蒺藜、天麻、石决明等。有些反复发作的癫痫，也可运用养血熄风法进行治疗而取效。

1. 羚羊角（附：黄羊角、绵羊角）

处方名 羚羊角、羚羊角粉、羚羊角片。

来　源 为牛科动物赛加羚羊 (Saiga tatarica L.) 等的角。

性　味 味咸，性寒。

主要成分 含角质蛋白、磷酸钙、不溶性无机盐，并含少量维生素A。

药理作用 清热解毒、平肝熄风，其原理为：

（1）解热：动物实验证实有解热作用[1]。

（2）镇静：有抗惊厥作用[1]。

临床应用 为治疗高热神昏、抽搐之要药。

（1）治疗热性抽搐，尤其患感染性疾病引起的高热抽搐。本品能清热止痉，一般配钩藤、生地、菊花等，方如羚角钩藤汤。

孕妇子痫之抽搐表现肝阴不足者，也可用羚羊角，配酸枣仁、麦冬、桑寄生、阿胶、牡蛎等，方如羚羊角散加减。

（2）治疗肝火升扰而致的眼珠胀痛、头晕头痛、视物昏花、伴有恶心呕吐（可见于青光眼），用羚羊角取其有镇静作用，常配车前子、黄芩、玄参、知母、茯苓、防风、细辛等。

1949
新 中 国
地 方 中 草 药
文 献 研 究
(1949—1979年)
1979

使用注意 （1）与犀角比较：论清热解毒，犀角比羚羊角好；论解痉熄风，则为羚羊角之所长，遇高热神昏，抽搐较重，可"两角"合用，方如紫雪丹；（2）羚羊角价昂难得，可用羚羊角骨代，或用绵羊角代，也可用钩藤加僵蚕代。

用　量　3分～1.5钱。可剉（cuò 读错）成细粉（羚羊角粉）冲服，或刨成薄片（羚羊角片）煎服（先煎1小时），或入丸散剂。

处方举例

（1）羚角钩藤汤（《通俗伤寒论》）：羚羊角片1.5钱（先煎）　钩藤3钱（后下）　桑叶2钱　川贝4钱　鲜生地5钱　菊花3钱　白芍3钱　生甘草8分　淡竹茹适量（与羚羊角先煎代水）　茯神3钱　水煎服。

（2）羚羊角散加减：羚羊角粉6分（冲）（或羚羊角骨3钱先煎）　酸枣仁3钱　麦冬3钱　桑寄生6钱　阿胶珠4钱（溶化）　牡蛎8钱　龙骨1两（打碎先煎）　茯神3钱　水煎服。

（3）紫雪丹：成药，含羚羊角屑、犀角屑、麝香、朱砂、石膏、寒水石、磁石、滑石、青木香、沉香、玄参、升麻、丁香、炙甘草、朴硝、硝石、金箔。成人每服5分～1钱，早晚各1次，小儿酌减。冷开水调服。

〔附〕黄羊角、绵羊角　对于羚羊角的代用品问题，现代进行过不少研究，有些实验研究发现羚羊角和黄羊角都有解热作用，对咖啡因引起的惊厥有对抗作用，能降低惊厥率和增高恢复率。但黄羊角有增强苯巴比妥钠毒性的作用[1]。又发现绵羊角能抑制小白鼠艾氏腹水癌[2]。至于临床应用黄羊角、绵羊角代替羚羊角，经验还不多，目前尚难作出明确

464

476

的结论。

2. 钩 藤

处方名 钩藤、双钩藤、钩钩。

来 源 为茜草科植物钩藤〔Uncaria rhynchophylla (Miq.) Jacks.〕的干燥带钩茎枝，钩生成对者称双钩藤，单用其钩者称钩钩。

性 味 味甘，性微寒。

主要成分 含钩藤碱（$C_{22}H_{28}O_4N_2$）及异钩藤碱（$C_{22}H_{24}O_4N_2$），均属吲哚类生物碱。

药理作用 平肝止痉，其原理为：

（1）降血压：作用较明显，尤以混钩（包括单钩、双钩及上下二端相连的枝条）降压作用较强，维持时间也较长，而老枝的降压作用极短暂。一般茎、枝的降压程度与混钩比较相差不显著，但降压维持时间茎、枝较钩为短[3]。

（2）镇静：有明显镇静作用[4]，且能制止豚鼠实验性癫痫的发作[5]。钩藤的止痉作用与此有关。

此外，近年来还发现钩藤对引起呼吸道感染的病毒如腺病毒3、亚洲甲型流感病毒和仙台病毒等有较好的抑制作用[6]。

临床应用

（1）用于热证抽搐。无论小儿或成人的高热抽搐，都常用钩藤。小儿急惊风尤为多用，在小儿高热而有抽搐倾向者，用钩藤有预防作用，对程度较轻的抽搐也有止痉作用。但对抽搐较重者，钩藤的止痉作用较弱。又单用效力不甚显著，须配羚羊角或犀角、天麻、全蝎，以加强清热、止痉作用，方如羚角钩藤汤。

465

1949
新 中 国
地方中草药
文 献 研 究
(1949—1979年)
1979

（2）用于肝风晕眩，治高血压所致的头晕目眩，取其有降血压和镇静作用。对改善肢端麻木感也有一定帮助。常配桑叶、菊花、石决明、白芍等。如肝阳上亢较显著，兼有面红目赤、心烦易怒、苔黄、脉弦数，则更配石膏清热、茯神镇静，方如钩藤散。

此外，近年来有报道试用钩藤配麻黄、五味子水煎服治痰喘型慢性气管炎，有一定效果，可能主要是通过镇静作用而加强麻黄的平喘作用。

使用注意 （1）前人经验认为钩藤久煮无力，宜后下，一、二沸即起。现代实验证实钩藤煮沸20分钟以上，其降压作用即降低，因此，后下是有科学根据的；（2）过去有认为双钩效力比单钩强，但实际上两者无大差别。只要取钩多枝少者药效就较好。治小儿急惊风有时单用藤钩。

用　量　2～5钱，大剂可用至8钱～1两。

处方举例　钩藤散（《本事方》）：钩藤、菊花、防风、党参、茯神、茯苓、半夏、陈皮、麦冬各5钱，生石膏1两，甘草2.5钱，共研细末，每服4钱，清水煎，去渣服。

3. 天　麻

处方名　天麻、明天麻。

来　源　为兰科植物天麻 (Gastrodia elata Bl.) 的干燥块茎。

性　味　味甘，性微温。

主要成分　含香草醇、香草醛、甙类、粘液质和微量维生素A类物质。

药理作用　祛风镇痉，其作用为镇静、镇痛、抗惊厥。实验证明，天麻能提高电击痉挛的阈（yù 读域）值[7]，又能

466

制止豚鼠实验性癫痫的发作[5]。

临床应用 为治疗眩晕、头痛的要药。其性虽微温，但不偏于发散，也不偏于滋补，在适当配伍下，内风、外风都可治疗。

（1）用于治疗眩晕，尤其肝虚、肝风所致的眩晕，效果较好。前人的经验说："眼虚头旋，虚风内作，非天麻不能除"。现代应用天麻治疗见证肝虚的高血压、动脉硬化、耳源性眩晕（即美尼尔氏综合征）和一般体弱所致的眩晕，取得一定效果，常配钩藤、菊花等，方如天麻钩藤饮。痰湿较重者配半夏、白术，方如半夏白术天麻汤（见半夏项下）。

至于血虚（如贫血）所致的眩晕，一般以补血为主，不宜多用天麻，以防其温燥之性进一步伤阴。必需试用时，只能加在补血剂内，酌情服四、五服便止。

（2）用于治疗头痛，尤其与肝风痰湿有关的偏头痛，效果比较确实，常配地龙、白花蛇、白芷、川芎等加强祛风镇痛作用，方如偏头痛汤。

（3）用于风寒湿痹（偏重湿痹）、肢体麻木瘫痪，治慢性风湿性关节炎，常配秦艽、羌活、牛膝、杜仲等。

（4）用于抽搐，配其他熄风止痉药，如治破伤风配南星、白附子；治"流脑"、"乙脑"等传染病引起的脑神经刺激症状，配全蝎、僵蚕等，方如天麻驱风汤。

使用注意 （1）与钩藤比较：两者功用大同小异，都能治头痛眩晕，且常同用。其区别是：钩藤甘寒，偏于治因热而生风的头痛晕眩，天麻甘温而燥，偏于治风寒夹有痰湿引起的头痛晕眩；（2）如无天麻，可酌情选用下列其中一组药物代替：①白蒺藜加钩藤；②川芎加羌活或川芎加羌活、首乌、防风；③土天麻。

467

1949
新 中 国
地 方 中 草 药
文 献 研 究
(1949—1979年)
1979

用　量　1～3钱。

处方举例

（1）天麻钩藤饮：天麻3钱　钩藤6钱（后下）　石决明6钱（先煎）　栀子2钱　黄芩3钱　杜仲4钱　牛膝5钱　夜交藤4钱　茯神3钱　益母草5钱　桑寄生5钱　水煎服。

（2）偏头痛汤：天麻5钱　白芷4钱　川芎3钱　白花蛇3钱　地龙3钱　水煎，分二次服。

（3）天麻驱风汤：天麻2钱　钩藤3钱（后下）　全蝎1钱　菊花3钱　僵蚕2钱　连翘3钱　蝉蜕1钱　竹茹2钱　栀子2钱　葛根2钱　茵陈3钱　水煎服。

4. 白蒺藜

处方名　白蒺藜、刺蒺藜。

来　源　为蒺藜科植物刺蒺藜 (Tribulus terrestris L.) 的干燥果实。

性　味　味辛、苦，性微温。

主要成分　含挥发油、皂甙、生物碱、脂肪油等。

药理作用　疏肝熄风、行瘀去滞。能解郁、明目、止痒，其作用为降压（水浸液能降低麻醉动物的血压[8]）、镇静。临床观察认为可能还有抗过敏作用。

临床应用

1.治肝经风邪所致的头晕目眩，取其有降压、镇静作用。现代治肝阳上亢之高血压表现头痛头晕者，多用本品配牛膝、钩藤等，方如平肝降压汤（见第九章牛膝项下）。

2.为眼科常用药，治目赤多泪、或痛或痒、视物模糊、有外眼翳障，适用于风热较轻的角膜炎、角膜炎退行期，或

468

急性结膜炎，常配木贼、决明子、谷精草等清热明目药。

3.治风热所致的皮肤发痒和皮疹，如荨麻疹、神经性皮炎、某些类型的慢性湿疹等，常配其他清风热药如蝉蜕、防风以及养血药如首乌、当归，方如蒺藜消风饮。

4.治肝郁所致的胸胁胀闷疼痛。前人认为本品有行血去瘀作用，现代根据这一原理，试用白蒺藜3钱，配参三七8分内服，治冠心病心绞痛，有一定效果。

用　量　2～4钱。

处方举例　*蒺藜消风饮：白蒺藜3钱　防风2钱　荆芥3钱　蝉蜕1钱　川芎1钱　赤芍2钱　首乌3钱　当归3钱　生地4钱　甘草1钱　水煎服。

5. 石决明（附：鲍鱼）

处方名　石决明。

来　源　广东多用鲍科动物九孔鲍或杂色鲍（Haliotis diversicolor Reeve）的干燥贝壳。北方多用盘大鲍（H. gigantea discus Reeve）。

性　味　味咸，性微寒。

主要成分　含碳酸钙、壳角质（$C_{30}H_{46}O_{11}N_9$）等。

药理作用　清泄肝热，其作用为镇静。

临床应用

(1) 用于肝肾阴虚、肝阳上亢所致的头晕目眩、头痛头胀、耳鸣、失眠，高血压病而表现有上述症状者，常配养阴药，加强养阴潜阳（镇静、降压）作用，方如育阴汤。

(2) 用于去翳（yì 读艺）膜，在眼科较常用，无论新旧翳膜，在方剂中都常加入石决明，尤其适用于肝火炽盛兼有目赤羞明之星翳（角膜炎进行期所表现的翳障），常配菊

1949
新 中 国
地方中草药
文 献 研 究
(1949—1979年)
1979

花、连翘、荆芥、木贼、谷精草等清热明目药，对陈旧性翳膜（如角膜白斑），则多配蝉蜕、蛇蜕或密蒙花、夜明砂等，治疗原理有待进一步研究。

（3）用于肝肾阴虚的骨蒸劳热，尤其表现颜面潮红的低热病人更合用（多见于结核病、植物神经功能紊乱的神经性低热等），常与干地黄、丹皮、鳖甲等配伍，取其有清热潜阳的作用。

此外，前人经验认为石决明可通"五淋"，现代也有用本品配旱莲草、桃胶等治泌尿系炎症。

［附］　如石决明缺药，可试用珍珠母或蚌壳代。

用　量　5钱～1两，入煎剂宜先煎。

处方举例　*育阴汤：石决明5钱（先煎）　桑寄生6钱　野菊花3钱　旱莲草6钱　生地3钱　熟地3钱　茅根6钱　水煎服。

［附］鲍鱼　又名鲍鱼肉，味辛、咸，性温、平。含蛋白质，又其浸液含有抗病毒的物质。有报道，市售的罐头鲍鱼汁有抑制脊髓灰质炎病毒的作用，未经加工的鲜鲍鱼汁具有抗金黄色葡萄球菌的作用[9]。中医经验认为鲍鱼能滋补肝肾，慢性病肾虚患者（尤其慢性肾炎、肺结核）、肾阴虚而肝阳上亢之高血压、贫血或老年人肾虚小便频数，均宜用之。又以本品配麻仁、葱等煮汤，能通乳汁。每次用量：干鲍鱼末4～5分，装胶囊服，入煎剂则用8分～3钱，可切片煎汤代水煮其他药。更常用以煮成肉汤，或炖鸡、炖水鸭，作补品服。

6. 淡　菜

处方名　淡菜。

470

来　源　为贻贝科动物壳菜即厚壳贻贝（Mytilus crassi-testa Lischke）的肉质。广东多用绿贻贝（M. smaradinus）。

性　味　味咸，性寒。

主要成分　有效成分尚待研究。

药理作用　养阴熄风，有清热和滋补作用。

临床应用　宜于肾阴不足的慢性病者用。

1.治肝肾阴虚而致的眩晕、头痛（可见于高血压病），可用淡菜配紫菜煮汤服。

2.治温热病热伤肾阴，致肝风内动，出现抽搐等症状，宜用淡菜养阴清热而熄风，配龟板、阿胶等，方如小定风珠。

3.治肾阴不足之肾病、梦遗，用淡菜煮猪肾，或煮猪瘦肉汤加芡实。

使用注意　阳虚者不宜用。

用　量　2～5钱。配补品煮汤适量。

处方举例　小定风珠（《温病条辨》）：淡菜3钱　生龟板6钱　阿胶2钱　鸡子黄1枚（生用）　水5杯先煮龟板、淡菜，得2杯后去渣入阿胶溶化，再加鸡子黄搅匀后服用。

7.　玳　瑁

处方名　玳瑁。

来　源　为海龟科动物玳瑁（Eretmochelys imbricata L.）的甲片。

性　味　味甘，性寒。

主要成分　未详。

药理作用　潜阳熄风、清热解毒，有镇静、清热作用。

471

1949

新 中 国
地 方 中 草 药
文 献 研 究
(1949—1979年)

1979

临床应用

（1）用于治热病所致神昏、谵语、惊厥，作用类似犀角、羚羊角，有凉血清热解毒作用，常配其他清热解毒和芳香开窍药同用，方如至宝丹。

（2）用于治血虚眩晕、阴虚烦热、不眠，配龟板、牡蛎、生地、白芍等。

（3）外用解痘毒和治药物过敏引起的皮疹。瘙痒难忍者尤宜用之，可用冷开水磨玳瑁局部外涂，有透热止痒作用；也可配清热药内服。

用　量　3～5钱。入丸散剂，也可用冷开水磨汁饮服，或剉末冲服。

处方举例　至宝丹：成药，见麝香项下。

8.　地　龙

处方名　地龙、地龙干、广地龙、蚯蚓。

来　源　为环节动物蚯蚓的干燥全体，以参环毛蚓——通称"广地龙"（Pheretima asiatica Michaelsen）较为多用。

性　味　味咸，性寒。

主要成分　含蚯蚓解热碱（$C_9H_{18}O_6N_2$），为酪氨酸的衍生物；并含蚯蚓素、蚯蚓毒素；水浸液含多种氨基酸；广地龙又含次黄质[10]。有些实验报道谓含地龙 B_1[11]。

药理作用　清热、镇惊、定喘，其原理为：

（1）解热：有效成分为蚯蚓解热碱。对实验性发热有解热作用，程度比安替比林稍温和[12]。

（2）扩张支气管：通过抗组织胺作用而扩张支气管[12]，有助于定喘。

（3）降压：地龙酊[13]、地龙 B_1[11]（为其有效成分）

472

有降血压作用，缓慢而持久，其原理可能与抑制中枢神经系统有关[14]。

此外，蚯蚓素在动物实验中有溶血作用[15]。广地龙对子宫有兴奋作用[16]，能增强其紧张度引起痉挛性收缩；又对小肠大肠有刺激作用。临床观察还有利尿和活络作用。

临床应用

（1）用于治支气管哮喘，取其有扩张支气管作用。有报道，用下方治哮喘，取得一定效果。即：广地龙5钱，海螵蛸3钱，天竺黄3钱，研末，每服5分，一天三次，可配其他汤药冲服[17]。

小儿之痉咳，痰鸣声嘶（相当于痉挛性支气管炎），也可用地龙，以扩张支气管而缓解痉咳。

（2）用于治高血压病，取其有降压作用。对脉弦、血压持续增高者，可降压和改善症状。常配毛冬青、丹参、磁石等。

（3）用于治高热烦躁而有抽搐者，取其有清热解痉作用。其药力虽较蜈蚣、全蝎等为弱，但对症状不甚严重者，仍有一定作用。常配其他清热药同服，方如地龙汤。

（4）用于活络，治中风和跌打损伤后筋络活动不便。

治中风患者，适宜于有烦躁、手足活动障碍、大小便不通畅者，可用地龙，配鸡血藤、菖蒲、络石藤、丹参、磁石、羌活、独活等。中风后遗症，表现肢体瘫痪者，可用地龙与黄芪、当归、桃仁、红花、赤芍等配伍。

治跌打损伤患者，如有积瘀疼痛，尤其急性腰背损伤疼痛和腰腿疼，常配归尾、桃仁、苏木、肉桂等，方如地龙散。

此外，有人用地龙治慢性肾炎而小便不畅者，配通草、

473

1949

新 中 国
地方中草药
文 献 研 究
(1949—1979年)

1979

菖蒲、牛膝、旱莲草、淫羊藿、菟丝子、炙甘草等。

〔附〕 （1）地龙经酒洗后，药效有所增强，但镇惊之力仍不及全蝎、蜈蚣；（2）脉虚而便溏者慎用。

用　量　内服入汤剂，用2～4钱，丸散剂2～4分。

处方举例

（1）地龙汤：地龙干3钱　全蝎1钱　银花4钱　连翘3钱　钩藤3钱　水煎服。

（2）地龙散（《证治准绳》）：地龙、肉桂、苏木各9分，麻黄7分，黄柏、归尾、甘草各1.5钱，桃仁9个，水煎服。

9. 全　蝎

处方名　全蝎、全虫、蝎尾。

来　源　为钳蝎科动物问荆蝎 (Buthus martensi Karsch) 的干燥全体。单用其尾者称蝎尾。

性　味　味辛，性平，有小毒。

主要成分　含蝎毒素（为一种毒性蛋白）、蝎酸、卵磷脂、三甲胺、牛磺酸、甜菜碱、胆甾醇等。

药理作用　驱风镇痉，其原理为：

（1）抗惊厥：动物实验对硝酸马钱子碱、纯烟碱、戊四氮引起的惊厥有对抗作用，但其效力不及蜈蚣[18]。

（2）镇静：对清醒动物有显著镇静作用[19]。

（3）降压：能影响血管运动中枢的机能，扩张血管，并能降低肾上腺素的增压作用，故能降压[19]。

此外，临床观察还认为有一定镇痛作用。

临床应用　为驱风止痉的常用药。

（1）用于止痉，当治疗破伤风或小儿高热抽搐和其他急惊风，在使用一般平肝熄风药无效时，即应投以全蝎。一般

474

配僵蚕、蝉蜕、天竺黄等，症状较重者加配蜈蚣，方如破伤风方，或在玉真散基础上加全蝎、蜈蚣。

（2）用于驱风，治中风后半身不遂、口眼㖞（wāi 读歪）斜，适宜于脑血管意外后遗上述症状而见证属实者，常配僵蚕、制白附，方如牵正散，并可加配钩藤、天麻之类。

对较重的风湿痹痛，可在祛风湿方剂内加全蝎数分，对减轻痹痛有一定帮助。

（3）试用于治疗高血压病。据初步观察，有一定效果，舒张压可有10毫米汞柱左右的下降[19]。

使用注意

（1）全蝎在常量下服用，虽无明显副作用和毒性，但仍属窜散之品，血虚生风忌用，孕妇慎用或忌用（动物实验发现蝎酸的钠盐对子宫的收缩有促进作用[20]）。

（2）全蝎与蝎尾比较：传统经验有认为蝎子的药力在尾，主张选用蝎尾，尤其治破伤风、急惊风之抽搐、痉挛，用蝎尾较好，治中风后半身不遂用全蝎较好。以上意见可供参考，但不一定拘泥细分，实际上，目前许多地方配方为头身尾全用。

用量 全蝎一般可用 2～7 只，或 4 分～2 钱；蝎尾可用 3～8 只，或6分～2.5钱。大剂量用至 3～4 钱，入药同煎。但研粉吞服更好，此时用量宜酌减，一般每次 4 分～1 钱。

处方举例

（1）破伤风方：全蝎 3 钱　蜈蚣 4 条　僵蚕 2 钱　天麻 4 钱　川芎 3 钱　当归 6 钱　木瓜 8 钱　防风 4 钱　法夏 3 钱　炙草 2 钱　水煎，可加猪胆一个另炖和药服。

（2）加味牵正散：全蝎 1 钱　僵蚕 1.5 钱　制白附 2 钱

1949

新 中 国
地方中草药
文献研究
(1949—1979年)

1979

钩藤3钱　天麻3钱　黄芪3钱　当归3钱　水煎服。

10. 蜈　蚣

处方名　蜈蚣、川足。

来　源　为蜈蚣科动物少棘巨蜈蚣〔Scolopendra subspinipes mutilans (L.) Koch〕的干燥全体。

性　味　味辛，性温，有毒。

主要成分　含类似蜂毒的两种有毒成分，即组胺样物质和溶血蛋白质。

药理作用　熄风镇惊，其作用为：

（1）抗惊厥：作用比全蝎强（参阅全蝎项下）[18]。

（2）降压：临床观察初步发现10％蜈蚣酊对高血压患者有一定降压作用，但尚待进一步的实验和临床研究加以证实[21]。

临床应用

（1）用于治疗破伤风和小儿急惊风，取其有较强的止痉作用，配全蝎作用更好（参看全蝎项下），或用蜈蚣散亦可。

（2）用于治疗面神经瘫痪（口眼㖞斜），以蜈蚣2条，研末，用防风5钱煎汤送服，或配全蝎、钩藤、白附子、僵蚕，水煎服。

（3）外用治疮疡、瘰疬、蛇虫咬伤，一般可用蜈蚣干燥粉末加入等量甘草末，调蜜蜡外涂。

如为化脓性指头炎（俗称"蛇头缠指"），可用蜈蚣1条熏干，研末，用生鱼胆汁（或猪胆汁）调匀敷涂，效果较好。

如为足趾坏疽和溃疡（俗称"臭田螺"），可用蜈蚣浸茶油，涂患处。

〔附〕（1）一般认为蜈蚣入药宜带头足，去之则药力

476

不全；（2）蜈蚣与全蝎比较：镇惊止搐之力，蜈蚣大于全蝎，一般抽搐可用全蝎，严重抽搐痉挛，用蜈蚣或蜈蚣全蝎合用；蜈蚣辛温，抽搐而偏于风寒者较适用，全蝎辛平，抽搐而偏于热者较适用；又蜈蚣外用治肿毒之力较好，为全蝎所不及；（3）蜈蚣有毒，前人有谓"蜈蚣性猛悍，能令血液化燥"，因此，得效后即应停用。孕妇慎用。

用　量　入散剂 3～8 分，入煎剂 1～5 条。

处方举例　蜈蚣散（即蜈蚣星风散，《医宗金鉴》）：蜈蚣 2 钱　制南星2.5钱　防风2.5钱　鱼膘 3 钱　共为细末，每服 2 钱，黄酒调下（或温开水送服），一日二次。

11.　僵　蚕（附：僵蛹）

处方名　僵蚕、白僵蚕。

来　源　为家蚕自然感染白僵菌 (Batrytis bassiana Bals.) 而致死的蚕体。

性　味　味咸、辛，性平。

主要成分　含脂肪丝蛋白、草酸钙等。

药理作用　祛风热、止痉搐，其作用为：解热、抗惊厥，并有祛痰作用。

临床应用

（1）用于熄风止痉，配全蝎、蜈蚣等治破伤风、小儿急、慢惊风，也可配钩藤、珍珠末等，方如蚕珠定惊汤（小儿适用）。

（2）用于清散风热，治头面部和口腔疾患而偏于热者，尤其对喉痹（咽喉炎）、喉风（咽部化脓性感染），表现有咽喉肿痛，声音嘶哑者，可用本品清热消炎去肿而开音，又可在清咽利膈方剂基础上加僵蚕。

477

1949

新 中 国
地 方 中 草 药
文 献 研 究
(1949—1979年)

1979

（3）用于治疗癫痫，配天竺黄、半夏等化痰，方如僵蚕饮。

（4）用于治疗乳房炎、流行性腮腺炎、疖疮痈肿、急慢性淋巴腺炎等，常与清热解毒药如连翘、板蓝根、黄芩等配用。

用　　量　1～3钱。

处方举例

（1）蚕珠定惊汤：僵蚕1钱　珍珠末3分（冲）　钩藤1.5钱　白芍1.5钱　丹参1.5钱　羌活7分　鸡血藤1.5钱　熟枣仁1钱　水煎服。

（2）*僵蚕饮：僵蚕1钱　天竺黄2钱　杉寄生2钱　半夏1.5钱　菖蒲8分　钩藤1.5钱　天南星8分　当归7分　水煎服。

〔附〕　僵蛹[22、23]

本品为以蚕蛹为底物，经白僵菌发酵而制成，作为白僵蚕的代用品。

僵蛹的主要成分为蚕蛹油（内含多种不饱和脂肪酸）、几丁质的降解物（与蛇蜕、蝉蜕所含者类似）。

其药理作用主要是：（1）抗惊厥：能对抗小白鼠由硝酸士的宁引起的惊厥，作用与僵蚕相同；（2）抗肿瘤：对小白鼠肉瘤180有抑制作用（但常使小白鼠体重下降）；（3）祛痰；（4）降胆固醇，对高胆固醇血症有降胆固醇作用。

临床主要用于（1）治乙型脑炎，取其有解痉作用，以僵蛹粉配全蝎、蜈蚣、天麻（即止痉散），对高热抽搐患者，有降温止抽作用，效果与僵蚕基本相同；（2）治气管炎，能减轻咳嗽，使痰液变稀而易于咯出。

副作用：偶有口干咽燥、恶心、食欲减退。

用　　量　1～3钱。

478

第十五章　化痰止咳药

在中医学里，"痰"是指由于病理原因而积留在呼吸道、消化道以及肌肉皮肤之间的粘稠性液体。由于"肺为贮痰之器"，故临床上化痰以治肺为主。但是，痰证并不限于咳嗽、痰多等肺经症状，实际上，其证候表现是多种多样的。

痰涎积留于肺，就会咳嗽、喘满、胸闷或胁痛，见于急性、慢性气管炎、肺气肿、支气管扩张，以及肺炎、百日咳、肺结核等之咳嗽。治疗宜开肺化痰，排除呼吸道内异常的分泌物，减少炎症刺激、消除咳嗽反应，选用有祛痰止咳作用的药物，如贝母、杏仁、紫菀、款冬等。

痰涎郁于肠胃，就会恶心、呕吐、胃呆、脘闷，亦可兼有咳嗽。可见于胃肠型感冒、胃肠神经官能症、急性消化不良、慢性胃炎等。治疗宜和胃化痰，选用有镇吐、健胃作用的药物，如半夏、旋复花、枇杷叶等。

痰浊滞于经络，会有瘰疬（luǒlì 读祼历）、瘿瘤（yǐng liú 读影留），中医认为是由痰与热结合成"痰火"所致，见于慢性淋巴结炎、单纯性甲状腺肿等。治疗宜软坚消痰，选用有消炎、清热、补充碘质等作用的药物，如昆布、海藻、象贝等。

痰浊蒙蔽心窍，会有中风昏迷、痰涎壅阻、牙关紧闭、两手握拳，可见于脑血管意外、癫痫等。治疗宜散风除痰，选用有镇静、镇痉、祛痰作用的药物，如天南星、白附子等。

1949
新 中 国
地 方 中 草 药
文 献 研 究
(1949—1979年)
1979

按照痰的性质，临床辨证上又分风痰、寒痰、湿痰、热痰、燥痰几种类型。

风痰：外感风邪而生痰，证见咳嗽喉痒，或有恶寒发热，脉浮滑或浮数。治疗宜宣肺化痰，在疏散风邪的基础上加用化痰药。

热痰、燥痰：由风温、风热、秋燥而引起，或由内热过甚而引起，证见咳吐稠痰、口燥咽干，或有发热汗出、脉滑数。用清化热痰法治疗，选用寒性化痰药。

寒痰、湿痰：由脾肾阳虚而生痰，证见咳嗽、痰多清稀、畏寒肢冷、气短喘促、脉多弦滑。用温化寒痰和燥湿化痰法治疗，在健脾益肾基础上选用温性化痰药。

一、清化热痰药

这类药物多属寒性，适用于热痰、燥痰以及由痰火所致的瘰疬、瘿瘤，由痰热所致的惊痫。由于清化热痰药分别具有祛痰、镇咳、抗菌、消炎、镇静、镇惊等作用，故能治疗上述痰证。

1. 前　胡

处方名　前胡。

来　源　为伞形科植物白花前胡（Peucedanum praeruptorum Dunn.）的干燥根。

性　味　味苦、辛，性微寒。

主要成分　含挥发油、鞣质等。杭州白前胡又含吡喃香豆素，为白花前胡丙素[1]。

药理作用　下气化痰，疏散风热。

480

（1）祛痰：动物实验证实有显著增加呼吸道分泌的作用，祛痰效力与桔梗相当，但无显著镇咳作用[2、3]。

（2）增加冠脉流量：离体心脏实验证明，白花前胡丙素能增加心冠脉流量，但不影响心率和心收缩力[1]。

此外，还观察到有镇静作用。

临床应用

（1）治肺热咳嗽，表现痰稠气逆、胸闷烦热、舌苔黄腻（可见于急性气管炎等情况），用前胡祛痰，配桑白皮、贝母、杏仁等，方如前胡散。

（2）治风热感冒，有头痛、发热、鼻塞、流涕、咳嗽者，取其有疏散风热作用，常配牛蒡子、桔梗、薄荷等，方如感冒热咳方。

〔附〕与柴胡比较：两者都能驱风邪，解胸腹胀闷，但前胡长于祛痰而降气，故感冒而咳逆明显者适用，柴胡长于解表舒肝，感冒而有寒热往来者适用。一般外感风邪如表现有咳嗽、气逆、痰粘稠、寒热往来，可前胡、柴胡合用。

用　量　1～3钱。

处方举例

（1）前胡散（《证治准绳》）：前胡2钱　桑白皮2钱　贝母3钱　麦冬2钱　杏仁2钱　甘草1钱　水煎服。

（2）*感冒热咳方：前胡3钱　牛蒡子3钱　桔梗3钱　薄荷1.5钱（后下）　桑叶3钱　荆芥3钱　野菊花3钱　北杏4钱　甘草2钱　水煎服。

2. 川 贝 母

处方名　川贝、川贝母。

来　源　为百合科植物川贝母（Fritillaria cirrhosa D.

481

1949

新 中 国
地方中草药
文 献 研 究
(1949—1979年)

1979

Don) 等的干燥鳞茎。

性　味　味苦、甘，性微寒。

主要成分　含生物碱，主要为川贝碱 ($C_{38}H_{62}O_3N_2$)、炉贝碱 ($C_{26}H_{39}O_3N$)、白炉贝母碱 ($C_{27}H_{43}O_3N$)、青贝碱 ($C_{27}H_{43}O_2N$)、松贝碱 ($C_{27}H_{43}O_4N$)[4]。

药理作用　润燥化痰，其作用为镇咳祛痰。又实验证明川贝碱有降压（降低猫血压）、兴奋子宫（使豚鼠的离体子宫收缩）和抑制肠蠕动等作用[5]。

临床应用　主要用于慢性咳嗽，表现有虚劳烦热，或咳嗽痰多、或痰中带血，胸脘（wǎn 读碗）满闷、食欲减退，取川贝有化痰解郁作用，故前人的经验说："纳少痰多，舒郁化痰，川贝最妙。"川贝既能祛痰，又能抑制痰涎之分泌，故痰多者亦可用。现多用于肺结核、慢性气管炎等之咳嗽，一般配枇杷叶、桑叶、麦冬、玉竹等，方如清燥救肺汤加减。有咳血者配生地、熟地、百合；气逆较明显者配厚朴；热痰较盛者配蛇胆汁，方如蛇胆川贝末；也可以用川贝 2～3 钱打碎后，炖蜂蜜服用。

对于急性呼吸道炎症的咳嗽（如急性上呼吸道感染），如有咽部肿痛，也可用川贝，配连翘、栀子、银花等清热药。

使用注意　由寒湿而致的痰饮咳嗽（如肺气肿、支气管扩张等）用川贝效果不佳。又贝母反乌头问题参见浙贝。

用　量　1.5～3 钱。

处方举例

（1）清燥救肺汤加减：桑叶 3 钱　枇杷叶 2 钱　川贝母 2 钱　麦冬 2 钱　玉竹 3 钱　阿胶 2 钱（溶化）　黑芝麻 1 钱　甘草 1 钱　水煎服。

482

（2）蛇胆川贝末：成药，含蛇胆汁、川贝母，每次1～2支，温开水或其他汤药冲服，每日1～2次，治痰热咳嗽，久咳痰多。

3. 浙 贝 母

处方名 浙贝母、浙贝、象贝。

来 源 为百合科植物浙贝母（Fritillaria thunbergii Miq.）的干燥鳞茎。

性 味 味苦，性寒。

主要成分 含生物碱，主要为贝母素甲 $(C_{27}H_{45}O_3N)$、贝母素乙 $(C_{27}H_{43}O_3N)$，另有次要者为贝母新 $(C_{27}H_{43}O_4N)$、贝母芬 $(C_{27}H_{46}O_3N)$、贝母定 $(C_{27}H_{45}O_2N)$、贝母替定 $(C_{27}H_{47}O_3N)$。此外，还含有贝母醇 $(C_{24}H_{40}O_3)$[6]。

药理作用 开泄肺气、除热散结。其作用为：

（1）镇咳：贝母素甲、乙对小鼠有较明显镇咳作用[7]。

（2）阿托品样作用：低浓度下可松弛支气管平滑肌，又能使实验动物瞳孔扩大，促进肠蠕动[7]。

（3）降压：有一定降血压作用[7]。

（4）兴奋子宫：贝母素甲对家兔子宫有较强大的兴奋作用，已孕子宫比未孕子宫更敏感[8]。

临床应用

（1）治热咳，急性者较适宜，如风热感冒、急性上呼吸道炎、气管炎、肺炎之咳嗽，有口干喉痒、痰稠色黄者，可用浙贝，配连翘、牛蒡子、山栀皮、蒌皮等，方如蒌贝汤。又可配桑叶、杏仁、菊花、牛蒡子，方如桑杏汤（见杏仁项下）。

（2）治瘰疬（颈淋巴结核、慢性淋巴结炎），配玄参、牡蛎，方如玄参牡贝汤（见第三章玄参项下），或配玄参、

1949
新 中 国
地方中草药
文 献 研 究
(1949—1979年)
1979

牡蛎、夏枯草、生地，方如颈淋巴结炎方。前人认为浙贝有散结作用，但其原理尚待进一步研究。

（3）治胃、十二指肠溃疡病，作为乌贼骨的辅助药，处方和治疗原理参考乌贼骨项下。

（4）治痈肿，尤其乳房炎，作辅助药用，配银花、菊花、蒲公英等。

〔附〕（1）浙贝与川贝比较：浙贝药性较燥烈，而川贝药性较缓和，气味不浓，小儿用之颇合适；浙贝清热散结作用较强，多用于急性风热咳嗽；川贝润肺化痰作用较好，多用于慢性虚劳咳嗽；（2）前人认为贝母反乌头，现代一些实验初步证明，贝母和乌头混合给药后，实验动物并无严重反应[9]。

用　量　一般3～5钱，治瘰疬可用至6钱～1两。

处方举例

（1）蒌贝汤：蒌皮3钱　浙贝3钱　牛蒡子3钱　连翘3钱　山栀皮2钱　桑叶2钱　花粉3钱　薄荷1.5钱（后下）　水煎服。

（2）*颈淋巴结炎方：浙贝6钱　夏枯草5钱　生地5钱　玄参5钱　生牡蛎1两（先煎）　水煎服。

4. 栝蒌仁（附：栝蒌皮、全栝蒌）

处方名　栝蒌仁、栝蒌实、蒌仁、蒌实。

来　源　为葫芦科植物栝蒌（Trichosanthes kirilowii Maxim.）的干燥成熟种子。

性　味　味苦，性寒。

主要成分　含脂肪油、栝蒌酸等。

药理作用　清热化痰，利气通便，其作用似为消炎、祛

484

痰、通便。又药理实验证实：

（1）抗菌：体外试验对大肠杆菌、伤寒杆菌、宋内氏痢疾杆菌等肠内致病菌有抑制作用[10]。

（2）抗癌：动物实验对肉瘤和腹水癌细胞有一定抑制作用，但抑制率不高[11]。

临床应用

（1）用于清胸内热痰，尤其适用于伴有胸痛之咳嗽痰多、咳痰不爽之证，如急性支气管炎、胸膜炎、肺炎等，常配黄连、半夏，加强清热去痰作用，方如小陷胸汤；热甚者再加配柴胡、黄芩等，方如柴陷汤。

（2）用于治疗胸痹而属气滞血瘀引起者（如冠心病心绞痛），取其有利气宽中作用，常配薤白、半夏等，方如栝蒌薤白半夏汤（方见第七章薤白项下）。

（3）用于治疗便秘，尤其适于热痰内阻、口干烦渴的便秘，取其有滑肠而兼清热的作用。常配火麻仁、桃仁、柏子仁等。

栝蒌仁、火麻仁、桃仁都有滑肠通便的作用，其区别是：火麻仁治肠燥气弱之便秘；桃仁治血瘀郁热之便秘；栝蒌仁治肺热烦渴之便秘，适于热象较甚者。一般燥热便秘不必用栝蒌仁。

（4）治热证痈疡。肺痈、乳痈、肠痈属热火者，均可用蒌仁清火，作为辅助药用。肺痈配鱼腥草、桔梗等；乳痈配山甲、银花等；肠痈配蒲公英、丹皮等。

用　量　2～6钱。

处方举例

（1）小陷胸汤（《伤寒论》）：川连1钱　法半夏1.5钱　栝蒌仁6钱　水煎服。

485

1949
新 中 国
地 方 中 草 药
文 献 研 究
(1949—1979年)
1979

(2) 柴陷汤 (《通俗伤寒论》)：柴胡 3 钱　黄芩 2 钱
川连 1 钱　法半夏 1.5 钱　栝蒌仁 5 钱　枳实 1.5 钱　桔梗
2 钱　生姜 1.5 钱　水煎服。

〔附〕　栝蒌皮　又名栝蒌壳。为栝蒌的干燥果壳，含
皂甙、有机酸、树脂等。性味功能与栝蒌仁大致相同，但滑
肠通便、化痰散结药效不及蒌仁，而宽中利气则胜之。常用
于风热燥咳，痰稠咽干，欲咳而不爽，配浙贝、桔梗、橘红
等，方如贝母栝蒌散(《医学心悟》)。处方：浙贝母 1.5 钱
栝蒌皮 3 钱　天花粉 8 分　云苓 3 钱　橘红 8 分　桔梗 1 钱
水煎服。

全栝蒌　为整个干燥栝蒌果实。性味功用与蒌仁、蒌皮
相同。现代一般已少用，而分别用蒌仁或蒌皮代替。

5. 天 花 粉

处方名　天花粉、花粉、栝蒌根。

来　源　为葫芦科植物栝蒌 (Trichosanthes kirilowii
Maxim.) 的干燥块根。

性　味　味甘酸，性寒。

主要成分　含多种蛋白质、氨基酸、皂甙。

药理作用　解热润燥，排脓消肿，生津止渴，现已证实
尚有抗肿瘤作用。体外试验对实验动物接种的肿瘤具有较明
显的抑制作用[12]。

临床应用

(1) 治肺热咳嗽。适应证基本上与橘蒌仁（皮）相同，
但由于天花粉寒性较重，清热作用更好，适宜于热象较盛的
病例。

(2) 治温热病之口渴烦躁，取其有凉润作用。在热病亢

486

盛期用天花粉辅助石膏知母汤，后期辅助竹叶石膏汤，都能发挥其降火、生津、润燥的作用。

（3）治胃热伤阴，如出现烦渴多饮，口舌干燥，食后易饥，形体消瘦等症状时（可见于糖尿病），宜用天花粉甘寒存阴，配以沙参、麦冬、生地、石斛之类，加强清胃泄热作用而养阴，方如生津饮加减。

（4）治疗乳痈等阳证痈疡，配山甲、皂角刺、银花等，方如消疮饮（旧名仙方活命饮，见第三章银花项下）。

（5）试用于治恶性葡萄胎，初步观察疗效较好。用天花粉针剂10毫克，加入500毫升生理盐水中作静脉滴注，约4～6小时滴完，3～5次为一疗程（两次注射间隔5～7天），滴注前需先作皮内试验，阴性者可滴注。又试用于治"绒癌"，但效果不如治恶性葡萄胎[13]。

（6）用于中期妊娠引产，据报道可单用天花粉针剂肌注（要先作皮试），有较好效果。其原理为主要由于天花粉能使胎盘绒毛膜滋养叶细胞变性坏死而引起流产。药物反应有发热、咽痛、皮疹，注射部位有疼痛红肿[14]。

使用注意 （1）湿痰而由胃虚引起，烦渴而由亡阳引起者，不宜用天花粉；（2）与天冬、麦冬比较，三者虽都能清肺润燥，但由胃热而引起的肺热，用天花粉较好，因心热而引起的肺火，用麦冬较好；因肾阴虚而引起的肺燥，用天冬较好；三者也可同时合用；（3）由于天花粉为大分子的植物蛋白，静注或肌注给药易引起发热、心率加快、头痛、胸闷等副作用，必须密切观察，并先做皮试。

用　量　入汤剂1～4钱。

处方举例　**生津饮加减**：天花粉3钱　生地4钱　熟地4钱　天冬3钱　麦冬3钱　西洋参1钱　葛根2钱　北五

1949

新 中 国
地 方 中 草 药
文 献 研 究
(1949—1979年)

1979

味子1钱　淡竹叶1钱　甘草1钱　水煎服。

6. 天 竺 黄

处方名　天竺黄、天竹黄、竹黄精、竹黄。

来　源　为禾本科植物大节竹 (Indosasa crassiflora McClure) 等节孔中分泌的液汁凝结而成的结晶块。

性　味　味甘，性微寒。

主要成分　含硅酸、钾、钙等。

药理作用　清热、镇静、祛痰。

临床应用

(1) 多用于小儿热性抽搐惊痫（甚至角弓反张）、神志不清，并有咳嗽气促痰稠者，用天竺黄清热豁痰、镇静止痛，常配贝母、胆南星、花粉、僵蚕、钩藤、菖蒲等加强清化热痰和镇痉开窍的作用，并随证配伍清热药，方如竺黄汤。

(2) 成人热病神昏，也可用天竺黄协助清热。

(3) 用于中风痰厥（脑血管意外），表现突然昏倒、不省人事、两拳紧握、鼾 (hān) 睡、呼吸不爽、痰出困难，用天竺黄豁痰，并配菖蒲、丹参、三七等，方如消痰治风方。

用　量　1.5～3钱。

处方举例

(1)*竺黄汤：天竺黄2钱　僵蚕1钱　菖蒲8分　法夏1.5钱　胆南星8分　天花粉3钱　川贝母1.5钱　钩藤3钱知母2钱　水煎服。

(2)*消痰治风方：天竺黄3钱　制南星2钱　石菖蒲1.5钱　法夏3钱　丹参4钱　三七末1钱（冲）　鸡血藤5钱　陈皮2钱　茯苓4钱　炙甘草1钱　水煎服。

488

7. 竹 沥

处方名 竹沥、竹油。

来 源 为禾本科植物新鲜淡竹经火炙而流出的液汁，以碗盛取入药。

性 味 味甘，性大寒。

主要成分 未详。

药理作用 清热化痰。

临床应用

(1) 治风热咳嗽。凡感冒、急性上呼吸道炎、急性支气管炎、肺炎，表现有痰火炽盛、胸闷短气、喘息、口干声嘶、咳痰艰难者，宜用甘寒之竹油，配清热、祛痰药，方如清痰泻热方。

(2) 治中风，作用和用法与天竺黄相同。

〔附〕 (1) 竹沥有时不易取得，实用性颇受限制，目前多以天竺黄代替，如两者都缺，可勉强以竹茹代之，但清化热痰效力大减；(2) 竹沥与天竺黄比较：两者都能清热、祛痰、镇惊，但竹沥大寒，其性滑利，清热润燥之力较好，且能透达经络，治四肢拘挛；竺黄微寒，其性较缓，故多用于小儿；(3) 姜汁常配竹沥同用，既可加强祛痰效果，又能以其辛热制竹沥之寒滑，以免伤及胃气。

用 量 1～3两。冲服。

处方举例 清痰泻热方：象贝3钱 杏仁3钱 射干3钱 竹油2两（冲服） 芦根1两 冬瓜子3钱 桑白皮3钱 枇杷叶2钱 水煎服。

8. 竹 茹

处方名 竹茹、淡竹茹。

1949
新 中 国
地 方 中 草 药
文 献 研 究
(1949—1979年)
1979

来　源　为禾本科植物淡竹〔Phyllostachys nigra var. henonis (Miff.) Stapf〕的第二层皮（刮去第一层绿色外皮后，再刨取第二层皮）。

性　味　味甘，性微寒。

主要成分　未详。

药理作用　清胃热，止呕吐。

临床应用　主治胃热呕吐，表现为口有臭气、喜寒恶热、呕出酸苦物、舌苔黄腻，可见于急性胃炎、妊娠呕吐，以及热病过程中的反应，常配清热理气药如栀子、陈皮、半夏之类，方如竹茹汤。

对胃虚呃逆而挟热者，可在应用柿蒂基础上，加配竹茹、枇杷叶，或用橘皮竹茹汤。

对因痰热郁结而致抑郁烦闷、失眠惊悸者，也适宜用竹茹去痰热，枳实理气，再用二陈汤加强祛痰作用，方如温胆汤，本方对治疗痰热上扰的神经官能症也有一定效果。

〔附〕　（1）竹茹与竹叶比较：两者都能清热，但竹茹偏于清胃热而止呕吐，竹叶偏于清心火而除烦热；（2）竹茹与半夏比较，两者都能止呕，但半夏化湿痰而止呕，竹茹清热痰而止呕；（3）竹茹经姜汁制后，更能增强止呕化痰之力。

用　量　1.5～3钱。

处方举例

（1）竹茹汤：竹茹3钱　山栀子2钱　陈皮2钱　法半夏3钱　枇杷叶3钱　甘草1钱　生姜3钱　大枣4枚　水煎服。

（2）橘皮竹茹汤（《金匮要略》）：橘皮3钱　竹茹2钱　党参3钱　甘草1钱　生姜4钱　大枣6枚　水煎服。

（3）温胆汤（《千金方》）：竹茹3钱　枳实1钱　法半

490

夏3钱 陈皮2钱 茯苓3钱 甘草1钱 大枣5枚 水煎服。

9. 浮 海 石

处方名 浮海石、海浮石、浮石、海石。

来 源 为火山喷出的岩石，经海水多年冲击后，体轻浮水，而成海浮石 (Pumice)。

性 味 味微咸而略涩，性微寒。

主要成分 为火山玻璃质（占95%），主含二氧化硅，又含三氧化二铝等。

药理作用 清肺热、化老痰、消积块、散瘰疬、止干渴、利小便。主要作用为清热祛痰。

临床应用 以清肺化痰为主。

(1) 用于痰热咳嗽、咳血。治慢性咳嗽，痰稠难出，或痰中带血者较适宜，常配蒌仁、黑山栀、诃子等，方如咳血方加减。肺结核、慢性气管炎有上述情况者可用此方。

(2) 用于瘰疬、瘿瘤，例如配连翘、昆布、元参等治单纯性甲状腺肿，此时海浮石作辅助药用，方如甲状腺肿方。

此外，配伍清热通淋药能加强利尿通淋效果。

〔附〕 市面供应的海浮石，除上述来源于火山岩的品种外，还有多孔珊瑚石，又名石花，为石珊瑚类的骨骼 (Os Madreporariae)，主含碳酸钙，性味功用与火山岩海浮石大致相同。

用 量 3～5钱，入丸散剂及汤剂均可。

处方举例

(1) 咳血方加减：浮海石3钱 诃子肉3钱 栝蒌仁3钱 黑山栀2钱 生地4钱 玄参3钱 甘草2钱 水煎

1949
新　中　国
地 方 中 草 药
文 献 研 究
(1949—1979年)

1979

服。

（2）甲状腺肿方：海藻3钱　昆布3钱　浮海石4钱
浙贝3钱　连翘4钱　银花4钱　元参4钱　白芍3钱　水
煎服。

10. 海蛤壳（附：文蛤）

处方名　海蛤壳、海蛤粉、蛤粉、蛤壳。

来　源　为蛤类青蛤 (Cyclina sinensis Gmelin) 的贝壳，
常煅粉入药。

性　味　味苦、咸，性平。

主要成分　含钙质。

药理作用　清热利湿、化痰散结。

临床应用

（1）治痰火咳嗽，有喘满、胸闷、痰多而粘稠难出者
（例如肺气肿之咳喘）较适用。现代用之配海浮石、猪胆粉
等治慢性气管炎合并感染，有解痉，镇咳，祛痰作用，方如
蛤胆片[15]。

（2）治瘿瘤。前人已观察到本品配海带、海藻、海螵
蛸、海昆布等能治气肿、瘿瘤。现代用海蛤粉配海螺、海
藻、海螵蛸、昆布，制成"四海舒郁丸"，治甲状腺瘤有一
定疗效[16]。

（3）用于利湿、收敛，治淋浊（配滑石、冬葵子、木通
等）、白带（配黄柏、椿根白皮等）。

此外，海蛤粉内服有用于治胃和十二指肠溃疡病[17]，
外用配轻粉、青黛、黄柏、煅石膏等，制成蛤粉膏治酒渣鼻，
都有较好疗效[18]。

〔附〕　海蛤壳与海浮石比较：两者都能清热化痰，适

492

用于痰粘不易咳出，其区别为（1）用于风邪热咳时，海浮石较好，用于肺气肿喘息性慢性气管炎之类，海蛤壳效力较优；（2）海蛤壳还能入血分散瘀滞，如《伤寒论》治妇人热入血室、发病如狂者，除针刺期门穴，还用小柴胡汤加桃仁、海蛤壳以消散瘀热。

用　量　1～3钱，入丸（片）、散剂为主。

处方举例

（1）蛤胆片（福建龙溪地区方）：海蛤粉280克　海浮石240克　海蚬壳240克　猪胆粉40克　共为细末　混匀制成药片1000片，每片0.8克。每日三次，每次4片。副作用偶有腹泻、疲乏、头晕，但停药后即自行消失。

（2）四海舒郁丸（《疡医大全》）：海蛤粉2钱　海带2两　海藻2两　海螵蛸2两　昆布2两　青木香5钱　陈皮2钱　共研细末，炼蜜为丸，每日三次，每服3钱。

〔附〕　文蛤（Meretrix meretrix L.）为海蛤之一种，其贝壳有花纹，故名，性味功用与海蛤同。

11. 昆　布

处方名　昆布。

来　源　为海带科植物大型褐藻海带（Laminaria japonica Aresch.）或翅藻科植物昆布（Ecklonia kurome Okam.）的干燥叶状体。

性　味　味咸，性寒。

主要成分　含碘、昆布素（多糖类）、藻胶素、胡萝卜素、维生素B_1、B_2、褐藻氨酸（Laminine）。

药理作用

（1）软坚散结，消痰清热，用于治疗瘿瘤。可能与其所

1949
新 中 国
地方中草药
文 献 研 究
(1949—1979年)

1979

含碘化物有关，因碘为甲状腺素主要成分，碘摄入不足能导致甲状腺素不足，引起甲状腺肿大（瘿瘤），而内服昆布能补充碘的摄入量，纠正甲状腺素不足，从而使肿大的腺体逐渐缩小，甚至消散，所以说它能软坚散结。

（2）降压：据最近研究，海带提取物所含之褐藻氨酸为一降压有效成分，动物实验证实有轻微降压作用，但维持时间较短[19]。

临床应用 主要用于治疗瘿瘤（单纯性甲状腺肿大），对早期增生性肿大有一定效果，但需长期（3月～半年）坚持服药，常配海藻，方如海藻玉壶丸加减（见海藻项下）。

又治慢性颈淋巴腺炎，常配夏枯草、牡蛎等，方如昆布消疬汤。

又可用于防治高血压，煎汤常服。

使用注意 本品偏于寒滑，便溏者慎用。

用　量 2～3钱。

处方举例 昆布消疬汤：昆布3钱　海藻3钱　夏枯草5钱　牡蛎1两（先煎）　柴胡2钱　白芍3钱　陈皮2钱水煎服。

12.　海　藻

处方名 海藻。

来　源 为马尾藻科植物羊栖菜〔Sargassum fusiforme (Harv.) Setch.〕、马尾藻 (Sargassum vachellianum Grev.) 等的干燥全草。

性　味 味苦、咸，性寒。

主要成分 羊栖菜含碘、褐藻酸、甘露醇等；马尾藻含碘，粘液质，多糖类。

494

药理作用 清燥热之痰火、软坚、利尿，作用原理与昆布大致相同。此外还有抗凝血作用[20]；对人型结核杆菌有抗菌作用；对流感病毒有抑制作用[21]。

临床应用

（1）治瘿瘤，作用和适应症与昆布同，方如海藻玉壶汤加减。

（2）治慢性颈淋巴结炎，除配入昆布消瘰汤外，还可以配大生地或配风栗壳（栗子壳）、屈头鸡（广东中药）等，方如海藻栗壳汤。

（3）作保健药用，可与紫菜、海带等轮流煎汤常服，对防治高血压、动脉硬化症属肝阳上亢者，有一定帮助。其作用是否与降压和抗凝血（减少血栓形成的危险）有关，值得进一步研究。

使用注意 昆布、海藻多服一般无大害处，但脾胃虚寒、肾阳衰弱者慎用，高血压病属寒属虚者不宜用。

用 量 单用5钱~1两。一般用3~5钱。

处方举例

（1）海藻玉壶汤加减：海藻3钱 浙贝3钱 连翘2钱 昆布3钱 法半夏2钱 青皮1钱 浮海石3钱 当归2钱 川芎1钱 海带3钱 水煎服。

（2）*海藻栗壳汤：海藻4钱 昆布3钱 屈头鸡3钱 栗子壳2钱 水煎服，如能加瘦猪肉共煎汤更好。

13. 海 蜇

处方名 海蜇。

来 源 为海蜇科动物海蜇（Rhopilema esculenta Kishinouye）的皮和肉质，漂淡后入药。

495

1949
新 中 国
地 方 中 草 药
文 献 研 究
(1949—1979年)
1979

性　味　味咸，性平。

主要成分　含碘、核黄素、硫胺素、蒸酸等。

药理作用　清化热痰、消肿散结。现代实验还发现海蜇有降压作用，静脉注射海蜇制剂，能降低兔的血压，并扩张体表血管[22]。

临床应用

（1）用于治温病时热邪伤及胃阴，或肺有痰热，咳吐稠痰，口燥咽干，便秘，用海蜇配荸荠煎汤，方如雪羹汤，此方原为王孟英（清代著名医学家，著《霍乱论》和《温热经纬》）为阴虚痰热、大便燥结患者所设。现代实践又扩大了此方的适应证，用以治疗高血压。

（2）治疗高血压，取其有降压作用，可用海蜇、海藻、海带等煎汤常服。现代用雪羹汤治疗早期原发性高血压，取得较好效果[23]。

（3）试用于治疗矽肺，见证阴虚、痰多者，常配荸荠，方如海蜇荸荠方。

用　量　1～4两，可入汤药，或作馔菜佐餐。

处方举例

（1）雪羹汤（王孟英）：海蜇（漂淡）1两　荸荠4个　水煎服。治高血压药量宜稍大，可为上药量3～4倍。

（2）海蜇荸荠方：海蜇2两　荸荠2两　煎汤每日分二次服。

14.　荸　荠

处方名　荸荠、马蹄、荸荠汁、马蹄粉。

来　源　为莎草科植物荸荠 (Heleocharis plantaginea R. Br.) 的球茎。或切片、压碎入煎，或捣汁冲服，或研粉煮服。

496

性　味　味甘，性寒而滑。

主要成分　含荸荠英，为抗菌成分。

药理作用　清热、凉血、解毒、通便、化痰。实验发现所含的荸荠英对金黄色葡萄球菌、大肠杆菌和绿脓杆菌有抑制作用[24]。

临床应用

本品宜用于痰热兼有大便秘结、小便短赤者。常配茅根、竹蔗煎水，或配海蜇，方如雪羹汤（见海蜇项下）。

荸荠捣汁（马蹄汁）用于清胃热和胃肠热滞的作用更好。与梨汁比较，梨汁清肺热较好，但如肺热而兼大便秘结，则以用荸荠为宜，如肺胃热甚伤津，口干舌燥烦渴较重者，两者可同用，方如五汁饮。

荸荠研粉（马蹄粉）可供食用，对平日偏于胃热、胃津不足、常有便秘者更为适合，可配蜜糖水冲服。

用　量　荸荠4～12枚（切片与其他药同煎）。荸荠汁、粉1～2两。

处方举例　五汁饮：荸荠汁、梨汁、鲜芦根汁、麦冬汁、藕汁，各适量，和匀凉服，也可炖温后服。

15. 胖 大 海

处方名　胖大海、大海榄。

来　源　为梧桐科植物胖大海树 (Sterculia Scaphigera Wall.) 的种子，水浸泡后胀大成海绵状块，故名胖大海。

性　味　味甘，性寒。

主要成分　其外层含胶素。另含半乳糖、戊糖、阿拉伯糖。

药理作用　清肺热、开肺气、润燥、通便。

1949
新　中　国
地 方 中 草 药
文　献　研　究
(1949—1979年)
1979

（1）消炎：作用原理未全明了，实验已知胖大海对流感病毒 PR$_8$ 株有较强的抑菌作用[25]。

（2）缓泻：其外皮、软壳皮吸水力量大，服后增加肠内容积，产生机械性刺激促进肠蠕动而通便，此外也可能与其对副交感神经的作用有关。

（3）降压：其种仁的煎液有降血压作用[26]。

此外，临床观察还有利尿和止痛作用。

临床应用

（1）用于开音，治风火犯喉而致的声音嘶哑（属肺热声哑，如急性咽喉炎），配菖蒲、薄荷等焗服，方如开音饮。此方对消除局部炎症、水肿，从而减轻声哑有帮助。

（2）用于通便，适宜于头目风热疾患（如外感风热而致的头痛、牙痛、眼红肿痛）合并有大便热结者，单用即有通便清热的效果，可用 12～15 粒，以沸水冲浸，然后去皮除核，加入白糖和匀，一日分 2～3 次服用。

（3）用于透疹，治麻疹出疹不快，以胖大海、芫荽煮水敷洗，有较好效果。

用　量　内服一般每次 1～4 枚，每日 2～3 次。外用适量。

处方举例　*开音饮：胖大海 1～2 枚　菖蒲1.5钱　薄荷 7 分　沸水焗服。

16. 猴　枣

处方名　猴枣。

来　源　为猴科动物猕猴 (Macaca mulatta Zimmermann) 的胆囊结石。

性　味　味苦、咸，性寒。

498

主要成分 有效成分尚待研究。

药理作用 清热消炎、祛痰镇惊。作用可能主要是镇静、镇痉。

临床应用 主要用于止痉，尤多用于小儿惊风与热痰有关者（例如急性支气管炎、肺炎之高热抽搐）。可单用猴枣，或配其他药制成丸散，常用者为猴枣散，此散也可用于成人之中风痰壅。

用 量 散剂1～2分，不入煎剂。

处方举例 猴枣散（成药）：含猴枣、麝香、菖蒲、牛黄、冰片等，成人每次3～5分，小儿一般1～2分，多用开水冲服。

17. 礞 石

处方名 礞石、青礞石。

来 源 为一种类云母的矿石。打碎后火煅水飞入药，常用者为青礞石 (Lapis chloriti)。

性 味 味辛、咸，性寒。

主要成分 含硅酸盐。

药理作用 去积痰，除结热，定惊悸，其作用似为祛痰，镇静。

临床应用 专治顽痰积结而引起的病证，中医认为痰滞于心则有心神不宁，夜不能寐，甚至精神失常；痰滞于筋络则有四肢痠痛，屈伸不灵，痰滞于脾胃或肠间，则有嗳气吞酸，脘腹胀痛。以上病证如确与顽痰（痰涎粘腻壅塞、舌苔厚腻、脉滑）有关，可在治疗方剂内适当加入礞石。

如顽痰属于实热老痰，引起惊悸抽搐、痰涎上壅、大便秘结，甚至高热昏迷，则以礞石配黄芩清热、大黄扫荡实

1949

新 中 国
地 方 中 草 药
文 献 研 究
(1949—1979年)

1979

积、沉香理气作药引，共同起到荡涤实热老痰的作用，方如礞石滚痰丸，此方药力较峻猛，取效较速，故名滚痰。一般只用于急证而体实者，如证属慢性病而又病体虚弱，则不宜用或少用。如欲药性稍缓和，可配竹沥、半夏、陈皮等，方如竹沥达痰丸。

使用注意　孕妇、气血虚弱者不宜用礞石。

用　量　入丸散剂5分～1钱。

处方举例　礞石滚痰丸：礞石1两　大黄8两　黄芩8两　沉香5钱　为细末，制丸，每次1.5～3钱。温开水送下。

二、温化寒痰药

温化寒痰药多属温性，主要用于治疗寒痰、湿痰。作用一般比较强烈，要注意炮制方法和掌握用量。热痰、燥痰者不宜用。

1. 半　夏

处方名　法夏、法半夏、姜夏、姜半夏、制半夏、半夏、苏夏、清半夏。

来　源　为天南星科植物半夏〔Pinellia ternata (Thunb.) Breit.〕的干燥球状块茎。一般要经炮制后才能入药，目前所供应的一般为加入生姜炮制的姜半夏。凡处方写法夏（法半夏）、姜夏（姜半夏）、制半夏的，都付给姜半夏。至于清半夏（苏夏），广东一般不用姜制，只是用白矾水浸，清水漂，充分漂洗后蒸煮而成。

性　味　味辛，性温，有毒。

500

主要成分 含β-固甾醇葡萄糖甙和游离的β-固甾醇、微量挥发油、植物甾醇、皂甙、辛辣性醇类、生物碱等。

药理作用 和胃止呕、燥湿祛痰、散结消肿。其原理已知者为：

(1)镇吐：制半夏丸剂、半夏煎剂对试验动物有镇吐作用；生半夏流浸膏、生半夏粉剂（经高温处理）也有镇吐作用[27-28]。

(2)催吐：生半夏及其未经高温处理的流浸膏有催吐作用，这与前人所说的"半夏生令人吐"相符。但生半夏粉剂经高温处理后则可除去催吐成分，而保留镇吐作用[27]。

(3)镇静：有效成分为一种生物碱。其水溶性煮沸滤过液对呼吸运动有轻度镇静作用[29]。

(4)降眼压：半夏水溶性煮沸滤过液内服后，能使眼压轻度下降[29]。

此外，临床观察认为还有化痰止咳作用。

临床应用 为治疗呕吐、痰饮的常用药。

(1)用于止呕，取其有镇吐作用。如治由湿邪引起的呕吐，半夏的疗效更好，前人的经验亦认为"胃冷呕秽，以半夏为最佳"。临床多用于治疗以下各种呕吐：

急性消化不良引起的呕吐，往往兼有心下痞满（胃部胀闷），常配茯苓、生姜，加强健胃止呕作用，方如小半夏加茯苓汤。

慢性胃炎引起的呕吐，往往兼有胃痛、嗳气、食欲不振，常配陈皮、木香、砂仁、益气汤等，方如健脾和胃汤（旧名香砂六君汤）（方见第七章砂仁项下）。

神经性呕吐，兼有神经官能症状者，常配旋复花、代赭石、生姜、竹茹等。

1949

新中国
地方中草药
文献研究
(1949—1979年)

1979

妊娠呕吐，常配生姜、川连、党参等，方如生姜泻心汤（方见第一章生姜项下）。用健脾和胃汤也好。

（2）用于祛痰，主要用于湿痰，表现为咳嗽痰多、痰白粘稠，胸脘作闷（可见于慢性气管炎、支气管扩张），常配陈皮、茯苓等（二陈汤，方见陈皮项下），以此为基础，再随证酌加款冬、前胡、川贝等。

如为痰厥头痛，表现为咳嗽痰多，时吐清涎、头痛、畏寒，或有眩晕，常以半夏配天麻、白术、陈皮等补脾燥湿，化痰祛风，方如半夏白术天麻汤。前人的经验认为"足太阴痰厥头痛，非半夏不能疗"，在这方面半夏所起的作用可能为祛痰、镇静。

〔附〕 对于急性青光眼的头痛、眼痛、恶心，有人建议可用半夏作对症治疗，因实验发现半夏有降眼压作用[29]。

（3）外用以生半夏捣烂敷疮疡肿毒，对神经末梢似有麻痹作用，能止痛。又治癣可用生半夏与醋磨汁外用。

使用注意

（1）半夏性较辛燥，副作用有咽干、舌麻等。生半夏性更辛烈，刺激咽喉，并易致中毒，发生舌肿、失音声嘶，故半夏一般宜充分制透后入药。实验证明，以白矾、生姜炮炙半夏，白矾可解除半夏引致实验动物失音的作用，生姜可协助半夏止吐[30]。 虽然，有人认为半夏制后药力有所削减，不如应用生半夏好，并谓只要将生半夏打碎，以生姜汁泮渍10分钟左右，便可缓解其副作用，但在临床实践中，用于内服时，一般仍主张生半夏不宜用或尽量少用。如治寒痰喘逆而需用生半夏时，应多加生姜，一则以制其毒，二则以助去痰饮，降喘逆。

（2）姜半夏（法夏）燥湿祛痰止呕之力较好，故治脾湿

502

而痰涎涌盛作呕之寒痰多用姜半夏；清半夏辛燥之性大减，宜于体弱痰多，而寒湿较轻者用。另有一种半夏曲，由清半夏和面发酵而成，辛平微甘，能温胃化滞开郁，脾胃虚弱而腹胀作呕者适用。

（3）与川贝比较，两者都能化痰，但半夏辛温，长于治湿痰，川贝苦凉，长于清热痰；又半夏（配茯苓）化胃中之痰较好，川贝（配陈皮）化肺中之痰较好。在一般情况下，川贝与半夏合用，化痰之力更全面而加强。

（4）凡阴虚、有热、血证、肺燥而咳痰不爽者，不宜用半夏；咳痰和呕逆不因寒湿而起者，不宜用半夏。孕妇慎用半夏，但如属对症，也可应用，不过以用法夏为宜，又可用紫菀、蒌壳代半夏。

（5）服半夏而有毒性反应时，可服蜜饯姜片，或饮用糖姜汤缓解。

（6）半夏习惯上忌与乌头配伍，但现代的一些实验证明，半夏和乌头混合给药后，实验动物无严重反应[9]。

用　量　3～4钱。

处方举例

（1）小半夏加茯苓汤（《金匮要略》）：制半夏3钱　茯苓3钱　生姜5钱　水煎，分两次温服。

（2）半夏白术天麻汤（李东垣）：制半夏3钱　天麻3钱　白术3钱　麦芽3钱　陈皮2钱　神曲3钱　苍术2钱　党参3钱　黄芪3钱　茯苓3钱　泽泻2钱　黄柏（或黄芩）1.5钱　干姜1钱　水煎服。

2. 天 南 星

处方名　南星、制南星、胆南星、胆星、生南星。

503

1949

新 中 国
地 方 中 草 药
文 献 研 究
(1949—1979年)

1979

来　源　为天南星科植物天南星(Arisaema consanguineum Schott)的干燥块茎。加入生姜炮制者为制南星，经牛胆汁制者为胆南星，生晶未经以上药物炮制者为生南星。

性　味　制南星味微辛，性温；胆南星味辛、苦，性微温（或作性凉）；生南星味辛、苦，性温。

主要成分　含皂甙、安息香酸、氨基酸等，又含 D-甘露醇[31]。

药理作用　祛风解痉，燥湿化痰，其原理为：

（1）镇静镇痉：水煎剂具明显镇静作用，并能提高试验动物的电痉挛阈[32]。

（2）祛痰：动物实验有较好的祛痰作用[33]。

（3）抗肿瘤：鲜南星之提液能抑制 Hela 细胞生长和对小白鼠肿瘤有抑瘤效用[31]。

临床应用　为祛风痰、镇痉痫的常用药。

（1）用于祛风痰，治风寒痰湿滞留经络，而致有眩晕、口眼歪斜、半身不遂、手足痉挛、牙关紧闭者（可见于中风、破伤风等证）。

对于中风（脑血管意外）引起的瘫痪，宜用制南星治疗（偶也用胆南星）。病初起者，配三七、大蓟之类止血药，症状稳定后，主要治疗半身不遂，则需与蜈蚣、鸡血藤等通经活络的藤类药配伍。如病者有烦躁，应停用制南星，或改用胆南星。

对于破伤风，用胆南星，配全蝎、蜈蚣等，加强镇痉熄风作用，或配防风、天麻等，方如玉真散。动物实验证实玉真散对中枢神经系统有抑制作用，并能对抗士的年的痉挛作用[34]。

（2）用于镇惊痫，除治破伤风外，胆南星还常用于小儿

504

热病抽搐，取其有镇静作用，常配牛黄、珍珠末等，方如牛珠七厘散（见第十四章牛黄项下）。亦治癫痫，配全蝎、僵蚕等，方如定痫丸。

（3）近年来试用于治疗肿瘤，作为辅助药，一般用生南星，取其有去瘀、镇痛作用，疗效有待进一步观察。最近有报道用鲜南星内服（5钱起，渐增至1.5两，煎汤代茶），结合局部用药（栓剂）治疗子宫颈癌，临床疗效较好[35]。

（4）外用生南星敷治痈肿（阴疽较适宜）疼痛、跌打损伤。例如治类风湿性关节炎之肿痛，可用生南星、老姜、生菖蒲各适量，捣烂敷患处；又治口角流涎用生南星末调醋敷足心涌泉穴处，效果也好。

使用注意

（1）三种南星的比较：生南星毒性较大，内服慎用，一般只用于外敷，如确需用生南星内服时，也只能入煎剂，并配生姜同煎，充分煎透（这样也就等于对生南星进行了一定的炮制），服后觉有舌麻时，可用食糖解之。制南星毒性较小，散风寒、通经络的作用较好，宜于中风患者用。胆南星是经苦寒之牛胆汁制过，其燥烈之气已大减，性味转为苦凉，有化痰熄风之长，而无燥热伤阴之弊，宜于热痰惊痫者用。

（2）与半夏比较：半夏辛散而专走肠胃，故止呕吐和去肠胃湿痰的作用较好；南星辛燥而专走经络，故散风寒和除经络间的风痰湿痰作用较好。遇中风、癫痫等，有风痰、吐逆、头晕、目眩者，可以南星、半夏合用。

（3）阴虚、燥咳者不宜用天南星，孕妇亦忌用。

用　量　胆南星、制南星内服每次1～2钱。生南星外用适量，内服治癌肿时药量可酌惜加大，可用至1～5钱，

505

1949

新 中 国
地 方 中 草 药
文 献 研 究
(1949—1979年)

1979

但有肝病者仍不宜用。

处方举例

（1）玉真散（《医宗金鉴》）：胆南星、防风、白芷、羌活、白附子、天麻，各等分为末，每服1～2钱。

（2）定痫丸（《证治准绳》）：胆南星、蝎尾、乌梢蛇、姜半夏、白附子各2.5钱，熊胆、白矾各1钱2分5厘，蜈蚣1条（去头足），研末为丸如梧桐子大，朱砂为衣，每服2～3丸。

3. 白 附 子

处方名 白附子、白附、禹白附、关白附、制白附。

来 源 为天南星科植物独角莲（禹白附）(Typhonium giganteum Engl.) 的干燥块茎或毛茛科植物黄花乌头（关白附）〔Aconitum coreanum (Lévl.) Raip.〕的干燥块根。

性 味 味辛、甘，性温。

主要成分 禹白附含 β—固甾醇 ($C_{29}H_{50}O$)、不活性肌醇 ($C_6H_{12}O_6$)、β—固甾醇—D—葡萄糖甙[36]。关白附含次乌头碱、关附甲、乙、丙、丁、戊素等六种生物碱[37]。

药理作用 祛风痰、燥寒湿。其作用可能为镇静、镇痛。

临床应用

（1）用于中风痰壅，治脑血管意外后口眼歪斜、半身不遂，常配僵蚕和全蝎，方如牵正散。

（2）用于痰厥头痛（头痛而有风痰 或寒痰、湿痰表现者），治偏头痛和感冒所致的头痛，常配白芷、天麻、胆南星、首乌、当归、生姜等水煎服。

治三叉神经痛，以本品配僵蚕、全蝎、白蒺藜、白芍等，

506

水煎服，效果也好。

（3）外用治汗斑，以白附子末适量，加雄黄少许，用姜汁开调，擦患部，一日数次，擦后晒太阳，促进色素恢复。

〔附〕 附子有黑白之分。黑附子（乌附）即平日所称附子，味辛，性大热，专逐中下焦寒湿。而白附子味辛性温，长于逐上焦寒湿，去风痰面止头痛，其性远不及黑附子之刚猛。

用 量 1～3钱。

处方举例 牵正散（扬氏藏方）：制白附2钱 僵蚕1.5钱 全蝎1钱 水煎服。

4. 旋复花（附：金沸草）

处方名 旋复花。

来 源 为菊科植物旋复花 (Inula britannica L.) 及其变种的干燥头状花序。

性 味 味苦、辛，性微温。

主要成分 含蒲公英甾醇[38]、旋复花甾醇B($C_{17}H_{27}OH$)、旋复花甾醇C，另含一种中性结晶物($C_{14}H_{20}O_4$)。

药理作用 止呕逆、软坚痰，其作用为镇吐、祛痰。

临床应用

（1）用于止呕，治由脾胃虚寒或有湿而引起的呕吐、呃逆，取其有下气作用，常配代赭石等，方如旋复代赭汤。

胃肠神经官能症，有嗳气、消化不良者，可用旋复花。常配香附、党参、白术、木香、神曲、鸡内金之类，方如旋复止嗳汤，或用旋复代赭汤也可。

（2）用于祛痰，治痰壅气逆，顽痰胶结，咳吐不爽，胸中痞（pǐ 读匹）闷，如慢性气管炎，常配桔梗、桑白皮、半

507

1949
新 中 国
地 方 中 草 药
文 献 研 究
(1949—1979年)
1979

夏、栝蒌仁等。

使用注意 阴虚燥咳、大便泄泻者不宜用。

用　量 1～3钱，入煎剂宜包煎。

处方举例

（1）旋复代赭汤：（见代赭石项下）

（2）旋复止呕汤：旋复花2钱（包）　香附1.5钱　广木香1钱（后下）　党参3钱　白术3钱　神曲3钱　鸡内金3钱　水煎服。

〔附〕　金沸草　为旋复花之全草。功能下气、利水、活血，配麻黄、前胡、桔梗、荆芥等治外感咳嗽、上呼吸道炎，方如金沸草散（《局方》）。处方：金沸草3钱，麻黄5分，前胡2钱，桔梗1钱，赤芍1钱，法夏1.5钱，荆芥3钱，薄荷1.5钱（后下），甘草1钱，水煎服。

5. 白　前

处方名　白前。

来·源　为萝藦科植物柳叶白前〔Cynanchum stauntoni (Decne.) Hand.-Mazz.〕等的干燥根茎和须根。

性·味　昧辛、甘，性微寒。

主要成分　含皂甙。

药理作用　润肺降气祛痰。

临床应用

（1）用于咳嗽而见肺气壅实、咳痰不爽、喉有吼声、呼吸不畅（如急性支气管炎，肺气肿合并气管炎之咳嗽），取其有降气下痰作用，常配紫菀、半夏等，方如白前汤。

对于久嗽（慢性咳嗽）、痰多，可用白前，配桑白皮、桔梗等。

508

（2）用于湿肿，配苍术。

〔附〕 与沙参比较：白前的根形和功用颇似北沙参，但长于降气下痰，不如北沙参之养阴清热又略带补性。

用 量 1.5～3钱。

处方举例 白前汤：白前3钱 紫菀3钱 款冬花3钱 北杏2钱 法夏2钱 水煎服。

6. 白 芥 子

处方名 白芥子。

来 源 为十字花科植物白芥(Brassica alba Boiss.)的干燥成熟种子。

性 味 味辛，性温。

主要成分 含白芥子甙($C_{30}H_{44}N_2S_2O_{16}$)，经酶水解后释出挥发性白芥子油。又含脂肪油、芥子酶、芥子碱等。

药理作用 利气豁痰、消肿止痛，其作用为：

（1）祛痰：属恶心性祛痰药，白芥子油对胃粘膜有轻度刺激，产生轻度恶心感，反射地增加支气管的分泌而祛痰。

（2）对局部皮肤有刺激作用：湿敷后能引起局部发红、充血、灼热，从而减轻局部组织疼痛，并有助于消炎。

临床应用 为温化寒痰常用药。

（1）用于寒痰滞于胁下，表现为咳嗽而痰多清稀、胸胁满闷作痛，可见于慢性气管炎、肺气肿、渗出性胸膜炎等，常配苏子、萝卜子，方如三子汤（旧名三子养亲汤）。如属渗出性胸膜炎，痰饮积聚于胸胁较重，则需配大戟、甘遂加强利水作用，方如控涎丹（见第二章大戟项下）。

（2）用于筋骨疼痛，外用治风湿关节痛，神经痛等，研

509

1949
新中国
地方中草药
文献研究
(1949—1979年)
1979

末醋调局部外敷，但如敷处出现刺痛感时，即应停止外敷，以免因刺激太甚而致皮肤发泡和造成溃疡。如为治跌打损伤疼痛，可与龙眼叶共捣烂调黄糖外敷。

使用注意 （1）本品辛温，凡阴虚火热，或有痔疮便血者不宜用；（2）本品不宜久煎，前人已认识到本品"煎汤不可太熟，熟则力减"。现代科学证实了沸水能抑制芥子酶的作用，从而使白芥子甙不能释出有效成分[39]；（3）药量不宜过重，否则易致腹泻（因白芥子与水接触后，能释出硫化氢，刺激肠管而促进蠕动）。

白芥子与苏子、萝卜子比较：三者都能化痰理气定喘，但白芥子偏于温肺气，萝卜子偏于散肺气，紫苏子偏于降肺气。

用　量　1～2钱，外用适量。

处方举例　三子汤（旧名三子养亲汤）《韩氏医通》：白芥子、紫苏子、萝卜子，各1钱（微炒），打碎后水煎服。

7. 桔　梗

处方名　桔梗、津梗。

来　源　为桔梗科植物桔梗〔Platycodon grandiflorum (Jacq.) A. DC.〕的干燥根。

性　味　味苦、辛，性平。

主要成分　含桔梗皂甙,水解后产生桔梗皂甙元 $(C_{23}H_{36}O_6)$，另含菊糖、植物甾醇等。

药理作用　清肺提气、祛痰排脓。其原理为：

（1）祛痰：促进气管分泌而祛痰，效力与氯化铵相似。属恶心性祛痰药。

510

（2）镇咳：小鼠氨气法试验，其200％煎液有镇咳作用[40]。

此外，桔梗在试管内对表皮癣菌有抑制作用。

临床应用

（1）用于祛痰止咳，治风寒风热咳嗽。凡感冒、上呼吸道感染、急性支气管炎、肺炎所致的咳嗽，均常用桔梗。对痰多、咽痛者尤为适宜，属于辅助药，与解表清热、理气祛痰之品相配。常用的治外感咳嗽之银翘散、杏苏散、止嗽散等，都含有桔梗。

（2）用于清咽开音，治急性扁桃体炎、急性咽炎、喉炎，取其有辅助消炎的作用，常配荆芥、薄荷、甘草和清热药，方如清咽利膈汤、金沸草散等。如有失音加配诃子、木蝴蝶。

（3）用于催吐排脓，治肺痈（肺脓肿）咳吐腥臭痰，配鱼腥草，方如鱼腥草桔梗汤（方见第三章鱼腥草项下），或配栝蒌仁、薏苡仁等，方如桔梗汤。

（4）用于治猩红热。据报道，以10％桔梗煎液内服治疗猩红热，有退热、消除咽疼和咽峡炎的作用，如配合口含橄榄，更能促进咽部炎症消退[41]。

此外，中医习惯以桔梗作为"舟楫之剂"，"载诸药上浮"，凡要兼顾清泄上焦的方剂，都常加入桔梗，以引药上行。

根据"肺与大肠相表里"的原则，作为肺经药的桔梗，也常用于调整大肠功能状态。如加入治痢剂中以缓解里急后重，加入凉膈散中可缓和其泻下作用。

使用注意　阴虚火旺者宜慎用；痘疹不发、阴虚久咳者不宜用；又胃溃疡病者慎用（因对胃粘膜有刺激性）；咳血

511

1949

新 中 国
地 方 中 草 药
文 献 研 究
(1949—1979年)

1979

者一般不用，以防升提太甚。如要应用，也要配清凉止血药如茅根、藕汁、侧柏叶。

用　量　1～3钱。

处方举例　桔梗汤（《济生方》）：桔梗、防己、桑白皮、贝母、当归、枳壳、栝蒌仁、薏苡仁各 5 分，黄芪 7 分，杏仁、甘草、百合各 3 分，加生姜同煎服。

8. 皂　角（附：皂角刺）

处方名　皂角、皂荚、大皂荚、大皂角。

来　源　为豆科植物皂荚树 (Gleditsia sinensis Lam.) 的干燥果荚。另有一种荚角形如猪牙者，称牙皂、猪牙皂 (Gleditsia officinalis Hemsl.)。

性　味　味辛、咸，性温。有小毒。

主要成分　含三萜（tiē 读贴）皂甙、鞣质。

药理作用　开窍、化痰、散风。现代研究证实有下列作用：

（1）抗菌：在试管内对大肠杆菌、伤寒杆菌、宋内氏痢疾杆菌等有抑制作用[10]。

（2）抗真菌：在试管内对堇色毛癣菌等皮肤真菌有抑制作用[42]。

（3）杀阴道滴虫：其皂甙能使阴道滴虫胞浆膜变薄、胞浆暴露而致虫体溃灭[43]。

临床应用

（1）用于逐痰开窍，此为牙皂现代的主要用途，入通关散复方中用，取其有刺鼻而通窍的作用，吹鼻取嚏，治中风牙关紧闭、不省人事，亦可用稀涎散。

（2）用于通便，配细辛、蜂蜜等制成通便条，塞入肛

512

门，通过局部刺激而增强肠蠕动，促进排便，治便秘和轻症动力性肠梗阻。

用　量　3～5分，入丸散剂外用，如入汤剂内服，刺激性极大，故仅能用最小量（不超过1～2分），如作散剂冲服，不超过5厘。

处方举例

（1）通关散（古验方）：牙皂、细辛各等分，共研极细末，吹入鼻中，引嚏苏醒。

（2）稀涎散（《圣济总录》）：牙皂、明矾各等分，研末，温水调灌取吐，治中风牙关紧闭实证。

（3）通便条：皂角4钱　细辛4钱　研末，加蜂蜜4两调匀，趁热制成栓子（用玻璃纸或聚乙烯薄膜包装），每次1条，塞入肛门。

〔附〕皂角刺　为皂角树茎枝的锐利棘刺。味辛，性温。有散肿、解毒、祛风作用。用于治痈疽，促使其消散或早日溃破，内服及外敷均可。内服常配防风、黄芪、白蒺藜、蝉衣，又可配银花、炙山甲等，方如消疮饮（见第三章银花项下）。外用则配万年青等捣烂外敷。又动物实验初步发现皂角刺水浸液对小白鼠肉瘤180，有抑制作用[12]。

三、止咳平喘药

止咳平喘药主要用于咳喘证候。它们分别具有镇咳、祛痰、抗菌、利尿、通便等作用，通过不同的途径而收到止咳平喘的效果。

外感咳嗽，首选杏仁、款冬花；内伤久咳，首选百部、紫菀；寒咳首选紫菀、苏子；热咳首选桑白皮；燥咳首选枇

1949

新 中 国
地 方 中 草 药
文 献 研 究
(1949—1979年)

1979

杷叶。咳而喘者选杏仁；咳而声音嘶哑者选木蝴蝶；咳而浮肿者选桑白皮；咳而胸闷者选苏子。

一般来说，止咳只是治标，处方时应当注意标本兼顾，配伍适当药物，消除引起咳嗽的病因。如外感咳嗽配解表药；内伤久咳，适当配补养药；热咳配清热药；寒咳配辛温祛寒药；燥咳配养阴润燥药等。临证时要认真辨病辨证，灵活用药。

1. 杏 仁（附：甜杏仁）

处方名 杏仁、北杏、苦杏仁。

来 源 杏仁一般指苦杏仁，为蔷薇科植物山杏 (Prunus armeniaca L. var. ansu Maxim.) 的干燥成熟种仁。

性 味 味苦，性温，有小毒。

主要成分 含苦杏仁甙 ($C_{20}H_{27}O_{11}N$)、苦杏仁酶、苦杏仁油。苦杏仁甙水解后产生氢氰酸等。

药理作用 润肺止咳。所谓润肺，大概是指能润解肺燥引起的干咳和燥痰。在这方面，杏仁主要是通过氢氰酸的镇咳和祛痰作用而取效。

杏仁还能润肠通便，由所含的脂肪油在肠内起润滑性通便作用。

临床应用 为止咳平喘的常用药。在润肺方剂内，杏仁常不可少。

（1）用于止咳，治外感引起的燥咳尤为适宜。偏于风寒者配苏叶等，方如杏苏散；偏于风热者配桑叶等，方如桑杏汤。

（2）用于定喘，主要是通过祛痰降气，减轻肺气壅塞，使呼吸较通畅而有助于止喘，但只作为辅助药用，协助麻

514

黄，用于实证喘嗽。肺热明显者加配石膏，方如麻杏石甘汤（见第一章麻黄项下），一般的热喘则加配黄芩、白果、桑白皮等，方如定喘汤（见第十一章银杏项下）。

（3）用于通便，治气虚和肠燥所致的便秘（习惯性便秘），常配火麻仁、柏子仁等，方如三仁丸（见第十二章柏子仁项下）。

使用注意　（1）苦杏仁多服易致中毒（由氢氰酸吸收过多引起），轻则头晕、呕吐，重则昏迷、惊厥、呼吸障碍、瞳孔散大，宜用亚硝酸戊酯与硫代硫酸钠综合治疗而解毒；（2）苦杏仁煎煮后有效成分（苦杏仁甙）含量甚微，最近有人建议改为冲服，剂量比煎剂适当减少[44]；（3）苦杏仁最好连皮服，据观察，不去皮的苦杏仁比去皮的效果好。

用　量　1～4钱，不宜多服。用时去仁尖更好。

处方举例

（1）杏苏散（《温病条辨》）：杏仁3钱（去尖打碎）苏叶2钱　法夏3钱　云苓3钱　陈皮2钱　枳壳2钱　前胡2钱　桔梗1钱　甘草1钱　生姜3片　红枣3枚　水煎服。

（2）桑杏汤（《温病条辨》）：桑叶2钱　杏仁2钱（去尖打碎）　象贝3钱　淡豆豉3钱　山栀皮2钱　沙参3钱　梨皮2钱　水煎服。

［附］甜杏仁　又名南杏。为蔷薇科植物杏（Prunus armeniaca L.）的干燥成熟种子。味甘，性平，无毒。含苦杏仁甙较北杏少，故镇咳平喘作用较差。临床上一般用北杏。至于南杏较少入药，民间有用作副食品，捣烂成糊或煮汤服食，只起滑肠通便作用。

1949

新 中 国
地 方 中 草 药
文 献 研 究
(1949—1979年)

1979

2. 紫 菀

处方名 紫菀、紫苑。

来 源 为菊科植物紫菀 (Aster tataricus L. f.) 的干燥根。

性 味 味辛、苦，性温。

主要成分 含紫菀皂甙 ($C_{23}H_{44}O_{10}$)、紫菀酮 ($C_{34}H_{50}O$)[45]、Epifriedelinol ($C_{30}H_{52}O$)、有机酸（为琥珀酸）、槲皮素、紫乙素、紫丙素[46]。

药理作用 传统经验认为能止咳化痰。现代实验证实能显著地增加呼吸道腺体的分泌，使痰液稀释，易于咳出[33]，这可能与其所含的紫菀皂甙有关。但一般认为镇咳作用不明显[3]（也有实验谓紫菀酮有镇咳作用[46]）。

此外，有些实验还证实紫菀有抗结核的作用，能抑制人型及牛型结核杆菌[47]，且对动物有保护作用[48]。另体外试验对大肠杆菌、宋内氏痢疾杆菌等[10]和对流感病毒有抑制作用[49]。其槲皮素有利尿作用，紫菀皂甙有很强的利尿作用。

临床应用 主要用于慢性咳嗽，尤其寒咳，有痰涎壅塞，咳吐不爽，或痰中带血（例如慢性气管炎、肺结核病之咳嗽），配百部、桔梗、荆芥等，方如止嗽散。

如慢性咳嗽而偏于劳热，甚至咳吐脓血，则需配养阴清热药如天冬、黄芩、桑白皮之类，方如紫菀汤。

使用注意 本品并非润药，故凡肺阴不足，虚火上炎者宜慎用，必须用时，只能在滋阴重剂内酌加少许紫菀配伍。

用 量 1.5～3钱。

516

处方举例

（1）止嗽散（《医学心悟》）：紫菀3钱　荆芥2钱　百部2钱　白前2钱　桔梗1钱　甘草1钱　水煎服。

（2）紫菀汤（王海藏方）：炙紫菀3钱　黄芩1.5钱　天冬3钱　桑白皮3钱　杏仁2钱　桔梗2钱　阿胶珠2钱（溶化）　川贝2钱　知母2钱　党参2钱　五味子12粒　甘草5分　水煎服。

3. 款 冬 花

处方名　款冬、款冬花、冬花。

来　源　为菊科植物款冬（Tussilago farfara L.）的干燥花蕾。

性　味　味辛，性温。

主要成分　含款冬醇、植物甾醇、蒲公英黄色素（$C_{40}H_{56}O_4$）、鞣质、二十七烷等。

药理作用　止咳下气。实验证实确有一定的镇咳效力[3]，但祛痰作用不显著[2]。

临床应用　为止咳常用药。前人经验认为本品温而不燥，有邪可散，散而不泄；无邪可润，润而不寒；因此，一切咳嗽，无论属寒热虚实，只要与肺经有关，都可用之。现代也用于多种咳嗽，尤其伤风感冒、上呼吸道炎而有喘嗽者，更常应用，方如款冬花汤。

款冬与紫菀常配伍同用，前者能止咳，后者能祛痰，合用确能互补不足，共奏化痰止咳的效果。两者的微细差别是：紫菀性较辛燥，可用于寒咳；款冬性较清润，治燥咳效果更好。

用　量　1.5～3钱。

1949
新　中　国
地方中草药
文　献　研究
(1949—1979年)
1979

处方举例　款冬花汤：款冬花3钱　苦杏仁2钱　浙贝母2钱　知母2钱　桑白皮2钱　五味子3钱　甘草1钱水煎服。

4.　苏　子

处方名　苏子、紫苏子。

来　源　为唇形科植物紫苏〔Perilla frutescens (L.) Britt. var. crispa Decne.〕的干燥种子。

性　味　味辛，性温。

主要成分　含挥发油、维生素 B_1。

药理作用　下气定喘，止咳消痰，宽胸开郁。

临床应用　主要用于咳嗽而有气滞痰壅、呼吸不畅、吸易呼难、胸膈满闷，或有痰喘，或因呼吸困难加重而不能平卧（可见于慢性气管炎、肺气肿），取其有下气（降气）作用。中医认为痰多则气滞、气逆（故有咳喘），"降气"、"下气"，就是通过祛痰作用，使痰涎不致壅塞，从而使气行而不滞，气顺而不逆，咳喘胸闷的症状得以解除。从临床经验看，苏子是能起到上述作用的，但常要加配止咳祛痰药（如前胡、半夏）和理气药（如厚朴、陈皮），方如苏子降气汤。

使用注意　苏子能滑肠通便，平素大便稀溏者慎用，而咳嗽兼有大便干结者用之则甚合适。

用　量　1～3钱。

处方举例　苏子降气汤（《局方》）：苏子3钱　法半夏3钱　前胡2钱　厚朴2钱　陈皮2钱　当归3钱　肉桂末8分（冲）　甘草1钱　生姜3片　水煎服。

518

5. 枇 杷 叶

处方名 枇杷叶、杷叶。

来 源 为蔷薇科植物枇杷 (Eriobotrya japonica Lindl.) 的干燥叶。

性 味 味苦,性平。

主要成分 含苦杏仁甙、乌索酸、齐墩果酸、苹果酸、柠檬酸、鞣质、维生素 B_1。

药理作用 化痰止咳、和胃止呕。其作用为镇咳(与所含苦杏仁甙有关)、祛痰、健胃。

临床应用 为清解肺热胃热的常用药。

(1)治肺热咳嗽,表现干咳无痰,或痰少粘稠,不易咳出,或咳时有胸痛,口渴咽干,苔黄脉数(可见于急性支气管炎),取其有润肺止咳作用,常配菊花、杏仁、茅根、川贝等,方如杷叶汤,用枇杷露亦可。

(2)治胃热噫呕(呃逆或噫气作呕)、胃脘胀闷,配布渣叶、香附、条芩、鸡内金等。方如杷叶止呕汤。

〔附〕 (1)枇杷叶入药要先刷去其绒毛。据报道,其毛与叶的化学成分基本相同,绒毛并不含有致咳的或其他副作用的成分[50],去毛主要是防其吸入刺激气管粘膜 而 产 生 咳嗽反应;(2)蜜炙枇杷叶治咳较好,姜汁涂炙枇杷叶(或生枇杷叶)治呕较好。

用 量 3〜5钱。

处方举例

(1)*杷叶汤:枇杷叶4钱 杭菊3钱 北杏3钱 川贝3钱 生地4钱 茅根8钱 甘草1.5钱 水煎服。

(2)*杷叶止呕汤:炙枇杷叶(姜汁涂)4钱 布 渣 叶

519

1949

新 中 国
地 方 中 草 药
文 献 研 究
(1949—1979年)

1979

5钱　香附3钱　条芩2钱　鸡内金2钱　淮山5钱　葛根3钱　水煎服。

6. 百　部

处方名　百部、百部根。

来　源　为百部科植物直立百部〔Stemona sessilifolia (Miq.) Fr. et Sav.〕、蔓生百部 (S. japonica Miq.)、对叶百部 (S. tuberosa Lour.) 的干燥块根。

性　味　味甘、苦，性微温。

主要成分　含生物碱。

直立百部根含直立百部碱 ($C_{25}H_{35}O_7N$) 等；

对叶百部根含对叶百部碱 ($C_{22}H_{33}O_4N$) 等[51]；

蔓生百部根含百部碱 ($C_{17}H_{25}O_4N$)、百部次碱 ($C_{19}H_{31}O_5N$) 等[52]。

药理作用　止咳、杀虫，其原理为：

（1）抗结核：体外试验对人型结核杆菌有抑制作用[53]，对实验结核病有一定疗效[48]。

（2）镇咳：临床观察有效，实验方面还未能充分证实。目前已知的是其生物碱能降低呼吸中枢的兴奋性[54]，从而可能有助于抑制咳嗽反射。

（3）杀虫：乙醇浸液和水浸液对头虱、衣虱、阴虱、动物虱等有杀灭作用，乙醇浸液较水浸液作用强[55]。又能毒杀椿象、天牛等多种农业害虫[56]。50% 的百部药液能杀灭鼠蛲虫[57]。

（4）抗菌：对大肠杆菌、绿脓杆菌、肺炎双球菌、痢疾杆菌等有抑制作用[58]。

（5）抗病毒：动物实验证实其煎剂能降低亚洲甲型流感

520

病毒对小鼠的致病力，对已感染的小鼠有治疗作用[59]。

此外，对堇色毛癣菌等多种皮肤真菌有不同程度的抑制作用[42]。

临床应用

前人认为本品能治新久各种咳嗽，久嗽（慢性咳嗽）者尤其适用，由肺热引起的新咳、痰喘也可用。现代多用于：

（1）治肺结核：辅助其他抗结核药，可配白芨、沙参、党参、川贝、栝蒌、麦冬、杏仁等为丸，长期服食，对改善症状有一定帮助。

（2）治百日咳：常配白前、川贝、沙参、紫菀等，水煎服，方如百部煎，又可用百日咳饮[60]（此方在痉咳期疗效较显著）。以上两方可治小儿急性气管炎。

（3）治蛲虫病：用灌肠法给药，单用百部煎液，或配苦楝根皮、乌梅等煎水(用50％煎液)，每次约5～6汤匙作保留灌肠(晚上进行)连用2～4天，能加强内服药的驱虫效果。

（4）外用灭虱和止痒。用百部粉（酒炒）或其煎液局部外敷。

用　量　内服2～6钱，治肺结核用量宜较大。外用适量。

处方举例

（1）百部煎：百部3钱　白前2钱　紫菀3钱　川贝2钱　沙参3钱　陈皮1.5钱　甘草1.5钱　水煎服。

（2）百日咳饮：百部、沙参、川贝、白前各1钱，加水400毫升，浓缩为200毫升，一日分六次饮。

7. 桑 白 皮

处方名　桑白皮、桑根白皮。

1949

新 中 国
地 方 中 草 药
文 献 研 究
(1949—1979年)

1979

来　源　为桑科植物桑树 (Morus alba L.) 的干燥根皮。

性　味　味甘、辛，性寒。

主要成分　含 α-揽香精 ($C_{30}H_{50}O$)、果胶、挥发油、棕榈酸等。

药理作用　泻肺热而平喘嗽，利尿而消肿。其作用为利尿、消炎，又实验证明，桑白皮有降血压作用。

临床应用

（1）治肺热咳喘，尤其适于肺气肿合并感染，以及急性支气管炎之咳喘。一般配枇杷叶、黄芩等，热象较显著、有身热、手足心热时，则配地骨皮等，方如泻白散，以此方加减较多用于小儿急性支气管炎。

（2）治水肿属于皮水者。所谓皮水，属阳水范畴，特点是：面目四肢肿满、发热、口渴而不恶寒、脉浮、小便不利或有咳嗽，可见于急性肾小球性肾炎，由过敏等引起的血管神经性水肿，以及病后体弱之浮肿而偏于热者。桑白皮能利尿而有助于清热消肿，常配茯苓皮、大腹皮等，方如五皮饮（见第五章茯苓项下）。

使用注意　咳嗽和水肿而属于寒者不宜用。

用　量　1～6钱。

处方举例　加味泻白散：桑白皮4钱　地骨皮3钱　甘草1钱　粳米2钱　知母2钱　黄芩1.5钱　桔梗1钱　薄荷5分（后下）　水煎服。

8. 马兜铃（附：天仙藤）

处方名　马兜铃。

来　源　为马兜铃科植物北马兜铃 (Aristolochia cont-

522

orta Ege.) 或马兜铃 (A. debilis S. et Z.) 等的干燥成熟果实。

性 味 味苦，性寒。

主要成分 马兜铃种子含马兜铃酸 ($C_{17}H_{11}O_7N$)、马兜铃硝酸 ($C_{20}H_{15}O_9N$) 等。

药理作用 清肺热、止咳嗽，但祛痰作用不明显。

临床应用 治肺热咳嗽、痰喘、声音嘶哑，适用于急性咽喉炎、急性支气管炎。一般配杏仁、苏子、款冬花等。如属肺虚热咳，痰难咯出，或干咳带血则需加配阿胶，方如补肺阿胶汤。

据报道，用马兜铃治高血压病有一定疗效。有助于降压和改善症状[61]。

使用注意 马兜铃的副作用偶见有恶心、呕吐，蜜炙后入药可免此弊。又因其味甚苦，有人喜用栝蒌皮代之。

用 量 1～3钱。

处方举例 补肺阿胶汤：（见第十章阿胶项下）

〔附〕天仙藤 为马兜铃的茎。味苦，性温。能疏气、活血、利水，作用为利尿。主治妊娠水肿。用量2～3钱。代表方为天仙藤散（《证治准绳》）。处方：天仙藤3钱 香附2钱 陈皮1.5钱 紫苏叶2钱 木瓜2钱 大腹皮2钱 乌药3钱 当归身3钱 炙甘草1钱 水煎服。

9. 木 蝴 蝶

处方名 木蝴蝶、千层纸、玉蝴蝶。

来 源 为紫葳科植物木蝴蝶〔Oroxylum indicum (L.) Vent.〕的干燥种子。

性 味 味甘、淡，性凉，无毒。

1949
新 中 国
地 方 中 草 药
文 献 研 究
(1949—1979年)
1979

主要成分 含二种黄酮甙，为木蝴蝶甲素 ($C_{21}H_{20}O_{10}$·$1.5H_2O$)、木蝴蝶乙素 ($C_{27}H_{30}O_{15}$·$2H_2O$)[32]。

药理作用 润肺止咳、开音，其作用可能为镇咳、消炎。

临床应用 治干咳、声音嘶哑、咽痛喉痛，用于急性咽喉炎、急性气管炎而有上述症状者。单味用（以冰糖水或炖鸡蛋冲服）或配胖大海、蝉蜕等，方如木蝴蝶汤。

又可治慢性咽炎、慢性喉炎，配银花、菊花、沙参、麦冬等，煎水代茶，日中常服。

用 量 5分～1.5钱。最常用8分～1钱。

处方举例 木蝴蝶汤：木蝴蝶8分 胖大海3钱 蝉蜕1钱 甘草2钱 冰糖适量，水煎服。

10. 明 党 参

处方名 明党、明党参。

来 源 为伞形科植物明党参 (Changium smyrnioides Wolff) 的干燥根。

性 味 味甘、微苦，性寒。

主要成分 未详。

药理作用 润肺祛痰、和胃止呕。

临床应用 主要用于燥咳和痨嗽。

（1）用于燥咳，治疗秋燥（夏秋间感冒、急性气管炎等），有口燥咽干、干咳无痰或少痰者。常配枇杷叶、杏仁、麦冬等。

（2）用于痨嗽，治疗肺结核之阴虚咳嗽，表现干咳痰少，或痰带血丝，或咳时胸痛，或伴有盗汗、潮热，形体消瘦，胃纳不佳，舌红少苔，脉细数者。常配百部、川贝、花

524

粉、麦冬等，方如明党汤。

〔附〕 明党与沙参比较：两者功力近似，明党祛痰之力较胜，沙参润燥养阴之力较好。

明党与党参比较：明党虽润而不滋，略带补性，但不属补气药，其科属、药性与功力与党参都大不相同，不能代替党参。

用 量 3～5钱。

处方举例 明党汤：明党参5钱　百部4钱　麦冬4钱　五味子2钱　扁豆5钱　花粉4钱　川贝1.5钱　旱莲草5钱　甘草1.5钱　水煎服。

第十六章 消 导 药

消导药主要用于开胃消食，导行积滞。凡由于消化功能减退而引起消化不良、食欲不振、饮食积滞者，均可酌情应用。

消导药大多数具有促进胃液分泌、胃肠蠕动和消化食物的作用，故能开胃消滞而治消化不良。

应用消导药时，要注意以下几点：

第一，食滞常是气滞和气虚的表现之一，治疗食滞时，消导药常与理气药和补气药同用。

第二，食滞有热滞、寒滞之分。热滞表现为口臭嗳腐、脘腹满闷、喜寒恶热、舌苔黄腻、脉滑有力，多见于与外感或内热有关的消化不良，治疗宜配合清热药；寒滞表现为泛酸恶心、口吐清涎、脘腹满闷、喜热恶寒、舌苔白腻、脉细而弱，多见于与脾胃虚寒和伤于冷食有关的消化不良，治疗宜配合温中和胃之品。

第三，肠内积滞情况较重者，往往要配合泻下药，才能清泻积滞。

1. 山 楂

处方名 山楂、山楂肉。

来 源 为蔷薇科植物山里红 (Crataegus pinnatifida Bge. var. major N. E. Br.) 和山楂 (Crataegus pinnatifida

526

Bge.)、野山楂 (Crataegus cuneata Sieb. et Zucc.) 等的干燥成熟果实。

性　味　味酸、甘，性微温。

主要成分　含苹果酸、枸橼酸、维生素C、核黄素、胡萝卜素、蛋白质、脂肪等。野山楂又含山楂酸、鞣质、皂甙等。

药理作用　消导食积，化瘀散滞。其原理为：

（1）助消化：山楂酸有促进消化作用。

（2）抗菌：体外试验对志贺氏痢疾杆菌有较强的抗菌作用[1]。

（3）扩张血管和降压：通过扩张血管而起较持久的降压作用[2]。前人认为山楂能行瘀散滞，可能与其扩张血管的作用有关。

临床应用

（1）治食积（消化不良），对消除油腻、肉积（由食肉和脂肪过多而引起的消化不良）尤为合用，也可用于胃酸缺乏症；对小儿伤乳之消化不良、食欲缺乏，效果也好。常配淮山、布渣叶、青皮、神曲、竹茹等，或用保和丸。

（2）治腹泻，对痢疾或慢性结肠炎都有疗效，取山楂有抗痢疾杆菌和收敛止泻作用。常配煨肉蔻、炒扁豆、煨木香等。

（3）治瘀痛，取其有化瘀（扩张血管而解除郁血状态）作用，较常用于妇女月经痛、产后下腹瘀痛等。常配当归、川芎、延胡索、益母草等。

治疗心脉瘀滞而致的心绞痛，可配首乌、丹参、白果叶等。

（4）治出血，用山楂炭。对胃出血，配白芍、陈棕炭、

1949

新 中 国
地 方 中 草 药
文 献 研 究
(1949—1979年)

1979

当归炭、党参、金樱子等；对血痢，配禹余粮、川连、银花炭、煨诃子等。

〔附〕 胃酸过多有吞酸、吐酸者慎用山楂；胃溃疡患者也应慎用。

用　量　2～4钱。

处方举例

（1）保和丸（朱丹溪）（成药）：含山楂、神曲、半夏、茯苓、陈皮、连翘、莱服子等，每服3～4钱，温开水或麦芽汤送下。

（2）*消食方：炒山楂3钱　神曲3钱　布渣叶4钱淮山3钱　金银花3钱　葛根2钱　青皮2钱　水煎服。大便秘结者加大黄、枳壳，发热感冒加佩兰、连翘。

2. 麦 芽

处方名　麦芽、炒麦芽、生麦芽。

来　源　为禾本科植物大麦（Hordeum vulgare L.）的颖果发芽干燥而成。

性　味　味甘，性平（一作味咸，性温）。

主要成分　含淀粉分解酶、乙种和丙种维生素等。

药理作用　疏肝醒胃、消食除满、和中下气，其原理为：

（1）健胃：用麦芽煎液胃内灌注的实验证明，麦芽对胃蛋白酶分泌似有轻度促进作用，对增加胃酸（总酸和游离酸）的分泌亦似有轻度的作用[3]。

（2）退乳：临床观察，于产后回乳（如产妇无儿饮乳）或哺乳妇在婴儿断乳时，因乳汁滞留，乳房胀痛，可用本品退乳。前人认为这与散血行气有关。

528

临床应用

（1）用于健胃，治一般消化不良，对米、面食积和果积（食水果过多而致的消化不良）有化积开胃的作用。可视为助消化的滋养药，常配神曲、白术、陈皮，方如 小 儿 伤 食 方。

疾病过程中如有胃口不佳、消化力弱、舌苔厚腻，可在治疗方剂内酌加麦芽。

（2）用于退乳，利用麦芽的温通作用，减轻乳母断乳后的乳汁滞留，从而消除胀痛，但此时麦芽用量宜大，用生麦芽4两微火灼黄，水煎服，或用麦芽2两（炒末），每服5钱，温开水送下，效果较好。

此外，服补药（如党参、黄芪等）而防其胀满时，可酌加麦芽助消化。

〔附〕（1）生麦芽醒胃作用较好，食欲不振者可 用之，小孩尤为合适，炒麦芽性较温和，食物吸收不良、大便稀烂者用之较好，退乳也用炒麦芽；从对淀粉的 消 化 力 而论，生品大于炒焦（但微炒则影响不大）[4]；（2）前人有谓孕妇忌用麦芽，恐有碍胎，但实际上只要对症，孕妇也可用麦芽，但不宜长服，以免"削气"过甚。又炒麦芽服用过多时会影响乳汁分泌，哺乳妇宜慎用。

用　量　本品用量宜稍大，量小无效，入煎剂一般每服4钱～1两（小儿酌减）。粉剂冲服每次2～5钱，效果较好（对淀粉的消化力粉剂大于煎剂）。

处方举例　小儿伤食方：麦芽2钱　谷芽2钱　山楂1.5钱　莱服子1钱　陈皮8分　连翘1钱　神曲2钱　白术1钱　水煎服。

1949

新　中　国
地方中草药
文　献　研　究
(1949—1979年)

1979

3. 谷　　芽

处方名　谷芽、生谷芽、炒谷芽。

来　源　为禾本科植物稻 (Oryza sativa L.) 的颖果（谷粒）的初生细芽干燥而成。

性　味　味甘，性温。

主要成分　含淀粉分解酶、蛋白质、脂肪。

药理作用　开胃、消滞，其原理为健胃、助消化，所含的淀粉分解酶能把淀粉分解为单醣。

临床应用　用于治疗食滞胀满、食欲不振，一般多与麦芽同用，也可单用。小儿外感风滞有呕吐、发热者，配解表药和清热化湿药，方如外感风滞方。

谷芽与麦芽比较，谷芽消积助消化之力不如麦芽；谷芽助消化，偏于消食下气，对热滞者更适宜；麦芽助消化，稍带健脾作用，对寒滞而食物吸收不全者更适宜。但总的来说，两者的作用大同小异，不一定要拘泥细分。

谷芽入煎剂后，其效力大有减损，故以研成细粉直接冲服较好。又谷芽的有效成分，炒焦后其效力降低很多，而微妙则并不影响[4]。

用　量　2～5钱。

处方举例　外感风滞方：谷芽5钱　藿香2钱　蝉蜕1.5钱　防风1.5钱　云苓3钱　苏梗5钱　薄荷1钱（后下）川连7分　水煎服。

4. 神　　曲

处方名　神曲、六神曲。

来　源　为用面粉、麸皮和药物（赤小豆、杏仁、青

530

542

蒿、苍耳草等）混和，经发酵而制成。

性　味　味甘、辛，性温。

主要成分　含淀粉酶、酵母菌、乙种维生素、挥发油、甙类物质。

药理作用　消食行气、健脾止泻、解表，可视为一种酶性助消化药，有健胃作用。

临床应用

（1）用于健胃，治消化不良，属于寒滞者更适宜，有食欲不振、饮食积滞、胸腹胀满者常用之，配山楂、麦芽、党参、白术，方如健脾丸。

（2）用于健脾，治脾虚泄泻（常伴消化不良），配白术、陈皮、砂仁等。

（3）用于解表，治感冒而表现有伤食腹泻者（可见于胃肠型流行性感冒），配解表药。

此外，本品还可加入由金石药品组成之丸剂中，以增强胃力而助消化吸收（例如磁朱丸）。

使用注意　（1）积滞而表现有胃火炽旺、舌绛无津者，不宜用神曲。此时由于阴津消耗，应先生津、清热，用甘寒、清凉之品，如竹茹、布渣叶、淮山、天花粉之类。而神曲辛温，性味较燥，虽能消滞，但在此情况下恐其助阳，故仍不宜用；（2）胃酸过多者用神曲后有泛酸、嗳酸倾向，故不宜用。

用　量　3～5钱。

处方举例　健脾丸：神曲3钱　山楂3钱　麦芽4钱　陈皮2钱　党参2钱　白术3钱　枳实2钱　水煎服。

5.　鸡内金（附：鸭内金）

处方名　鸡内金、内金、炙内金、焙鸡内金。

1949
新　中　国
地 方 中 草 药
文 献 研 究
(1949—1979年)
1979

来　源　鸡内金 (Gizzard) 为雉科动物鸡 (Gallus gallus domesticus Brisson) 胃的砂囊角质内壁的干燥品。

性　味　味甘，性平。

主要成分　含胃激素、蛋白质，其中含多种氨基酸，如胱氨酸、精氨酸、色氨酸等，并含胆绿素类物质[5]。

药理作用　消食积、止泻痢遗溺。其原理为：

（1）健胃：实验证明，口服鸡内金后，胃液的分泌量、酸度和消化力均增高；胃运动加强，胃排空率加快。鸡内金的催泌作用甚至强于肉粉。作用途径似乎是鸡内金消化吸收后进入血液内，通过体液因素而兴奋胃壁的神经肌肉装置[6]。

（2）强壮、滋养、收敛（前人有谓本品性涩）。

临床应用

（1）治消化不良，尤其适宜于因消化酶不足而引起的胃纳不佳、积滞胀闷、反胃、呕吐、大便稀烂等。鸡内金对消除各种消化不良的症状都有帮助，可减轻腹胀、肠内异常发酵、口臭、大便不成形等症状。常配麦芽、山楂、白术、陈皮等。

（2）治小儿遗尿，或成人之小便频数、夜尿，配桑螵蛸、龙骨、牡蛎、浮小麦等，方如内金汤。

对肾结石引起的血尿，常在治疗方剂内加入鸡内金5～6钱，治疗原理尚待进一步研究。

（3）治体虚遗精，尤其对肺结核患者之遗精有较好效果。用焙鸡内金粉6钱，分为6包，每天服2次，每次一包，清晨和临睡前开水送服[7]。

（4）试用于治疗慢性肝炎，以焙鸡内金粉5钱，为一日量，分三次用蜜糖水冲服，以后渐增至每日量为1两，共服

532

两月，有一定疗效。

（5）外用研末治皮肤病损。

使用注意 （1）凡慢性病和胃气不足者用鸡内金时宜炙用（焙用）；（2）粉剂疗效优于煎剂。

用　量 1.5～4钱，大剂5～6钱。

处方举例 *内金汤：炙鸡内金3钱（研末，冲）　炙桑螵蛸3钱　煅龙骨4钱　煅牡蛎4钱　浮小麦5钱　炙甘草2钱　水煎服。

〔附〕鸭内金　为鸭科动物鸭（Anas domestica L.）的砂囊角质内壁的干燥品。性味功用与鸡内金相似，可代鸡内金用。

6. 莱 菔 子

处方名 莱菔子、萝卜子。

来　源 为十字花科植物莱菔（Raphanus sativus L.）的干燥成熟种子。

性　味 味辛、甘，性平。

主要成分 含脂肪油、挥发油（为α-及β-已醛、甲硫醇等）。

药理作用 消食、化痰、下气、定喘；其原理为健胃、祛痰。

临床应用

（1）用于治疗肠胃积滞，适宜于有腹胀、肠鸣、嗳气吞酸、腹泻后重等症状者用，常配山楂、麦芽、神曲等。

近年来，在中西医结合治疗急腹症中，利用莱菔子的破气导滞作用，加入大承气汤中，加强消导作用，方如加味大承气汤（方见第二章芒硝项下）。

1949

新 中 国
地 方 中 草 药
文 献 研 究
(1949—1979年)

1979

（2）用于治疗咳嗽痰喘，对慢性喘息性气管炎见证偏热、偏实者较合适，取其有化痰而降气的作用，从而减轻喘嗽，配苏子、白芥子等，方如三子解喘汤（见第十四章白芥子项下），或配白果、陈皮、熟地等。方如莱菔白果汤。

使用注意 （1）本品用于降气消食时宜炒用，用于化痰定喘时宜生用。一般情况下也可生、熟各半；（2）久服莱菔子，恐其破气较甚，可酌加北芪、白术等调补；（3）前人有谓服人参、党参者忌用莱菔子。但实际上两者并非配伍禁忌，合用后不会产生什么剧烈反应，只不过是人参、党参补气，莱菔子破气，体虚者既已服参，如又服莱菔子，恐其会抵销补气作用而已。

用　量　1～3钱。

处方举例　莱菔白果汤：莱菔子3钱　白果3钱　熟地6钱　陈皮2钱　杏仁3钱　水煎服。

7. 阿　　魏

处方名　阿魏。

来　源　为伞形科植物阿魏草（Ferula foetida Regel）及其他阿魏属植物新鲜根茎及根采得的油胶树脂。

性　味　味辛，性温，有剧臭（因含大量硫）。

主要成分　含挥发油和树脂，挥发油主要成分为蒎烯和多种有机二硫化物，如 $C_{11}H_{20}S_2$、$C_{10}H_{18}S_2$、$C_8H_{18}S_2$ 等。树脂主要成分为阿魏树脂鞣酚，大部分与阿魏酸结合成酯，并含少数游离阿魏酸。

药理作用　散痞块、消肉积、杀虫。

临床应用　过去有用作内服杀虫消积，治虫积、肉积、胸腹胀痛等症，但因其气味恶臭，内服难受，现代已改作外

534

用为主，散痞块，治肿瘤，方如阿魏散。

用　量　外用适量，内服 2～5 分（入丸剂）。

处方举例　阿魏散：阿魏 6 钱　　五倍子 4 钱　　生信石 4 钱　　蟾酥 4 分　　硇砂 6 钱　　枯矾 3 钱　　藤黄 1 两　　熊胆（或以其他胆代）2 钱　　冰片 1 钱　　乳香 1 两　　没药 1 两　　铜绿 3.6 钱，将上药分别研末，混合外用，每用适量，敷于癌肿表面，治体表癌肿和宫颈癌。

535

1949
新 中 国
地 方 中 草 药
文 献 研 究
(1949—1979年)
1979

第十七章 驱 虫 药

驱虫药主要用于驱除肠道寄生虫。

中药驱虫药的特点是：（1）药力虽不及西药驱虫药强，但毒性和副作用较小；（2）奏效虽不及西药驱虫药快，但药效尚持久；（3）部分中药驱虫药兼能健胃，作用较全面；（4）用药时能兼顾患者体质和原有的其他疾病，适当配伍，体质虚弱者也可用。

中药驱虫药中，用途较广，能对抗多种寄生虫的有槟榔、榧子肉、雷丸等。在选择药物时，驱蛔虫，首选使君子和苦楝根皮；驱蛲（náo 读挠）虫，首选榧子肉，其次鹤虱；驱钩虫，首选贯众，其次雷丸；驱绦（tāo 读滔）虫，首选南瓜子，其次槟榔。

配伍方面，由于肠寄生虫病患者常有消化不良、肚腹胀痛，故应用驱虫药时，常随证配消导药，如神曲、山楂之类，使肠中积滞减少；或配理气活血药，如枳实、当归之类，以减轻气胀和腹痛；为加强驱虫效果，有些驱虫药还需配泻下药如大黄、火麻仁之类，使虫体和虫卵易于排出。久患寄生虫病而致气血虚弱者，又需酌加补气补血药。

1. 使 君 子

处方名 使君子、使君子肉。

来 源 为使君子科植物使君子 (Quisqualis indica L.)

536

的干燥成熟果实或种子。

性 味 味甘，性温。

主要成分 含使君子酸钾 ($C_{10}H_{16}O_{10}N_6K_3$)。种子又含有使君子酸 ($C_{10}H_{16}O_{10}N_6$)、胡芦巴碱、吡啶、脂肪油等。

药理作用 驱蛔虫：体外试验使君子水浸剂对猪蛔虫头部有麻痹作用[1]。有效成分为使君子酸钾。

临床应用 主要用于驱蛔虫，排虫率约达70％，疗效还不够满意，但因其毒性小，较安全，且味甘可口，小儿喜服，故多用于儿童驱蛔。可单用，或配槟榔同服，方如使槟合剂。

又有人用以驱蛲虫，但疗效比驱蛔虫更差。

此外，也可用使君子治疳积，取其有驱虫兼健胃作用。常配胡黄连、芜荑等，方如疳积丸（见第三章胡黄连项下）。

使用注意 （1）副作用可有呃逆，用其壳煎水饮服可止；多服还可出现眩晕、恶心等反应；（2）生食副作用较大，炒后副作用稍轻；（3）使君子不宜与热药、热茶同服，否则易致腹泻。

用 量 入煎剂2～3钱。嚼服按年龄，每岁1颗（炒剂），总量不超过20颗。空腹服。连服2～3天。

处方举例 使槟合剂：使君子3钱 槟榔1.5钱 水煎服。

2. 苦 楝 根 皮

处方名 苦楝根皮。

来 源 为楝科植物楝树 (Melia azedarach L.) 或川楝

537

1949

新 中 国
地 方 中 草 药
文 献 研 究
(1949—1979年)

1979

(M. toosendan Sieb. et Zucc.) 的干燥根皮。

性　味　味苦，性寒，有毒。

主要成分　含鞣质、中性树脂（可能为驱虫有效成分）。

药理作用　驱虫（主要对蛔虫）、止泻。

临床应用　治疗肠道蛔虫病，驱虫率约为75～87%，阴转率约80%。疗效比干皮高。其煎剂的驱虫率也比使君子和槟榔高[2]。可单用或配槟榔等，方如胆道蛔虫汤。无明显副作用，对驱除蛲虫，也有一定效果。

用　量　1～5钱。过量可有面红、思睡等反应。

处方举例　胆道蛔虫汤：苦楝根皮5钱　槟榔5钱　使君子肉3钱　枳壳3钱　木香2钱　水煎服。

3. 榧　子

处方名　榧子、榧子肉。

来　源　为红豆杉科植物榧树 (Terreya grandis Fort.) 的干燥成熟种子。

性　味　味甘、涩，性平。

主要成分　含脂肪油、鞣质、挥发油。

药理作用　驱虫。为中药广谱驱虫药，对驱钩虫、蛲虫、绦虫，都有一定效果。

临床应用　本品药性温和、药力可靠，广泛用于驱除多种肠道寄生虫。

治钩虫病，配百部等，方如榧子杀虫丸，疗效较确实（对绦虫也有驱虫作用）[3]。又可配使君子，对蛔虫、钩虫复合感染，有一定疗效，小儿黄瘦而有虫积腹痛者可用。

治蛲虫病，常配蕗蕎等，方如蕗榧驱蛲汤（见第四章蕗

538

蓄项下）。

用　量　常量每次30～40个或3～5钱，单用大量可每日50～100个，或1两左右，炒熟嚼烂吞服较好。

处方举例　榧子杀虫丸：榧子7钱　槟榔子7钱　红藤7钱　百部7钱　苦楝根皮7钱　雄黄1钱　大蒜3钱（取汁）　共研末为丸，每服4钱，每日3次，连服2～3日。

4. 鹤　虱

处方名　鹤虱。

来　源　为菊科植物天名精 (Carpesium abrotanoides L.) 或伞形科植物野胡萝卜 (Daucus carota L.) 的干燥成熟果实。前者称北鹤虱，后者称南鹤虱，以南鹤虱为较多用。

性　味　味苦、辛，性平。

主要成分　天名精果实含挥发油，其中主要为天名精内酯($C_{15}H_{20}O_3$)、内酯化合物($C_{18}H_{26}O_4$)。胡萝卜果实含挥发油、细辛醛、黄色结晶物 ($C_{18}H_{17}O_8$)，又含 Carotol ($C_{15}H_{26}O$)、Daucol ($C_{15}H_{26}O$)[4、5]。

药理作用　驱虫（主要为蛲虫、蛔虫）。实验发现天名精内酯能麻痹蚯蚓的延髓中枢而具强力的灭活作用。胡萝卜子具有解除痉挛和舒张血管的作用[6]。

临床应用　治蛔虫、蛲虫、绦虫。但单用效力不大，需配使君子、槟榔、雷丸等药，方如化虫汤[7]。

治钩虫效果也较好[8]。

用　量　1～3钱。

处方举例　化虫汤：鹤虱3钱　苦楝根皮3钱　槟榔3钱　芜荑3钱　使君子肉3钱　雷丸3钱　水煎，清晨空腹时服，连服两剂。

1949

新 中 国
地 方 中 草 药
文 献 研 究
(1949—1979年)

1979

5. 雷　丸

处方名　雷丸。

来　源　为多孔菌科植物雷丸菌（Omphalia lapidescens Schroet.）的干燥菌核。

性　味　味苦，性寒，有小毒。

主要成分　含溶蛋白酶（约 3 ％），为驱虫有效成分。

药理作用　杀虫（主要为绦虫）。口服后被绦虫体所吸收，通过溶蛋白酶作用，使虫体蛋白质分解破坏，虫头不再附于肠壁而排出[9]。此外，体外试验又能杀灭猪蛔虫、蚯蚓和水蛭[10]。

临床应用　为驱绦虫常用药，对驱钩虫也有一定帮助。但对蛔虫、鞭虫疗效不高。

（1）治绦虫，对猪肉绦虫和牛肉绦虫都有一定疗效。可用雷丸粉。

（2）治钩虫，单用或配榧子肉、槟榔等。

使用注意　（1）本品有效成分遇热易破坏，故不入煎剂，用粉剂以冷开水调服；（2）副作用极少，偶有轻度恶心；（3）雷丸本身含大量镁，有通便作用，服后一般不要另用泻药。

用　量　粉剂一日量 1～2 两，分 2～3 次服。用糖水送服较好。

处方举例　雷丸粉：雷丸粉1.5～2两（一日量），加少许冷开水把粉末调成膏泥样成糜粥状，分 3 次口服，连服 2～3 天。

6. 芜　荑

处方名　芜荑、芜荑仁。

540

来　源　为榆科植物大果榆（芜荑）(Ulmus macrocarpa Hance) 种子的加工品。

性　味　味辛、苦，性温。

主要成分　含鞣酸、醋等。

药理作用　杀虫消积。

临床应用　多用于小儿疳积、虫痛（蛔虫），但药力单薄，须配榧子肉、槟榔、川连、木香等以助杀虫、健胃、止痛，方如芜荑汤。

用　量　1～3钱。

处方举例　芜荑汤：芜荑2钱　榧子肉7粒　槟榔3钱　川连8分　木香1.5钱　水煎服。

7. 槟　榔

处方名　槟榔、尖槟、鸡心槟榔。

来　源　为棕榈科植物槟榔 (Areca catechu L.) 的成熟种子。其尖圆形如鸡心者称为尖槟，又称鸡心槟榔。

性　味　味辛、苦，性温。

主要成分　含生物硷，主要为槟榔硷($C_8H_{13}O_2N$)，另含缩合鞣质和一种红色素（即槟榔红）。

药理作用　杀虫、消积、利气。

(1) 驱虫：能麻痹绦虫，使绦虫体弛缓，故能将全虫驱出[11]。对猪肉绦虫的麻痹力最强，能使全虫各部都瘫痪；对牛肉绦虫则仅能使头部和未成熟节片完全瘫痪，而对中段和后段的孕卵节片影响不大。

(2) 健胃：槟榔硷能促进消化液分泌和胃肠蠕动。

(3) 抗病毒：对甲型流行性感冒病毒PR_8有抑制作用[12]，治疗感染流行性感冒的老鼠也有效[13]。

541

1949

新 中 国
地 方 中 草 药
文 献 研 究
(1949—1979年)

1979

（4）抗真菌：水浸剂在试管内对堇色毛癣菌等多种皮肤真菌有不同程度抑制作用[14]。

（5）缩瞳：槟榔碱能刺激副交感神经，使其机能亢进，故用槟榔煎液滴眼，有缩瞳作用。

临床应用　为中药中重要的有效驱虫药。

（1）治绦虫，对猪肉绦虫疗效甚佳，治愈率可达90％以上，治短小绦虫疗效也较满意。治牛肉绦虫疗效较差，但与阿的平联合应用或与南瓜子合用能提高疗效。以上治疗，口服煎液（槟榔2～3两，加适量水，煎煮20～30分钟）可以取效，通过十二指肠管注入煎液效果更好。

（2）治姜片虫：单服其煎剂可取效，也可配乌梅、甘草，方如槟乌合剂。

（3）治蛔虫、鞭虫，有一定效果。

（4）用于行气导滞。痢疾初起时配伍使用，有助于减轻肠内异常发酵和促进炎症渗出物的排出，减轻里急后重。常配木香、川连等，方如木香槟榔丸。此方可治消化不良而脘腹胀满、大小便不利者。

（5）用于利气逐水，对某些水肿患者（如脚气病、肝硬化腹水），在配伍中可重用尖槟。治水肿实症之成方舟车丸等，也包含槟榔。治脚气病而两脚肿重之鸡鸣散，以槟榔配陈皮、木瓜等，可加强利水消肿作用。

（6）用于缩瞳，取其煎液滴眼、在治疗青光眼时应用[15]。

使用注意　（1）槟榔之副作用可有腹泻、恶心、呕吐、胃肠痉挛；（2）驱绦虫时，以煎剂冷服副作用较少；（3）用于驱虫时，将槟榔片先浸渍数小时，然后再煮成煎剂，效果更好。

542

用　量　用于驱虫，3钱～3两，其他情况，2～4钱。

处方举例

（1）槟乌合剂：槟榔3钱　乌梅1钱　甘草3分　水煎，早晨空腹顿服。

（2）木香槟榔丸（张子和）：木香1钱　槟榔3钱　陈皮2钱　枳壳2钱　川连1.5钱　香附1钱　黑丑1.5钱　青皮2钱　莪术2钱　黄柏2钱　大黄3钱　水煎服。

（3）鸡鸣散（《证治准绳》）：槟榔7枚　陈皮1两　木瓜1两　吴萸2钱　紫苏茎叶3钱　桔梗5钱　生姜5钱　共为粗末，水煎，分3～5次冷服。

8. 东北贯众

处方名　贯众、贯仲。

来　源　为叉蕨科植物粗茎鳞毛蕨(Dryopteris crassirhizoma Nakai) 的干燥根茎和叶柄残基。

性　味　味苦，性微寒。

主要成分　含绵马素 ($C_{47}H_{54}O_{16}$)，其分解产物为绵马酸 ($C_8H_{10}O_3$)、白绵马素 ($C_{26}H_{32}O_8$) 等。此外，尚含挥发油。

药理作用　驱虫：有效成分为绵马素，药力显著，其次为绵马酸和白绵马素。挥发油也有驱虫作用。主要为驱绦虫，对驱钩虫也有一定作用。

临床应用　治疗虫积腹痛，配使君子、苦楝根皮、槟榔、鹤虱等。治钩虫病配苦楝根皮、土荆芥等，方如贯众汤。

使用注意　本品又名东绵马，主产东北，与华南所产的

1949
新 中 国
地 方 中 草 药
文 献 研 究
(1949—1979年)
1979

乌毛蕨科植物贯众不同，后者的作用以清热解毒为主，请参阅第三章贯众项下。

用　量　1.5～4钱。

处方举例　贯众汤：贯众3钱　山紫苏5钱　苦楝根皮5钱　土荆芥5钱　水煎服。

9. 南 瓜 子

处方名　南瓜子。

来　源　为葫芦科植物南瓜 (Cucurbita moschata Duch. var. melonaeformis Makin.) 的干燥成熟种子。

性　味　味甘，性温。

主要成分　含南瓜子氨酸 ($C_5H_{10}O_2N_2$)[16]。南瓜子壳含糠醛。

药理作用

（1）杀绦虫：能麻痹绦虫，作用于其中段和后段[17]。其酒精浸液和榨出液分别在1小时和45分钟内杀死绦虫。

（2）抑制血吸虫：能抑制血吸虫幼虫的生长，有效成分为南瓜子氨酸[16]。

临床应用

（1）治绦虫病，适用于治猪肉绦虫、牛肉绦虫，效果良好，配槟榔更能提高疗效，方如治绦剂。

（2）在防治血吸虫病方面，虽然实验证实南瓜子氨酸能抑制血吸虫幼虫发育，但在实际应用上，杀虫效果不够理想，而口服作预防用剂量甚大，用药时间太长，费用大，不适宜于大规模应用。治疗上单用没有什么价值。

用　量　每用2～4两，连皮，或去皮后磨碎或压成细末服用亦可。

544

处方举例　治绦剂：南瓜子粉 2～4 两（可加白糖矫味），先服（晨起空腹服），2 小时后服槟榔煎剂（2～3 两，煎煮 1 小时），再过半小时服泻剂（50％硫酸镁60毫升）。

10. 大　蒜

处方名　大蒜。

来　源　为百合科植物大蒜 (Allium sativum L.) 的新鲜地下鳞茎。

性　味　味辛，性温。

主要成分　含蒜素 $(C_6H_{10}OS_2)$，通常以蒜素原 $(C_6H_{11}O_3NS)$ 的形式存在，在蒜素原酶的作用下，分解而成蒜素，发挥抗菌作用。

药理作用

（1）抗菌：体外试验对志贺氏痢疾杆菌有较强抗菌作用[18]，对弗氏痢疾杆菌、金黄色葡萄球菌、肺炎双球菌也有抗菌作用[19]。

（2）抗滴虫：大蒜汁和大蒜滤液在试管内有杀灭阴道滴虫的作用[20]。

（3）抗真菌：体外试验对絮状表皮癣菌、铁锈色小芽胞癣菌、堇色毛癣菌等有较强的抑菌作用[21]。

临床应用　主要用于痢疾，作辅助治疗用。

（1）治细菌性痢疾，适用于轻症，用大蒜浸剂。又可用大蒜头 1 个，捣烂，加适量红糖，开水冲服，每天 3 次。

（2）治阿米巴痢疾，适用于轻症，配合其他抗阿米巴药治疗。大蒜服法同上。可加用 5％大蒜浸液70毫升灌肠，每天 1 次，共 6 天。

使用注意　（1）大蒜生用抗菌力强于熟用；（2）紫皮蒜

1949

新 中 国
地 方 中 草 药
文 献 研 究
(1949—1979年)

1979

之抗菌力优于白皮蒜；（3）副作用：浸剂口服有胃部烧灼感、恶心、肠鸣等反应；但一般不须停药，反应随症状好转而逐渐减轻。灌汤则能引起疼痛，须用镇痛剂控制，故一般宜口服。由于大蒜的蒜臭味及其副作用，故其使用价值受到一定限制。

    用　量　2～5钱。

    处方举例　大蒜浸剂：50％大蒜浸液，加半量糖浆，口服，每天4次，每次30毫升。

546

第十八章 外用药

　　外用药主要应用于身体外表的局部，通过药物与患部的直接接触而起治疗作用。有局部出血时可用以止血；有感染发炎，出现红肿热痛时用以解毒抗炎，消肿止痛；患部分泌物过多时用以收敛；有腐败坏死组织时用以脱腐；患部组织生长不良，久不愈合时用以生肌收口等。

　　按照病变和药效的不同，外用药可分别选用单味或复方，制成粉剂、水剂或软膏。作局部敷、涂、搽、掺，或煎水熏洗等。由于局部和整体是互相联系的，必要时还应采用局部与全身治疗相结合的方法，除局部用药外，给予内服药物。另方面，对某些全身性疾病，有时也可以通过以药物外用于体表，收到缓解症状的效果。

　　外用药多以外用为主，其中有一些也可以供内服（例如用于治疗肿瘤）。但由于多有毒性，内服时应注意避免过量；创面过大时，外用药物不宜过多，以防吸收中毒。有些药物刺激性较强，也不宜在头面部、会阴处应用，以免发生反应。

1. 明　矾

处方名　明矾、白矾、枯矾。

来　源　为天然的明矾矿石(Alumen)，煅后称为枯矾。

性　味　味酸、涩，性寒。

1949

新 中 国
地 方 中 草 药
文 献 研 究
(1949—1979年)

1979

主要成分 含硫酸铝钾 〔$KAl(SO_4)_2 \cdot 12H_2O$〕。

药理作用

（1）收敛消炎：明矾可从细胞中吸收水分，使细胞发生脱水收缩，减少腺体分泌，减少炎症渗出物。又可与血清蛋白结合成难溶于水的蛋白化合物而沉淀，使组织或创面呈现干燥，因而有收敛燥湿的作用，并有助于消炎。

（2）止泻：明矾可抑制小肠粘膜分泌而起止泻作用。

（3）止血：明矾可使局部小血管收缩，并可使血液凝固，因而有局部止血作用。

（4）涌吐祛痰：明矾内服后能刺激胃粘膜，发生反射性呕吐，促进痰液排出。

临床应用

（1）用于治疗白带、子宫脱垂。白带经久不止，引起局部皮肤瘙痒和湿疹者，可用明矾加蛇床子煎水外洗；子宫脱垂用10％明矾溶液作宫颈周围注射，有一定效果[1]。

（2）用于止血。牙龈(yín 读银)、鼻粘膜或皮肤损伤出血，可用枯矾末或溶液作局部外敷以止血。

（3）用于治疗五官科的某些炎症。如眼结合膜炎可用1％明矾溶液洗眼；鼻咽部炎症可用明矾末吸入鼻咽部，或用0.5～1％明矾液作含漱剂。慢性肥厚性鼻炎可用10％明矾液，作鼻甲粘膜下注射[2]；中耳炎、外耳道炎和耳部湿疹，可用枯矾1两，冰片1钱，研细末作外用，均有一定疗效[3]；痈肿疮疖、溃疡创面分泌物较多者，可用2％明矾液作外洗或湿敷。

（4）用于治疗皮肤湿疹、皮炎（亚急性期）。可用明矾配五月艾、百部等煎水外洗，方如五百明洗剂。

（5）用于治疗内痔。对于内痔出血或单纯内痔，可用

548

20％明矾液作局部注射，每核用1～3毫升，有止血和使内痔脱落的作用[4]。

(6) 用于祛痰开闭。对于喉痹，风痰不下，咽喉部痰涎壅盛，患者有烦躁不安，出现狂乱、抽搐者，前人有用枯矾、牙皂为末吹喷，或用白金丸（方见第九章郁金项下）内服以祛痰开窍。

用　量　外用适量。内服3分～1钱。

使用注意　虚证患者不宜内服。

处方举例　五百明洗剂：五月艾、百部、明矾、毛射香各5钱，煎水外洗。

2. 轻　　粉

处方名　轻粉，水银粉。

来　源　为水银升华法制成的氯化亚汞（甘汞）(Calomelas) 白色结晶的粉末，因其质轻如粉，故称为轻粉。

性　味　味辛，性寒，有毒。

主要成分　含氯化亚汞 HgCl（甘汞）。

药理作用

(1) 抗真菌：实验证明轻粉对堇色毛癣菌等多种皮肤真菌有抑制作用[5]。

(2) 抗螺旋体：轻粉对梅毒螺旋体不能直接杀灭而仅有微弱的抑制作用，但可增加病人的抗病力，使梅毒病损的皮疹消退，肿大的淋巴结缩小。但由于轻粉有毒性，治疗梅毒已为砷制剂等所代替。

(3) 泻下：轻粉内服到小肠后，一部分可变为可溶性汞盐，刺激小肠加强蠕动、促进肠液分泌而泻下通便。

(4) 利尿：轻粉有抑制肾小管重吸收的作用，内服后能

549

1949
新 中 国
地 方 中 草 药
文 献 研 究
(1949—1979年)
1979

利尿逐水，特别在尿液呈酸性反应时，利尿作用更明显。对于心性水肿较适用；对肝硬化性水肿则效果不确，而对肾性水肿因其刺激肾脏，故禁用。

临床应用

（1）用于治疗化脓性皮肤感染性疾病，如痈疽、疥癣等。溃烂创面分泌物多时，可用轻粉配青黛、煅石膏、黄柏等，研细末，外渗创面，有解毒消炎作用；对于溃疡面分泌物已减少，但愈合缓慢者，可用轻粉配以珍珠、冰片等，制成八宝丹，外擦患处，以促进生肌收口。如创面肉芽过长，妨碍排脓和创口愈合时，可用轻粉5分、冰片3分、乌梅肉（煅存性）、月石各1钱5分，研为极细末，外擦创面上，可减少肉芽过长，加速愈合。

（2）治疗水肿便秘，由心脏病所引起的四肢浮肿、腹水、大便秘结而形气俱实时，可用内含轻粉的舟车丸内服，有利尿通便作用。但体虚气弱者慎用。

用　量　外用适量，内服5～6厘。

使用注意　本品内服过量可引起汞中毒，故应防止过量，并应作为丸剂或装于胶囊，服后注意漱口，以防口腔糜烂。

处方举例　八宝丹：轻粉、象皮、龙骨、琥珀各1钱5分，珍珠1钱，炒甘石3钱，牛黄5分，冰片3分，研极细末，外掺患处。

3. 雄　黄

处方名　雄黄、石黄、雄精。

来　源　为红黄色不透明含硫化砷的矿石（Realgar）。

性　味　味辛、性温，有毒。

550

主要成分 雄黄的主要成分为二硫化二砷 As_2S_2，其中含砷约75%，硫24.9%，及其他少量重金属盐类。雌黄的主要成分为三硫化二砷 As_2S_3。

药理作用 止痛解毒，实验观察还证明了有以下作用：

（1）抗结核菌：雄黄于1/100浓度时对人型、牛型结核菌均有抑制生长的作用[6]。

（2）抗真菌：在试管内对红色表皮癣菌等皮肤真菌，有不同程度的抑制作用[5]。

临床应用

（1）治神经性皮炎。用雄黄、斑蝥（máo 读茅）等制成雄黄合剂，外搽患处，有一定效果[7]。

（2）治疮疡、疥癣。用雄黄、白矾各等分为末，水调或醋调外敷，有止痛除痒，消肿解毒作用。

（3）治瘙痒。如属于寄生虫，如蛲虫所引起的肛门瘙痒，可用雄黄、铜绿等分为末，外撒肛门处，有止痒驱虫作用；如为一般皮肤瘙痒，可配百部、苦参等，方如雄黄外洗方。

（4）治蛇咬伤。蛇咬伤后可用雄黄、五灵脂为末作患部外敷。另用雄黄0.5钱、五灵脂1.5钱研末，用酒调服，或配合其他蛇咬伤药物治疗。

用量 外用适量，内服5厘～1分，入丸散剂服，但不宜持续服。孕妇忌服。

使用注意 硫化砷遇热易分解为三氧化二砷，有剧毒，故雄黄忌火煅。

处方举例

（1）雄黄合剂：雄黄6分（研细末），斑蝥（不去头足）2钱，鲜山楂1两，浸入95%酒精260毫升，放置七天

551

1949
新 中 国
地 方 中 草 药
文 献 研 究
(1949—1979年)
1979

后开始使用，局部外搽患处。

（2）*雄黄外洗剂：雄黄2钱　百部5钱　川椒3钱　硼砂2钱　苦参3钱　水煎外洗。

4. 密 陀 僧

处方名　密陀僧。

来　源　密陀僧（Lithargyrum）为方铅矿经冶炼而成的一氧化铅，一般为炼银铅的炉底渣。

性　味　味咸、辛，性平，有小毒。

主要成分　为一氧化铅 PbO [8]。

药理作用　有杀虫、敛汗、祛痰、镇惊作用。经实验观察证明：在试管内1:3的密陀僧的水浸液对多种皮肤真菌有不同程度的抑制作用[5]。密陀僧能收缩粘膜和溃疡处血管，使分泌物减少，同时又可与血细胞化合成蛋白化铅，使形成一层薄膜与空气隔离，可免除腐烂，有防止感染、消肿去斑作用。

临床应用

（1）用于治疗腋臭、花斑癣、白癜风、疥疮、湿疹、天疱疮等。可用密陀僧适量，研细末，干扑或醋调外搽，又可用密陀僧散外撒。

（2）用于治疗溃疡、褥疮。痈疽破溃后，长期不愈合，肉芽生长不良，以及褥疮溃后久不收口，可用含有密陀僧的生肌散，以促进伤口生肌收敛。

（3）用于治疗酒渣鼻。其方法是用密陀僧2两、玄参1两、硫黄1两、轻粉8钱，共研细末，以白蜜调成糊剂，早晚各擦一次，每次在患部搓擦按摩约5分钟，但要坚持1～3个月才有效[9]。

552

用　量　外用适量，内服5分～1钱。

处方举例　密陀僧散：密陀僧1钱，雄黄4钱，硫黄、蛇床子各2钱，轻粉5分，共研细末，醋调或干扑患处。

5. 炉　甘　石

处方名　炉甘石、甘石，制甘石。

来　源　为三方晶系菱锌矿的原矿石〔Calamina (Smithsonitum)〕

性　味　味甘，性平。

主要成分　含碳酸锌 ($ZnCO_3$)，并杂有少量铁、钙、镁等。

药理作用　明目去翳，燥湿生肌、止血、止痒。

临床应用　本品只作外用，不作内服。用于眼科结合膜疾患，如结膜炎、结膜溃疡，或翼状胬肉、视物模糊，如炉硝散，该方用治翼状胬肉，据报道有一定疗效[10]。此外也用于溃疡、脓水淋沥或久不收口的慢性溃疡、湿疹，单用或配儿茶末，或配牡蛎末，麻油调敷。

用　量　外用适量。

处方举例　炉硝散（按审视瑶函方加减）：羌活3钱　防风3钱　川芎2钱　白芷2钱　黄芩3钱　菊花3钱　蔓荆子3钱　炉甘石5钱　火硝8分　冰片1分　先将前七种药水提二次，药液蒸干成糊状，又将后三种药研细末加入调匀。用时局部先点1%地卡因，然后涂药糊少许，每日二次。

6. 硼　砂

处方名　月石，硼砂。

553

1949

新　中　国
地方中草药
文　献　研　究
(1949—1979年)

1979

来　　源　为单斜晶系矿石蓬砂的提炼品 (Borax)。

性　　味　味甘、苦、咸，性寒。

主要成分　为四硼酸钠 ($Na_2B_4O_7 \cdot 10H_2O$)。

药理作用　外用解毒防腐，内服清热消痰。体外试验：煅硼砂对皮肤癣菌中的羊毛样小孢子菌有很强的抑制作用[11]。

临床应用　本品多外用治急性扁桃体炎、咽炎、鹅口疮、阴道白色念珠菌感染、急性结膜炎。常配冰片、元明粉等，方如冰硼散、玉钥匙[12]等，用局部喷末法，效果良好。

此外，内服治泌尿系结石合并感染，配合利水通淋药同用，有一定效果。但本品长期内服能致肾脏损害，且忌与生物碱、酸类配伍，一般不作内服。

用　　量　外用适量，内服3分～5分。

处方举例

(1) 冰硼散（《医宗金鉴》）：（见冰片项下）

(2) 玉钥匙（《证治准绳》）：硼砂5分　元明粉5钱　制僵蚕5分　冰片5分　朱砂6分　研细吹喉。

7.　无　名　异

处方名　无名异。

来　　源　为斜方晶系软锰矿石，加工后成无名异 (Pyrolusitum)。

性　　味　味咸、甘，性平。

主要成分　含二氧化锰 MnO_2 等。

药理作用　活血止痛。

临床应用　治跌打损伤，有止痛作用，外用配大黄、冰片等制成软膏外敷，方如无名异膏。内服配穿山甲时，应先将

554

无名异的浮土洗净。

用 量 8分～1.5钱，外用5钱～1两。

处方举例 无名异膏：无名异5钱 大黄1两 冰片3分 共研细末，用凡士林（或蜂蜜和匀）调成软膏，敷患处。

8. 硫 黄

处方名 石硫黄、硫黄。

来 源 为硫黄矿石的提炼品(Sulfur)。

性 味 味辛、酸，性大温，有毒。

主要成分 含硫（S），并常杂有泥土和有机质等。

药理作用 散痈杀虫，祛寒助阳，疏利大肠，其作用为：

（1）抑制真菌、疥虫。

（2）对皮肤有局部刺激作用。

（3）缓泻（内服后成硫化氢，刺激肠壁而致泻）、软化大便。

临床应用

（1）外用治癣疥疮癫，尤适宜于疥疮。其法是以硫黄、石灰各等分加香油（或凡士林）调匀外擦，晚间上药较好，可一至数次；又配轻粉，外用治白癜风。

（2）内服治命门火衰所致的腰膝冷弱、白带、小腹冷痛、阳萎。可用硫黄末5分、鸡蛋一个，破一小孔，将硫黄末装于蛋内，外用湿纸包裹，置草木灰中煨熟，去壳内服。

（3）此外还用于老人虚寒便秘，方如半硫丸，患痔疮者也可用。

用 量 0.5～1钱，宜入丸散剂，外用适量。

1949

新 中 国
地 方 中 草 药
文 献 研 究
(1949—1979年)

1979

处方举例

（1）半硫丸（《局方》）：硫黄、半夏各等分，生姜汁同熬，为丸如梧桐子大，每服 15～20 粒，温酒或生姜汤送下。

（2）硫黄散：硫黄、轻粉等量为末，用姜酒调，擦患处。

9. 铅　丹

处方名　铅丹、黄丹、漳丹。

来　源　为黑铅制炼而成的化合物（Minium）。

性　味　味辛，性微寒，有毒。

主要成分　为金属铅的化合物。

药理作用　拔毒生肌。

临床应用　主要用于外科，能与植物油化合，成为制膏药的基础剂，以解毒收敛见长，常制成药膏，治疗疮疡等，方如治黄水方。但不可久用。

用　量　外用适量。

处方举例　治黄水方（《本草纲目》）：铅丹　锡粉　松香　石矾　以香油熬膏外敷。

10. 蛇床子

处方名　蛇床子。

来　源　为伞形科植物蛇床〔Cnidium monnieri (L.) Cuss.〕的干燥成熟果实。

性　味　味辛、苦，性温。

主要成分　含挥发油，其中主要成分为左旋蒎烯、樟烯，异戊酸龙脑酯等，又含甲氧基欧芹酚。

556

药理作用 温肾助阳、燥湿杀虫。实验观察有以下作用：

（1）抗真菌：试管内对絮状表皮癣菌等有抑制作用[13]。

（2）抗病毒：对鸡胚培养的新城病毒有一定的抑制作用[14]，对流感病毒有明显抑制作用[15]。

（3）驱虫：临床上用蛇床子提出物驱蛔虫，可使大便蛔虫卵阳性的患者转阴性。

（4）类性激素作用：实验证明蛇床子能使正常的小白鼠延长交尾期，去势的小白鼠出现交尾期，有类性激素的作用[16]。

（5）抗滴虫：在显微镜下观察，滴虫当加入蛇床子素后立即停止活动，用10％蛇床子膏后1分钟即停止活动，而对照组则可活动1小时以上。但也有人观察到蛇床子提出物在体外并无杀灭阴道滴虫的作用[17]。

临床应用

（1）用于治疗皮肤湿疹和瘙痒症，如婴儿湿疹、慢性湿疹急性发作、汗疱疹糜烂期、阴囊湿疹、外阴瘙痒、疥疮、皮癣等。皮肤有分泌物渗出和发痒者，可用蛇床子煎水外洗，或用蛇床子1两、轻粉3钱，研为细末，油调或凡士林调膏外搽，或用蛇床子油膏外搽，均有治疗效果。

（2）用于治疗阴道滴虫。由阴道滴虫引起的外阴瘙痒，可用蛇床子1两，白矾2钱，或再配紫苏叶1两，煎水外洗；也可用10％蛇床子液500毫升冲洗后，加用蛇床子阴道栓剂，有较好效果。

（3）用于治疗肾虚、阳萎等病例。多配合巴戟天、淫羊藿、菟丝子等温肾助阳药物内服。

使用注意 本品性温，对有阴虚潮热者不宜用。

557

1949
新 中 国
地 方 中 草 药
文 献 研 究
(1949—1979年)
1979

用　量　外用适量，内服1～3钱。

处方举例　蛇床子油膏：蛇床子30克，凡士林70克，调制成膏外用。

11. 马 钱 子

处方名　马钱子，番木鳖。

来　源　为马钱科植物马钱 (Strychnos nux-vomica L.) 或云南马钱 (Strychnos sp.) 干燥成熟的种子。

性　味　味大苦，性寒，有毒。

主要成分　含生物碱，包括马钱子碱 ($C_{21}H_{22}O_2N_2$) 及番木鳖碱（士的宁）（$C_{23}H_{26}O_4N$），并含微量的番木鳖次碱，伪番木鳖碱，α—及β—可鲁勃林，此外还含有番木鳖甙。

药理作用　兴奋提神，解毒、健胃。

(1) 兴奋中枢神经系统，增进血液循环和呼吸运动，有轻度升压作用（10～20毫米汞柱），舒张压尤其明显。

(2) 健胃：为苦味健胃药，增加肠蠕动，增进食欲。

〔附〕　其水浸剂对许兰氏黄癣菌等，有不同程度的抑制作用[5]。

临床应用

(1) 用于跌打骨折、损伤、扭挫伤、压伤，取其有强壮作用。常配枳壳和其它止痛活血之药，方如跳骨丹[18]，此方能促进骨折愈合，消肿止痛。治跌打腰腿痛常配牛膝、杜仲（方见第九章牛膝项下）。

(2) 用于治咽喉痹痛，取其有消炎解毒作用。常配土牛膝等，方如喉痛方。

〔附〕　本品因含士的宁，服量过大易致中毒，轻者头

558

晕恶心，重者麻木抽搐。

用　量　2～4分。又据最近研究报道，含马钱子的中成药一次服用剂量，以其所含的士的宁含量控制在6毫克左右比较适宜〔新医药学杂志，（6）：38，1973〕。

处方举例　跳骨丹（接骨丹）（验方）：马钱子16两　枳壳8两　羌活　独活　北细辛　红花　台乌　朱砂各2两　血竭　乳香　没药　狗脊　土鳖　三七　自然铜　潼蒺藜各4两　黄芪　骨碎补各8两，各研细末，按分量配合备用，成人每次4～6分，儿童酌减，水冲服，或水酒各半冲服。

12．木　鳖　子

处方名　木鳖子、木别子。

来　源　属葫芦科藤本植物木鳖 (Momordica cochinchinensis Spreng.) 的干燥种子。

性　味　味甘，性温。

主要成分　含脂肪油，皂甙、甾醇和多糖（海藻糖）等。

药理作用　解毒、消肿、止痛。又动物实验证明，有降血压作用，但毒性较大，静脉或肌肉注射后，动物于数日后死亡[19]。据近年来报道[20]，本品之皂甙能促进实验动物的外周血循环，抑制角叉菜素 (carrageenin) 引起之足蹼水肿。

临床应用

（1）治痈疮肿痛，炎症不消者。可用木鳖子适量，醋磨调敷，有消炎、退肿、止痛作用。

（2）治急性咽喉炎、扁桃体炎、咽喉肿痛者。可用木鳖子配山豆根、木香为末，吹咽喉，以消肿止痛，方如木鳖散。

1949
新 中 国
地 方 中 草 药
文 献 研 究
(1949—1979年)
1979

（3）治牙痛。用木鳖子磨醋，以棉花湿敷，有止痛作用。

（4）治外痔、肛裂或肛周感染，局部有剧痛者。可用木鳖子3个，研细末，用水煎作热熏和浸洗，有止痛、消炎效果。

用　量　外用适量。

处方举例　木鳖散：木鳖子2钱　山豆根2钱　广木香2钱　为末，吹咽喉部。

13. 大 枫 子

处方名　大枫子、大风子。

来　源　为大风子科大风子树 (Hydnocarpus anthelmintica Pierre) 的果实。

性　味　味辛，性热，有毒。

主要成分　含大风子油（为大风子油酸、次大风子油酸等的甘油酯）、蛋白质。

药理作用

（1）抗真菌：实验证明，大枫子对多种皮肤癣菌有抑制作用[5]。

（2）抗麻风菌：大风子油治疗麻风，临床有一定疗效。服药前后对比，病理组织片可见细菌减少、菌体变形、破碎。

临床应用

（1）治疗麻风。可用大枫子煅末加轻粉，以麻油调制后外涂患处，同时可配合内服扫风丸（以大枫子为首味药），治疗瘤型和结核型麻风，根据短期观察，可使症状减轻[21]，又可采用其制剂大风子酸乙酯，作肌肉注射。

560

（2）治神经性皮炎。可用大枫子1两，白藓皮1两，五倍子5钱，松香4钱，鹤虱草4钱，苦参、黄柏、苍术、防风各3钱，混合研末，作烟熏，并配合外用止痒药膏和内服溴剂、维生素等，有一定疗效[22]。

（3）治疗手癣。可用大风子油配以核桃仁，猪脂等制成药丸，外搓患部，有一定疗效。

使用注意 本品毒性较大，内服易引起头晕、头痛、恶心、呕吐。注射部位有刺激症状。

用　量 外用适量，内服量参考扫风丸。

处方举例 扫风丸：大枫子3斤半　苍术　白附子　桂枝　当归　西秦艽　白芷　钩藤　木瓜　川芎　肉桂　菟丝子　天麻　礞石　川牛膝　首乌　千年健　知母　栀子　川乌　草乌　威灵仙　钻地风各2两　苦参　蒺藜　小胡麻　苍耳子　防风各4两　玉米　荆芥各8两　白花蛇1两　共为末，水调为丸，成人初用2钱，一日二次。三天后如无恶心、呕吐等反应，可每次加5分，至8天后，一日服三次。

14. 儿　茶

处方名 儿茶，孩儿茶。

来　源 为豆科植物孩儿茶（Acacia catechu Willd.）的树枝干加水煎汁，浓缩干燥后凝成块状浸膏。

性　味 味苦、涩，性微寒。

主要成分 含鞣质（为儿茶精、表儿茶精、儿茶鞣质、儿茶红等）、粘液质、脂肪油、树胶。

药理作用 有收敛、消炎、止血作用（与儿茶鞣质的作用有关）。实验证实还有以下作用：

（1）抑制肠蠕动：其水溶液能抑制家兔十二指肠和小肠

561

1949
新 中 国
地 方 中 草 药
文 献 研 究
(1949—1979年)
1979

的蠕动[23]。

（2）抗病毒：有抗流行性感冒病毒的作用[15]。

（3）抗真菌：在试管内对多种皮肤真菌有抑制作用[5]。

临床应用

（1）用于治疗鼻炎，鼻窦炎。可用儿茶研末吹鼻。

（2）用于治疗口腔炎、咽喉炎。可用儿茶2钱，银花3钱，连翘3钱，煎水含漱。

（3）用于治鼻衄和痔疮出血。可用儿茶末外敷，或用儿茶2钱5分研末，桂皮5分研末，沸水8两，浸半小时滤净后外洗痔疮，或用棉花浸药水作鼻孔压迫止血。

（4）用于治外伤出血。用儿茶末或加三七末外敷，加压包扎，可以止血。对于破溃伤口创面有出血、分泌物增加时，用儿茶煎水外洗或湿敷，有止血止痛作用。褥疮分泌物多，久不收口，用儿茶末外敷或煎水外洗，有收敛生肌作用。

（5）用于治白带过多。可用儿茶3钱，蛇床子5钱，煎水外洗和注药。

（6）治疗皮肤湿疹、溃疡、分泌物多时，可用儿茶配轻粉、冰片、龙骨、炉甘石等外敷，方如儿轻散。

用　量　外用适量。

处方举例　儿轻散：儿茶3钱　轻粉2钱　冰片3分龙骨3钱　研末水调外敷。

15. 山 慈 姑

处方名　山慈姑。

来　源　为百合科植物山慈姑老鸦瓣(Tulipa edulis Bak.)的干燥鳞茎。

562

性　味　味甘、微辛，性寒，有小毒。

主要成分　含土里品、秋水仙硷等多种生物硷。

药理作用　清热、解毒、散结。其原理为：（1）土里品有强心作用；（2）抗癌（有效成分为秋水仙硷）。此外，以山慈姑为主药的玉枢丹，对流行性感冒的病毒有抑制作用[24]。

临床应用

（1）用于外敷痈肿疔疮。配麝香、五倍子等，制成紫金锭（玉枢丹），局部外涂治腮腺炎较好。

（2）用于治疗癌肿，较多用于乳癌。用紫金锭配王不留行、银花、冰片，如乳癌方。

用　量　内服3～5钱，外用适量。

处方举例

（1）紫金锭（成药）：含山慈姑　红芽大戟　五倍子　麝香　千金子　糯米糊锭，外用。

（2）乳癌方（安徽省人民医院方）　紫金锭4锭　冰片2分　银花1两　王不留行1两　猫眼草1两，先把后三种制成浸膏干粉，然后加入前二种，研细和匀，每次服5分～1钱，每日4次。

16.　樟　脑

处方名　樟脑、潮脑。

来　源　为樟科植物樟树〔Cinnamomum camphora (L.) Presl〕的枝干，叶和根部，经加工提炼制成的挥发性结晶块。

性　味　味苦、辛，性温，有窜透性特异芳香，有毒。

主要成分　为萜烯的衍生物（$C_{10}H_{16}O$）。

563

1949

新 中 国
地 方 中 草 药
文 献 研 究
(1949—1979年)

1979

药理作用

（1）局部刺激作用：为温和的刺激剂，能引起轻度的知觉麻痹和局部发红。

（2）防腐作用。

（3）兴奋中枢：过去认为有强心和改善血液循环作用，但现知其作用甚微。

（4）抗真菌：体外试验对羊毛样小孢子菌和红色毛癣菌有强烈抑制作用[12]。

临床应用

（1）跌打损伤（扭挫伤，瘀滞肿痛）、疥癣痒疮，可用本品酒浸剂或散剂外用，方如跌打酒。

（2）腹胀、鼓肠、腹痛，用本品油剂或水剂，热敷腹部或肚脐部，反射性减轻腹痛。

（3）用于感染性疾病，出现神经系统症状，如突然昏倒，或意识模糊，或神识昏迷等症。配芳香开窍药制丸散，其作用类似冰片，但较少用。

使用注意 内服对胃有刺激性，易引起食欲减退、呕吐，并可致口干，甚至喉痛，过量易中毒，本品走窜开窍，孕妇忌用。

用 量 内服1～5分，外用适量。

处方举例 跌打酒：当归2两 红花1两 花椒1两 肉桂2两 樟脑5钱 细辛5钱 干姜1两 用95%酒精2市斤泡浸7天备用，有活血止痛消肿的作用，治跌打、脱疽，冻疮等。外用。

17. 斑 蝥

处方名 斑蝥。

564

来　源　为芫菁科昆虫南方大斑蝥 (Mylabris phalerata Pall.) 或黄黑小斑蝥 (Mylabris cichorii L.) 的干燥虫体。

性　味　味辛，性寒，有毒。

主要成分　含斑蝥素、脂肪、树脂、蚁酸等。

药理作用　外用有发疱引赤作用，可作为皮肤发疱剂。斑蝥与白芥子一样对皮肤有强烈的刺激作用，能引起皮肤充血，加速局部血液循环，继则起水疱。

〔附〕　对多种皮肤真菌有不同程度的抑制作用[5]。

毒性反应：斑蝥素经皮肤吸收后，可能引起肾炎和膀胱炎、发疱、呕吐、头痛、高血压，故外用涂敷面积不宜过大。

临床应用

(1) 外用治牛皮癣、神经性皮炎等。斑蝥酒治局限性神经性皮炎，有止痒和改善局部神经营养作用[25]。

(2) 内用治癌肿，例如复方斑蝥素治肝癌，据报道有一定疗效，短期内能使症状明显改善，肝脏缩小[26]。

用　量　外用适量。内服1～2分。孕妇忌用。

处方举例

(1) 斑蝥酒：斑蝥2克加入65度白米酒或65%稀酒精100毫升，密闭浸7昼夜，患部外涂少量，每日1～2次。

(2) 复方斑蝥素胶囊：每粒含斑蝥素1毫克、吴萸、姜半夏浸膏粉各50毫克，淮山粉、白芨粉各100毫克，最初每日一粒，以后每日逐渐增至2～3粒，总量可累计至斑蝥素30毫克。

18.　蟾　酥（附：蟾蜍）

处方名　蟾(chán 读蝉)酥。

来　源　为中华蟾蜍 (Bufo bufo gargarizans Cantor) 腮腺

565

1949

新 中 国
地 方 中 草 药
文 献 研 究
(1949—1979年)

1979

和皮脂腺分泌物。平均每只蟾蜍(chú 读除)含蟾酥约 2 毫克。

性　味　味甘、辛，性温，有毒。

主要成分　含华蟾蜍毒素 ($C_{40}H_{62}O_{11}N_4$)、华蟾蜍素 ($C_{26}H_{36}O_7$)、华蟾蜍次素 ($C_{26}H_{34}O_6$)、肾上腺素、麦角醇、胆固醇，以及有利尿作用的辛二酸 ($C_8H_{14}O_4$)。

药理作用

（1）强心：有效成分为华蟾蜍毒素，对心脏肌肉有直接兴奋作用，并通过迷走神经中枢和末梢，而使心跳变慢，并可收缩血管而使血压上升[27]。

（2）止痛：蟾酥可使粘膜感觉神经麻痹，舌尖试之有麻木感，有局部麻醉止痛效果，其局部麻醉成分的作用，强于可卡因和普鲁卡因[28]。

（3）止血：蟾酥含有肾上腺素，可使局部小血管收缩，对皮肤创伤出血有局部止血作用。

（4）抗白血病：体外试验，蟾酥有抗白血病作用[29]。

（5）抗肿瘤：其乙醇提取物水溶液和胰蛋白酶水解液含有抑瘤成分，对小白鼠某些接种肿瘤（实体型）具有一定的抑瘤作用，但抑制率不够高也不稳定[30]。另一些实验也证明了蟾酥无明显的抑制动物肿瘤的作用[31~32]。

临床应用　蟾酥可作内服和外用。外用主要为治疗皮肤感染性疾病，如痈疽肿痛，或皮肤疮癣等，有解毒散肿作用，又可外用与内服同时采用。

（1）用于治疗疔疮、乳房炎、骨髓炎、骨结核等。可内服蟾酥丸，每服 5～6 厘，每日 1～2 次，用葱白汤或加黄酒送下，并盖被取汗。孕妇忌服。对于已经破溃但腐肉未完全脱除的溃疡，可用蟾酥外敷或制成药条插入疮口或瘘管内以助化腐消肿止痛。

566

（2）治疗疮疡肿痛或牙痛，可用蟾酥外敷，有止痛作用。治咽炎、扁桃体炎或疮疖，也可用蟾酥配牛黄、冰片、麝香等内服，以加强解毒消肿止痛的作用，方如六神丸。

（3）局部麻醉，可用其酊剂"蟾酥酊"。

（4）用于治疗肿瘤和白血病。以其片剂内服，每天3次，每次0.6克，试用于治白血病和恶性肿瘤，又以蟾酥、七叶一枝花等量研末，每天2次，每次1钱，治非白血性急性粒细胞白血病[20]。

使用注意 本品有毒，不宜用于体弱者和孕妇，以免发生不良反应。

用　量 外用适量，或入丸散剂作内服。

处方举例

（1）蟾酥丸（成药）：含蟾酥2钱（酒化）　轻粉5分　煅枯矾　寒水石　铜绿　乳香　没药　胆矾　麝香各1钱　雄黄2钱　蜗牛21个　朱砂3钱，研末为丸，如绿豆大，每服5～6厘，每日1～2次，又外用以药丸一粒，加95％酒精2滴，研成药糊，外擦患部，治牙质过敏。

（2）六神丸（成药）：含蟾酥、牛黄、珍珠、麝香、雄黄、冰片，每次1～2厘，每日1～2次，温开水送服。

〔附〕　蟾蜍　药用其皮（干蟾皮），或去内脏的干燥全体（干蟾），焙干研末应用。味甘、辛，性温，有毒。功能消积、除胀、去肿。主要用途有：

（1）治小儿疳积痰热、腹胀、泄泻，常配驱虫药和理气、健胃药，方如疳积丸（见第三章胡黄连项下），或配白术、麦芽、鸡内金等。

（2）试用于治癌，用蟾皮或干蟾，单用或配其他中草药，方如治食道癌的蟾蜍丸。蟾蜍治癌原理是否与蟾酥同，

1949
新 中 国
地方中草药
文 献 研 究
(1949—1979年)

1979

尚待进一步研究。

（3）治皮肤湿毒、痈肿，可用本品煎粥服。

用　量　蟾蜍粉每服1～3钱。

处方举例　蟾蜍丸：蟾蜍粉1斤　硇砂半斤　硼砂半斤　枯矾1两　玄参1两　黑豆1.5两，上药共研细末，水泛为丸如绿豆大小，每日3次，每次10丸。

19. 露 蜂 房

处方名　露蜂房。

来　源　为黄蜂或胡蜂的蜂窠，以带子的蜂窝较好。

性　味　味甘，性平，有毒。

主要成分　含蜂蜡、树脂、挥发油（露蜂房油）等。

药理作用　祛风、解毒，促进血凝和利尿[33]。

[附]　露蜂房油有驱绦虫作用，但有毒性，可引起急性肾炎，在临床上不宜作驱虫药用[66]。

临床应用

（1）治疗疮疡：露蜂房对于治疗乳房炎、瘰疬、疮癣等皮肤病有一定疗效。急性乳房炎未成脓时，可用露蜂房煎水外洗或热敷，有消肿止痛作用；四肢皮肤或头部疖肿，可用蜂房末加猪油或凡士林调膏，外搽患部；瘰疬或颈部淋巴结核或慢性炎症，可用蜂房研末外敷或内服。水煎服时，热重者加配银花、菊花、地丁等。

（2）治皮肤瘙痒：可用蜂房煎汁，加入芒硝作外搽，有止痒作用。

（3）治牙痛：可用蜂房单味或配以乳香、细辛、煎水含漱，或以露蜂房加细辛汤内服。

（4）治鼻窦炎：用新鲜的老蜂窝咀嚼内服，或露蜂房配

568

辛夷花、白蒺藜等煎水内服，如鼻窦炎方，有一定效果。

（5）治慢性气管炎：以露蜂房2钱，钩藤3钱，水煎服。

使用注意 本品因有毒，内服应注意不可过量。凡肾功能不良，或痈疽已经破溃的均不宜使用。

用　量 外用适量，内服8分～2钱。

处方举例 鼻窦炎方：露蜂房1.5钱　辛夷花2钱　白蒺藜3钱　水煎服。

20. 象　　皮

处方名 象皮。

来　源 为象科动物亚洲象 (Elephas maximus L.) 或非洲象 (Elephas africanus Blum.) 的干燥外皮。

性　味 味甘、咸，性寒。

主要成分 含蛋白质等。

药理作用 敛疮生肌。

临床应用 用于皮肤慢性溃疡、化脓性感染、肉芽生长不良，能刺激肉芽的生长，促进愈合。常配儿茶、冰片、珍珠、黄连、龙骨等，方如拔脓生肌散。

用　量 外用适量。

处方举例 拔脓生肌散：象皮末5钱　煅龙骨8钱　冰片3分　儿茶2钱　乳香2钱　麝香3分　朱砂2钱　白芷7钱　滑石2钱　共为细末，密贮，局部外撒。

21. 硇　　砂

处方名 硇砂、卤砂。

来　源 为氯化铵的结晶体 (Sal ammoniac)。

1949
新 中 国
地方中草药
文 献 研 究
(1949—1979年)
1979

性 味 味咸、苦、辛，性温，有毒。

主要成分 含氯化铵 (NH_4Cl)。

药理作用 消积破瘀，软坚祛痰，去翳利尿。其原理为：

（1）增加支气管粘液的分泌，使痰液稀薄，易于咳出，有祛痰作用。

（2）刺激胃肠的蠕动和分泌，有消积作用。

（3）利尿。

临床应用

（1）适用于痰饮、咳嗽、喘逆、呼吸困难（可见于慢性支气管炎、肺气肿等呼吸道疾患），常配止咳、化痰、降逆之品，如紫苏子、莱菔子、白芥子等，方如硇砂三子汤。

（2）用于症瘕、噎膈反胃（可见于消化道肿瘤等），例如治食道癌，以本品配制南星、人工牛黄等，方如治癌粉，有一定疗效，或配昆布、海藻，方如复方硇砂。

（3）外用治目翳胬肉、鼻息肉、面疮、赘疣等，常配冰片同用。

用 量 内服1～3分，冲服。外用适量，研末或水化点患处。

处方举例

（1）硇砂三子汤：硇砂2分（冲服） 紫苏子3钱 莱菔子3钱 白芥子1.5钱 水煎服。

（2）治癌粉：硇砂1钱 板蓝根1两 泽漆1两 人工牛黄2钱 威灵仙2两 制南星3钱 上药制成浸膏干粉，每服5分，每日4次。

（3）复方硇砂 硇砂4两 昆布2两 海藻1两 乌梅30只 制成糖浆400～500毫升，每服15毫升，每日4次，服完为一个疗程。

570

补　遗

1．泽　漆

处方名　泽漆。

来　源　为大戟科植物泽漆 (Euphorbia helioscopia L.)的茎叶。

性　味　味辛、苦，性微寒，有小毒。

主要成分　含皂甙、泽漆素、丁酸，又含黄色长柱状结晶的黄酮甙，水解后得甙元，分子式为$C_{15}H_{10}O_7$[1]。

药理作用　行水、消痰、退热。动物实验口服有明显退热作用[2]。

临床应用

（1）治疗心性、肝性、肾性等各种原因所致的水肿，取其行水消肿之力较强，而毒性则比甘遂、大戟弱，单用即有效，或同枣肉制成丸。

（2）治肺气肿合并心力衰竭，配半夏、紫菀等，方如泽漆汤。

（3）治淋巴结核、结核性瘘管。用本品熬膏内服，对促进瘘管缩小、愈合、结疤有一定帮助。

（4）试用于治食道癌。用泽漆之中性皂甙注射液（2％）肌注，每日2毫升，初步观察效果较好[3]。

用　量　1～3钱。

处方举例　泽漆汤（《金匮要略》）：泽漆3钱　半夏

1949

新 中 国
地 方 中 草 药
文 献 研 究
(1949—1979年)

1979

3钱　紫菀4钱　前胡2钱　生姜3钱　甘草1.5钱　桂枝2钱　人参3钱（另炖）　黄芩2钱　水煎服。

2. 漏 芦

处方名　漏芦。

来　源　为菊科植物祁州漏芦 (Rhaponticum uniflorum DC.)或禹州漏芦 (Echinops latifolius Tausch) 的干燥根。

性　味　味苦、咸，性寒。

主要成分　含挥发油。

药理作用　为通乳剂，清热解毒，消痈肿。在体外对多种皮肤真菌有轻度的抑制作用[4]。

临床应用

(1) 用于治急性乳房炎，证见乳汁不通、乳房红肿热痛，常配清热散结之品，方如乳痈汤。还用于治淋巴结炎、痔疮。可内服或外用，外用研末加蜂蜜调敷患处。

(2) 用于湿疹疮疡经久不愈，配黄芪、黄柏、银花等，方如漏芦解毒汤。

使用注意　孕妇慎用。

用　量　1～4钱。

处方举例

(1) *乳痈方：漏芦3钱　忍冬花4钱　山慈姑3钱　北芪4钱　川木瓜3钱　川芎1.5钱　生姜3钱　大枣5钱　水煎服。

(2) *漏芦解毒汤：漏芦3钱　黄芪8钱　党参6钱　防风3钱　黄柏3钱　川芎1.5钱　当归2钱　北紫草2钱　银花1.5钱　水煎服。

572

3. 常 山（附：蜀漆）

处方名 常山。

来 源 为虎耳草科植物黄常山（Dichroa febrifuga Lour.）的干燥根部。

性 味 味苦、辛，性微寒，有小毒。

主要成分 含常山碱甲、乙、丙，此外还含有常山次碱、4-喹唑酮和伞花内酯等。

药理作用 常山是治疗疟疾的要药，能化痰抗疟、清热利水，动物实验证明有下列作用：

（1）抗疟：常山对实验性疟疾感染，有显著疗效。有效成分为常山碱。常山碱乙、丙的作用强度约为奎宁的89～152倍[5]，近年也证明常山碱乙，对恶性疟和间日疟，急性发作时有较好的疗效，能迅速控制症状，血中疟原虫阴转[6]，但不能根治。其主要副作用为呕吐，胃肠道外给药也会引起呕吐。

（2）催吐：作用较强大，其原理主要是刺激胃肠道引起的反射作用[7]。

（3）退热：动物实验证明，常山有明显确定的退热作用。此作用可能与中枢神经系统抑制有关[8]。

（4）抗病毒：体外实验证明，常山对甲型流行性感冒病毒PR$_8$有抑制作用，对感染流感的小鼠也有治疗效果[9,10]。

（5）抗阿米巴：体外和动物实验、治疗，均证明对阿米巴原虫有一定的抑制作用[11]。

（6）其他作用：动物实验证明，常山碱甲、乙、丙静脉注射于麻醉狗，能引起血压下降，对有孕子宫多呈兴奋作用[12]，体外试验对艾氏腹水癌细胞有一定的杀灭作用[13]。

573

1949

新 中 国
地 方 中 草 药
文 献 研 究
(1949—1979年)

1979

临床应用

（1）用于抗疟，为中医治疟的要药，历代医家广泛应用常山治疗各种疟病。现代的实践认为，常山对治疗间日疟和三日疟有疗效，可作为主要控制症状的抗疟药使用，常配乌梅、川连、槟榔、草果、法夏、北杏、黄柏等，代表方为常山饮。但因其有较严重毒性，且在治疗量下也有催吐等剧烈副作用，因此，临床应用的价值大受限制。要消除其副作用，有待进一步研究，加以解决。

（2）引吐积痰、毒物，以本品配伍甘草，温服取吐，治胸中痰饮、食物中毒、宿食停留于胃者，取其能涌吐出老痰、积痰和宿食，但要注意只在邪盛体壮的情况下才适用。

〔附〕（1）本品的副作用，为服后呕吐，生用、重用则催吐作用更加明显，因此，一般用酒制和炒过，或配入尖槟（槟榔）、草果、法夏、乌梅等，能减少其副作用，如著名的"七宝饮"、"常山饮"即按此配伍，可减少恶心、呕吐等副作用；脾胃虚寒、胸闷气滞者，配藿香也能止呕。又其叶服后致吐，故煎药前应先剔除其叶；（2）关于常山与甘草同用问题，有认为常山配甘草必呕，但历代治疟代表方剂，许多都用常山与甘草相配，看来只要同时再适当配伍其他药以防呕吐，常山与甘草的配伍并不禁忌。

用　量　1.5～3钱（抗疟），8分～1.5钱（祛痰）。

处方举例

（1）常山饮（《局方》）：常山3钱　贝母3钱　草果1.5钱　槟榔4钱　乌梅2钱　生姜3钱　大枣4钱　水煎服。

（2）七宝饮：常山3钱　槟榔3钱　鳖甲3钱　乌梅3个　红枣3个　甘草3钱　生姜3片　水煎服。

574

[附] 蜀漆 为常山苗。味辛，性平，有毒。功用与常山同，但催吐作用较常山更强，现代更少用。

4. 藜芦

处方名 藜芦。

来源 为百合科藜芦属植物黑藜芦 (Veratrum nigrum L.) 或邢氏藜芦（天目山藜芦）(V. schindleri Loes f.) 以及萱草属植物野金针菜 (Hemerocallis thunbergii Bak.) 的干燥根。

性味 味苦、辛，性寒，有毒。

主要成分 黑藜芦含生物碱，介芬胺 (Jervine $C_{26}H_{37}O_3N$)，伪介芬碱 (Pseudojervine) 等；邢氏藜芦含天目藜芦碱 ($C_{27}H_{43}ON$)，天目藜芦分碱 ($C_{34}H_{51}O_8N$)；野金针菜含藜芦丙酮碱等。

药理作用 涌吐风痰。其作用为：

(1) 催吐：口服后对胃粘膜有强烈刺激作用，产生呕吐、腹泻。

(2) 降压和减慢心率：有效成分为介芬胺，可能与抑制心肌和血管运动中枢有关，天目山藜芦降压作用更显著[14]，但因其有效剂量和中毒剂量接近，故不能用于临床。

(3) 抗结核：藜芦丙酮碱有强烈（在 $1 : 40,000$ 以下）抑制结核杆菌能力，且对豚鼠实验性结核病也有疗效[15]。

临床应用

(1) 治中风痰壅不吐者，用本品配南星、地龙、杜仲等化痰通络药同用，方如藜芦汤。

(2) 杀虫：外科常用本品为末，加蜜糖或生油调敷，治疥癣、恶疮。

(3) 治疗肺结核，近年来有报道试用藜芦丙酮碱，治疗

575

1949
新 中 国
地 方 中 草 药
文 献 研 究
(1949—1979年)
1979

肺结核（口服兼气管滴入），有一定疗效。藜芦丙酮碱在制备时经加温，其毒性显著降低，但对结核杆菌的抑菌力不变，故较长期服用（如3周）也未见慢性中毒现象，但有效用药剂量仍在摸索中[15]。

使用注意 （1）藜芦过量易中毒，如服后呕吐不止，要用葱白汤解之，更严重的要急救处理。野金针菜对神经系统，尤其对视神经损害最严重，可造成失明，对肝功能也有影响，应引起高度警惕。

（2）身体虚弱和孕妇忌用。

（3）藜芦习惯上忌与人参、丹参、沙参、党参、苦参、芍药、细辛等配伍。

用 量 5分～1钱，多入散剂，外用适量。

处方举例 ＊藜芦汤：藜芦1钱 南星2钱 川足3条 地龙3钱 杜仲4钱 法夏3钱 水煎服。

5. 瓜 蒂

处方名 瓜蒂、甜瓜蒂、香瓜蒂。

来 源 为葫芦科植物甜瓜 (Cucumis melo L.) 的瓜蒂，阴干后入药。

性 味 味苦，性寒，有小毒。

主要成分 含甜瓜素($C_{20}H_{28}O_5$)，为一种结晶性苦味质。

药理作用 涌吐痰涎宿食。其原理为催吐，由于刺激胃的感觉神经，反射性地引起呕吐中枢兴奋而催吐。

临床应用 为催吐剂，但现代临床处方一般已较少用，只偶用于催吐误服的毒物，或痰涎壅盛、证属实热之癫痫、中风患者，用单味5分冲开水服，或用瓜蒂散，服后用棉签刺激咽部，引起呕吐，或再食沙糖一块，以助药力，以快吐

576

为佳，吐后可根据需要情况再服，以毒物较彻底清除为度，但气虚体弱者慎用（因多吐易伤中气）。

用　量　0.5～1.5钱，作散剂。

处方举例　瓜蒂散（《伤寒论》）：甜瓜蒂、赤小豆等分研末，每用5分～1钱，加入淡豆豉3钱，水煎服。

6. 蕤（ruí 读锐）仁肉

处方名　蕤仁肉、蕤仁、蕤核、蕤核仁。

来　源　为蔷薇科植物蕤核（Prinsepia uniflora Batal.）的干燥成熟果仁。

性　味　味甘，性温（或作微寒）。

主要成分　含脂肪油，其他未详。

药理作用　除风、清热、明目、退翳、和肝。

临床应用　主要用于眼科，前人有认为本品主治由风热所致的眼病，如目赤肿痛，眦（zì 读自）烂流泪或有翳膜遮睛，并认为眼病不因风热而由肝肾虚者忌用，但实际上本品甘温而润，既能疏风清热，又能补血益肝，对肝肾不足而引起的内眼和外眼病，均可应用。用于肝经风热的急性炎症（例如急性结膜炎、急性角膜炎），常配伍疏肝清热的药物，方如蕤仁汤；用于肝肾不足，见证阳虚的眼疾，常配温补肝肾如山萸肉、破故纸、核桃一类的药物。

与沙苑子比较，两者都用于明目，但蕤仁肉偏于清肝热，沙苑子偏于补肝肾，治慢性眼病时，两者合用，效果更好。

用　量　1.5～3钱，稍大剂量3～5钱，除入煎剂外，也可作炖品料。

处方举例　*蕤仁汤：蕤仁肉3钱　杭菊3钱　夜明砂3钱　熟地5钱　蝉衣1.5钱　蒙花1钱　郁金1.5钱　白芍

1949

新 中 国
地方中草药
文 献 研 究
(1949—1979年)

1979

4钱 水煎服。

7. 铁 包 金

处方名 铁包金。

来 源 为鼠李科植物勾儿茶（铁包金）〔Berchemia lineata (L.) DC.〕的干燥根。

性 味 味苦、涩，性平。

主要成分 含槲皮素、路丁、β-固甾醇。

药理作用 清热散瘀，镇咳止痛。体外试验有抑制结核杆菌的作用[16]。又能止咳、平喘〔中草药通讯，(6):22，1973〕。

临床应用

(1) 主要用于肺部疾患，如肺结核、肺燥咳嗽、内伤咯血，常配穿破石等，方如铁破汤。此方常用于治肺结核，但有报道谓部分患者服铁破汤后血压升高，伴有头痛、头晕、失眠、咯血，停药后血压降至正常，症状随之消失，故认为有高血压史和咯血倾向者，不宜用铁破汤[17]。

(2) 治肺癌，配穿破石、北紫草、虎乳灵芝等，方如铁破紫虎汤，初步观察对减轻症状有一定帮助。

(3) 治跌打损伤，取其有活血祛瘀作用。有人对其功力估计甚高，甚至认为可代田七（三七），但实际上铁包金必要时虽可代田七，但功力则远不及田七。可浸酒外擦。

用 量 干品1～2两。

处方举例

(1) 铁破汤：铁包金2两 穿破石2两 阿胶3钱（溶化） 白芨4钱 瓜蒌仁3钱 杏仁3钱 川贝母3钱 紫菀3钱 百合3钱 枇杷叶4钱 水煎，铁包金、穿破石先

578

煎2小时，然后加入其他药物再煎1小时，阿胶最后溶入，每日一剂温服，可翻煎再服，一个月为一个疗程。停药一周后，可再服一个疗程。治肺结核，表现形瘦、面色苍白、咳嗽、咯痰、吐血、胸痛、低热、盗汗、声嘶、动则气喘、纳差、便溏等症状的患者。

(2)*铁破紫虎汤：铁包金1两　穿破石1两　北紫草4钱　虎乳灵芝3钱　水煎服。治肺结核、肺癌、咳嗽咯血、胸痛。

8. 穿 破 石

处方名　穿破石。

来　源　为桑科植物穿破石〔Cudrania cochinchinensis (Lour.) Kudo et Masam.〕的干燥根。

性　味　味甘、微苦，性凉。

主要成分　含黄酮类、酚类等物质。

药理作用　凉血散瘀、活络舒筋。体外试验有抑制结核杆菌的作用[18]。

临床应用

(1)治肺结核、咯血，适应证与铁包金相同，且常同用，方如铁破汤。

(2)治盆腔炎，取其有活血散瘀作用，配白花蛇舌草、两面针等，方如盆炎汤（见第三章白花蛇舌草项下）。

用　量　5钱～1两。

处方举例　铁破汤：见铁包金项下。

9. 了 哥 王

处方名　了哥王。

1949
新　中　国
地 方 中 草 药
文 献 研 究
(1949—1979年)
1979

来　源　为瑞香科植物了哥王（南岭荛花）(Wikstroemia indica C. A. Mey.) 的干燥根皮。

性　味　味苦，性寒，有毒。

主要成分　根含黄酮类、挥发油、酚性成分、树脂、多糖等。

药理作用　消肿散结，清热解毒。其作用为抗菌、利尿、消炎。关于抗菌作用，体外试验结果尚不一致，有些试验未能证实其有抗菌作用[19]，有的则证实其注射液对金黄色葡萄球菌、溶血性链球菌、肺炎球菌、大肠杆菌等有抑制作用[20]。

临床应用

（1）用于肺炎、腮腺炎、急性乳房炎、淋巴结核等，单用或配入复方中，常配银花、连翘等药。有报道，单用其注射液，治小儿支气管肺炎和支气管炎，收到良好的效果[21]。

（2）治肝郁、虚劳，表现萎弱、低热、咳嗽，用了哥王清热而解肝郁、清肺气，但用量宜轻，8分至1钱便可，加入参苏饮中，或配白芍、杉寄生、北杏等。方如了哥王汤。

（3）治跌打损伤、疔疮肿毒、虫蛇咬伤、蜂窝组织炎、结核性脓疡等，可用了哥王软膏外敷。

（4）治风湿骨痛，常配鸡血藤、半枫荷、当归等。

使用注意　本品有毒，中毒症状为呕吐、腹泻。内服分量不宜过大，且需久煎（3—5小时），以减轻其毒性，孕妇忌服。

用　量　内服1～3钱。注射液肌注每次2毫升（相当于原生药1克），每日1～2次。

处方举例　*了哥王汤：了哥王1钱（先煎）　白芍4钱　杉寄生6钱　甘草1.5钱　南杏1.5钱　北杏1.5钱水煎服。

580

10. 独 脚 金

处方名 独脚金。

来 源 为玄参科植物独脚金（又名疳积草）〔Striga asiatica (L.) O. Ktze.〕的干燥全草。

性 味 味甘，性微凉。

主要成分 预试结果含氨基酸、有机酸和酚类[22]。

药理作用 清肝热、消积滞，其原理可能为镇静、健胃。

临床应用 多用于小儿肝火盛，表现烦躁、易怒、夜不安睡、不思饮食，常有腹泻，或有低热、消瘦。这类证候民间又称为疳积。从现代医学观点看，小儿的这种神经系统兴奋性增高和消化系统功能的紊乱，是维生素缺乏或肠寄生虫病引起的慢性营养不良的一种表现。独脚金可能通过镇静和健胃作用而收到缓解症状的效果。但还需针对"疳积"的病因作根本的治疗。

独脚金多用于独味单方，偶然也有用于与其他药同煎。民间常用服法为：以独脚金3～4钱煮蜜枣汤；或独脚金4钱、白芍2钱连同猪肝或瘦猪肉少许煮汤饮服，也可用独脚金糖冬瓜汤。一般收效较快，服两三次后症状即见缓解。

用 量 3～5钱。

处方举例 "独脚金糖冬瓜汤：独脚金3钱 糖冬瓜4钱 二碗水煮成一碗，分二次服。

11. 白 胶 香

处方名 白胶香、枫香脂。

来 源 为金缕梅科植物枫香树 (Liquidambar taiwani-

581

1949
新中国
地方中草药
文献研究
(1949—1979年)
1979

ana Hce.) 的干燥树脂。

性　味　味苦、辛，性平。

主要成分　含桂皮醇、桂皮醇酯、桂皮酸、左旋龙脑等。

药理作用　活血解毒、止血生肌、止痛。其特点是既能散痈肿瘀血，又有收敛作用。

临床应用　主要用于外科，功能与乳香相似，但用途比乳香广。吐血、咯血、衄血、跌打肿痛和牙痛、关节痛、神经痛、痛经等，都可以本品为末冲服，或配其他跌打药，如当归、参三七等，方如止痛消瘀方。

用　量　5分～1钱。

处方举例　*止痛消瘀方：白胶香末1.5钱（冲）　北紫草4钱　参三七末1.5钱（冲）　金狗脊6钱　络石藤4钱　当归4钱　炙甘草1.5钱（可加乌梢树藤），水煎或浸酒内服，治类风湿性关节炎、坐骨神经痛、跌打肿痛、痛经等。

12．虎乳灵芝

处方名　虎乳灵芝、灵芝。

来　源　为多孔菌科植物紫芝〔Ganoderma japonicum (Fr.) Lloyd〕一类的全株干燥品。

性　味　味甘、淡，性温。

成　分　含氨基酸、蛋白质、甾醇、生物碱等。

药理作用　滋补强壮、解毒收敛、化积、降血脂。

临床应用

（1）用于动脉硬化、高血压、脑血管意外，常配鸡血藤、石菖蒲、田七、丹皮、金狗脊、杜仲、菟丝子、黄精、大蓟等。对冠心病心绞痛的治疗也有一定帮助。

582

（2）试用于肺癌等各种癌肿，但虎乳灵芝对治癌的功力，尚有待进一步研究，方如铁破紫虎汤。

（3）试用于重症肌无力，常配健脾补中药同用。

（4）治神经衰弱，表现头晕、失眠者，以本品与瘦猪肉同煎服。

（5）治胃溃疡、消化不良等慢性病，配五倍子、党参、白术、陈皮、鸡内金、春砂仁、生姜、大枣等。

（6）解各种菌类中毒，配甘草、生姜、大枣等。

用　量　0.5～3钱，煎服，或为末3～5分冲服。

处方举例　铁破紫虎汤（见铁包金项下）。

13．黄药子

处方名　黄药子。

来　源　为薯蓣科植物黄独（Dioscorea bulbifera L.）的干燥块茎。

性　味　味苦，性平。

主要成分　含鞣质、萜类化合物 Diosbulbin A ($C_{20}H_{24}O_7$)、Diosbulbin B ($C_{19}H_{20}O_6$)、Diosbulbin C ($C_{19}H_{22}O_7$)[23]。

药理作用　凉血降火、散瘀解毒。体外试验对伤寒杆菌、肠炎杆菌、宋内氏痢疾杆菌、肺炎双球菌等有抑制作用[24]。又其水浸液对黄色毛癣菌等多种皮肤真菌有不同程度抑制作用[4]。

临床应用

（1）治甲状腺肿。以单味水煎，或酒煎服，或用其流浸膏；又可配夏枯草等，能改善临床症状。

（2）试用黄药子酒治疗肿瘤，尤其食管癌有一定作用。对治疗神经纤维瘤，横纹肌肉瘤也有一定帮助，但动物实验

583

1949

新中国
地方中草药
文献研究
(1949—1979年)

1979

尚未能证实有抗肿瘤作用[25]。

(3) 疮疡肿毒、蛇伤、犬咬伤，可用鲜品捣烂外敷。

使用注意 本品内服有时可能会对肝功能产生不良影响，故长期用药者，应注意观察肝功能变化。

用　量 1～4钱，治癌症用至1两。

处方举例 黄药子酒：将黄药子10两，62度白酒3斤，置陶罐后封口，陶罐放入水锅内，慢火煮2小时，取出陶罐，稍冷却即放入冷水中，经七天七夜后取出，过滤去渣。即得黄药酒。一日量50～100毫升，分少量多次服。

14. 葵 树 子

处方名 葵树子。

来　源 为棕榈科植物蒲葵 (Livistona chinensis R. Br.) 的干燥成熟种子。

性　味 味苦，性寒，有毒。

主要成分 含酚类、还原糖、鞣质。

药理作用 凉血止血、抗癌。

临床应用 试用于治疗多种癌症，如食管癌、鼻咽癌、白血病等，单用配瘦猪肉（也可不配），还可配石上柏、苡仁、山豆根、山慈姑等。

有报道本品对1例幼稚型细胞增生有明显抑制作用。

〔附〕 本品须与冬葵子鉴别，冬葵子为锦葵科植物苘（qǐng 读顷）麻 (Abutilon avicennae Gaertn.) 等的干燥成熟种子。味苦，性平，无毒。有利大小便、通淋浊、下乳汁的作用，与葵树子不同。

用　量 半斤～2斤，一日量，煎水，分多次服。

处方举例 葵树子汤：葵树子半斤～2斤，捣烂，加水

584

煎 8 小时，分多次服，每日一剂。

15. 石 上 柏

处方名 石上柏。

来 源 为卷柏科植物多德卷柏 (Selaginella doederlei-inii Hieron) 的干燥全草。

性 味 味甘、辛，性平。

主要成分 含生物砒、少量还原性物质、植物甾醇、皂甙等。

药理作用 活血祛瘀、消癥散结。但动物实验未见有抗癌作用[25]。

临床应用 试用于治疗绒毛膜上皮癌、恶性葡萄胎[26]、鼻咽癌、肺癌等，有一定效果。制剂有片剂（每18片相当于生药 2 两）、针剂（每毫升相当于10克生药），片剂口服每次 6～8 片，每天 3 次，15～30天为一疗程；针剂肌注，每次 2 毫升，每天 2～3 次，15～20天为一个疗程；静滴15～30毫升，加入 5％葡萄糖注射液 500 毫升，每天一次，2～4 小时滴完，15～20天为一个疗程。长期应用未见骨髓抑制现象。又可用原药 1～2 两～半斤，加入适量瘦猪肉同煮服，方如石上柏煎剂。

使用注意 副作用：有轻微的胃区不适、食欲减少、脱发等，如大量注射，甚至发现中枢神经系统抑制、呼吸困难、呼吸不规则甚至停止、全身小肌群抽搐、心率加速、颜面潮红、瞳孔不对称、缩小，严重者还会昏迷，值得警惕，因此，每天总量不超过1500～1800克。

用 量 每服鲜品 2 两～半斤，水煎服，片剂 6～8 片（每片相当于生药1.2钱）；针剂 2 毫升（相 当 于 生 药 20

1949
新中国
地方中草药
文献研究
(1949—1979年)
1979

克）。

处方举例　*石上柏煎剂：石上柏2～4两，加适量瘦猪肉，7～8碗水煎至1碗，每日一剂，分二次服。

16. 罗汉果（附：罗汉果叶）

处方名　罗汉果。

来　源　为葫芦科植物罗汉果树 (Momordica grosvenori Swingle) 的干燥果实。

性　味　味甘，性平。

主要成分　含丰富葡萄糖。

药理作用　润肺、祛痰、消渴。

临床应用

（1）治肺热咳嗽，对平素肺气虚弱者尤为适用。用罗汉果煮瘦猪肉汤服，也可在夏秋间作清凉饮料，煎汤代茶，能润解肺燥。

（2）治颈淋巴结核，配浙贝、夏枯草、风栗壳等药，方如淋巴结核方，适于患部有肿痛者。

用　量　半个～2个。

处方举例　淋巴结核方：罗汉果1个　浙贝母5钱　山慈姑5钱　风栗壳5钱　千层纸3钱　夏枯草3钱　水煎服，30天为一疗程，治颈淋巴结核。

〔附〕　罗汉果叶　为罗汉果树的干燥叶，性味功能与罗汉果大致相同。体外试验对金黄色葡萄球菌、白色葡萄球菌、卡他双球菌有较强的抑菌作用[27]。临床用以治慢性咽炎、慢性气管炎，有一定帮助。

用　量　2～4两，水煎服。

586

17. 海 底 椰

处方名 海底椰。

来 源 原植物科属的学名未详。

性 味 味甘、淡，性寒。

主要成分 未详。

药理作用 清肝润肺、祛痰去瘀、止咳，其作用可能为清热消炎。

临床应用 治肺结核干咳、声音嘶哑、痰中带血，用海底椰能去顽痰而清利咽喉，配阿胶、旱莲草以助止血；配紫菀、款冬、贝母等以助止咳祛痰，方如海底椰汤。

用 量 3～6钱。

处方举例 海底椰汤：海底椰4钱 紫菀3钱 款冬花3钱 川贝4钱 阿胶3钱（溶化） 旱莲草4钱 鹅管石4钱 沙参8钱 甘草2钱 水煎服。

18. 海 底 柏

处方名 海底柏。

来 源 原植物科属及学名未详。

性 味 味咸，性寒。

主要成分 未详。

药理作用 清热散结、通经、除痰。

临床应用

（1）治痢疾、肠炎、腹泻，可用本品配煨葛根、木香、甘草、肉蔻等，方如海底柏汤。

（2）治妇女闭经，可用本品配益母草、丹皮、当归、柴胡、法夏、杉花等益血通经药。

·587

1949

新 中 国
地 方 中 草 药
文 献 研 究
(1949—1979年)

1979

（3）治肺热咳嗽咯血，可配清热止血药。

此外，还用于淋巴结核、淋巴腺炎。

用　量　3～6钱。

处方举例　海底柏汤：海底柏5钱　煨葛根3钱　木香2钱（后下）　炙甘草1钱　煨肉豆蔻1.5钱　水煎服，治痢疾、肠炎、腹泻。

19. 屈 头 鸡

处方名　屈头鸡、水槟榔、马槟榔。

来　源　为白花菜科水槟榔（Capparis masaikai Lévl.）的种仁，外形屈折似鸡胚，故名屈头鸡。

性　味　味苦、甘，性凉，有小毒。

主要成分　含甙类。

药理作用　生津、清热、消积。

临床应用

（1）治喉痛（急性或慢性咽喉炎），常配清热药同用。

（2）治胸痛、干咳，常配丝瓜络，瓜蒌皮、百部等同用。

（3）试用于消坚散结，治喉瘿（甲状腺肿大）、颈淋巴结炎，配夏枯草、风栗壳等；治乳腺癌、乳腺囊肿合并乳腺炎，配黄药子、穿破石等，如软坚消积方。疗效尚有待进一步观察。

用　量　1～3钱，用于消坚散结，可用至3钱～1两，打碎，剥去种皮后，取种仁入药。

处方举例　*软坚消积方：屈头鸡3钱　黄药子4钱　露蜂房3钱　猪笼草6钱　穿破石6钱　北紫草4钱　炙草1.5钱　水煎服。

588

〔附〕 另有一种水田七 (Schigocapsa plantaginea Hance)，别名屈头鸡、水鸡仔，为箭根薯科裂果薯属植物，药用其块茎，有散瘀、消肿、止痛作用，主用于跌打损伤、胃病，其作用与本品不同，应注意区别。

20. 风栗壳

处方名 风栗壳、栗子壳、栗壳。

来　源 为壳斗科植物板栗 (Castanea mollissima Bl.) 的干燥果壳（有刺的硬壳）。

性　味 味涩、微苦，性平。

主要成分 未详。

药理作用 收敛、散结、祛痰。

临床应用 主要用于瘰疬，治颈部慢性淋巴结炎、淋巴结核，常配屈头鸡、夏枯草等，或配清热化痰药，如牛蒡子、桔梗等，方如风栗壳汤，此方有去痰火效果，与玄参牡贝汤（方见第三章玄参项下）配合治瘰疬，效果更全面。

〔附〕 如无风栗壳，可用路路通（枫球）代。

用　量 2～8钱。

处方举例 风栗壳汤：风栗壳2钱　牛蒡子3钱　桔梗3钱　夏枯草4钱　甘草节3钱　清水二碗，煎至七分，一次服。每天一剂，服三剂后改用玄参牡贝汤。

21. 白木耳

处方名 银耳、白木耳。

来　源 为菌类银耳科植物白木耳 (Tremella fuciformis Berk.) 的全株。

性　味 味甘，性平。

1949
新中国
地方中草药
文献研究
(1949—1979年)
1979

主要成分 含蛋白质、树胶质、无机盐。

药理作用 滋阴养胃、润肺生津，对肺、胃、肾三经都有一定作用。其作用为滋补、强壮。

临床应用 本品专长调补肺气，尤以阴虚阳亢、形体消瘦、五心烦热，属于痨病体质者，最为适用，具体地说，凡肺结核患者，有肾阴虚损、肝火上升，表现肺热肺燥、干咳，或痰中带血者，都可用白木耳治疗或调养。

一般慢性病属阴虚体质者，也可用作滋润补品。

白木耳汤的制作方法如下：每次取白木耳 1～3 钱，先用清水洗过，然后用冷开水漫 1～3 小时，连原漫之水一起炖、煮。喜甜食者，或肺燥热咳患者，可用白木耳炖冰糖；喜咸食者，可用瘦猪肉或鸡肉同炖。又可配灵芝、冬菇、大枣等炖服，方如白木耳汤。

用 量 1～3 钱。

处方举例 ＊白木耳汤：白木耳 2 钱　灵芝 2 钱　冬菇（或冬菇脚）5 钱　大枣 1 两　生姜 1 小块　用水炖服。

22. 咸 竹 蜂

处方名 咸竹蜂、竹蜂。

来 源 为膜翅类昆虫竹蜂 (Osmia rufa) 的干燥全体。

性 味 味咸、苦，性平。

主要成分 含蜂毒等。

药理作用 清风热、利咽消肿。作用原理是否与蜂毒有关，有待进一步研究。

临床应用 治肺热声嘶、咽喉肿痛、吞咽不利（急性或慢性咽喉炎），可单用咸竹蜂再加些生盐，用碗载之，以刀柄捣烂，冲水饮服；也可配入清热润燥止嗽的复方中；此外

590

还可配以散结的药物用于治喉瘿（甲状腺肿）。

用　量　3～15只（常用3～6只）。

处方举例　*喉痛方：咸竹蜂5只　屈头鸡3钱　夏枯草5钱　风栗壳2钱　煮瘦肉汤饮服。

23. 紫草茸

处方名　紫草茸、紫梗、紫胶、紫矿茸。

来　源　为胶蚧科动物紫胶虫 (Laccifer Lacca Keh.) 在树枝上分泌的树脂状胶质。

性　味　味甘、咸，性平。

主要成分　含虫胶质、蜡、色素等。

药理作用　清热凉血解毒，破瘀行气止痛。

临床应用　主要用于清解麻疹之血热，用于麻疹初出时，配合轻升透发的药物，如葛根、升麻等，既能清解痘毒，又可助麻疹透发（如单用紫草茸，轻升之力不足），再加小量川芎，则疹出更为畅快，方如紫草茸汤。

与紫草比较：紫草茸既能解毒活血，又无作泻之患，这是它胜过紫草的地方。

用　量　2～4钱。

处方举例　*紫草茸汤：紫草茸4钱　葛根3钱　升麻2钱　丝瓜络3钱　银花3钱　桔梗2钱　佩兰3钱　川芎5分　水煎服。

24. 鱼鳔胶

处方名　鱼鳔胶、明鱼胶、鱼肚胶。

来　源　通常为鮠鱼〔Miichthys mi-iuy (Basilewsky)〕的鱼鳔熬胶而成。

591

1949
新 中 国
地 方 中 草 药
文 献 研 究
(1949—1979年)
1979

性　味　味甘，性平。

主要成分　含胶质和软骨素。

药理作用　滋阴潜阳、补肝肾、止血安胎。其作用为滋养，另胶质有吸着作用，又能保护伤口或溃疡面。

临床应用

（1）作病后滋养品，或肝肾亏损、性功能低下、梦遗、腰膝软弱无力，常配补肝肾药，如杞子、杜仲等，方如鱼膘丸。

（2）用于虚劳咳嗽、咯血、肠出血，常配滋阴止血的药物。

（3）用于治阴疽、瘘管、慢性溃疡，可用鱼胶炭外敷。

（4）用于习惯性流产的防治，以本品5钱至1两炖冰糖适量，每日一次或隔日一次，有较好效果。

用　量　3钱～1两，槌服或另炖。

处方举例　鱼膘丸：鱼膘胶、龙骨各4两，枸杞子、杜仲各3两，牛膝、当归、破故纸、茯苓各2两，共研细末，炼蜜为丸，每服3钱，日2次，空腹盐汤送下，治肝肾亏损、阳萎、梦遗等。

25. 鱼 脑 石

处方名　鱼脑石、鱼首石。

来　源　为石首鱼科石首鱼 (Sciaena schlegeli Bleeker)，或大黄花鱼〔Pseudosciaena crocea (Rich.)〕和小黄花鱼 (P. polyactis Bleeker) 头骨中不规则的白色石块。

性　味　味咸，性寒。

主要成分　未详。

药理作用　清热解毒，利尿通淋。

592

临床应用

（1）外用治鼻炎。前人经验认为：本药为治鼻渊的良药，现代配青黛、辛夷等制散治干酪样鼻炎，效果较好，方如鱼脑石散[28]。

（2）治疗肾结石、膀胱结石，取其有利尿作用，常与利水渗湿药同用（参考第四章金钱草项下之肾石方）。

（3）用于癫痫、脑炎等脑部疾患，常作为引经药，可试用下方：鱼脑石3钱、石菖蒲钱半、丹皮3钱、佩兰3钱、北杏3钱、黄芩3钱、天竺黄3钱、鸡血藤6钱，水煎服。

用　量　煎服2～6钱，研末吞服5分～1钱，外用适量。

处方举例　鱼脑石散（南京第一医学院）：鱼脑石3钱　青黛1钱　辛夷1钱　冰片2分　共研细末，在仰卧位下，将药粉送入鼻腔，休息片刻，一日数次。有助于干酪样物块排出。

26.　猴子骨（附：猴子肉）

处方名　猴子骨、猴骨。

来　源　为猴科动物猕猴〔Macaca mulatta (Zim.)〕或短尾猴〔Lyssodes speciosus thibitanus (Milne-Edwards)〕的干燥骨骼，酥炙后入药。

性　味　味咸，性平。

主要成分　含磷、钙等。

药理作用　疏肝散热、除烦消疳、强筋骨、通经络。消疳积作用可能与其所含的磷钙有关。

临床应用　治小儿疳积脾虚肝热，烦躁常哭，不思饮食，常配钩藤、白芍、鸡内金等，方如猴骨汤。

593

1949
新　中　国
地方中草药
文献研究
(1949—1979年)

1979

猴子骨煎熬为胶称猴骨胶，治虚寒体弱，作为补品炖服。

〔附〕猴子肉：甘温燥热，用于一般虚寒体弱，作炖品。

用　量　2～4钱，入煎剂宜先煎。

处方举例　猴骨汤：猴子骨3钱（先煎）　钩藤3钱　白芍3钱　茯苓3钱　蝉衣1钱　鸡内金2钱　麦芽5钱　甘草1钱　水煎服。

27. 膨鱼鳃

处方名　膨鱼鳃。

来　源　为鱼类蝠鲼科动物日本蝠鲼(fèn fèn 愤)〔Mabula japonica (Muller et Henle)〕或前口蝠鲼〔M. birostris(Walbaum)〕的干燥鳃。

性　味　味微咸，性寒。

主要成分　未详。

药理作用　清热解毒。

临床应用　为小儿麻疹水痘的常用药，适用于麻后热毒未清、烦躁、热咳不止，可用膨鱼鳃煮粥或煮汤，每次4～5钱，也可配沙参、麦冬、丝瓜络等养阴清热之品，水煎服，方如膨鱼鳃汤。

如为麻后痢疾，可配山楂、葛根、北紫草等，方如麻后痢疾方。

用　量　入煎剂1.5～3钱，煮粥及煮汤4～5钱。

处方举例

(1) *膨鱼鳃汤：膨鱼鳃8钱　麦冬4钱　沙参4钱　参叶3钱　秦皮3钱　竹茹4钱　丝瓜络3钱　桔梗3钱

594

北紫草3钱　水煎服。如眼起翳障，加蝉衣1钱、蒺藜4钱。

　　(2)　*麻后瘤疾方。膨鱼鳃3钱　煨木香2钱　焦山楂3钱　煨葛根3钱　北紫草3钱　鸡内金4钱　神曲3钱　水煎服。

28. 海　　龙

处方名　海龙。

来　源　为海龙科动物赫氏刁海龙(Solenognathus hardwickei Gray) 的干燥体。

性　味　味甘、咸，性微温。

主要成分　含蛋白质。

药理作用　滋阴、补肾、消瘀、散结，其作用似为滋养、强壮，增强全身抵抗力。

临床应用

　　(1) 用于治疗瘰疬（慢性淋巴结炎、淋巴结核）、瘿瘤（单纯性甲状腺肿），配冬菇、紫菜、红枣，方如海龙汤。

　　(2) 用于滋阴，配鱼膘胶、阿胶等炖服。

　　(3) 用于高血压，配紫菜煮汤。

使用注意　有外感和胃弱者忌用。

用　量　1.5～4钱。

处方举例　*海龙汤：海龙3钱　冬菇（或香信）6钱（连脚）　紫菜3钱　红枣1两　水煎服。

29. 海　　马

处方名　海马。

来　源　为鱼类海龙科克氏海马(Hippocampus Kelloggi Iordan et Snyder) 或斑海马 (H. trimaculatus Leach) 的干燥体。

1949

新　中　国
地方中草药
文　献　研　究
(1949—1979年)

1979

性　味　味甘、咸，性微温。

药理作用　补肾壮阳、活血去瘀，其作用为强壮、滋补，功能与海龙大致相同。

临床应用

（1）治肾阳虚弱，夜尿频繁，或妇女因体虚而白带多，可用本品煮汤服，单用，或配鱼鳔胶、杞子等，方如海马汤。

（2）治疮疖，尤其小儿暑疖、脓疱疮，由抵抗力低而引起者，此时虽能用抗菌素控制，但常复发，应从加强身体抵抗力入手，可用海马1.5～2钱，加半肥瘦猪肉煮汤，连汤带渣饮服，往往服2～3次后，即见明显好转。

使用注意　阴虚内热、外感、脾胃虚弱者不宜用。

用　量　1.5～4钱

处方举例　＊海马汤：海马4钱　杞子4钱　鱼鳔胶4钱（溶化）　红枣1两　水煎服。

30. 象牙丝（屑）

处方名　象牙丝。

来　源　为象科动物象 (Elephas maximus L.) 牙的细屑。

性　味　味咸，性寒，无毒。

主要成分　未详。

药理作用　清热定惊，拔毒生肌。其作用可能为镇静、收敛。

临床应用

（1）治小儿惊风，热盛或有抽搐，或小儿肝火旺盛，眼红热疹，喜哭易怒，夜睡不宁，晚上牙齿略咯作响者，常与

596

清热镇惊药同用，配独脚金、鸡内金等。方如象牙丝汤。

（2）外用治疮痈喉痛。

此外，如小便过频，可用象牙丝烧成炭，煎服。

用　量　1～3钱，外用适量。

处方举例　＊象牙丝汤：象牙丝3钱　独脚金3钱　鸡内金2钱　白芍4钱　水煎服，治小儿惊风。

31.　玛　瑙

处方名　玛瑙。

来　源　为石英类矿物（Achatum）。

性　味　味辛，性寒。

主要成分　由二氧化硅（SiO_2）组成，常含有微量铜、锰等杂质。

药理作用　清热明目、平肝。

临床应用

（1）为眼科药，眼生翳障，研末外点。

（2）用于平肝，治肝阳上亢，用法与功用与紫石英相近（参阅第十章紫石英项下）。有镇静定惊作用，常配丹参、菊花、地龙、枣仁等药，方如玛瑙平肝汤。

〔附〕　本品价格较昂，但功力并无特殊优越性，现除部分成药和部分地区（如广州）仍有使用外，一般处方已较少应用。

用　量　内服3～5分，外用适量，入丸散或煎剂（先煎）均可。

处方举例　＊玛瑙平肝汤：玛瑙8钱（打碎先煎）　丹参4钱　金钗石斛3钱　柴胡3钱　杭菊3钱　地龙3钱　鸡血藤5钱　熟枣仁3钱　生地4钱　白芍2钱　水煎服。

597

1949

新 中 国
地 方 中 草 药
文 献 研 究
(1949—1979年)

1979

32. 珊 瑚

处方名 珊瑚、红珊瑚。

来　源 为矾花科动物珊瑚 (Corallium rubrum) 的石灰质骨骼。

性　味 味甘，性平。

主要成分 含碳酸钙等。

药理作用 明目、镇心、宁神、散瘀、除湿。

临床应用 治惊癫、目翳、疮疡。

(1) 用于镇心宁神，治惊癫、脑血管意外、脑震荡后遗症等，可配丹参、紫石英、胆南星、旱莲草等，方如珊瑚宁心方。证较重者，可将以上药物研末，并加紫雪丹同用。

(2) 用于明目去翳：治外眼翳障、翳膜（大约相当于化脓性结膜炎恢复期，或麻疹合并结膜炎），可用本品配朱砂、冰片等，研为极细末，混匀后消毒点眼。并可配密蒙花、蝉衣等。

(3) 治疮疡，配炙山甲、皂角刺、银花、连翘、蒺藜、丹皮、石菖蒲等。

用　量 5钱～1两。外用适量。

处方举例 珊瑚宁心方：珊瑚6钱　旱莲草4钱　丹参3钱　紫石英3钱　胆南星1钱　水煎服。

33. 胆 矾

处方名 胆矾。

来　源 胆矾 (Chalcanthitum) 为铜矿中自然生成的、蓝色玻璃状的结晶性颗粒（为含水硫酸铜的结晶体），也可用化学方法制得。

性　味　味酸涩、辛，性寒，有小毒。

主要成分　为含水硫酸铜 ($CuSO_4 \cdot 5H_2O$)。

药理作用　涌吐风痰、收敛解毒，其作用为催吐。

临床应用　现代主要用于治喉痹、喉风（如急性咽喉炎等），取其能涌吐痰涎，配合冰硼散加强消肿、止痛、解毒作用，方如冰硼胆矾散，外用吹喉。

用　量　外用适量，内服 1～2 分。

处方举例　冰硼胆矾散：冰片 5 分　硼砂 1 钱　胆矾 3 分　灯芯炭 1.5 钱　共研细末，每用 2～3 分，吹入咽喉部，隔 3 小时一次。

1949

新中国
地方中草药
文献研究
(1949—1979年)

1979

附录（一） 随证用药参考

自　汗　黄芪　白术　五味子

盗　汗　山萸肉　浮小麦　乌梅

浮　肿

    阳水：麻黄　苏叶

    阴水：附子　肉桂　干姜

    腰以上肿：荆芥　桂枝

    腰以下肿：茯苓　泽泻　防己

头　痛

    偏寒：吴茱萸　川芎

    偏热：菊花　桑叶

    偏后脑：羌活　麻黄

    偏前额：白芷　葛根

    偏两侧：蔓荆子　白芍　白蒺藜

    偏巅顶：藁本　牛膝

    顽固性头痛：白附子　白僵蚕　全蝎

头　晕　天麻　钩藤

目　眩　枸杞子　菊花

视力减退　女贞子　覆盆子　蕤仁肉

耳　鸣　胡桃肉　山萸肉　金樱子

鼻　塞　苍耳子　辛夷　露蜂房

口　苦　龙胆草　茵陈

口　甘　佩兰　茯苓

600

口 渴

　风热：芦根　葛根

　胃热：石膏　知母

　肠热：大黄　芒硝

　热毒：玄参　生地

　伤阴：石斛　玉竹　花粉

牙 痛

　肾虚牙痛：骨碎补　细辛　露蜂房

　风热牙痛：竹叶　石膏　生地　黄连

咽喉肿痛

　实火：牛蒡子　山豆根

　虚火：盐知母　盐黄柏　熟地

咽 干　熟地　山萸肉　鳖甲

声 嘎

　风寒：麻黄　杏仁　甘草

　风热：蝉衣　千层纸　胖大海

　肺阴虚：梨汁　蜂蜜

项 强

　风寒：桂枝　葛根

　风湿：羌活　防风　川芎

　破伤风：南星　吴茱萸　白僵蚕

肩 痛　羌活　独活　姜黄

四肢疼痛

　上肢：桂枝　羌活　桑枝

　下肢：独活　牛膝　续断

四肢麻木　当归　灵仙　上肢加桑枝，下肢加牛膝

四肢抽搐　蜈蚣　僵蚕　地龙

1949

新　中　国
地方中草药
文　献　研　究
(1949—1979年)

1979

膝部肿痛　牛膝　独活

手指麻胀　豨莶草　丝瓜络　桑寄生

咳　嗽

　风寒：麻黄　苏叶　北杏

　风热：桑叶　菊花　桔梗

　湿痰：半夏　陈皮　川朴

　阴虚：百合　麦冬　川贝

　痰饮：干姜　细辛　五味子

　肺痈：苇茎　鱼腥草　桔梗

　久咳：百部　诃子

喘　促

　实喘

　　风寒：麻黄　杏仁　苏子

　　风热：桑白皮　黄芩　白果

　虚喘

　　肺虚：党参　麦冬　五味子

　　肾虚：蛤蚧　附子　补骨脂

咯　血

　外感

　　邪在肺卫：沙参　玉竹

　　邪在营血：生地　玄参

　　火灼：山栀子　黄芩　知母

　　风热：桑叶　芦根　牛蒡子

　　燥咳：麦冬　天冬　百合

　内伤

　　肝郁肝火：郁金　白芍　丹皮

　　内伤血络：旋复花　降香　当归

602

烟酒伤肺：葛花　茜草根

脊骨痛

　　肾阳虚：狗脊　杜仲　牛膝　鹿角胶

　　寒湿：独活　防风　苍术

尾骶骨痛　牛膝　杜仲　补骨脂

胸　痛

　　虚寒：栝蒌　薤白

　　瘀滞：赤芍　红花　郁金

胸　闷　枳壳　藿梗　川朴

心下硬块　三棱　莪术　青皮

胁　痛

　　胁痛寒热：柴胡　郁金

　　久痛刺痛：丹参　红花　延胡　木香

　　胀痛：柴胡　枳壳　香附　白芍

　　留饮：葶苈　大枣

　　肝痛：川楝子　合欢皮　白芍

胁下硬痛　鳖甲　山甲　龟板

腰　痛

　　肾虚：杜仲　牛膝　续断

　　外伤：牛膝　乳香　没药

胃脘痛

　　寒痛：高良姜　吴茱萸　乌药

　　热痛：黄连　川楝子

　　虚痛：黄芪　党参　白术　白芍

　　气痛：沉香　砂仁　枳壳　香附

　　瘀痛：延胡索　五灵脂

　　食痛：麦芽　谷芽　神曲

1949

新 中 国
地 方 中 草 药
文 献 研 究
(1949—1979年)

1979

虫痛：使君子　槟榔　乌梅

少腹痛

气滞：青皮　延胡索　乌药

肠痈：大黄　丹皮　桃仁

脐腹痛（参照胃脘痛）

小腹痛

蓄血：丹参　桃仁　赤芍

热结膀胱：猪苓　茯苓　泽泻

呃　逆

虚证：丁香　柿蒂　党参

实证：竹茹　枇杷叶

嗳　气　厚朴　砂仁　藿香

吞　酸　黄连配吴茱萸，或淡鱼古配川贝母。或煅瓦楞
子　煅牡蛎

恶　心　半夏　茯苓　生姜

呕　吐

胃寒：半夏　干姜　吴茱萸

胃热：竹茹　半夏　山栀　黄连

伤食：陈皮　神曲　麦芽

痰浊：半夏　生姜　茯苓　陈皮

反胃：丁香　沉香　半夏

食欲差

湿浊：半夏　茯苓　陈皮

中气虚：人参　白术　茯苓　陈皮

大便溏薄

中气下陷：白术　黄芪　桔梗

湿热下注：香薷　黄连　黄芩　白头翁

604

　　肝火偏盛：白术　白芍　防风　陈皮

大便水泻　白术　茯苓

　　寒症：煨姜　吴茱萸　补骨脂

　　热症：旱莲草　百部

　　湿症：白头翁　秦皮

　　气虚：黄芪　党参　升麻

　　滑脱：肉豆蔻　乌梅

大便秘结

　　腑实：大黄　川朴　枳实

　　津枯：肉苁蓉　锁阳

　　热秘：麻仁　郁李仁

　　气秘：沉香　槟榔　枳实

　　虚秘：柏子仁　蜂蜜

　　冷秘：肉苁蓉　沉香　麻仁

排　气　木香　川朴　莱菔子

便　血　槐花　地榆　旱莲草

小便短黄　滑石　赤茯苓　通草

小便清长　金樱子　覆盆子　桑螵蛸

小便频数

　　肾虚：益智仁　覆盆子　桑螵蛸　山萸肉

　　湿热：车前子　柴胡　茯苓

　　消渴

　　　　上消：天花粉　麦冬　五味子

　　　　中消：石斛　葛根　花粉

　　　　下消：熟地　山萸肉　五味子

小便余沥　肉桂配知母，或杜仲配黄柏

小便刺痛

1949
新 中 国
地 方 中 草 药
文 献 研 究
(1949—1979年)
1979

热淋：车前子　萹蓄　通草　山栀子

血淋：大小蓟　蒲黄　生地

石淋：金钱草　海金沙　琥珀

湿热：茵陈　车前子　通草

阴虚：生地　知母　黄柏

高热：滑石　淡竹叶　通草

小便不利

肺热：黄芩　芦根　杏仁

脾虚：黄芪　茯苓　猪苓

阳虚：麝香　附子　桑螵蛸

阴虚：知母　黄柏　肉桂

小便失禁　益智仁　桑螵蛸　覆盆子

夜间多溺　桑螵蛸　覆盆子　金樱子

小便带血　茅根　地榆　石苇

怀孕浮肿　白术　茯苓　泽泻

怀孕胀闷　砂仁　橙皮　藿梗

虚　热

虚热有汗：秦艽　地骨皮　知母

虚热无汗：丹皮　青蒿　地骨皮

掌心热：丹皮　山栀子

掌心灼热多汗：鳖甲　地骨皮　乌梅

潮热骨蒸：银柴胡　白薇　胡黄连

附录（二）　各章参考资料

第一章　解表药

[1]《药理学》，第二版，159页，人民卫生出版社，1963。

[2]《麻黄挥发油初步药理研究》，中国生理科学会学术会议论文摘要汇编（药理），19页，1964。

[3] 转引自《中药研究文献摘要》，562页，科学出版社，1965。

[4]《中药对流感的治疗亚.自中国植物中提出的挥发油》，科学记录，3(3):93～94,1959。并参阅，《麻黄挥发油的研究》，药学学报，10(3):147～149, 1963。

[5]《中药研究文献摘要》，257页，科学出版社，1965。

[6]《70种药用植物抗菌效能的试验》，植物学报,3(2):121～131, 1954。

[7] 西安军医大学微生物教研组等，《中药对流行性感冒病毒的抑制作用》，陕西医药卫生杂志，(1):14, 1959。

[8]《中药浸出液对致病性真菌抗菌作用的研究》，中华医学杂志，44(8):754～756, 1958。

[9] 山东省中医药研究所药理组，《三十种中药炮炙前后的止血作用研究》，药学通报，11(12):562, 1965。

[10]《几种中药解热作用之药理研究》，中华医学杂志，42(10):964～967, 1956。

[11] 上海市卫生防疫站等，《中药对"流感病毒"作用的研究报告》，上海中医药杂志，(2):68～73, 1960。

[12]《试管内291种中药对结核菌抑菌作用的研究》，中国防痨杂

607

1949

新 中 国
地方中草药
文 献 研 究
(1949—1979年)

1979

志，5(3)：481，1964.

[13] In vitro antibacterial activity of some common Chinese herbs on Gram negative intestinal pathogens, Chin. Med. J. 68(9～10)：307～312，1950.

[14] 《102种药用植物抗菌效能的初步试验》，植物学报，2(2)：312～325，1953.

[15] 《中药研究文献摘要》，405～406页，科学出版社，1965.

[16] 《关于细辛的解热作用（摘译）》，上海中医药杂志，(3)：38，1958.

[17] 《细辛的药理研究(1)》，青医学报，(2)：20～24，1959.

[18] 《中药细辛治疗阿弗他性口炎106例初步总结报告》，中华口腔科杂志，(2)：75～76，1960.

[19] 河北新医大老年慢性气管炎研究组：《西河柳的实验研究》，新医药研究(3)：30，1972.

[20] 《辛夷花剂型的研究》，南京药学院学报，(3)：1～6，1958.

[21] 《辛夷降压机制的初步分析》，南京第一医学院学报，(4)：405～406，1959.

[22] 《辛夷的药理研究》，中华医学杂志，42(10)：969～975，1956.

[23] 《中药对某些致病性皮肤癣菌抗菌作用的研究（百种中药初步实验报告）》，中华皮肤科杂志，(3)：210～213，1958.

[24] 《试用国药辛夷花代替麻黄素治疗鼻炎初步报告》，中华耳鼻咽喉科杂志，(2)：153，1959.

[25] 重庆医学院第一附属医院：《102种中药及草药抗菌作用研究（初步报告）》微生物学报，8(1)：52～58，1960.

[26] 浙江医学院药理学教研组：《五虎追风散及蝉蜕的药理作用初步报告》，浙医学报，3(2)：93～95，1960.

[27] 《中医治疗27例破伤风的初步报告》中华医学杂志，42(10)：937～939，1956.

608

[28] 广东省1970年西医学习中医班资料汇编，第27页．

[29] 《中药水浸剂在试管内抗皮肤真菌的观察》，中华皮肤科杂志，(4)：286～292，1957．

[30] 《野菊花成分的研究(第一报)》，药学学报，9(6)：370～374，1962．

[31] 《野菊花成分的研究（第二报）》，药学学报，10(3)：129～133，1963．

[32] 《七种中药杀灭痢疾杆菌和伤寒杆菌的实验观察》，中华医学杂志，48(3)：188，1962．

[33] 《野菊花醇浸膏水溶液的降压作用》，生理学报，23(3)：254～258，1959．

[34] 《中药研究文献摘要》，497页，科学出版社，1965．

[35] 《普通中药在试管内对致病性及非致病性真菌的抗真菌力》，中华医学杂志，38(4)：315～318，1952．

[36] 中国医学科学院阜外医院等：《葛根的临床应用和实验研究》，防治肺心病、冠心病、高血压病座谈会资料选编（第二辑），96～102页，1972．

[37] 《中药对于结核杆菌生长的抑制作用Ⅰ》，科学通报，(12)：379～380，1958．

[38] 《中药对流感病毒的抑制作用》，科学记录，2(7)：301～305，1958．

[39] 《中药浸液在试管内对第Ⅰ型脊髓灰白质炎病毒作用的筛选》，微生物学报，10(1)：68～71，1964．

第二章 泻下药

[1] 《中药大黄的综合研究Ⅰ．大黄中蒽醌衍生物抗菌效价的研究》，药学学报，9(12)：757，1962．

[2] 《中药大黄的综合研究Ⅴ．蒽醌衍生物的稳定性、抗菌性质和某些化合物对其抑菌作用的拮抗》，药学学报，11(4)：258，

1949

新　中　国
地　方　中　草　药
文　献　研　究

(1949—1979年)

1979

1964.

[3]《中药大黄的综合研究Ⅷ·蒽醌衍生物抗菌作用机制的研究》，生物化学与生物物理学报，(3)：426～433，1963。

[4]《中药"排石汤"利胆作用的初步观察》，中国生理科学会学术会议论文摘要汇编（药理），132页，1964。

[5]《中药大黄的综合研究Ⅳ·大黄酸和大黄素对小鼠移植物肿瘤的影响》，药学学报，13(5)：363，1966。

[6]《大黄甘草粉剂治疗臁疮》，上海中医药杂志，(11)：15，1956。

[7] 天津市南开医院：《中西医结合治疗急腹症理论研究的一些设想与初步体会》，中华医学杂志，(1)：33～39，1973。

[8] 天津市南开医院：《大承气汤对胃肠道推进机能及肠容积的影响》，天津医药杂志，(10)：790～791，1965。

[9] 天津市南开医院：《大承气汤对家兔实验性肠套叠还纳过程的影响》，天津医药杂志，(10)：792～793，1965。

[10] 天津市南开医院：《中西医结合治疗急腹症》，84～85页，人民卫生出版社，1972。

[11]《中药水浸剂在试管内抗皮肤真菌的观察》，中华皮肤科杂志，(4)：286～292，1957。

[12]《大麻仁中毒14例报告》，中华内科杂志，12(12)：1147，1964。

[13]《国产治虫药物药理研究初步报告》，中华医学杂志，34：435，1948。

[14]《牵牛子及其所致的副作用》，中医杂志，(5)：189，1964。

[15]《中药研究文献摘要》，153页，科学出版社，1965。

[16] 中医研究院中药研究所：《几种甘遂制剂的毒性及泻下作用的比较》，中医杂志，(2)：54～55，1960。

[17]《中药芫花、大戟、海藻、甘遂与甘草配伍禁忌的初步试验》，青医学报，(2)：1～2，1959。

[18]《中药十八反的实验研究》，中国生理科学会学术会议论文摘要汇编（药理），136页，1964。

610

〔19〕《大戟、芫花、甘遂反甘草的初步实验研究》，中医杂志，
    (1):39，1966.

〔20〕《中药苍术、萹蓄、芫花及车前子煎剂利尿作用的初步观察》，
    药学学报，13(6):454～457，1966.

〔21〕《中药芫花之利尿作用》，河南医学院学报，(7):30～32，
    1960.

〔22〕《商陆中毒七例报告》，中华内科杂志，11(12):1079，1963.

〔23〕《商陆对肾脏炎水肿之功效》，中医杂志，(11):586～587，
    1956.

〔24〕引自新医学（中山医学院）(2):90，1970.

〔25〕《葶苈子强心作用的初步研究》，药学学报，11(7):454～457，
    1964.

〔26〕《中药乌桕根皮的初步化学研究》，药学学报，6(1):51～53，
    1958.

第三章 清 热 药

〔1〕《天然石膏的初步研究》，上海中医药杂志，(3):33～35，
    1958.

〔2〕《几种国产植物中甾体皂草甙（皂素）成分的研究（Ⅰ）》，药
    学学报，8(2):66～69，1960.

〔3〕《单味中药与方剂中的微量维生素烟酸（尼克酸）的含量》，
    上海中医药杂志，(3):35～37，1958.

〔4〕《知母之药理作用》，转引自中药研究文献摘要，396页，
    科学出版社，1966.

〔5〕《中药抗菌力研究》，中华新医学报，(1):95～97，285～287，
    1950.

〔6〕《栀子化学成分的研究》，药学学报，11(5):342～344，1964.

〔7〕《山栀子之药理作用》，中华新医学报，2:(9):660～669，
    1951.

1949

新　中　国
地 方 中 草 药
文 献 研 究
（1949—1979年）

1979

［8］《栀子茵陈等六种中药对胆囊收缩影响的报告》，山西医学杂志，7(3)：1，1963.

［9］中国医学科学院药物研究所抗菌工作组，《545种中药的抗菌作用筛选》，药学通报，(2)：59～63，1960.

［10］《栀子流浸膏对小白鼠的镇静作用》，北京市生理科学会1964年学术年会论文摘要，143页，1964.

［11］《栀子的药理作用》，药学学报，12(10)：636～640，1965.

［12］《植物成分の抗肿疡性（第1报）》，药学杂志，81(11)：1641～1644，1961.

［13］《猪苓、玉米须、黄芪、木通、淡竹叶的利尿作用》，上海第一医学院学报，(1)：38，1957.

［14］《怎样测定解热之效能》，中国生理科学会第一届会员代表大会论文摘要（药），65～67页，1956.

［15］《关于中药夏枯草》，转引自中药研究 文献 摘要，516 页，科学出版社 · 1965.

［16］《几种中药抗绿脓杆菌的初步试验》，药学通报，7(10)：522，1959.

［17］中医研究院中药研究所，《90种中草药对动物移植性肿瘤的影响》，中医研究院科技资料选编，136～144页，1972.

［18］《莲子心生物碱 Nn-9 的 降压机制》，药学学报，9(5)：271～275，1962.

［19］重庆医学院第一附属医院，《192 种中药及草药抗菌作用研究（初步报告）》，微生物学报，8(1)：52，1960.

［20］《26种植物对于麻醉动物血压的影响》，中国医学科学院1956年论文报告会论文摘要，Ⅰ．70，1956.

［21］《四川密蒙花的成分》，药学学报，1(2)：82～94，1953.

［22］《熊胆治疗急性肾炎高血压》，哈尔滨中医，(6)：4～6，1959.

［23］《犀角对于循环系的药理作用》，山西 医 学 杂 志，(1)：78～84，1958.

［24］《汉药犀角の研究》，转引自 ［23］。

612

【25】《犀角、广角解热作用的研究》，武汉医药卫生，2(3):340～343，1959.

【26】《牛角提取物研究，Ⅰ．对心脏和血压的作用》，药学学报，9(9):517～522，1962.《Ⅱ.对血液系统的影响》，药学学报，9(9):524～527，1962.

【27】《用牛角代替犀角治疗温热病的体会》，广东医学（祖国医学版），(5):31，1964.

【28】《中药研究文献摘要》，207页，科学出版社，1965.

【29】同 [28].

【30】《地黄之抑制血糖作用》，转引自中药研究文献摘要，208页，科学出版社，1965.

【31】《几种主治消渴的中药对家兔血糖的影响》，南京药学院学报，(2):61～72，1957.

【32】《地黄对某些皮肤疾患临床疗效的初步观察》，天津医药杂志，(3):209～210，1966.

【33】《地黄治疗风湿性、类风湿性关节炎的初步报告》，中华医学杂志，(5):290～292，1965.

【34】《玄参的药理作用》，转引自中药研究文献摘要，120页，科学出版社，1965.

【35】《玄参对狗血压的影响》，北京医学院学报，(1):52～57，1959.

【36】《养阴清肺汤第三方对白喉杆菌的抗生作用及对白喉毒素在体外"中和"作用的初步观察》，福建中医药，9(5):181，1964.

【37】中国医学科学院药物研究所药理室，《降压中药的研究（二），丹皮及芍药醇（丹皮酚）》，药学学报，8(6):250～254，1960.

【38】《中药紫草根的系统药理研究》，山西医学杂志，(3):13～20，1959.

【39】《紫草对皮肤真菌抗菌力的初步实验报告》，中华皮肤科杂志，(1):21～23，1953.

613

1949

新 中 国
地 方 中 草 药
文 献 研 究
(1949—1979年)

1979

[40]《中药的抗流感病毒作用》微生物学报，8(2):164,1960.

[41]《中药紫草根及其他药物对小白鼠避孕作用的初步报告》，上
海医学报(6):601～607,1959.

[42]《中药紫草对实验动物性激素及生育力影响的初步报告》，四
川医学院学报，(2):52～56,1959.

[43] 四川医学院妇产科学教研组：《中药紫草油疗效初步观察》，
四川医学院学报，(2):47～51,1959.

[44] 南京第一医学院药理教研组等：《地骨皮与荷叶的降压作用》，
南京第一医学院学报，4(3):255～259,1959.

[45] 中医研究院中药研究所：《中药黄芩化学成分的研究》，中医
研究院科技资料选编，178页，1972.

[46]《几种中药解热作用之药理研究》，中华医学杂志，42(10):
964～967，1956.

[47]《黄芩对伤寒菌苗引致的家兔体温升高的影响》，药学学报，
9(11):690～692,1962.

[48]《中药在人和动物体内利尿作用的研究》，中华医学杂志，
47(1):7～11，1961.

[49]《黄芩抑菌成分的离析》，四川医学院学报，(4):97～98,
1959.

[50]《中药对于流行性感冒病毒的抑制作用》，科学通报，(3)90
～91，1958.

[51]《中药治疗流行性感冒》，科学通报，(5):155～157,1958.

[52]《中药水浸剂在试管内抗皮肤真菌的观察》，中华皮肤科杂
志，(4):286～292，1957.

[53]《黄芩的降压机制的初步研究》，中国生理科学会第一届会员
代表大会论文摘要，药55～56页，1956.

[54]《黄芩治疗高血压的初步观察》，上海中医药杂志，(6):24～
27，1955.

[55] 西安医学院药理学教研组：《贝加灵的药理》，西安医学院学
报，总第5期，30～34，1958.

614

[56] 西安医学院药理学教研组：《黄芩煎剂对小白鼠防御运动条件反射的影响（简报）》，西安医学院学报，(8):102，1959。

[57] 《几种主治消渴本草植物对于血糖之影响》，转引自中药研究文献摘要，580页，科学出版社，1965。

[58] 《中药"排石汤"利胆作用的初步观察》，中国生理科学会学术会议论文摘要汇编（药理），132页，1964。

[59] 西安医学院药理学教研组学生科研小组：《黄芩酊对狗肠运动的影响》，西安医学院学报，(4):29～31，1957。

[60] 《Baicalin および baicalin の药理作用（第7报）》，日本药理学杂志，66(4):112～113，1970。

[61] 河南医学院检验科：《黄连浸出物对28株白喉杆菌的抑菌试验》，河南医学院学报，(5):32～33，1959。

[62] In vitro antibacterial activity of some common Chinese herbs on mycobacteria tuberculosis, Chin. Med. J.68:169～172, 1950。

[63] 《试管内291种中药对结核菌抑菌作用的研究》，中国防痨杂志，5(3):481，1964。

[64] 《中药黄连素对钩端螺旋体试管抑菌试验》，中山医学院1962年科学讨论会报告摘要，62页，1962。

[65] 湖北省卫生防疫站微生物检验室：《中药对流行性感冒病毒影响的初步报告》，中华医学杂志，44(9):888～889，1958。

[66] 《中药浸膏对新城疫病毒作用的初步研究（I）》，Sc. Rec. 3(2～4):231～235，1950。

[67] 《小檗硷（黄连硷）及汉防己因A（汉防己甲素）之抗阿米巴作用》，中华医学杂志，43(8):627～629，1957。

[68] 《中药复方及单味药对真菌的抑菌作用》，中华医学杂志，48(12):781～786，1962。

[69] 湖北医学院药理学教研组：《小檗硷（黄连素）的药理作用》，湖北医学院学报，(10):39～48，1959。

[70] 《黄连素降压作用的实验研究》，中国药学会1962年学术会议

1949
新　中　国
地 方 中 草 药
文 献 研 究
(1949—1979年)
1979

论文文摘集，318页，1963。

[71]《70种药用植物抗菌效能的试验》，植物学报，3(2)121～131，1954。

[72]《26种中药对脑膜炎球菌的制菌试验》，微生物学报，8(2)：171，1960。

[73]《黄连、黄芩等煎液抗皮癣真菌作用的研究》，中华医学杂志，(6)：536～538，1955。

[74]《龙胆苦甙对胃液分泌的实验研究》，转引自中药研究文献摘要，137页，科学出版社，1965。

[75]《苦参治疗蓝氏贾第鞭毛虫病100例疗效观察》，中华内科杂志，13(7)：614，1965。

[76]《中药秦皮的有效成分》，化学学报，28(1)：25～30，1962。

[77]《秦皮总甙的临床研究》，转引自中药研究文献摘要，505页，科学出版社，1985。

[78]《药用植物大事典》，134页，东京广川书店，1963。

[79]《金银花等药制菌作用的初步观察》，中华医学杂志，41(10)：952～958，1955。

[80]《中药对实验结核病的疗效观察》，中国防痨杂志，5(3)：488，1964。

[81]《首乌延寿丹对大鼠胆固醇吸收的影响》，中国药学会1962年学术会议论文文摘集，324页，1963。

[82]《连翘抗菌成分的研究》，药学学报，(1)：95～97，1960。

[83]《中药对于结核杆菌生长的抑制作用，Ⅰ。》科学通报，(12)：379～380，1958。

[84]上海市卫生防疫站等，《中药对"流感病毒"作用的研究报告》，上海中医药杂志，(2)：68～73，1960。

[85]浙江人民卫生实验院：《200余种中草药体外抗菌试验》，浙江人民卫生实验院科研资料汇编，90～97页，1972。

[86]《板蓝根有效成分的研究（Ⅰ）》，中国药学会1962年学术会议论文文摘集，85～86页，1963。

616

[87] 《板蓝根抗菌作用及剂型的研究》，药学通报，7(5):236～240，1959.

[88] 《369种鲜药用植物的抗菌作用筛选》，药学通报，(2):57～59，1960.

[89] 《最新和汉药用植物》，357页，东京广川书店，1959.

[90] 中医研究院中药研究所病毒组：《中草药对呼吸道病毒致细胞病变作用的影响》，新医药学杂志，(1):26～28，1973.

[91] 江西省军区直属门诊部：《青沙煎（合）剂退热解毒疗效550例观察》，新医药资料，(3):15，1970.

[92] 四川省中药研究所：《穿心莲化学成分的研究》，四川中草药通讯，(4):17～21，1972.

[93] 《白花蛇舌草的化学成分研究Ⅰ.》药学学报，11(12):809～814，1964.Ⅱ，药学学报，13(3):181～184，1966.

[94] 广东中医学院：《70种常用草药的定量抗菌作用测定》，新中医，(3):30～33，1971.

[95] 北京医学院气管炎协作组：《感冒、气管炎验方选编》，104页，人民卫生出版社，1972.

[96] 《十三种中药及民间草药对大鼠蛋白性及甲醛性关节炎的影响》，药学学报，10(12):708～711，1969.

[97] 《中药白头翁的皂素，Ⅱ.配基成分的初步研究》，化学学报，28(3):126～130，1962.

[98] 《滁州白头翁的煎剂及其所含皂草甙对溶组织阿米巴的作用》，武汉医学院学报，(1):1～5，1958.

[99] 河南医学院药理教研组：《委陵菜对溶组织阿米巴原虫的作用》，河南医学院学报，(5):19～22，1959.

[100] 《几种国产药物在试管内杀灭阴道滴虫的作用》，中华妇产科杂志，(4):331～333，1958.

[101] 《鸦胆子甙的化学结构研究》，化学学报，28(2):96～99，1962.

[102] 《鸦胆子结晶配糖物的药理作用、实验与临诊的治疗效力》，

617

1949

新　中　国
地方中草药
文　献　研　究
(1949—1979年)

1979

中华医学杂志，37(6)：480～492，1951.

[103]《关于鸦胆子抗疟作用的研究》，中国医学科学院 1956 年第
1 次论文报告会论文摘要Ⅰ，28～29，1956.

[104] Treatment of papilloma and verruca with oil of Brucea
javanica, Chin. Med. J. 68(3～4)：99～102, 1950.

[105]《102 种药用植物抗菌效能的初步试验》，植物学报，2(2)：
312～325，1953.

[106] 吉林医大第二临床学院妇产科，《马齿苋注射液对子宫收缩
作用的临床观察及动物实验》，中草药通讯(1)：32，1972.

[107] 西安军医大学微生物教研组等，《中药对流行性感冒病毒的
抑制作用》，陕西医药卫生杂志，(1)：14，1959.

[108] 崇左县人民医院，《中草药贯众注射液对子宫收缩临床应用
的初步观察》，中草药通讯，(5～6)：35～36，1970.

[109]《山豆根の成分についてその 1》日本药学杂志，81：1635，
1961.

[110]《山豆根の成分　その 3》日本药学杂志，90：459，1970.

[111]《中药对某些致病性皮肤癣菌抗菌作用的研究》，中华皮肤
科杂志，(3)：210～213，1958.

[112]《土牛膝根对白喉杆菌的抑制和对动物实验的观察》，广东
中医，4(8)：345，1959.

[113]《中药土牛膝治疗白喉的初步临床观察》，上海中医药杂
志，(12)：32～34，1957.

[114]《西藏青果及蚤休的体外抗菌作用》，浙江中医杂志，(7)：
31～32，1959.

[115] 浙江人民卫生实验院，《七叶一枝花的平喘实验研究》，浙
江省防治慢性气管炎资料汇编，219～223页，1972.

[116]《金果榄硷的鉴定》，化学学报，23(3)：230～233，1957.

[117]《金果榄中性物的研究》，化学学报，23(3)：210～214，
1957.

[118]《七种中药杀灭痢疾杆菌和伤寒杆菌的实验观察》，中华医

学杂志，48(3):188，1962.

第四章　利水渗湿药

[1]《木通、茯苓、旋复花的利尿作用》，中华医学杂志，41(10)：963～966，1955.

[2]《五苓散利尿作用的初步观察》，中国药学会1962年学术会议论文文摘集，327页，1963.

[3]《五苓散的利尿作用》，中国生理科学会学术会议论文摘要汇编，188页，1964.

[4]《酸枣仁与茯神的镇静作用》，武汉医学院学报，(1)：125，1957.

[5]《猪苓、玉米须、黄耆、木通、淡竹叶的利尿作用》，上海第一医学院学报，(1)：38，1957.

[6]《猪苓的利尿作用》，药学学报，11(12)：815～818，1964.

[7]《泽泻抗脂肝成分的离析》，摘译见医学文摘，1(8)：36～37，1961.

[8]《中药研究文献摘要》，350～351页，科学出版社，1965.

[9]中医研究院中药研究所第四研究室，《茵陈蒿的新利胆成分对麻醉大白鼠利胆作用的研究》，中医研究院科技资料选编，177页，1972.

[10]《几种中药解热作用之药理研究》，中华医学杂志，42(10)：964～967，1956.

[11]《滨蒿利胆有效成分的研究》，药学学报，12(5)：289～293，1965.

[12]《茵陈中6、7—二甲氧基香豆素的药理研究》，中国药学会1962年学术会议论文文摘集，331页，1963.

[13]湖南医药工业研究所，《茵陈蒿利胆有效成分——对羟基苯乙酮的初步药理》，中草药通讯，(3)：25，1972.

[14]中国医学科学院药物研究所抗菌工作组，《545种中药的抗菌

1949

新 中 国
地 方 中 草 药
文 献 研 究
(1949—1979年)

1979

作用筛选》，药学通报，8(2)：59～63，1960.

[15] 西安军医大学微生物教研室等．《中药对流行性感冒病毒的抑制作用》，陕西医药卫生杂志，(1)：14，1959.

[16] 《中药研究文献摘要》，444页，科学出版社，1965.

[17] 四川省中药研究所心血管药理小组．《茵陈及金樱子对实验性动脉粥样硬化兔血脂及血管壁斑块的影响》，防治肺心病、冠心病、高血压病座谈会资料选编（第二辑），57～58页，1972.

[18] 《国产利尿药木防己成分的研究（三）木防己丙素》，药学学报，2(1)：31～34，1954.

[19] 《苯海拉明对粉防己（汉防己）及其他一些镇痛药的加强作用》，生理学报，21(2)：133～141，1957.

[20] 《汉防己因A及B之消炎与抗过敏性休克之研究》，药学学报，5(2)：113～122，1957.

[21] 徐州医学院附属医院．《中药麻醉》，21页，人民卫生出版社，1971.

[22] 《中药在人和动物体内利尿作用的研究》，中华医学杂志，47(1)：7～11，1961.

[23] 《汉防己因A及B降压的机制》，药学学报，6(3)：155～163，1958.

[24] 《89种中药对志贺氏菌痢之体外抗菌实验研究》，中华医学杂志，33(3～4)：71～75，1947.

[25] 《汉防己甲素治疗高血压病270例临床观察及对高血压急症疗效的分析》，中华内科杂志，13(6)：504，1965.

[26] 山东医学院微生物教研组．《110种中药抗菌谱试验的初步结果》，山东医学院学报，(8)：42～44，1959.

[27] 《药用植物大事典》，287页，东京广川书店，1963.

[28] 中医研究院中药研究所．《90种中草药对动物移植性肿瘤的影响》，中医研究院科技资料选编，136～144页，1972.

[29] 《102种药用植物抗菌效能的初步试验》，植物学报，2(2)：312～325，1953.

620

［30］《中药对某些致病性皮肤癣菌抗菌作用的研究》，中华皮肤科
杂志，（3）：210～213，1959。

［31］《木通所致急性肾功能衰竭二例报告》，江苏中医，（10）：12，
1964。

［32］《瞿麦、桑白皮等8种中药的利尿研究》，中华医学杂志，
45：67～72，1959。

［33］《瞿麦的药理研究（对肠管、心脏、血压、肾容积等作用）》，
南京第一医学院学报，（1）：27～34，1959。

［34］《萹蓄的利尿作用》，贵阳医学院学报，36页，1963。

［35］《中药苍术、萹蓄、芫花及车前子煎剂利尿作用的初步观
察》，药学学报，13（6）：454～457，1966。

［36］浙江人民卫生实验院：《200余种中草药体外抑菌试验》，浙
江人民卫生实验院科研资料汇编，90～97页，1972。

［37］《中药的抗流感病毒作用》，微生物学报，8（2）：164，1960。

［38］《中医药治疗急性白血病简介》，医学研究通讯，（3）：5～8，
1972。

［39］《车前子对于尿量排泄及其成分变异之研究》，转引自中药研
究文献摘要，95页，科学出版社，1965。

［40］《金钱草的利尿作用》，武汉医学杂志，1（5）：392，1964。

［41］中医研究院中药研究所：《金钱草综合研究初步报告》，中医
杂志，（1）：41，1960。

［42］《药用植物大事典》，12页，东京广川书店，1963。

［43］《赣产半边莲的药理作用》，中华医学杂志，44（11）：1047～
1052，1958。

［44］《半边莲的利尿与降压作用》，中华医学杂志，44（2）：137～
142，1958。

［45］《26种植物药对于麻醉动物血压的影响》，中国医学科学院
1956年论文报告会论文摘要，Ⅰ.70，1956。

［46］《玉蜀黍须降低血压作用的研究》，陕西医药卫生杂志，1（3）：
243，1959。

621

1949

新 中 国
地 方 中 草 药
文 献 研 究
(1949—1979年)

1979

第五章 祛风湿药

［ 1 ］江西医学院药理教研组：《独活的药理作用》，江西医学院学报，(3)：69～71，1959。

［ 2 ］《秦艽化学成分的研究》，药学学报，6(4)：199～203，1958。

［ 3 ］《秦艽生物硷甲的药理作用，Ⅰ．对大白鼠甲醛性"关节炎"及肾上腺皮质功能的影响》，生理学报，22(3)：201～205，1958。

［ 4 ］《中药研究文献摘要》，507页，科学出版社，1965。

［ 5 ］《秦艽生物硷甲的药理作用，Ⅱ．毒性及一般药理》，生理学报23(3)：206～210，1959。

［ 6 ］《秦艽生物硷甲的药理作用，Ⅴ．对动物血糖的影响》，药学学报，12(6)：355～360，1965。

［ 7 ］《26种植物药对于麻醉动物血压的影响》，中国医学科学院1956年论文报告会论文摘要Ⅰ，70页，1956。

［ 8 ］《70种药用植物抗菌效能的试验》，植物学报，3(2)：121～131，1954。

［ 9 ］《以秦艽为主治疗小儿急性黄疸型传染性肝炎20例疗效观察》，上海中医药杂志，(7)：10，1965。

［10］《五倍子等中药对某些致病菌的抗菌作用》，中华医学杂志，51(4)：245，1965。

［11］中山医学院第二附属医院五官科：《中草药治疗食道骨性异物疗效观察》，新医学，(8)：34，1971。

［12］五七医院耳鼻科等：《威灵仙治诸骨鲠》，新医学，(3)：144，1973。

［13］中山医学院第一附属医院，未发表资料。

［14］《中药研究文献摘要》，491页，科学出版社，1965。

［15］浙江人民卫生实验院：《110种中草药体外抑菌试验》，浙江人民卫生实验院科研资料汇编，83～89页，1972。

〔16〕《关节灵对大鼠实验性关节炎的治疗作用》，中国药学会1962年学术会议论文文摘集，328～329页，1963。

〔17〕《豨桐丸治疗风湿病的初步报告》，中医杂志，(11)：608，1957。

〔18〕《テイカカズラ成分の研究（第一报）一般成分の抽出，分离について》，药学杂志，78(8)：879～882，1958。

〔19〕中国医学科学院药物研究所抗菌工作组：《545种中药的抗菌作用筛选》，科学通报，(2)：59，1960。

〔20〕《中药研究文献摘要》，132页，科学出版社，1965。

〔21〕《药用植物大事典》，57页，1963。

〔22〕《清风藤中的生物碱》，化学学报，30(3)：265～269，1964。

〔23〕《清风藤碱甲的药理作用，Ⅰ．镇痛，消炎作用及急性毒性实验》，药学学报，8(4)：177～180，1960。

〔24〕《中药研究文献摘要》，568～569页，科学出版社，1965。

〔25〕《徐长卿化学成分的研究》，药学学报，10(9)：566，1963。

〔26〕四川中医中药研究所：《虎骨胶与狗骨胶之消炎镇痛作用》，医药快报，(6)：24，1959。

〔27〕《Bp 658降压作用的研究（第一报）、（第二报）》，中国药学会1962年学术会议论文文摘集，319～320页，1963。

第六章 温里祛寒药

〔1〕《附子的消炎作用及其与肾上腺皮质的关系》，药学学报，13(8)：573～576，1966。

〔2〕《中国乌头及附子对垂体—肾上腺皮质系统作用的研究》，药学学报，13(2)：101～104，1966。

〔3〕《附子毒性的研究》，药学学报，13(5)：350～354，1966。

〔4〕《辛辣刺激对健康人血压的影响》，中医杂志，(6)：407，1960。

〔5〕中国医学科学院药物研究所：《中草药有效成分的研究》第一分册，396页，人民卫生出版社，1972。

623

1949

新 中 国
地 方 中 草 药
文 献 研 究
(1949—1979年)

1979

〔6〕《中药在人和动物体内利尿作用的研究》，中华医学杂志，(1):7，1961.

〔7〕《中药方剂的抗菌作用》，中医杂志，(10):36～38，1955.

〔8〕《国产治虫药物药理研究初步报告》，中华医学杂志，34(10):437～441，1948.

〔9〕《配糖体化学与研究国药之关系》，中华医学杂志，22(6):397～413，1936.

〔10〕《"吴茱萸汤"及"急救回阳汤"对心脏及血压的作用》，西安医学院学报(8):104～106，1959.

〔11〕In vitro antibacterial activity of some common Chinese herbs on Gram-negative intestinal pathogens, Chin. Med. J. 68:307～312, 1950.

〔12〕In vitro antibacterial activity of some common Chinese herbs on Gram-positive aerobic bacteria, Chin. Med. J. 67:648～656, 1949.

〔13〕《驱蛔药物概述》，药学通报，10(12):536，1964.

〔14〕《70种药用植物抗菌效能的试验》，植物学报，3(2):121～131，1954.

〔15〕《试管内291种中药对结核菌抑菌作用的研究》，中国防痨杂志，5(3):481～487，1964.

〔16〕西安军医大学微生物教研组等：《中药对流行性感冒病毒的抑制作用》，陕西医药卫生杂志，(1):14，1959.

〔17〕《中药（丁子香、藿香、桂皮、大黄）浸出液对致病性真菌抗菌作用的研究》，中华医学杂志，44(8):754～756，1958.

〔18〕《木本油料作物—山苍子》，中国林业，(6):38～39，1958.

〔19〕《中药对流感病毒的抑制作用》，科学记录，2(7):301～305，1958.

〔20〕《中药对流感的治疗Ⅱ.自中国植物中提出的挥发油》，科学记录，3(3):93～94，1959.

〔21〕中医研究院西苑医院等，《宽胸丸的临床应用及实验研究》，

624

防治肺心病、冠心病、高血压病座谈会资料选编（第二辑），
33～36页，1972.

第七章 芳香化湿药

[1]《药用植物大事典》，97页，东京广川书店，1963.

[2]《佩兰挥发油的研究》，药学学报，7（4）：131～135，
1959.

[3]《102种药用植物抗菌效能的初步试验》，植物学报，2（2）：
312～325，1953.

[4]《4种中药和4种抗菌素对金黄色葡萄球菌抑菌作用的比较》，
北京医学院学报，（1）：75～77，1959.

[5]《厚朴的药理作用》，中药研究文献摘要，432页，科学出版
社，1965.

[6]上海第一医学院药学系医学基础教研组；《厚朴药理工作小
结》，新医药学杂志，（4）：31～32，1973.

[7]《最新和汉药用植物》，288页，东京广川书店，1959.

[8]《中药苍术、萹蓄、芫花及车前子煎剂利尿作用的初步观察》，
药学学报，13（6）：454～457，1966.

[9]《关于白术及苍术挥发油的药理作用》，中药研究文献摘要，
330页，科学出版社，1965.

[10]《苍术生理作用之初步研究》，中药研究文献摘要，330页，科
学出版社，1965.

[11]《苍术治疗夜盲症》，广东中医，（1）：51，1960.

第八章 理气药

[1]《药用植物大事典》，313页，东京广川书店，1963.

[2]《枳实和枳壳的药理研究（第1报告），对子宫、胃肠的作
用》，中华医学杂志，（10）：946～953，1956.

1949

新　中　国
地方中草药
文　献　研　究
(1949—1979年)

1979

〔3〕《香附子的镇痛作用》，贵阳医学院学报，国庆献礼论文集，113～115页，1959．

〔4〕《南京市香附子流浸膏对于子宫之作用》，中药研究文献摘要，467页，科学出版社，1965．

〔5〕《62种中药抗菌性之初步研究》，西北兽医学院校刊，(4)：5～9，1953．

〔6〕《中药复方及单味药对真菌的抑菌作用》，中华医学杂志，48(12)：781～786，1962．

〔7〕《排气汤主要作用成分的分析》，中国药学会1962年学术会议论文文摘集，303页，1963．

〔8〕《家传验方沉柏散等治疗支气管哮喘》，浙江中医杂志，(8)：10，1957．

〔9〕中医研究院西苑医院，《中西医结合治疗冠心病心绞痛途径的初步探讨》，防治肺心病、冠心病、高血压病座谈会资料选编（第二辑），18～19页，1972．

〔10〕《用陈佛手干及败酱草治疗传染性肝炎64例初步报告》，中医杂志，(7)：361，1957．

〔11〕《最新和汉药用植物》，107页，东京广川书店，1959．

〔12〕《中药研究文献摘要》，363页，科学出版社，1965．

〔13〕《国产治虫药物药理研究初步报告》，中华医学杂志，34(10)：437～441，1948．

〔14〕贵阳医学院皮肤性病学教研组等，《20%苦楝子硫黄软膏治疗发癣48例报告》，贵阳医学院学报，(1)：22～24，1960．

〔15〕《川楝子油膏治发癣》，中药通报，5(3)：97，1959．

〔16〕《柿霜的成分与利用》，科学通报，(3)272，1951．

〔17〕广州市药品检验所，《中草药救必应的实验研究》，新医药通讯，(2)：23～26，1970．

〔18〕花县花山公社卫生院，《金牛合剂治疗胆道蛔虫的初步小结》，新医药通讯，(1)：30，1970．

626

第九章　理　血　药

［1］山东省中医药研究所药理组：《三十种中药灼炭前后的止血作用研究》，药学通报，(12):562，1965.

［2］《蒲黄对子宫的作用及其在产褥期的临床应用》，上海中医药杂志，(9):1，1963.

［3］《中药对实验结核病疗效的观察》，中国防痨杂志，(5):488，1964.

［4］《民间药仙鹤草成分研究初步报告》，化学世界，(1):7～10，1958.

［5］《102种植物抗菌效能的初步试验》，植物学报，2(2):312～325，1953.

［6］《中药研究文献摘要》，41页，科学出版社，1965.

［7］《三七水煎剂对实验性"关节炎"的影响》，药学学报，12(7):446～451，1965.

［8］武汉医学院：《人参三七治疗心绞痛的临床及实验研究》，防治肺心病、冠心病、高血压病座谈会资料选编（第二辑）30～32页，1972.

［9］《中药水浸剂在试管内抗皮肤真菌的观察》，中华皮肤科杂志，(4):286～292，1957.

［10］《中药"白芨"的实验研究》，中华医学杂志，50(4):246～247，1964.

［11］《中药对于结核杆菌生长的抑制作用Ⅰ.》科学通报，(12):379～380，1958.

［12］《102种药用植物抗菌效能的初步试验》，植物学报，2(2):512～325，1953.

［13］《小蓟药理作用的初步研究报告》，山东医学院学报，(2):45，1958.

［14］《26种植物对于麻醉动物血压的影响》，中国医学科学院1956

1949

新 中 国
地 方 中 草 药
文 献 研 究
(1949—1979年)

1979

年论文报告会论文摘要 I，70，1956.

[15] In vitro antibacterial activity of some common Chinese herbs on Gram negative intestinal pathogens, Chin. Med. J. 68:307～312, 1950.

[16] 《70种药用植物抗菌效能的试验》，植物学报，3(2):121～131，1954.

[17] 重庆医学院第一附属医院：《192种中药及草药抗菌作用研究（初步报告）》，微生物学报，8(1):52～58，1960.

[18] In vitro antibacterial activity of some common Chinese herbs on mycobacteria tuberculosis, Chin. Med. J. 68: 169～172，1950.

[19] 《国产槐花米成分研究》，药学学报，5(3):191～204，205～208，(4):289～292，1957.

[20] 《中药槐花米炮制的初步化学研究》，上海中医药杂志，(1):31；1963.

[21] 《槐花药理之初步研究》，中南医学杂志，2(11):885～887，1952.

[22] 中山医学院：未发表资料。

[23] 中山医学院攻克老年慢性气管炎小组等：《含羞草、红丝线合剂治疗老年慢性气管炎初步报告》，第一部分，临床疗效观察，新医学，(2):8～13，1972.

[24] 浙江省侧柏叶会战协作组：《侧柏叶治疗老年慢性气管炎临床观察及实验研究》，浙江省防治慢性气管炎资料汇编，23～38，1971.

[25] 《试管内291种中药对结核菌抑菌作用的研究》，中国防痨杂志，5(3):481～487，1964.

[26] 中国医学科学院药物研究所：《中草药有效成分的研究》，第一分册，419页，人民卫生出版社，1972.

[27] 《黄连、黄芩等煎液抗皮癣真菌作用的研究》，中华医学杂志，41(6):536～538，1955.

628

〔28〕《艾叶薰法对某些致病性真菌抗菌试验初步观察》，中华皮肤科杂志，(4):354～356，1957。

〔29〕天津市南开医院：《134种中草药对家兔血浆再钙化时间影响实验》，天津医学通讯，(8):1～3,1971。

〔30〕北京地区防治冠心病协作组：《冠心1、2号及小2号方（活血化瘀途径）治疗冠心病心绞痛的疗效观察》，防治肺心病、冠心病、高血压病座谈会资料选编（第二辑），28～30页，1972。

〔31〕中国医学科学院药物研究所抗菌工作组：《545种中药的抗菌作用筛选》，药学通报，(2):59～63，1960。

〔32〕459医院：《紫珠草止血作用的实验和临床应用》，衡阳市医药卫生科研工作经验交流会资料选编，156～163页，1972。

〔33〕浙江人民卫生实验院：《110种中草药体外抑菌试验》，浙江人民卫生实验院科研资料汇编，83～89页，1972。

〔34〕海南地区人民医院革委会：《紫珠草治疗烧伤疗效小结》，新医学，(3):12～13，1971。

〔35〕《中药研究文献摘要》，184页，科学出版社，1965。

〔36〕《白茅花对正常家兔凝血及出血影响的初步试验结果》，河南医学院学报，(5):29～30，1959。

〔37〕《白茅花对血管通透性的影响》，河南医学院学报，(5):31，1959。

〔38〕《芎䓖之生理作用》，中药研究文献摘要，251～252页，1965。

〔39〕《川芎的药理研究》，中国生理科学会学术会议论文摘要汇编（药理），106页，1964。

〔40〕《降压中药的研究，Ⅰ.川芎及其与利血平的协同作用》，生理学报，24(2):95～104，1960。

〔41〕《最新和汉药用植物》，137页，东京广川书店，1959。

〔42〕中国医学科学院药物研究所：《冠心2号方扩张血管与解平滑肌痉挛作用的研究（摘要）》，防治肺心病、冠心病、高血压病座谈会资料选编（第二辑），55～56页，1972。

〔43〕《维生素E缺乏之研究》，中药研究文献摘要，252页，科学出

629

1949

新　中　国
地方中草药
文　献　研　究
(1949—1979年)

1979

版社，1965.

〔44〕《当归、丹参、鸡血屯对心脏、血管及血压作用的比较实验》，
江苏中医，(3):22~24，1965.

〔45〕浙江人民卫生实验院：《200余种中草药体外抑菌试验》，浙
江人民卫生实验院科研资料汇编，90~97页，1972.

〔46〕《破瘀活血药的抗癌作用初步观察》，上海中医药杂志，(2):
6~8，1965.

〔47〕上海第一医学院华山医院等：《中西医结合对急性心肌梗塞辨
证论治的初步探讨》，新医药学杂志，(3):5~8，1973.

〔48〕《广东鸡血藤对子宫作用和毒性观察》，中国生理科学会学术
会议论文摘要汇编（药理），121~122页，1964.

〔49〕《鸡血藤的生化作用》，福建医学院第三届学术讨论会议论文
摘要，63~65页，1963.

〔50〕《鸡血藤治疗放射线引起的白血球减少》，上海中医药杂志，
(9):16~17，1965.

〔51〕中山医学院新药学教研组：《毛冬青的药理研究（报告一）》，
新医学，(7):9~17，1972.

〔52〕中国医学科学院药物研究所：《冠心2号方、毛冬青、葛根药
理研究的初步报告》，北京地区防治冠心病协作组资料汇编，
61页，1971.

〔53〕广州第三制药厂　　生产组：《毛披树注射液试验小结》，
中草药通讯，(2):48~50，1971.

〔54〕浙江人民卫生实验院：《七叶一枝花、毛冬青的初步实验研
究》，浙江人民卫生实验院科研资料汇编，50~56，1972.

〔55〕中山医学院第二附属医院内科：《毛冬青治疗冠状动脉粥样硬
化性心脏病103例临床观察》，新医学，(5):12~16，1972.

〔56〕五华县卫生服务站防治脉管炎办公室：《毛冬青治疗血栓闭塞
性脉管炎319例临床分析》，新医学，(5):21~24，1972.

〔57〕中山医学院附属眼科医院：《毛冬青针剂治疗中心性视网膜炎
90例》，新医学，(3):17~18，1972.

630

[58] 广东肇庆地区人民医院内科，《毛冬青对脑血栓形成的疗效观察》，新医药通讯（广州），(2):37,1972.

[59] 《汉防己、延胡索等生物碱成分的镇痛作用》，中华医学杂志，41(10):931～935,1955.

[60] 《延胡索的药理研究，I.紫堇A，B及L（延胡索素甲、乙和丑）的镇痛作用》，生理学报，21(2):150～157,1957.

[61] 《延胡索几个剂型止痛作用的比较》，中华医学杂志，42(6):518～519,1956.

[62] 《延胡索的药理研究，VI.紫堇B（延胡索素乙）对中枢神经系统的作用》，生理学报，24(2):110～120,1960.

[63] 《延胡索乙素、巴马汀及小檗碱对大鼠 ACTH 分泌活动的影响》，中国生理科学会学术会议论文摘要汇编（药理），19页，1964.

[64] 《最新和汉药用植物》，367页，东京广川书店，1959.

[65] 《子宫收缩药姜黄的药理作用》，中华医学杂志，41(5):440～442,1955.

[66] 《益母草的药理研究（益母草对于子宫作用的第1次报告）》，中华医学杂志，40(9):699～703,1954.

[67] 《益母草的研究》，中药研究文献摘要，494页，科学出版社，1965.

[68] 《益母草治疗急慢性肾炎水肿 13 例初步疗效观察》，中医杂志，(6):18～19,1959.

[69] 《益母草治疗急性肾小球性肾炎80例临床观察》，中医杂志，(4):26,1966.

[70] 《服食茺蔚子粉发生中毒报道》，中医杂志，(3):15,1964.

[71] 苏州医学院，《丝瓜藤药理作用的初步观察》，中草药通讯，(2):11～14,1971.

[72] 《中药赤芍化学成分的研究》，药学学报，10(9):555～557,1963.

[73] 《中药研究文献摘要》，255页，科学出版社，1965.

1949

新 中 国
地 方 中 草 药
文 献 研 究
(1949—1979年)

1979

〔74〕《中药抗菌力研究》,中华新医学报,1:95~97,285~287,1950。

〔75〕上海市卫生防疫站等:《中药对"流感病毒"作用的研究报告》,上海中医药杂志,(2):68~73,1960。

〔76〕《藏红花的药理研究Ⅰ.对子宫、动情周期和毒性的观察》,药学学报,11(2):94~99,1964。

〔77〕《红花及藏红花的药理研究》,中华医学杂志,41(5):443~448,1955。

〔78〕北京地区防治冠心病协作组:《银川红舒血片治疗冠心病心绞痛的初步疗效观察》,北京地区防治冠心病协作组第四阶段工作小结学术交流汇报会资料汇编(第二辑),33~35,1972。

〔79〕青岛市台西医院等:《中药煎剂对家兔腹膜腔内自体血液及血块吸收作用实验观察》,青岛医药科技简报,(1):23~37,1973。

〔80〕旅大市妇产科医院等:《莪术注射液治疗子宫颈癌》,中草药通讯,(2):15~18,1972。另参考肿瘤防治简讯,(3):31~33,1971。

〔81〕沈阳医学院附属第一医院肿瘤科等:《三棱莪术注射液合并内服中药一号散治疗原发性肝癌的近期疗效观察》,医学研究,(2):36~39,1972。

〔82〕中医研究院西苑医院:《活血化瘀方剂治疗冠心病心绞痛的疗效观察》,中医研究院科技资料选编,21~30页,1972。

〔83〕《怀牛膝的药理研究》,上海中医药杂志,(3):31~34,1965。

〔84〕《薜荔化学成分的研究》,药学学报,12(9):575~582,1965。

〔85〕江西医学院第二附属医院矫形外科等:《草药落得打对骨折愈合影响的初步观察(动物试验)》,天津医药杂志,(5):271,1962。

〔86〕《苏木的药理研究(Ⅲ)》,中华医学杂志,42(6):568~573,1956。

〔87〕南京第一医学院1957年微生物学中级师资进修班科研小组:《中药苏木对12种细菌抑菌试验的观察》,南京第一医学院学报,(1)23~25,1959。

632

〔88〕《苏木的药理研究》，中华医学杂志，40(9)：708～714,1954.

〔89〕《口服中药避孕的研究，（一）绿豆、零陵香、凤仙子、马槟榔、鹿啣草》,中国生理科学会学术会议论文摘要汇编(药理)，69页，1964.

〔90〕浙江人民卫生实验院：《中药"龙急片"治疗马来丝虫病的效果观察》， 浙江人民卫生实验院科研资料汇编， 23～32 页，1972.

〔91〕《中药研究文献摘要》，84页，科学出版社，1965.

〔92〕《甘楞散治疗胃及十二指肠溃疡50例疗效报告》，福建中医药，(12)：23～25，1958.

〔93〕Sollmann T.:A Manual of Pharmacology, 8th. ed., p. 574, W. B. Saunders Co.1957.

第十章　补　养　药

〔1〕《人参、咖啡碱和溴化钠对人类血管反射的影响》，中国生理科学会第一届会员代表大会论文摘要，药57～59，1956.

〔2〕《人参对于中枢神经系统的作用》，中国生理科学会学术会议论文摘要汇编（药理），98～100，1964.

〔3〕《人参药理研究的进展》,药学学报,12(7)：477～484，1965.

〔4〕《人参对心脏血管系统的作用》，北京医学院学报,(2)：101～107，1959.

〔5〕《人参的药理》，中药通报，(1)：27～31，1957.

〔6〕《人参对狗实验性糖尿病的影响》，中国生理科学会第一届会员代表大会论文摘要，药37～38，1956.

〔7〕转引自〔3〕.

〔8〕《人参》，120～123页，人民卫生出版社，1959.

〔9〕《О влиянии экстрактов из корней женьшеня и элеустеркокка на рост карциномы эрлиха》，Вопр. онкологии，(1)：42～44，1963.

633

1949

新 中 国
地 方 中 草 药
文 献 研 究
(1949—1979年)

1979

［10］转引自（3）。

［11］天津市南开医院：《生脉、四逆注射液动物实验研究简况（附
临床实践中典型病例介绍）》，天津医学通讯，(11)：44～47，
1972。

［12］《人参叶和人参根药理作用的比较》，中国生理科学会学术会
议论文摘要汇编（药理），101～102，1964。

［13］《党参的生理作用》，中药研究文献摘要，535页，科学出版
社，1965。

［14］《党参对于血压作用的继续研究》，中药研究文献摘要，536
页，1965。

［15］《神经衰弱中药新剂型的治疗》，新中医药，7(8)：30～33，
1956。

［16］《中药在人和动物体内利尿作用的研究》，中华医学杂志，47
(1)：7～11，1961。

［17］《黄芪的利尿与降压作用》，药学学报，12(5)：319～324，
1965。

［18］《黄芪对大白鼠生理性及肾病性尿蛋白的影响》，中国生理科
学会学术会议论文摘要汇编（药理），135，1964。

［19］《中药黄芪对肾炎的抑制作用的实验研究》，中国生理科学会
第二次全国病理生理学术讨论会论文摘要，13页，1963。

［20］《26种植物药对于麻醉动物血压的影响》，中国医学科学院
1956年论文报告会论文摘要，Ⅰ，70，1956。

［21］In vitro antibacterial activity of some common Chinese
herbs on Gram-positive aerobic bacteria, Chin. Med. J.,
67：648～656，1949.

［22］《中药防治肝病的筛选实验，Ⅰ对小白鼠急性四氯化碳中毒性
肝炎肝糖元的保护作用》，中国药学会1962年学术会议论文文
摘集，332～333页，1963。

［23］《中药参薯治疗慢性肾炎的临床观察》，北京医学院论文集，
100～103页，1962。

634

［24］《白术的利尿作用》，生理学报，24（3—4）：227～237，1961。

［25］《最新和汉药用植物》，8页，东京广川书店，1959。

［26］《芹菜根大枣煎剂降低胆固醇的效果观察》，上海中医药杂志，（2）：16，1965。

［27］《甘草与黄芩解毒机制的初步探讨》，药学通报，（4）：160，1964。

［28］《甘草的似脱氧皮质甾酮（去氧皮质酮）作用》，中华医学杂志，42（8）：770～773，1956。

［29］《甘草药理作用研究的进展》，药学学报，10（11）：688～698，1963。

［30］《甘草浸膏对狗胃酸分泌的影响》，中国生理科学会第一届会员代表大会论文摘要，药，79，1956。

［31］《中药十八反的实验研究》，中国生理科学会学术会议论文摘要汇编（药理），136，1964。

［32］天津市第一中心医院药房：《中药十八反的初步研究》，天津医药杂志，（9）：687～690，1960。

［33］《黄精抑制细菌及真菌有效成分的初步研究及其离析法》，中华医学杂志，44（5）：430～431，1958。

［34］《中药黄连、黄精对豚鼠实验结核病的疗效观察》，中华内科杂志，（10）：227，1962。

［35］转引自中医中药治疗冠心病概况，新医学参考资料，（1）：6，1972。

［36］《黄精治疗肺结核临床疗效观察初步报告》，浙江医学，（4）：163，1960。

［37］《黄精治疗癣病初次试用的效果》，中华医学杂志，44（5）：432～433，1958。

［38］《黄精抗霉菌作用及临床疗效研究的初步结果》，中华医学杂志，44（5）：434～439，1958。

［39］《加味黄芪建中汤抗大白鼠实验性胃溃疡作用的研究》，药学学报，12（7）：440～445，1965。

635

1949

新 中 国
地 方 中 草 药
文 献 研 究
(1949—1979年)

1979

［40］《党参、白鲜肉药理作用的初步实验》，哈尔滨中医，(3)：43，1963。

［41］《某些助阳药对于大剂量皮质素所致耗竭现象的影响》，中华内科杂志，11(2):113，1963。

［42］《中药研究文献摘要》，567页，1965。

［43］《冬虫夏草的药理研究》，药学学报，6(3):142～146，1958。

［44］《冬虫夏草菌素的初步研究报告》，畜牧兽医期刊，(8)：1～2，1952。

［45］《试管内291种中药对结核菌抑菌作用的研究》，中国防痨杂志，5(3):481～487，1964。

［46］《中药研究文献摘要》，259页，科学出版社，1965。

［47］《锁阳成分的初步试验》，中国药学会第二届全国会员代表大会论文摘要集(2)，9，1956。

［48］《最新和汉药用植物》，300页，东京广川书店，1959。

［49］《中药研究文献摘要》，576～577页，科学出版社，1965。

［50］北京友谊医院病理生理科：《淫羊藿药理作用的初步实验观察》，中华医学杂志，51(3):174，1965。

［51］《仙灵脾的降压作用》，中国生理科学会学术会议论文摘要汇编（药理），115，1964。

［52］《中药对脊髓灰质炎病毒和其他肠道病毒的作用》，中华医学杂志，50(8):521～524，1964。

［53］北京友谊医院：《淫羊藿治疗性神经衰弱和抑制型神经衰弱》，医药卫生快报，(5):84，1960。

［54］青岛市立医院科学研究室：《脊髓灰白质炎的治疗》，山东医刊，(10)：6，1960。

［55］郑州中药制药厂：《抗麻痹注射液的制备及疗效》，中草药通讯，(2):28～29，1972。

［56］《复方二仙合剂的降压作用及毒性》，药学学报，8(1):35～41，1960。

［57］《中医中药治疗高血压病328例连续四年的疗效评价》，中华

636

内科杂志，13(6):501～503，1965．

［58］天津市和平区卫生局：《马蛇子治疗老年慢性气管炎》，天津
医学通讯，第9期，21～23，1971．

［59］《补骨脂乙素对冠脉循环和心脏的作用》，中国生理科学会学
术会议论文摘要汇编（药理），52，1964．

［60］《抗癌植物药研究概况》，天津医学杂志肿瘤学附刊，2(3)：
260～264，1964．

［61］《生杜仲和炒杜仲降压作用之比较》，新中医药，7(1):37～
40，1956．

［62］《中药杜仲的毒性和实验治疗》，生理学报，20(4):247～254，
1956．

［63］《首乌延寿丹对大鼠胆固醇吸收的影响》，中国药学会1962年
学术会议论文文摘集，324页，1963．

［64］《中药复方六味地黄汤的药理研究——对肾性高血压大白鼠肾
功能及血压的影响》，中华内科杂志，12(1):23～25，1964．

［65］转引自《庆祝建国十周年医学科学成就论文集》，132页，1959．

［66］转引自《中医中药治疗冠心病概况》，新医学参考资料，(1)：
5～6，1972．

［67］《中药何首乌之研究》，中药研究文献摘要，科学出版社，
345～346页，1965．

［68］《中药的抗流感病毒作用》，微生物学报，8(2):164，1960．

［69］《中药研究文献摘要》，346页，科学出版社，1965．

［70］上海第一医学院附属中山医院等：《几种降低血脂药物的疗效
观察（综合摘要）》，防治肺心病、冠心病、高血压病座谈会
资料选编（第二辑），60～62页，1972．

［71］《何首乌治疗百日咳78例初步疗效的报告》，江苏中医，(3)：
10～13，1965．

［72］《药理学》，第二版，212页，人民卫生出版社，1963．

［73］《最新和汉药用植物》，142页，东京广川书店，1959．

［74］《中药研究文献摘要》，265页，科学出版社，1965．

637

1949

新 中 国
地 方 中 草 药
文 献 研 究
(1949—1979年)

1979

〔75〕《中药抗菌力研究（第1报）》，中华新医学报，1(2):95~97，1950。

〔76〕转引自内部资料。

〔77〕《中药水浸剂在试管内抗皮肤真菌的观察》，中华皮肤科杂志，(4):286~292，1957。

〔78〕《中药研究文献摘要》，305页，科学出版社，1965。

〔79〕转引自同上，304页。

〔80〕转引自同上，305页。

〔81〕《阿胶预防进行性肌营养障碍之实验》，中华医学杂志，30(3):101~104，1944。

〔82〕《胶艾四物汤治疗功能性子宫出血》，中华妇产科杂志，(5):413~417，1959。

〔83〕《枸杞子对四氯化碳中毒性肝损害的影响》，中国生理科学会学术会议论文摘要汇编（药理），123，1964。

〔84〕《沙参、马兜铃、天南星、紫菀祛痰作用的实验》，中华医学杂志，42(10):959~963，1956。

〔85〕《中药研究文献摘要》，301页，科学出版社，1965。

〔86〕《中药研究文献摘要》，129页，科学出版社，1965。

〔87〕《木石斛之药理作用》，中药研究文献摘要，科学出版社，128页，1965。

〔88〕中医研究院西苑医院，《活血化瘀方剂治疗冠心病心绞痛的疗效观察》，中医研究院科技资料选编，21~30页，1972。

〔89〕《桑寄生化学成分的研究（第2报）广寄生中槲皮素及其甙体的分离》，药学学报，5(4):317~325，1957。

〔90〕《桑寄生化学成分的研究（第1报）》，药学学报，5(3):169~176，1957。

〔91〕《药物手册》，第2版，403页，人民卫生出版社，1965。

〔92〕《广寄生甙（萹蓄甙）之利尿作用》，药学学报，7(1):1~5，1959。

〔93〕《中药研究文献摘要》，503页，科学出版社，1965。

638

［94］浙江人民卫生实验院，《110种中草药体外抑菌试验》，浙江
人民卫生实验院科研资料汇编，83～89页，1972。

［95］中医研究院中药研究所肿瘤研究组：《90种中草药对动物移植性
肿瘤的影响》，中医研究院科技资料选编，136～144页，1972。

［96］转引自《中医药治疗急性白血病简介》，医学研究通讯，(3)：
5～8，1972。

第十一章　固　涩　药

［1］中国医学科学院药物研究所抗菌工作组：《545种中药的抗菌
作用筛选》，药学通报，(2)：59～63，1960。

［2］《中药水浸剂在试管内抗皮肤真菌的观察》，中华皮肤科杂
志，(4)：286～292，1957。

［3］《中药研究文献摘要》，56页，科学出版社，1965。

［4］《用国产药用植物制成的强壮兴奋剂》，苏联医学，第8年
(9)：31～32，1952。

［5］中医研究院中药研究所气管炎研究组：《五味子化学药理的初
步研究》，中医研究院科技资料选编，123～129页，1972。

［6］《北五味子的子宫兴奋作用》，中华医学杂志，41(10)：959～
962，1955。

［7］《70种药用植物抗菌效能的试验》，植物学报，3(2)：121～
131，1954。

［8］转引自北京医学院防治气管炎协作组：《感冒、气管炎验方选
编》，82页，1972。

［9］《北五味子对动物呼吸和血压的作用》，药学学报，8(7)：277，
1960。

［10］《北五味子对蛙心强心作用初步观察》，新医学，(6)：33，
1972。

［11］《五味子酊对过敏性、瘙痒性皮肤病临床初步疗效观察》，中
华皮肤科杂志，(1)：14，1960。

1949
新　中　国
地方中草药
文　献　研　究
(1949—1979年)
1979

［12］In vitro antibacterial activity of some common Chinese herbs on Gram negative intestinal pathogens, Chin. Med. J. 68:307～312,1950.

［13］重庆医学院第一附属医院：《192种中药及草药抗菌作用研究（初步报告）》，微生物学报，8(1):52,1960.

［14］《普通中药在试管内对致病性及非致病性真菌的抗真菌力》，中华医学杂志，38(4):315～318,1952.

［15］《乌梅及其合剂抗过敏作用之观察》，河南医学院学报，(7):26～29,1960.

［16］《用中药乌梅膏治好了脚鸡眼》，中药通报，2(1):15,1956.

［17］天津市南开医院：《134种中草药对家兔血浆再钙化时间影响实验》，天津医学通讯，(8):1～3,1971.

［18］《云南诃子采收加工与鞣质含量的比较分析》，云南医学杂志，(2):36,1963.

［19］南京药学院微生物教研组：《56种中药对痢疾杆菌的作用的初步试验》，南京药学院学报，(3):17～21,1958.

［20］《中药的抗流感病毒作用》，微生物学报，8(2):164,1960.

［21］The pharmacology of Terminalia Chebula, Chem. Abst. 58:7273A,1963.

［22］《用石榴根皮煎剂治绦虫病的经验介绍》，中华寄生虫病传染病杂志，(3):191,1958.

［23］西安军医大学微生物教研组等：《中药对流行性感冒病毒的抑制作用》，陕西医药卫生杂志，(1):14,1959.

［24］浙江人民卫生实验院：《200余种中草药体外抑菌试验》，浙江人民卫生实验院科研资料汇编，90～97,1972.

［25］四川省中药研究所心血管药理小组：《茵陈及金樱子对实验性动脉粥样硬化兔血脂及血管壁斑块的影响（摘要）》，防治肺心病、冠心病、高血压病座谈会资料选编（第二辑），57～58页，1972.

［26］瑞安县仙降公社除害灭病工作队：《金樱子治疗203例子宫脱

640

垂的疗效观察》，浙江中医杂志，(3):126,1960。

〔27〕《五倍子等中药对某些致病菌的抗菌作用》，中华医学杂志，
　　　51(4):245,1965。

〔28〕《近年来中药防治流感研究的进展情况》，中华医学杂志，46
　　　(6):485～488,1960。

〔29〕《中药复方及单味药对真菌的抑菌作用》，中华医学杂志，48
　　　(12):781,1962。

〔30〕《用中药治疗瘢痕疙瘩的初步结果》，中华皮肤科杂志，(4):
　　　247～248,1955。

〔31〕《五倍子制剂的临床应用》，上海中医药杂志，(3):24～25,
　　　1958。

〔32〕《白果的抗菌作用》，中华医学杂志，36(12):549～562,
　　　1950。

〔33〕中央卫生研究院药物学系：《关于白果治疗豚鼠结核病的试
　　　验》，科学通报，(6):43～46,1954。

〔34〕《白果化学成分的研究，氢化白果亚酸》，化学学报，28(1):
　　　52～56,1962。

〔35〕北京地区防治冠心病协作组等：《6911治疗冠心病的临床科研
　　　工作情况（综合资料）》，防治肺心病、冠心病、高血压病座
　　　谈会资料选编，40～44页，1972。

〔36〕加兴市第一医院中医科：《浮小麦、檀豆衣煎剂治疗肺结核等
　　　盗汗57例初步观察》，浙江医学，(4):181,1960。

〔37〕《海贝散片对胃酸的影响》，江苏中医，(6):30～32,1965。

〔38〕《我国沙眼病毒的研究和防治工作的近况》，科学通报，(1):
　　　47～55,1965。

第十二章　安神药

〔1〕《12种龙骨的分析》，药学通报，9(7):316～317,1963。

〔2〕Chemical studies of paolin Ⅰ. an antiviral substance

641

1949

新 中 国
地 方 中 草 药
文 献 研 究
(1949—1979年)

1979

from oysters, Proc. Exp. Bio. & Med., 123:460~464, 1966.

[3]《中药磁朱丸治疗白内障之临床疗效的初步报告》，中华眼科杂志，(1)：1~6，1957.

[4]《真珠成分的药理（摘译）》，上海中医药杂志，(5)：40，1958.

[5]广东省海陵珍珠养殖场：《珍珠代用品——白蝶贝珍珠层粉及其临床应用初步观察》，新医学，(6)：20~23，1972.

[6]转引自[5].

[7]《酸枣仁与茯神的镇静作用》，武汉医学院学报，创刊号：125~133,1957.

[8]《酸枣仁的镇静催眠作用》，山东医刊，创刊号：4~8，1957.

[9]《酸枣仁之药理研究》，中国药学会第二届全国会员代表大会论文摘要集(2)：43~44,1956.

[10]《介绍山枣催眠效能》，药学通报，1(4)：162,1953.

[11]《102种药用植物抗菌效能的初步试验》，植物学报，2(2)：312~325,1953.

第十三章　芳香开窍药

[1]《人工麝香和天然麝香对动物中枢神经系统及循环系统影响的比较》，中国药学会1962年学术会议论文文摘集，299页，1963.

[2]《中药麝香及梅片的药理作用的初步研究报告》，中药研究文献摘要，795页，科学出版社，1965.

[3]《麝香对子宫作用的实验研究》，武汉医学杂志，(6)：477，1965.

[4]《局方至宝丹的抗惊厥作用》，中国药学会1962年学术会议论文文摘集，298页，1963.

[5]上海第一医学院华山医院等：《中西医结合对急性心肌梗塞辨证论治的初步探讨》，新医药学杂志，(3)：5~8，1973.

[6]中国医学科学院药物研究所药用植物室：《国产安息香的研究

642

简况》，新医药学杂志，(4):26～27，1973.

[7]《中药复方及单味药对真菌的抑菌作用》，中华医学杂志，48
(11):781～786，1962.

[8] 转引自北京医学院防治气管炎协作组，《感冒、气管炎验方选
编》，141～142页，人民卫生出版社，1972.

[9]《生药学》，264页，人民卫生出版社，1965.

[10]《中药水浸剂在试管内抗皮肤真菌的观察》，中华皮肤科杂
志，(4):286～292，1957.

[11]《中药研究文献摘要》，108～109页，科学出版社，1965.

[12]《生药学》，438页，人民卫生出版社，1965.

[13] 北京药品生物制品检定所，《人工牛黄临床观察》，中草药通
讯，(4):49～50，1972.

第十四章　熄风镇痉药

[1]《羚羊角、黄羊角解热作用及抗惊厥作用的比较》，哈尔滨中
医，(3):38，1963.

[2]《中药化癌丹绵羊角对癌肿之实验治疗》，中国药学会1962年
学术会议论文文摘集，335～336页，1963.

[3]《中药钩藤的钩、茎、枝和老枝对麻醉兔降压作用的比较》，
药学通报，(12):563，1965.

[4]《钩藤的镇静作用和降压作用》，大连医学院学报，创刊号，
25～27，1960.

[5]《豚鼠实验性癫痫的研究——治疗癫痫发作及防止剪毛暴珍现
象方法的探讨，奴佛卡因、苯妥英钠、天麻、钩藤和香草醛的
作用》，中华医学杂志，(6):582～585，1958.

[6] 转引自北京医学院防治气管炎协作组，《感冒、气管炎验方选
编》，82页，人民卫生出版社，1972.

[7]《天麻和香草醛抗痫作用的研究》，生理学报，24(3～4):
187～195，1961.

643

1949
新 中 国
地 方 中 草 药
文 献 研 究
(1949—1979年)
1979

［ 8 ］《26种植物药对于麻醉动物血压的影响》，中国医学科学院1956年论文报告会论文摘要，Ⅰ.70页，1956.

［ 9 ］Antimicrobial effect of abalone juice, Proc. Soc. Exp. Biol. Med., 103:522, 1960.

［10］《中药研究文献摘要》，668～669页，科学出版社，1965.

［11］《地龙 B_1 治疗原发性高血压的初步观察》，中医杂志，(4):24，1964.

［12］《中药研究文献摘要》，670～671页，科学出版社，1965.

［13］《地龙酊降压作用的初步总结》，兰州医学院学报，(4):61，1959.

［14］《广地龙降压作用和降压机制的探讨》，药学学报，10(1):15，1963.

［15］《中药研究文献摘要》，668页，科学出版社，1965.

［16］《广地龙中促进子宫收缩的成分》，药学学报，11(11):729～734，1964.

［17］《虫类药在临床应用上的研究（二续）》，中医杂志，(11):422，1964.

［18］《止痉散抗惊厥作用之研究（初步报告）》，中医杂志，(6):38～41，1960.

［19］《全蝎的降压作用》，中国生理科学会学术会议论文摘要汇编，115页，1964.

［20］《中药研究文献摘要》，277页，1965.

［21］《蜈蚣对血压的影响初探》，高血压及心血管内科学术会议资料汇编（甘肃），146～148页，1964.

［22］中国科学院动物研究所僵蚕组：《白僵蚕的代用品——僵蛹，动物利用与防治》，(5):15～17，1972.

［23］中国科学院动物研究所等：《白僵蚕代用品研究工作报告》，中草药通讯，(6):307，1972.

644

第十五章 化痰止咳药

[1]《冠脉循环药物研究的进展》,科学通报,(4):329~338,1965.

[2]《中药的祛痰作用,前胡、皂荚、车前草、款冬花》,中华医学杂志,40(5):331~336,1954.

[3]《中药的镇咳作用(二),百部、紫菀、前胡、款冬花》,中华医学杂志,40(11):849~852,1954.

[4]《几种川贝母中的新生物碱》,化学学报,22(5):361~366,1956.

[5]《中药研究文献摘要》,104页,科学出版社,1965.

[6]《贝母醇的研究》,科学通报,(1):13,1957.

[7]《中药研究文献摘要》,103~104页,科学出版社,1965.

[8]《贝母素甲的药理研究,I.对子宫的作用》,中国生理科学会学术会议论文摘要汇编(药理),43页,1964.

[9]天津市第一中心医院药房:《中药十八反的初步研究》,天津医药杂志,(9):687~690,1960.

[10] In vitro antibacterial activity of some common Chinese herbs on Gram negative intestinal pathogens, Chin. Med. J. 68:307~312,1950.

[11]《瓜蒌(栝蒌)抗癌成分的研究》,南京药学院学报,(4):1~7,1959.

[12]中医研究院中药研究所肿瘤研究组:《关于抗肿瘤中草药的研究I.90种中草药对动物移植性肿瘤的影响》,中医研究院科技资料选编,136~144页,1972.

[13]上海第二医学院附属瑞金医院:《天花粉综合治疗恶性葡萄胎与绒毛膜上皮细胞癌》,肿瘤工作简报,第18期,24~27页,1972.

[14]上海中医学院附属龙华医院妇科:《天花粉针剂对中期妊娠的引产小结》,上海中医研究所科研资料汇编,28页,1971.

1949

新 中 国
地 方 中 草 药
文 献 研 究
(1949—1979年)

1979

［15］转引自北京医学院防治气管炎协作组：《感冒、气管炎验方选编》，106～107页，人民卫生出版社，1972。

［16］转引自山东海洋研究所药用组：《海洋生物药用研究简况》，中草药通讯，(6):11～14,1972。

［17］《中药蛤粉（蚌壳粉）治疗胃及十二指肠溃疡病41例临床分析初步观察》，人民保健，(12):1135～1137,1959。

［18］《中药蛤粉膏治疗酒渣鼻40例的临床观察报告》，中华皮肤科杂志，(3):214,1958。

［19］山东海洋学院生物系等：《新降压药——褐藻氨酸(Laminine)研究初报》，青岛医药科技简报，(1):45,1973。

［20］《中药研究文献摘要》，489页，科学出版社，1965。

［21］转引自中医研究院中药研究所病毒组：《从天然药物中筛选抗病毒物质的概况》，新医学参考资料，(4):4～7,1972。

［22］《海蜇治疗高血压病的机制，（二）海蜇制剂对于血管活动的影响》，吉林医科大学学报，(4):121～125,1959。

［23］《雪羹汤治疗高血压症的初步报告》，中华医学杂志，41(10):971～974,1955。

［24］《中药研究文献摘要》，522页，科学出版社，1965。

［25］西安军医大学微生物教研组等：《中药对流行性感冒病毒的抑制作用》，陕西医药卫生杂志，(1):14,1959。

［26］《胖大海的降压作用》，中国药学会1962年学术会议论文文摘集，323页，1963。

［27］《中药半夏镇吐作用的研究》，中华医学杂志，44(7):653～655,1958。

［28］河南医学院药理教研组：《半夏之镇吐及其他药理作用》，河南医学院学报，(5):23～28,1959。

［29］《半夏对家兔眼压影响的实验观察》，眼科临床，(2):134～136,1966。译文见医学文摘，第十分册，(3):102,1966。

［30］上海医药工业研究所药物制剂研究室：《中药半夏炮制的研究》，药学通报，8(5):264,1960。

［31］上海第一医学院病理教研组等：《草药鲜南星的实验室研究》，肿瘤工作简报，第17期，15～19页，1972．

［32］《天南星、乌头、天麻抗电痉挛作用的初步实验》，西安医学院学报，(5):22～24,1958．

［33］《沙参、马兜铃、天南星、紫菀祛痰作用的实验》，中华医学杂志，42(10):959～963,1956．

［34］《玉真散某些作用机制的实验资料》，二医大学术资料汇编，第一集，15～21页，1959．

［35］上海第一医学院妇产科医院肿瘤防治研究小组：《天南星治疗105例子宫颈癌临床观察》，肿瘤工作简报，第17期，8～14页，1972．

［36］《独角莲化学成分的研究》，药学学报，9(11):643～647,1962．

［37］《中国乌头的研究 X.关白附子中的新生物硷》，药学学报，13(3):186～193,1966．

［38］《中药旋复花化学成分的研究 Ⅰ.旋复花固醇甲即 Taraxasterol》，化学学报，25(3):179～181,1959．

［39］A Manual of Pharmacology, 8th ed. p.167, W. B. Sauders. Co. 1957．

［40］中山医学院：未发表资料，1972．

［41］《中药桔梗加口含青霉素片治疗猩红热初步研究报告》，中华医学杂志，46(2):132,1960．

［42］《中药水浸剂在试管内抗皮肤真菌的观察》，中华皮肤科杂志，(4):286～292,1957．

［43］《几种民间外用植物性中药在试管中杀灭阴道滴虫作用的观察》，福建中医药，(1):30～31,1958．

［44］天津市药品检验药物研究所：《苦杏仁压油后药用问题》，中草药通讯，(5):51～52,1972．

［45］《紫菀の成分 その1》，药学杂志，79:1281,1959．

［46］湖南省中医研究所实验研究室：《中药紫菀实验研究小结》，

1949

新　中　国
地 方 中 草 药
文 献 研 究
(1949—1979年)

1979

湖南科技情报，(11):41,1972.

[47]《试管内291种中药对结核菌抑菌作用的研究》，中国防痨杂志，5(3):481～487,1964.

[48]《中药对实验结核病疗效的观察》，中国防痨杂志，5(3):488～491,1964.

[49] 上海市卫生防疫站等，《中药对"流感病毒"作用的研究报告》，上海中医药杂志，(2):68～73,1960.

[50]《去毛枇杷叶及其绒毛之化学分析》，天津医药杂志，7(3):243～244,1965.

[51]《中药百部的生物硷，Ⅰ.对叶百部和直立百部的生物硷》，化学学报，21(2):173～177,1955.

[52]《药用植物大事典》，309页，东京广川书店，1963.

[53]《102种药用植物的抗菌效能的初步试验》，植物学报，2(2):312～325,1953.

[54]《中药研究文献摘要》，220页，科学出版社，1965.

[55]《百部草除虱力之观察》，中华新医学报，3(1):9～14,1952.

[56]《百部杀虫效力的初步试验》，昆虫学报，2(3):166～189,1952～1953.

[57]《槟榔等对鼠蛲虫体外试验的初步观察》，山东大学学报，2(3):102～107,1956.

[58]《中药抗菌力研究(第1报)》，中华新医学报，1(2):95,1950.

[59] 福建省流行病研究所，《中药百部对流感病毒的作用》，全国急性传染病学术会议资料选编(中册)，349页，1959.

[60]《治疗百日咳临床疗效观察介绍》，中医杂志，(11):778～780,1958.

[61]《马兜铃煎剂治疗37例高血压病的观察》，人民保健，(1):47～49,1959.

[62]《木蝴蝶化学成分的研究 Ⅰ.二种新黄酮甙木蝴蝶甲素和木蝴蝶乙素》，药学学报，11(11):762,1964.

648

第十六章 消 导 药

〔1〕《89种中药对志贺氏菌痢之体外抗菌实验研究》，中华医学杂志，33(3~4):71~75,1947.

〔2〕《槲寄生、山楂、大蒜、臭梧桐等的单用和合用对血压的影响》，青岛医学院学报，(1):14,1957.

〔3〕《麦芽煎液胃内灌注对胃酸、胃蛋白酶、血尿淀粉酶的影响》，福建中医药，(4):37~38,1964.

〔4〕《麦芽、谷芽、稻芽的炮炙研究》，中医杂志，(6):27,1961.

〔5〕Gizzard lining of the chick, Chem. Abs., 53, 10450 f. 1959.

〔6〕《鸡内金对人体胃功能的作用》，江苏中医，(12):22, 1963.

〔7〕《鸡内金治疗结核病遗精初步报告》，中医杂志，(2):30, 1960.

第十七章 驱 虫 药

〔1〕《使君子之研究(初步报告)》，中华医学杂志，36(12):619~622,1950.

〔2〕《苦楝树根皮煎剂驱蛔100例小结》,福建中医药，9(5):227, 1964.

〔3〕石门县防治钩虫病试点组:《中药榧子杀虫丸治疗钩虫病1669例观察报告》，中医杂志，(3):150~152,1960.

〔4〕Essential oil of Daucus Carota Seeds, Chem. Abst., 60: 14329,1964.

〔5〕《药用植物大事典》，268页，东京广川书店，1963.

〔6〕《生药学》，237页，人民卫生出版社，1965.

〔7〕《化虫汤治疗蛔虫病10例疗效介绍》,中医杂志,(4):51,1959.

〔8〕武汉医学院:《鹤虱治疗36例钩虫病的疗效观察》，武汉医学

1949

新 中 国
地 方 中 草 药
文 献 研 究
(1949—1979年)

1979

院学报 (1):76,1959.

〔9〕《雷丸对绦虫病的疗效》，中医杂志，(3):28～30,1955.

〔10〕《国产治虫药物药理研究初步报告》,中华医学杂志，34(10):437～441, 1948.

〔11〕《槟榔及其浸出物对绦虫的作用》，转引自中药研究文献摘要，731页，科学出版社，1965.

〔12〕《中药对于流行性感冒病毒的抑制作用》，科学通报，(3):90～91, 1958.

〔13〕《中药治疗流行性感冒》，科学通报，(5):155～157, 1958.

〔14〕《中药水浸剂在试管内抗皮肤真菌的观察》，中华皮肤科杂志，(4):286～292,1957.

〔15〕中山医学院眼科医院：《槟榔制剂代替毛果云香碱治疗急性充血性青光眼疗效观察》，新医学，(4):18,1970.

〔16〕Chemical studies on Cucurbita Moschata Duch. Ｉ. The isolation and structural studies of cucurbitine, a new amino acid, Scientia Sinica, 10(7):845～851,1961.

〔17〕《用南瓜子与槟榔合并治疗绦虫的研究》，中华医学杂志，42(2):138～147, 1956.

〔18〕《89种中药对志贺氏菌痢之体外抗菌实验研究》，中华医学杂志，33(3～4):71～75,1947.

〔19〕重庆医学院第一附属医院内科等：《192种中药及草药抗菌作用研究（初步报告）》，微生物学报，8(1):52～58,1960.

〔20〕《大蒜、姜和其他几种食用植物在试管内杀灭阴道滴虫作用的观察》，中华妇产科杂志，(4):395～396,1956.

〔21〕《大蒜液对于病原性真菌抑制作用的初步研究》，中华医学杂志，40(3):189～193,1954.

第十八章 外 用 药

〔1〕《明矾治疗子宫脱垂85例》，福建中医药，(5):19, 1960.

650

〔2〕《明矾治疗慢性肥厚性鼻炎的初步经验》，中华耳鼻咽喉科杂志，8(2):131，1960。

〔3〕《枯矾冰片粉治耳流脓、流水疾患的疗效》，中华医学杂志，43(8):636，1957。

〔4〕《应用明矾液治疗痔核35例初步报告》，中华外科杂志，5(11):923，1957。

〔5〕《中药水浸剂在试管内抗皮肤真菌的观察》，中华皮肤科杂志，(4):286~292，1957。

〔6〕《羊胆雄黄明矾等十七种中药在试管内抑制结核杆菌生长的实验观察》，中华结核病科杂志，(1):51，1959。

〔7〕《中药雄黄合剂治疗神经性皮炎40例疗效观察》，中华皮肤科杂志，(4):240，1965。

〔8〕《历代几种重要本草中的无机化学知识》，化学通报，(8):57~69，1956。

〔9〕《酒渣鼻膏治疗酒渣鼻69例的疗效观察》，中华皮肤科杂志，9(3):149，1963。

〔10〕《炉硝散治疗翼状胬肉的疗效观察》，中医杂志，(5):325~327，1958。

〔11〕《中药复方及单味药对真菌的抑菌作用》，中华医学杂志，48(12):781~786，1962。

〔12〕上海市同仁医院：《"玉钥匙"治疗扁桃体炎与咽炎效果卓著》，上海中医药杂志，(3):44~45，1959。

〔13〕《普通中药在试管内对致病性及非致病性真菌的抗真菌力》，中华医学杂志，38(4):315~318，1952。

〔14〕《中药研究文献摘要》，673页，科学出版社，1965。

〔15〕《中药对流感病毒的抑制作用》，科学记录，2(7):301~305，1958。

〔16〕《中药研究文献摘要》，674页，科学出版社，1965。

〔17〕《蛇床子中的喔斯鲁及其对阴道滴虫药理作用的初步试验》，药学通报，7(12):621~622，1959。

1949
新 中 国
地 方 中 草 药
文 献 研 究
(1949—1979年)
1979

［18］《介绍一张骨伤科秘方》，新中医药，(4):111，1954。

［19］《26种植物药对于麻醉动物血压的影响》，中国医学科学院1956年论文报告会论文摘要，Ⅰ.70，1956。

［20］《木別子サポニン④药理作用について》，药学杂志，91:174，1971。

［21］辽宁省麻风病院，《中药"扫风丸"治疗麻风病83例疗效观察报告》，上海中医药杂志，(1):37，1958。

［22］《在门诊条件下用中药烟熏疗法治疗神经性皮炎的初步报告》，中华皮肤科杂志，(6):465，1958。

［23］《中药研究文献摘要》，22页，科学出版社，1965。

［24］上海市卫生防疫站等，《中药对流感病毒作用的研究报告》，上海中医药杂志，(2):68，1960。

［25］《斑蝥酒治疗局限性神经性皮炎30例临床报告》，中华医学杂志，48(10):681，1962。

［26］浙江医大附属一院肿瘤组，《斑蝥素的实验研究与治疗原发性肝癌的临床观察》，浙江科技简报（医药卫生部分），(4):13，1972。

［27］《中药研究文献摘要》，788页，科学出版社，1965。

［28］《中药研究文献摘要》，790页，科学出版社，1965。

［29］《中医药治疗急性白血病简介》，医学研究通讯，(3):5～8，1972。

［30］吉林医科大学，《蟾酥抗肿瘤作用的动物实验研究》，吉林医科大学通讯，(1):183～197，1972。

［31］浙江人民卫生实验院，《中草药抗实验肿瘤的筛选》，浙江人民卫生实验院《科研资料汇编》，116页，1972。

［32］青岛市肿瘤协作组，《蟾酥抗癌作用的初步探讨》，青岛医药科技简报，(8):2～5，1972。

［33］《中药研究文献摘要》，796～797页，科学出版社，1965。

652

补 遗

〔 1 〕《泽漆化学成分的研究，Ⅰ. 黄酮成分的研究》，1963年天然
有机化学会议论文摘要汇编，95～96页，1963.

〔 2 〕《中药泽漆的退热作用研究（Ⅰ）》，中国生理科学会学术会议
论文摘要汇编（药理），106页，1964.

〔 3 〕徐州医学院附院肿瘤科，《泽漆治疗食道癌的初步观察》，新
医学资料（徐州医学院），(2):18，1972.

〔 4 〕《中药水浸剂在试管内抗皮肤真菌的观察》，中华皮肤科杂
志，(4):286～292，1957.

〔 5 〕《黄常山硷的抗疟作用和毒性》，中国医学科学院1956年论文
报告会论文摘要（Ⅰ），29～31，1956.

〔 6 〕中医研究院：《中医在防治疟疾方面的成就》，庆祝建国十周
年医学科学成就论文集，328页，人民卫生出版社，1959.

〔 7 〕《β—黄常山硷对狗催吐作用的机制》，生理学报，24(3～
4):180～186，1961.

〔 8 〕《几种中药解热作用之药理研究》，中华医学杂志，42(10)
964～967，1956.

〔 9 〕《中药对于流行性感冒病毒的抑制作用》，科学通报，(3):90
～91，1958.

〔10〕《中药治疗流行性感冒》，科学通报，(5):155～157，1958.

〔11〕《几种抗疟药（β—黄常山硷，氯胍和环氯胍）及贝加灵（黄
芩素）等的抗阿米巴作用》，武汉医学院学报，(1):11～15，
1958.

〔12〕《常山硷的药理》，生理学报，20(1):30～36，1956.

〔13〕Anticancer activity of the alkaloid febrifugine in animal
experiments,Chem. Abst., 54:23040 d, 1960.

〔14〕《黔产藜芦的降血压作用》，贵医学报，(1):17～21，1958.

〔15〕《藜芦治疗肺结核之综合研究》，中华内科杂志，11(2):104，

1949
新 中 国
地 方 中 草 药
文 献 研 究
(1949—1979年)
1979

1963.

［16］贵阳市结核病防治院：《7种中药合剂及3种中药在试管内对结核杆菌抑制作用的实验观察》，中国防痨，(6):35～37，1959.

［17］《铁破汤治疗肺结核引起血压变化22例报告》，中华防痨杂志，5(1):374，1964.

［18］贵阳市结核病防治院：《18种中药在试管内抑制结核杆菌生长的实验观察》，中国防痨，(6):37，1959.

［19］广东中医学院：《70种常用草药的定量抗菌作用测定》，新中医，(3):30～33，1971.

［20］广州市药品检验所：《农村中草药制剂技术》，202页，人民卫生出版社，1971.

［21］清远县源潭卫生院：《了哥王治疗小儿支气管肺炎及支气管炎32例临床疗效观察》，新医学，(2):47，1971.

［22］广州市药品检验所：《农村中草药制剂技术》，246页，人民卫生出版社，1971.

［23］转引自北京药品生物制品检定所等：《中药鉴别手册（第一册）》，469页，科学出版社。

［24］《五倍子等中药对某些致病菌的抗菌作用》，中华医学杂志，51(4):245，1965.

［25］中医研究院中药研究所：《90种中草药对动物移植性肿瘤的影响》，中医研究院科研资料选编，136～144页，1972.

［26］中山医学院附属肿瘤医院：《石上柏治疗滋养叶肿瘤28例疗效观察》，新医学，(6～7):58～59，1971.

［27］中山医学院：未发表资料。

［28］《鱼脑石散治愈干酪样鼻炎》，南京第一医学院学报，(1):87～91，1959.

654

常见病民间饮食疗法

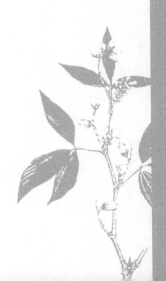

提　要

广西壮族自治区医药研究所编。

1972 年 3 月出版。定价 0.08 元。共 80 页，其中编者的话、目录共 6 页，正文 73 页，插页 1 页。纸质封面，平装本。

为了配合群防群治工作的开展，编者特编写此书，便于参考之用。

本书依次介绍了治疗内科、妇科、儿科、五官科、外科常见疾病的单验方。每种疾病下附有至少 1 个验方，多以食疗方为主，间或药食两用者。其中食材多为民间常见、价廉易购者。编者特别说明，使用食物治疗疾病时，有的可以起到治疗作用，有的只能起到辅助治疗作用，特别是慢性病，用饮食疗法配合药物疗法治疗更为适宜；在遇到急性病、危重病时应及早请医生诊治，以免耽误病情。

本书入选内科常见病 35 种、妇科疾病 7 种、儿科疾病 5 种、五官科疾病 3 种、外科疾病 1 种。每种疾病下列方包括主治、处方（组成）、用法 3 项。其中主治项，在首方中详加说明，部分方下主治一项标明"同上"。而用法，因诸方各异，则详细说明。

各方可根据不同的时间、地点及疾病的具体情况，灵活加减运用。书中各方用量都是中等剂量。

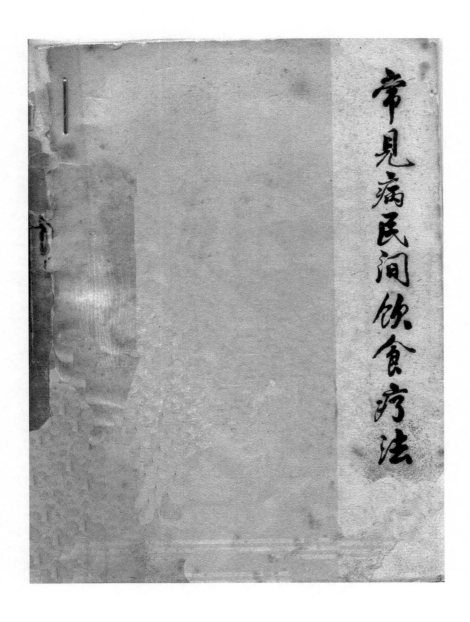

常见病民间饮食疗法

目　录

内　科

1

1949
新 中 国
地方中草药
文 献 研 究
(1949—1979年)

1979

2

3

1949
新　中　国
地方中草药
文　献　研　究
(1949—1979年)

1979

4

内　科

伤 风 感 冒

一　方

主治　伤风鼻塞、头痛、怕冷、无汗等症。

处方　葱白六根　生姜一两切片　淡豆豉
　　　　四钱

用法　用水一碗，煮熟去渣，乘热一次饮，
　　　　盖被使微出汗。

二　方

主治　伤风头痛严重者。

处方　葱白十根　蒜三根

用法　先取适量大米煮稀粥二碗，粥将熟

1

1949

新 中 国
地 方 中 草 药
文 献 研 究
(1949—1979年)

1979

时放葱、蒜再煮数沸，乘热一次吃，盖被使微出汗。

三　方

主治　感寒无汗，头痛发热。

处方　葱白五钱　生姜五钱切片　细茶叶三钱

用法　用水一碗半煮熟，去渣一次服，服后避风寒。

四　方

主治　感冒咳嗽，痰多泡沫。

处方　生姜三钱　葱白六根　萝卜一个

用法　用水三碗　先煮萝卜，后放姜、葱，煮成一碗，连渣服。

五　方

主治　同上。

2

处方　芫荽五钱　饴糖（麦芽糖）五钱

用法　加米汤半碗，糖蒸溶后服。

六　方

主治　伤风感冒，除有上述症状，尚有口
苦、口干、不思饮食等症。

处方　芥菜一斤　豆腐三块　咸榄四个　生
姜三钱

用法　用水四碗煮熟，乘热饮汤，盖被使
微出汗。

痢　疾

一　方

主治　痢疾，腹痛，想屙又屙不出，量少，
粪便中带红白粘液。

处方　绿茶叶一两

用法　冲开水一碗焗出味，一日分二次服。

3

1949

新　中　国
地　方　中　草　药
文　献　研　究
(1949—1979年)

1979

二　　方

主治　同上。

处方　刺苋菜四两

用法　用水三碗，煮成一碗半，一日分二
　　　　次服。

三　　方

主治　同上。

处方　萝卜汁二两　　姜汁五钱　　蜜糖一两
　　　　浓茶一杯

用法　和匀，蒸热一次服。

四　　方

主治　同上。

处方　大蒜头二个

用法　煮米粥吃。

4

五　方

主治　痢疾，屙血，腹痛。

处方　木耳五钱　红糖二两

用法　用水一碗半煮熟，连渣服。

六　方

主治　同上。

处方　黄花菜一两　红糖二两

用法　用水煲熟服。

疟　疾

一　方

主治　久疟不愈，身体虚弱，冷多热少。

处方　狗肉半斤　黑豆三两　生姜二两　陈
　　　　皮一片　红枣十枚

用法　煲熟连渣吃。

5

1949

新 中 国
地 方 中 草 药
文 献 研 究
(1949—1979年)

1979

二　方

主治　同上。

处方　田鼠二只　黑豆三两　红枣十枚　陈
　　　　皮一片

用法　将田鼠去毛脏，洗净后煲熟吃。

三　方

主治　同上。

处方　塘角鱼四两　黑豆三两　红枣十枚
　　　　陈皮一片

用法　煲熟连渣吃。

四　方

主治　疟疾，冷多热少。

处方　辣椒根三两　瘦猪肉二两

用法　煲汤饮。

6

五　方

主治　同上。

处方　白胡椒二十粒　米酒二两

用法　将白胡椒打烂，炖热后冲酒饮。

痄　腮

一　方

主治　痄腮，两腮红肿热痛。

处方　蚝豉二两　豆腐三块　咸榄三个　生姜二片

用法　用水煲汤饮。

二　方

主治　同上。

处方　绿豆四两　黄豆二两　黄糖三两

用法　用水煲至豆烂，加糖调食。

7

1949

新 中 国
地 方 中 草 药
文 献 研 究
(1949—1979年)

1979

三　方

主治　同上。

处方　枸杞菜连梗一斤　鲫鱼一条　陈皮一钱　生姜二片

用法　用水煮熟，一日分二次吃。

中　暑

一　方

主治　预防中暑。

处方　冬瓜二斤　莲叶一张

用法　煮米粥吃，或单用冬瓜绞汁饮。

二　方

主治　同上。

处方　绿豆三两

用法　煲汤饮。

8

三　　方

主治　同上。

处方　西瓜

用法　多吃，或取汁冷服。

四　　方

主治　同上。

处方　薏米二两　扁豆二两

用法　煮米粥吃。

黄　　疸

一　　方

主治　黄疸全身发黄。

处方　黄花菜或黄花菜根一两

用法　煲汤饮，或与瘦猪肉蒸熟吃。

9

1949

新 中 国
地方中草药
文 献 研 究
(1949—1979年)

1979

二 方

主治 同上。

处方 雪梨 酸醋

用法 雪梨切片浸于醋中，每日吃十只。

三 方

主治 同上。

处方 柳叶二钱 马蹄一斤

用法 煲汤当茶饮，并吃马蹄。

四 方

主治 同上。

处方 玉米须（或玉米芯）二两

用法 煲汤饮。

五 方

主治 黄疸全身发黄，肤色晦暗。

10

处方 蜜糖二两

用法 分四次服，一日服完。

六 方

主治 慢性肝炎。

处方 塘角鱼半斤 绿豆四两 陈皮一钱

用法 加水煲至绿豆烂熟吃，每周吃三次。

风 湿

一 方

主治 风湿骨痛。

处方 草花蛇五条 三花米酒五斤

用法 浸半个月可服，每天饭前饮适量。

二 方

主治 风湿，关节游走疼痛。

处方 吹风蛇一条 土薏米二两

11

1949
新　中　国
地方中草药
文　献　研　究
(1949—1979年)
1979

用法　将蛇去皮、内脏及头尾，加薏米煲
至烂熟，用油盐调味，冲适量米酒
吃，每周吃一至二次。

三　方

主治　同上。
处方　活蛇（以吹风蛇最好）一条。
用法　用钉钉蛇头，以刀割破蛇尾，生吮
蛇血。

四　方

主治　风湿关节疼痛。
处方　南 蛇皮四两去鳞　生姜四两切片　黑
豆三两炒香。
用法　用水四斤煲至南蛇皮烂熟，一日分
二次吃。

12

五　方

主治　筋骨挛痛。

处方　羊胫骨

用法　浸酒饮。

肺　痨

一　方

主治　肺结核经久不愈，身体虚弱。

处方　核桃肉三两　柿饼三两

用法　蒸熟吃，每日或隔日吃一次。

二　方

主治　同上。

处方　鳗鳝（又名白鳝鱼）二斤

用法　除去肠脏，用酒二杯、水一碗煮熟，
　　　　　加盐、醋吃。

13

1949

新 中 国
地 方 中 草 药
文 献 研 究
（1949—1979年）

1979

三　方

主治　同上。

处方　生鱼（又名斑鱼）或花鱼一斤
　　　　生姜三片　红枣三枚

用法　将生鱼去肠杂，用水七碗煮成二碗，
　　　　早晚两次饭后吃，每周吃二、三次。

四　方

主治　肺结核咯血。

处方　生莲藕半斤

用法　切片蘸白糖吃。

五　方

主治　肺痨咳嗽，痰少，口干。

处方　西洋菜一斤　猪肺一个　南杏仁五钱

用法　煲汤，一日分二次吃。

14

咳　嗽

一　方

主治　干咳痰少。

处方　鲜熟木瓜一个

用法　去皮后，加蜜糖炖熟吃。

二　方

主治　同上。

处方　萝卜二个　腊鸭肾一个　陈皮一片

用法　煲熟吃。

三　方

主治　同上。

处方　雪梨一个　蜜糖一两

用法　用水炖熟服。

15

1949
新 中 国
地 方 中 草 药
文 献 研 究
(1949—1979年)
1979

四　　方

主治　咳嗽痰多泡沫。

处方　萝卜一个　白胡椒五粒　生姜三片
　　　　陈皮一片

用法　煲熟饮汤。

五　　方

主治　同上。

处方　核桃肉五钱　甜杏仁五钱　蜜糖一两

用法　蒸熟，加姜汁数滴服。

六　　方

主治　咳嗽气逆。

处方　萝卜籽三钱　核桃肉一两

用法　用冰糖炖熟，吃核桃肉。

16

七　　方

主治　久咳不止。

处方　猪肺一个　萝卜一个　杏仁三钱

用法　用水煲至烂熟吃。

八　　方

主治　久咳不愈，身体虚弱。

处方　柿饼三个

用法　煲水一碗，冲蜜糖服。

肺　　痈

一　　方

主治　咳嗽胸痛，痰脓味臭，气促。

处方　薏米四两　百合一两

用法　用水五碗，煮成三碗，一日分四次
　　　　服。

17

1949

新　中　国
地 方 中 草 药
文 献 研 究
(1949—1979年)

1979

二　　方

主治　同上。

处方　猪肺一个　薏米四两

用法　用水煲熟吃。

三　　方

主治　肺痈口渴。

处方　雪梨　沙田柚

用法　多吃。

呕　　吐

一　　方

主治　胃寒呕吐清水。

处方　生姜汁半杯　灶心土五钱

用法　用水煎成一碗服。

18

二　方

主治　呕吐不止。

处方　生姜一大块

用法　切片但勿切断，姜片间掺少量盐，
然后用线将姜扎紧，外面包草纸七
层；用水泡湿后放在炭火上煨熟，
取出捣烂，加米适量，水二碗，煮
熟去渣服。

三　方

主治　同上。

处方　生姜汁一汤匙　蜜糖二汤匙

用法　加开水三汤匙，蒸熟一次服，每日
四、五次。

19

1949

新 中 国
地 方 中 草 药
文 献 研 究
(1949—1979年)

1979

胃　痛

一　方

主治　胃痛，泛酸水，饥饱皆痛。
处方　蜜糖二两
用法　每晨空腹服。

二　方

主治　同上。
处方　鸡蛋壳一个
用法　炒黄研成粉末，用开水冲服，每日
　　　　一次。

三　方

主治　同上。
处方　花生油二汤匙
用法　每晨空腹吃。

20

四　　方

主治　同上。

处方　猪网油二两　冰糖一两

用法　每晨炖熟吃。

五　　方

主治　同上。

处方　啄木鸟一只　墨鱼骨二两

用法　将啄木鸟去毛脏，焙干，与墨鱼骨共
研成粉末，每次二钱，开水冲服，
每日二次。

六　　方

主治　同上。

处方　马铃薯

用法　洗净捣烂，用纱布绞汁一杯，每晨空
腹服。

21

1949

新 中 国
地 方 中 草 药
文 献 研 究
(1949—1979年)

1979

七　方

主治　胃痛日久，体虚，食少，消瘦。

处方　猪肚一个　生姜五片

用法　生姜放猪肚内，隔水炖烂，分二次吃。

八　方

主治　同上。

处方　鱼肚一两　瘦猪肉二两　冰糖五钱

用法　隔水炖熟，一次吃。

泄　泻

一　方

主治　寒泻，泻出水样，口淡唇白。

处方　柿饼二个

用法　放饭上蒸熟吃，或与米共磨成浆，

22

煮熟吃。

二　方

主治　同上。

处方　未成熟的番桃果

用法　晒干研末，每次服二钱，用酒送服，
每日二次。

三　方

主治　同上。

处方　稆子适量

用法　晒干研粉，每次二钱，开水送服，
每日三次。

四　方

主治　热泻黄水，热臭难闻，口渴。

处方　茶一杯

用法　加醋少许服。

23

1949

新 中 国
地 方 中 草 药
文 献 研 究
(1949—1979年)

1979

五　　方

主治　同上。

处方　葛粉一两

用法　用水一碗，煮熟调糖吃。

六　　方

主治　同上。

处方　大蒜头二个

用法　烧灰存性，煲水服。

疝　气

一　　方

主治　小肠疝气，小腹连睾丸痛，睾丸偏
　　　　坠肿痛。

处方　荔枝核二两　　黄皮核二两

用法　加盐水炒黄研为粉末，每次服二钱，

24

用酒冲服，一日二次。

二　方

主治　疝气疼痛异常。

处方　柚子核五钱　柑核一两　金橘二个
　　　　砂糖一两

用法　用水二碗，煮成一碗服。

腹　痛

一　方

主治　寒冷腹痛，或因食生冷、感风寒，
　　　　腹皮冷。

处方　高良姜五钱　陈皮一钱

用法　切片煲米粥吃。

二　方

主治　同上。

25

1949
新 中 国
地方中草药
文 献 研 究
(1949—1979年)
1979

处方 干姜一钱

用法 研成细末，用开水冲服。

三　方

主治 同上。

处方 白胡椒十粒

用法 研成细末，用酒冲服。

四　方

主治 食滞腹痛。

处方 咖啡粉一钱

用法 用开水冲服。

五　方

主治 食滞腹痛。

处方 柚子皮二两

用法 煲水，一日分三次服。

26

六　　方

主治　肠阻塞不通，腹绞痛。

处方　生油半杯

用法　用开水送服，一次服完，日服二次。

七　　方

主治　蛔虫腹痛。

处方　话梅十个（或酸梅五个）

用法　一次吃，每日二至三次。

便　　秘

一　　方

主治　大便干硬难屙，或湿热便秘。

处方　大蕉一斤

用法　一次吃完。

27

1949

新 中 国
地 方 中 草 药
文 献 研 究
(1949—1979年)

1979

二　方

主治　同上。

处方　黑芝麻二两　杏仁五钱　米二两

用法　浸水后擂烂成糊，煮熟加糖吃。

三　方

主治　同上。

处方　蜜糖二两

用法　每晨空腹服。

四　方

主治　大便干燥难屙。

处方　黑芝麻一两　核桃肉一两

用法　捣烂，开水冲服。

五　方

主治　同上。

28

处方　生盐适量

用法　用开水溶成淡盐水，每天早晨空腹
　　　　饮一杯。

六　　方

主治　同上。

处方　红薯叶半斤

用法　加油盐炒熟，一次吃完，一天二次。

七　　方

主治　习惯性便秘。

处方　牛奶半斤　　蜜糖二两　　葱汁少许

用法　煮热，早晨空腹吃。

水　　肿

一　　方

主治　孕妇水肿，营养不良水肿，肝硬化

29

1949
新 中 国
地 方 中 草 药
文 献 研 究
(1949—1979年)
1979

腹水。

处方 鲤鱼一条　赤小豆四两　陈皮二钱

用法 煲烂吃。

二　方

主治 全身肿，喘满，小便少。

处方 大冬瓜一个　赤小豆四两

用法 加水煲至烂熟，分二、三次饮。

三　方

主治 营养性水肿，小便清，体弱头晕气喘。

处方 花生仁二两　鲤鱼一条

用法 炖烂加酒吃。

四　方

主治 同上。

处方 田鼠一只　红枣五枚　陈皮一钱

30

用法 以田鼠肉煮米粥吃。

五 方

主治 腹水、膨胀，大便烂，不思食。
处方 鲫鱼一条　冬瓜皮二两
用法 将鱼去肠脏，和冬瓜皮煮烂吃。

六 方

主治 同上。
处方 田鸡（青蛙）一只　砂仁十粒
用法 田鸡去内脏，将砂仁塞入肚内，用线缝合，包草纸数层，再加黄坭包于外面，用谷壳煅至酥黄，取出研末，每次服二钱，每日三次。

31

1949

新　中　国
地 方 中 草 药
文 献 研 究
(1949—1979年)

1979

淋　病

一　方

主治　淋浊小便短少，次数多，小腹、尿道辣热疼痛。

处方　绿豆芽一斤

用法　绞汁冲白糖服。

二　方

主治　同上。

处方　生藕汁一碗　蔗汁一碗

用法　和匀后，一日分三次服。

三　方

主治　同上。

处方　玉米芯或根三两

用法　煎水代茶饮。

32

四　方

主治　同上。

处方　黄花菜二两　砂糖二两

用法　用水三碗煎成二碗服。

五　方

主治　血淋，小便有血，刺痛。

处方　木耳一两　黄花菜四两　糖四两

用法　用水五碗煎成二碗，一日分二次服。

六　方

主治　同上。

处方　生藕节一斤　冬瓜二斤

用法　煲水代茶饮。

七　方

主治　砂淋，小便时有砂样物排出，小便

33

不畅，尿道刺痛。

处方　芥菜二斤　　马蹄一斤　冬瓜皮二两
用法　煎水代茶饮。

高 血 压

一　　方

主治　高血压头痛，心跳，手麻，脚步轻浮。
处方　海蜇皮一两　马蹄一斤
用法　煲汤饮。

二　　方

主治　同上。
处方　玉米须二两
用法　煎水三碗，分三次服。

三　　方

主治　同上。

34

处方 狗肝菜半斤　羊角菜半斤
用法 煲汤，加油盐调味饮。

四　方

主治 同上。
处方 芹菜头半斤
用法 捣烂取汁，冲白糖饮。

五　方

主治 同上。
处方 枸杞菜连梗一斤
用法 煲汤饮。

瘿　瘤

一　方

主治 项下瘿瘤肿胀，严重时心跳，气喘。
处方 蚝豉二两　海带三两

1949

新 中 国
地 方 中 草 药
文 献 研 究
(1949—1979年)

1979

用法 煲汤吃。

二　方

主治 同上。
处方 紫菜一两　萝卜一个　陈皮一片
用法 煲汤饮。

哮　喘

一　方

主治 哮喘痰多，气促。
处方 萝卜籽四钱　杏仁四钱
用法 将萝卜籽炒热，杏仁去皮尖，用水
　　　　一碗半，煎成半碗服。

二　方

主治 同上。
处方 墨鱼骨焙干研末

36

用法　每次三钱，用红砂糖拌食。

三　方

主治　久患哮喘，身体较弱者。

处方　核桃肉一两　　南杏仁五钱　　生姜汁
适量

用法　捣烂，加蜜糖适量炖服。

四　方

主治　哮喘，身体虚弱。

处方　田鸡（青蛙）一只　　胡椒十粒

用法　将田鸡去内脏，把胡椒塞入肚内，
用线缝合，放入童便中浸一周，取
出，焙至酥脆，研成粉末，每次服
三分，每日服三次。

五　方

主治　同上。

37

1949

新 中 国
地 方 中 草 药
文 献 研 究
(1949—1979年)

1979

处方 未熟柚子一个，小鸡一只

用法 切开柚子顶盖，去瓤，将小鸡去毛
和内脏、切块，塞入柚子内，覆盖。
隔水炖三小时，吃鸡肉及汤。

脚　气

一　方

主治 脚气肿痛，步行艰难。

处方 黄豆三两　　羊脚骨半斤　　陈皮一钱

用法 用水煲烂吃。

二　方

主治 同上。

处方 花生仁三两　　饭豆二两　陈皮一钱
红枣十枚

用法 用水煲熟吃。

38

714

三　方

主治　同上。

处方　红糙米三两

用法　煮粥吃。

四　方

主治　同上。

处方　蒜头二两　　鲤鱼一条　　赤小豆二两

　　　　陈皮一钱　　生姜一两

用法　用水煲熟吃。

五　方

主治　同上。

处方　黄豆三两　　米皮糠二两

用法　用水煲熟吃。

1949
新　中　国
地 方 中 草 药
文 献 研 究
(1949—1979年)
1979

衄　　血

一　　方

主治　鼻流鲜血。

处方　干莲房一个

用法　将干莲房烧灰为末，用开水半碗冲
服。

二　　方

主治　同上。

处方　藕汁一杯　　韭菜汁一杯

用法　蒸微热后饮。

三　　方

主治　同上。

处方　生莲藕一斤　　马蹄一斤　　萝卜一斤

用法　煲水代茶饮。

40

四　方

主治　同上。

处方　头发灰少许　莲藕一斤切片　白砂糖
四两

用法　莲藕蘸头发灰、砂糖吃。

癫　痫

一　方

主治　疯癫，语无伦次，哭笑无常。

处方　猪肚一个　金箔十张

用法　将金箔放猪肚内，用线缝口，加水
煲至猪肚烂熟后吃。

二　方

主治　同上。

处方　生锈铁一块磨水　小麦四两

1949

新 中 国
地 方 中 草 药
文 献 研 究
(1949—1979年)

1979

用法 铁锈水煮小麦粥吃。

三　方

主治 痴呆自言自语，啼笑自若，不打骂人。

处方 猪心一个　朱砂二钱

用法 隔水炖熟吃。

眩　晕

一　方

主治 头目眩晕。

处方 猪脑（或牛脑）一个　川芎五钱

用法 炖熟吃。

二　方

主治 同上。

处方 猫头鹰一只　生姜三两切片　米酒

42

四两

用法 将猫头鹰去毛和肠杂，隔水炖烂，
分早晚二次吃。

三　方

主治 血虚头晕。

处方 鸡肉半斤　归身一两　川芎五钱

用法 隔水炖熟吃。

四　方

主治 妇女头晕。

处方 大头鱼一个　生葱六条　米酒二两
水一碗

用法 先将鱼头煎香，加酒、水、葱煮沸，
用盐调味吃。

43

1949

新 中 国
地方中草药
文 献 研 究
(1949—1979年)

1979

怔 忡 心 跳

一 方

主治 惊恐，心跳不安。

处方 猪心一个　朱砂一钱

用法 将朱砂放入猪心内，炖熟吃。

失 眠

一 方

主治 失眠，睡不宁静，或难入睡。

处方 白莲肉三两

用法 放在饭上蒸熟吃，久自见效。

二 方

主治 同上。

处方 小麦二两去壳　　大枣十五枚　甘草

44

一两

用法 用水四碗，煎成一碗，分早晚二次
服。

盗 汗、自 汗

一 方

主治 夜晚睡着出汗。

处方 蚝豉二两　蚬肉二两　韭菜根一两

用法 加水煮熟连渣吃。

二 方

主治 不论天气寒热，白天常常出汗。

处方 小麦一两　红枣十枚　龙眼肉五钱

用法 煲汤服。

三 方

主治 盗汗、自汗。

45

1949

新 中 国
地 方 中 草 药
文 献 研 究
(1949—1979年)

1979

处方 猪肚一个　糯米一斤

用法 将糯米放入猪肚，用线缝口，放砂锅内加水煮烂，将猪肚和汤吃完。留糯米晒干研末，每次一两，空腹用米汤调服。

腰　痛

一　方

主治 风湿腰痛，天气变化时发作，或有酸麻感。

处方 生松叶一两　蚕屎（蚕砂）一两

用法 用酒、水各一碗，煎成一碗服。

二　方

主治 肾虚腰痛，劳累、久坐便觉腰无力且痛。

处方 猪腰（或牛、羊腰）一对　黑豆二两

46

陈皮一钱　小茴香一钱　生姜三钱

用法　煲熟吃。

三　方

主治　扭挫伤腰痛。

处方　韭菜一两　酒二两

用法　煮沸后服。

失　音

一　方

主治　因多食煎炒食物，烟酒等而致失音者。

处方　咸榄五个　隔年绿茶叶一钱　竹叶一钱　乌梅二枚

用法　用水一碗煮熟，调砂糖饮。

47

1949
新　中　国
地方中草药
文　献　研　究
(1949—1979年)
1979

二　　方

主治　因唱歌演说而致声音嘶哑者。

处方　生鸡蛋一至二个

用法　调砂糖吃，每天晚上吃一次。

三　　方

主治　同上。

处方　黄花菜一两　　蜜糖五钱

用法　用水一碗煮熟，调蜜糖，含在口里慢慢吞下，分三、四次服。

小　便　不　畅

一　　方

主治　小便不畅。

处方　海蜇四两　　马蹄十个

用法　用水五碗煮成二碗，分二次服。

48

二　方

主治　小便不畅，膀胱胀闷。

处方　玉米须（或芯）四两　小茴香一钱

用法　用水煎，调砂糖服。

消　渴

一　方

主治　口渴，小便多，易饥，消瘦。

处方　猪胰（又名猪横脷）一个切片

用法　加水煮熟，早晚各吃一个。

二　方

主治　同上。

处方　绿豆四两

用法　用水煮烂吃。

49

1949

新 中 国
地方中草药
文 献 研 究
(1949—1979年)

1979

三　　方

主治　同上。

处方　雪梨适量

用法　经常生吃。

四　　方

主治　同上。

处方　甘蔗芽一斤

用法　用水煎，当茶饮。

大 便 屙 血

一　　方

主治　大便带有鲜血、瘀血，或完全屙血
水。

处方　黄花菜一两　木耳五钱　头发灰二钱

用法　先用水煎黄花菜和木耳，煮成一碗

50

水后，冲头发灰服。

遗　　精

一　　方

主治　多梦遗精，口燥舌干。

处方　白莲子（连心，或用莲须）二两

用法　放在饭上蒸熟吃。如用莲须，用水煎服，每日二次，连服半个月。

二　　方

主治　肾虚遗精。

处方　猪腰一对　核桃肉一两

用法　炖熟吃。

三　　方

主治　同上。

处方　空蚕茧十只

51

1949

新　中　国
地方中草药
文　献　研　究
(1949—1979年)

1979

用法　煅存性，用开水冲服。

阳　痿

一　方

主治　生殖器不举，或举而不坚、不久，
或性交早泄等症。

处方　麻雀三只

用法　除去毛脏，用生油炸香，蘸炒盐粉
（生盐炒香研粉）吃，每日一次。

二　方

主治　同上。

处方　生虾四两　韭菜半斤

用法　加油盐同炒熟吃。

三　方

主治　同上。

52

处方 一斤重以下公鸡仔一只

用法 除去毛脏，加三花酒二两炖熟吃。

1949

新 中 国
地 方 中 草 药
文 献 研 究
(1949—1979年)

1979

妇　科

崩　漏

一　方

主治　经期紊乱，量多，十多天来一次，血色深红，但身体尚壮者。

处方　木耳二两

用法　将木耳炒香，加水一碗煮熟，调砂糖服。

二　方

主治　同上。

处方　藕节一两　头发灰三钱

用法　煲水一碗服。

54

三　方

主治　同上。

处方　灶心土二两　姜炭一两

用法　用水二碗，煮成一碗，去渣服。

四　方

主治　经来时间长，点滴不断，日久身体虚弱者。

处方　老母鸡一只　艾叶五钱

用法　鸡除去毛脏，用酒、水各一杯，隔水炖熟吃。

白　带

一　方

主治　流黄白色带，稠粘腥臭，小便黄短。

55

1949
新中国
地方中草药
文献研究
(1949—1979年)
1979

处方 冬瓜子一两　白果仁十粒

用法 用水一碗半，煮成一碗吃。

二　方

主治 赤白带。

处方 薏米二两　芡实二两

用法 加米适量，煮成粥，加油盐调味食。

三　方

主治 赤白带。

处方 莲藕汁半碗　红鸡冠花三朵

用法 用水半碗煮沸，调红糖服。

妊娠呕吐

一　方

主治 妊娠恶心呕吐，不思饮食。

56

处方 灶心土一两　柿蒂五钱

用法 用水一碗半，煮成一碗，过滤后，
分多次慢慢饮。

二　方

主治 同上。

处方 生姜三钱　柚皮六钱

用法 用水一碗，煮成半碗服。

妊　娠　便　秘

一　方

主治 妊娠期间大便秘结。

处方 芭蕉四至六个

用法 空腹吃。

二　方

主治 同上。

57

1949
新　中　国
地方中草药
文　献　研　究
(1949—1979年)
1979

处方　南杏仁五钱　核桃肉一两　黑芝麻
一两

用法　搪烂，用水煮熟，调红糖服。

三　方

主治　同上。

处方　蜜糖二两

用法　早晨空腹用开水冲服。

胎　动

一　方

主治　妊娠胎动腹痛。

处方　旧莲蓬适量

用法　煅存性研末，每次二钱，用酒送服。

二　方

主治　同上。

58

处方 黑豆三两　米酒二两

用法 置砂锅中，加水慢火煮至黑豆烂熟
吃。

三　方

主治 同上。

处方 苎麻一两　鸡蛋四个

用法 用热水烫去苎麻的胶质，与鸡蛋一
起煮熟，饮汤吃蛋。

乳　少

一　方

主治 妇女产后无乳或乳少。

处方 木瓜二个　猪肉半斤　生姜一两
酸醋适量。

用法 将木瓜去皮核，切成块，水煮调糖
食。

59

二　方

主治　同上。

处方　鳟鱼二两　猪脚一对

用法　将猪脚斩碎，煲汤吃。

三　方

主治　同上。

处方　水鱼一条　猪脚一对　红枣五枚
生姜一两　陈皮一钱

用法　煲汤吃。

四　方

主治　同上。

处方　鲜鱼一斤　熟木瓜一个

用法　煮汤，加油盐调味，一次吃完。

60

回　乳

一　方

主治　小孩戒奶后，乳房胀痛，乳汁自流。

处方　麦芽二两

用法　炒香研成粉末，用开水调服，每次五钱，每天二次；或煮水服。

二　方

主治　同上。

处方　豆豉二两

用法　加油与米饭同炒吃。

61

1949

新 中 国
地 方 中 草 药
文 献 研 究
(1949—1979年)

1979

儿　科

麻　疹

一　方

主治　麻疹透发时出疹不快、不匀、不
多。

处方　芫荽一两　酒二两

用法　将芫荽捣烂，加酒煮沸，外擦全身
皮肤，擦后避风寒。

二　方

主治　麻疹出齐时，宜清热。

处方　马蹄一斤　甘蔗一斤　红萝卜半斤

用法　煎汤代茶饮。

62

三　方

主治　同上。

处方　鲫鱼二条　豆腐半斤

用法　煲汤饮。

百　日　咳

一　方

主治　小儿咳嗽日久，连续咳嗽十余声至数十声，直至需要吸气而暂停。片刻又复发作，直至咳出痰液或呕吐为止，由于吸气很急，可发出鸡鸣样声音。

处方　板栗叶五钱　玉米须一两

用法　用水三碗，煮成一碗，调冰糖分二、三次服。

63

1949

新 中 国
地 方 中 草 药
文 献 研 究
(1949—1979年)

1979

二　方

主治　同上。

处方　红枣十枚　扁柏五钱

用法　煲水服。

三　方

主治　同上。

处方　大蒜头一个

用法　去皮捣烂，用开水一小杯浸蒜取汁，调蜜糖服。

四　方

主治　百日咳。

处方　鸡胆（或猪胆、鱼胆）一个

用法　蒸熟，加蜜糖或白糖调服，如用鸡胆或鱼胆，每天服两个。如用猪胆，每天服一个。

64

疳　积

一　方

主治　小儿身体瘦弱，食不消化，喜食生
米、泥砂等异物，皮肤干燥，头发
焦枯。

处方　青蛙一只

用法　除去头肠脏，煮米粥食。

二　方

主治　同上。

处方　塘角鱼一条　　莲子肉三钱　　米适量

用法　煲成稀粥食。

65

1949

新 中 国
地 方 中 草 药
文 献 研 究
(1949—1979年)

1979

夏季发热不退

一 方

主治 小儿夏季发热不退，口渴饮水多。
处方 蕹菜（空心菜）一斤　马蹄一斤
用法 煎汤代茶饮。

二 方

主治 同上。
处方 黄瓜半斤　豆腐一片
用法 煎汤代茶饮。

遗 尿

一 方

主治 小儿夜夜遗尿。
处方 油炸龙虱

66

用法 多吃有效。

二　方

主治 同上。
处方 狗肉半斤　黑豆一两
用法 煲至烂熟，加糖调味吃。

三　方

主治 同上。
处方 玉米须一两
用法 煲水饮。

67

1949

新 中 国
地 方 中 草 药
文 献 研 究
(1949—1979年)

1979

五 官 科

眼 痛 眼 花

一　方

主治　热眼痛，红肿流泪，刺痛、怕光。

处方　猪胆一个（或鸡胆二个）

用法　取胆汁蒸热，加砂糖调服。

二　方

主治　同上。

处方　枸杞菜连梗半斤　猪肝一两

用法　先用水煮枸杞菜半小时，放猪肝煮熟，分二次吃。

68

三　　方

主治　同上。

处方　黄花菜一两

用法　用水一碗半，煮成一碗，一次服。

四　　方

主治　肝虚眼花，视物不清。

处方　猪肝三两　葱白三根　豆豉五钱

用法　将葱白、豆豉捣烂，用生油炒，放猪肝和水少许煮熟吃。

五　　方

主治　鸡盲，每到黄昏便看不清东西。

处方　鱼肝一副　鸡蛋二个　豆豉五钱

用法　将鸡蛋、鱼肝、豆豉一同蒸熟吃。

69

1949

新 中 国
地方中草药
文 献 研 究
(1949—1979年)

1979

耳 痛 耳 聋

一　方

主治　耳痛，有火上升者。

处方　生鱼半斤　水豆腐一斤　咸榄四个

用法　用水煮熟吃。

二　方

主治　年老或肾虚耳聋。

处方　狗肉一斤　黑豆二两

用法　煲烂服。

牙　痛

一　方

主治　牙齿疼痛。

处方　水豆腐半斤　狗肝菜半斤

70

用法　煲水服。

二　方

主治　同上。

处方　咸鸭蛋二个　蚝豉二两　米适量

用法　用水煲粥吃。

71

1949

新中国
地方中草药
文献研究
(1949—1979年)

1979

外　科

痔　疮

一　方

主治　内、外痔疮，大便时肛门痛或出血。

处方　木耳一两　砂糖二两

用法　煲汤一碗吃。

二　方

主治　同上。

处方　黄花菜二两　红糖二两

用法　煲汤一碗服。

72

三　方

主治　同上。

处方　绿豆四两　猪大肠一节

用法　将绿豆放入猪大肠内，两头扎紧，
　　　　炖熟吃。

73

夏秋季常见病
中草药便方

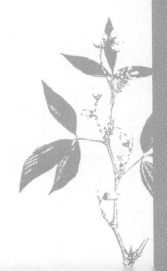

提　要

广西壮族自治区医药研究所编。

1972年3月第1版第1次印刷。定价0.04元。共29页，其中编者的话、目录共3页，正文25页，插页1页。纸质封面，平装本。

　　为了适应群众用药的迫切需要，编者将群众运动中涌现出来的、对防治夏秋季常见病有较好疗效的便方编成小册子，供大家参考使用。

　　本书简明介绍了痢疾、急性胃肠炎、传染性肝炎、流行性乙型脑炎、钩端螺旋体病和中暑6种夏秋季常见病的相关知识。以痢疾为例，书中详细介绍了痢疾的分类、引起痢疾的原因、得病的渠道、症状等。同时，特别强调了儿童易患的中毒性痢疾，起病急，发烧达40℃以上，呕吐、腹泻，有的甚至无明显腹痛及脓血样大便，但却出现高热、嗜睡、昏迷、抽搐、面色灰白、呼吸急促等中毒症状，需要高度重视。

　　每种疾病下有处方若干，每方包括组成及用法。全书收载中草药处方计66条。方多简小，多以1味或2味药组成为主。处方中药物计量单位采用旧市制，即1斤等于16两。处方用量除注明者外均为成人量，如儿童服用时应酌情减量。用药多为干品，部分注明鲜用。

　　由于夏秋季常见病中多有传染病，本书除了介绍这些疾病的治疗方法外，还特别强调了应该如何预防这些疾病，如需要注意环境卫生、饮食卫生、病人生病要及时隔离等若干疾病预防及避免交叉感染的注意事项。此为本书特色之处。

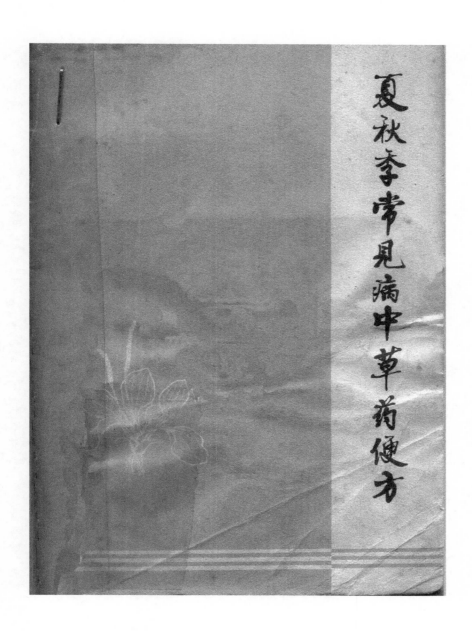

目 录

1949

新 中 国
地方中草药
文 献 研 究
(1949—1979年)

1979

· 白 页 ·

痢　疾

　　痢疾是夏秋季常见的一种肠道传染病。痢疾有两种：一种叫细菌性痢疾，是痢疾杆菌引起的；一种叫阿米巴痢疾，是阿米巴原虫引起的。这两种痢疾，都是吃了被痢疾杆菌或阿米巴原虫污染的食物、饮水而得病。细菌性痢疾发病急，多有发烧，腹痛和里急后重（肛门感觉坠痛，想屙又屙不出）较重，左下腹痛较利害，粪量少，呈脓血样大便。阿米巴痢疾发病较缓，多不发烧或仅低烧，腹痛和里急后重较轻，右下腹痛较利害，粪量多，恶臭，呈棕红色豆酱色样大便。

　　此外，还有一种中毒性痢疾。患本病的儿童较多。起病急，发烧达摄氏四十度

1949
新 中 国
地 方 中 草 药
文 献 研 究
(1949—1979年)
1979

以上，呕吐、腹泻，有的甚至无明显腹痛及脓血样大便，但却出现高热、嗜睡、昏迷、抽筋、面色灰白，呼吸急促等中毒症状。

预防痢疾，要积极开展爱国卫生运动，搞好环境卫生，加强水源和粪便管理，灭蝇、防蝇；不喝生水，不吃不清洁食物；饭前便后要洗手。病人要及时隔离治疗。

细菌性痢疾

一方 鲜铁苋菜半斤（或干品二两）。

用法 水煎，每日分三次服；或晒干研粉，每次一钱，每日服三、四次。

二方 鲜大飞扬草一至二两。

用法 水煎，每日分三、四次服。

三方 鲜榄核莲三至五钱。

用法 水煎，每日一剂，分两次服。

2

四方 鲜雷公根半斤。

用法 捣烂取汁，冲蜜糖，一日分两次服。

五方 十大功劳（土黄连）一两。

用法 水煎，每日一剂，分三次服。

六方 鲜大叶桉树叶一两。

用法 水煎，每日分两、三次服。

急性细菌性痢疾

一方 鲜枫树叶一至二两。

用法 切碎，水煎，一日分两次服。

二方 鲜火炭母一至二两。

用法 切碎，水煎，一日分三、四次服。

三方 鲜凤尾草一至二两。

用法 水煎，加糖适量，一日分两、三次服。

3

1949

新 中 国
地 方 中 草 药
文 献 研 究
(1949—1979年)

1979

四方 鲜大金花草叶五钱至一两。

用法 水煎，一日分两次服。

五方 鲜刺苋菜四两。

用法 水煎，一日分三次服。

六方 马齿苋半斤。

用法 浓煎，一日分三次服。

七方 绿茶（一般用市售花茶）三至五钱。

用法 加水三碗，煎至两碗，一日分四次服。

注：以上处方，急性肠炎也可以选用。

阿米巴痢疾

一方 鲜黑脚蕨、鲜半边旗、鲜铁扫把各一两。

用法 水煎，每日一剂，分两、三次服。

4

急 性 胃 肠 炎

急性胃肠炎是一种常见病。这种病多由于饮食不当，吃了过多生冷不易消化和刺激性食物；或吃了被细菌、细菌毒素所污染的，又未经煮透的食物引起的。发病前，病人多有暴饮暴食，或吃不洁和腐败食物病史。一个单位或一个家庭，进食同一种不洁食物的人，常常是同时发病。本病发病急，上吐下泻，腹痛，拉稀水样大便；严重的有发烧、脱水、抽筋、休克等现象。

预防急性胃肠炎，饮食部门和集体食堂要搞好环境卫生，消灭苍蝇、蟑螂和老鼠，加强饮食卫生管理。人人要养成良好的饮食卫生习惯，不暴饮暴食，不吃不洁

5

1949
新 中 国
地方中草药
文 献 研 究
(1949—1979年)
1979

和腐败食物；隔餐饭菜要保管好，食前要加热煮透。

急性胃肠炎

一方 金古榄五分至一钱。

用法 取干品研细末，分两次温开水送服。

二方 古羊藤根二至三钱、火炭母一两。

用法 水煎，分两、三次服。

三方 鲜芭蕉花一至二两（或干品五钱）。

用法 水煎，每日一剂，分两、三次服。

四方 隔年红薯苗尖一至二两。

用法 水煎，分两次服。

五方 红花地桃花根一至二两。

6

用法 水煎，每日一剂，分两次服。

六方 大蒜头一个。
用法 生吃较好，或煨熟吃。

七方 茵陈、银花各三钱。
用法 加水两碗，煎取一碗，一日分两次
服。

八方 柚子叶、茶叶各三两，甘草一两。
用法 焙干共研细末，每次五分至一钱，温
开水送服，每日服三次。

九方 樟树根三两、古羊藤根五钱。
用法 水煎，每日一剂，分三次服。

十方 火炭母、爆牙郎各五钱至一两。
用法 水煎，每日一剂，分三次服。

7

1949

新 中 国
地 方 中 草 药
文 献 研 究
(1949—1979年)

1979

十一方 十大功劳、凤尾草各五钱，桃金娘一两。

用　法 水煎，每日一剂，分两次服。

十二方 金线风、红毛过江各一两，榄核莲五钱。

用　法 共研细末，每次五分至一钱，温开水送服，每日服三、四次。

8

传 染 性 肝 炎

传染性肝炎是由肝炎病毒引起的急性传染病。肝炎病毒主要是通过消化道传染，如病人粪便污染了饮水、食物，或因接触了病人的用具、物品等而发病。本病起病有急有缓，开始象感冒，有些发烧，全身无力，胃口不好，怕吃油腻，恶心呕吐，上腹部不适或有轻微疼痛等。几天后，开始出现小便深黄如浓茶色，眼白先发黄，接着皮肤也发黄，这就是黄疸型传染性肝炎。但许多病人仅有上面讲到的症状而不出现黄疸，这就是无黄疸型传染性肝炎。此外，还有一种恶性型的黄疸型肝炎（急性黄色肝萎缩），这种病较少见。起病急，发高烧，黄疸迅速加深，有的伴有

1949

新　中　国
地方中草药
文　献　研　究
(1949—1979年)

1979

鼻、齿、消化道等出血，或同时出现嗜睡、烦躁、昏迷、抽筋等症状。

　　预防传染性肝炎，要大力宣传卫生知识。人人爱清洁，个个讲卫生，饭前便后要洗手，注意饮食卫生和饮水消毒。病人要隔离治疗，粪便等排泄物，可用石灰撒在上面，加盖密闭。

急性传染性肝炎

一方　蓝花柴胡二两。

用法　加水三至四碗，煎取浓汁小半碗，冲蜜糖一两服，每日一剂。

二方　鲜赛葵（又叫黄花棉）三两。

用法　水煎，每日一剂，分两次服。

三方　稔子树根一两。

用法　水煎，每日服一剂。黄疸重者，加

10

田基黄、茵陈、白花蛇舌草各五钱，
鸡骨草一两；肝脾肿大者，加白花
蛇舌草、田基黄、半边莲各五钱，
白背叶根一两；肝区疼痛者，加箣
党、老鼠筋各一两，白背叶根一两半。

四方 田基黄一至二两。
用法 加水两碗，煎取一碗，分一、两次服。

五方 溪黄草、白糖各一两。
用法 水煎，每日一剂，分两次服，连服
二、三十天。

六方 鲜虎杖一两、鲜三叶人字草二两。
用法 水煎，每日一剂，分两次服，连服
十五天。

七方 豨莶草一两、黄枝子二至三钱、铁锈

11

1949

新　中　国
地方中草药
文　献　研　究
(1949—1979年)

1979

钉两枚。

用法　水煎，每日一剂，分两次服。

八方　十大功劳三至五钱、黄花棉五钱。
用法　水煎，每日一剂，分三次服。

九方　田基黄一两，茵陈、车前子各五钱。
用法　水煎，每日一剂，分两次服。

十方　虾钳草、黄花棉各一两半至二两。
用法　加水两碗，煎取一碗，分两次服。

十一方　鲜冬青枝叶一两、甘草二钱。
用　法　水煎，每日一剂，分两次服。

十二方　鲜牛筋草二两、鲜山芝麻一两。
用　法　水煎，每日一剂，分两次服。
　　注：以上处方，急性黄疸型和无黄疸

12

型传染性肝炎都可以选用。

慢性传染性肝炎

一方 鸡骨草、瘦猪肉各二两。

用法 加洗米水一斤，煎取半斤，分两次
服。

二方 耳草一两、甘草五钱。

用法 水煎，每日一剂，分一、两次服。

三方 丹参、田基黄各五钱。

用法 水煎，每日一剂，分两次服。

四方 十大功劳、虎杖各五钱，甘 草二钱。

用法 水煎，每日一剂，分两次服。

13

1949

新　中　国
地方中草药
文　献　研　究
(1949—1979年)

1979

流行性乙型脑炎

流行性乙型脑炎，简称"乙脑"，是由乙型脑炎病毒引起的急性传染病。本病由蚊子叮咬传染，患病者儿童比较多。起病很急，突然高烧，头痛、呕吐、嗜睡或烦躁不安，甚至抽筋、昏迷，或高烧不退，反复抽筋，出现口唇青紫，呼吸浅慢或不规则等。

预防流行性乙型脑炎，要积极开展爱国卫生运动，做好灭蚊、防蚊工作；注射乙型脑炎疫苗和药物预防。病人要隔离治疗。搞好畜舍禽舍的清洁卫生。

预 防 乙 脑

一方　板蓝根（马蓝的根）三钱。

14

用法 水煎，每日一剂，连服五天。

二方 贯仲、银花各三钱，甘草一钱。
用法 水煎，每日一剂，连服五天。

三方 鲜桉树叶一两。
用法 水煎，每日一剂，连服五天。

乙　　脑

一方 板蓝根二两（十二岁以下药量。十三岁以上二至四两）。
用法 加水二碗，煎取半碗，一次服，连服十五至二十天。

二方 七叶一枝花（干根茎）二至三钱。
用法 用冷开水磨汁，每日服三、四次，三日为一疗程。

15

1949

新 中 国
地 方 中 草 药
文 献 研 究
(1949—1979年)

1979

三方 七叶一枝花（干根茎）二至三钱、白马骨五钱、鲜鸭跖草四两。

用法 水煎，每日分四次服。

四方 榄核莲、狗肝菜各二钱（二至四岁药量。五至十岁，榄核莲四钱、狗肝菜五钱）。

用法 水煎，加白糖服，每日一剂，一般服五天，退热、诸症好转。

16

钩端螺旋体病

钩端螺旋体病，是由钩端螺旋体从皮肤或粘膜进入人体引起的急性传染病。本病多发生于夏天水稻成熟季节，又叫做"稻热病"。钩端螺旋体主要生存在鼠类和家畜体内，通过小便排出体外，散布到稻田、水沟和洼地的水里。人接触疫水，钩端螺旋体从皮肤或粘膜进入人体内而发病。本病起病急，突然高烧，寒颤、恶心、呕吐，全身肌肉痛，特别是小腿肚酸痛最厉害，严重的还有感觉迟钝、说胡话等神经症状。全身皮肤粘膜有大小不等的出血点。病情严重的出现黄疸。这种病以突然发高烧，小腿肚压痛，黄疸，各处出血倾向，肝脾大有压痛和流行季节等为特点，

17

1949

新　中　国
地方中草药
文　献　研　究
(1949—1979年)

1979

应与伤寒、疟疾、传染性肝炎等病相鉴别，以便治疗。

预防钩端螺旋体病，要大力开展爱国卫生运动，消灭老鼠；圈猪积肥，改进施肥方法；家畜发病及早请兽医检查处理；病人的尿可用生石灰、草木灰或漂白粉消毒。

预防钩端螺旋体病

一方　金银花一两（或忍冬藤二两）、连翘一两、白茅根二两、黄芩六钱、藿香四钱。

用法　在接触疫水期内，每日一剂，水煎，连服三天。

二方　滑石六钱，甘草一钱，银花、贯众、连翘各五钱。

用法　加水两碗，煎取一碗，每日一剂，早晚饭前各服一次。

18

钩端螺旋体病

一方 老虎芋四两。

用法 取块茎切片、晒干，加大米饭或生米炒至发黄为止。加水五倍煎二、三小时（以免中毒），每日一剂，分三次服。

二方 土茯苓二两、甘草三钱。

用法 水煎，每日一剂，分两次服。病情较重而体质较好者，土茯苓可加量至五两，并可酌情加黄芩、防己、茵陈、泽泻各三钱。

三方 银花、连翘、芦根、白茅根各一两，黄芩六钱，栀子五钱，淡竹叶（或竹叶心）、藿香（或佩兰）各四钱，通草三钱。

19

1949

新 中 国
地方中草药
文 献 研 究
(1949—1979年)

1979

用法　加水一斤，煎沸半小时，取煎液。药渣加水四两，煎沸半小时，取煎液；药渣共煎两次。把三次煎液加冷开水至一斤二两。在疾病流行期间，病人可集中治疗。在发烧期间，成人每次二两，每隔四小时服一次；退烧后，每次三两，每隔六小时服一次，连服三、五天，以巩固疗效。

四方　雷公根一至二两、红花地桃花根二两、小颠茄根二钱。

用法　水煎，冲红糖，一日分三次服。

20

中　暑

　　中暑俗称发痧，是因较长时间在烈日下曝晒或高温引起的疾病。中暑是总称，它包括日射病、热痉挛、热衰竭和热射病四种类型。

　　日射病，是在烈日下曝晒，头部受阳光长时间照射引起的。症状是头晕、头痛、眼花、耳鸣、恶心、呕吐，或突然昏倒。

　　热痉挛，是在高温环境工作，因出汗过多，体内大量失盐引起的。开始小腿肌肉抽筋，接着四肢和骨骼肌肉都抽筋，同时伴有口干、尿少、乏力、头晕、恶心等症状。

　　热衰竭，是在高温环境工作，因大量出汗，体温调节失调，血液循环衰竭引起的。先有头晕、恶心，最后昏倒，面色苍

1949
新　中　国
地 方 中 草 药
文 献 研 究
(1949—1979年)
1979

白，呼吸浅速，脉快细弱，皮肤发冷，血压下降，瞳孔散大，神志不清，甚至昏迷。

热射病　是生活和工作环境闷热，因身体散热困难，体内热量积蓄过多引起的。本病多发生于老年人和受旧习俗影响的产妇。起病前常有四肢酸软，头晕思睡，胸闷心慌，口渴，衰弱无力等。接着发高烧，皮肤干燥无汗。严重的出现神志昏迷、呕吐、恶心、腹泻、尿少、呼吸不匀、心律不齐、抽筋、血压下降等。

上面这四种类型的中暑可以单独出现，也可合并出现。

预防中暑，最重要的是加强防暑和降温措施。在炎热的夏天，注意合理安排劳动和休息时间，早、晚工作，中午多休息；在田间和野外劳动，穿长袖衣等；多饮防暑凉茶或淡盐开水；如感到身体不适，应立即到荫凉处休息；准备人丹、十滴水和

22

清凉油等常用防暑药物。

中暑急救处理，要迅速把病人搬移到荫凉地方，平卧，松解衣服，用毛巾浸冷水敷头部及擦全身；同时给病人扇凉，以帮助散热。如病人神志清醒，给饮凉茶或糖水、盐水。如病人昏迷不醒，轻的可针刺大椎、风池、合谷、内关、足三里；重的可针十宣（刺出血），再针人中、涌泉，用中强刺激。

预 防 中 暑

一方 香鱼草、淡竹叶各四钱，土甘草二钱，山芝麻一钱，樟树二层皮五钱。

用法 加水适量，煎汤，当茶饮。

二方 山楂半斤、乌梅二两、白糖一斤。

用法 加水十斤，煮数滚，当茶饮。

三方 崩大碗、银花藤、白茅根、芦根、

1949

新　中　国
地方中草药
文　献　研　究
(1949—1979年)

1979

葫芦茶、淡竹叶、野菊花各适量。

用法　上药任选一种或两三种，煎汤，当茶饮。

中暑腹痛腹泻

一方　鲜辣蓼、鲜车前草、鲜荷叶各一两。

用法　水煎，每日一剂，分两次服。

二方　鲜雷公根、鲜鸭跖草各一两。

用法　水煎服。

三方　鲜鱼腥草一两、鲜南瓜藤二两。

用法　洗净，捣烂取汁服。

中　暑　昏　迷

一方　大蒜头数片。

用法　捣烂取汁，加少量温开水，滴鼻孔，使打喷嚏，苏醒。

24

二方 鲜韭菜适量。

用法 洗净，捣烂绞汁，滴鼻孔，使打喷嚏，苏醒。

三方 生姜汁适量。

用法 滴鼻孔，使打喷嚏，苏醒。

中暑胸闷呕吐

一方 鲜藿香、鲜佩兰各五钱至一两。

用法 水煎服。

暑热头痛发热、恶寒烦躁或肚泻

一方 香薷二钱、厚扑（姜汁炒）一钱、白扁豆（炒后研碎）一钱半、甘草一钱、滑石六钱。

用法 水煎服，每日一剂。